Ursel Bühring/Annegret Sonn †
**Heilpflanzen in der Pflege**

Verlag Hans Huber
**Programmbereich Pflege**

*Beirat Pflege*
Angelika Abt-Zegelin, Dortmund
Jürgen Osterbrink, Salzburg
Doris Schaeffer, Bielefeld
Christine Sowinski, Köln
Franz Wagner, Berlin

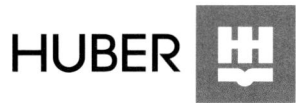

HUBER

Ursel Bühring
Annegret Sonn †

# Heilpflanzen in der Pflege

2., überarbeitete und erweiterte Auflage

Unter Mitarbeit von
- Bernadette Bächle-Helde
- Ursula Bertsch
- Gabriele Vef-Georg

Verlag Hans Huber

**Ursel Bühring.** Heilpraktikerin, Krankenschwester, Naturpädagogin, Phytotherapeutin, Dozentin für Pflanzenheilkunde, Fachbuchautorin, Gründerin der Freiburger Heilpflanzenschule
Zechenweg 6
DE-79111 Freiburg-St. Georgen
Tel.: 0049 (0)761-5565 5905
Fax: 0049 (0)761-5565 5906
E-Mail: kontakt@heilpflanzenschule.de
Internet: www.heilpflanzenschule.de
Internet: www.ursel-buehring.de

**Annegret Sonn †.** Kinder- u. Krankenschwester, Hebamme, Fachkrankenschwester für Gemeindekrankenpflege, Wickelfachfrau, Heilpraktikerin, Kursleiterin, Fachbuchautorin
Internet: www.linum-schule.de

Lektorat: Jürgen Georg, Gabrielle Burgermeister (1. A.), Silvan Schmid
Herstellung: Daniel Berger
Titelillustration: pinx. Winterwerb und Partner, Design-Büro, Wiesbaden
nach Fotos von Annegret Sonn und Ursel Bühring
Cartoon: Elmar Frink
Satz: Kösel, Krugzell
Druck: AALEXX Buchproduktion GmbH, Großburgwedel

Printed in Germany

*Bibliografische Information der Deutschen Nationalbibliothek*
Die Deutsche Nationalbibliothek verzeichnet diese Publikation in der Deutschen Nationalbibliografie; detaillierte bibliografische Angaben sind im Internet unter http://dnb.d-nb.de abrufbar.

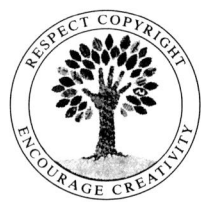

*Anregungen und Zuschriften bitte an:*
Verlag Hans Huber
Lektorat: Pflege
z. Hd.: Jürgen Georg
Länggass-Strasse 76
CH-3000 Bern 9
Tel.: 0041 (0)31 300 4500
Fax: 0041 (0)31 300 4593
E-Mail: juergen.georg@hanshuber.com
Internet: http://verlag.hanshuber.com

1. Auflage 2003
2., vollst. überarb. u. erw. Auflage 2013
© 2013/2003 by Verlag Hans Huber, Hogrefe AG, Bern
(E-Book-ISBN[PDF] 978-3-456-94588-0)
(E-Book-ISBN[EPUB] 978-3-456-74588-6)

ISBN 978-3-456-84588-3

# Inhaltsverzeichnis

# Vorwort

## Wie dieses Buch entstanden ist – ein reflektierendes Gespräch der Autorinnen

**Annegret Sonn:** «Schon seit Jahren malten wir uns immer wieder die Idee eines Heilpflanzenbuchs aus, speziell verfasst für unsere Kolleginnen und Kollegen in der Pflege. Doch immer fehlte es an der nötigen Zeit, neben unserer Unterrichtsarbeit uns auch noch einem solchen Projekt zu widmen…»

**Ursel Bühring** (*schmunzelnd*): «… nicht dass das plötzlich anders geworden wäre mit der verfügbaren Zeit. … Aber im Winter 2001 hat es uns dann doch ernsthaft gepackt und uns seither begleitet. In unserer täglichen Arbeit mit KursteilnehmerInnen wurde auch immer wieder deutlich, dass es unzählige, großartige Bücher über Heilpflanzen und ihre Anwendung gibt – aber keines, das als Nachschlag- und Nachlese-Buch für den praktischen Pflegealltag geeignet wäre.»

**AS:** «Dass wir das zusammen machen mussten, war klar: Durch deine langjährige Arbeit mit Heilpflanzen und durch die Erfahrungen in den ständig bei dir laufenden Heilpflanzenausbildungen hast du einen enormen Schatz an Wissen angesammelt. Gleichzeitig hast du Übungen und Methoden entwickelt, die aus einer trockenen Materie wie den Wirkstoffen der Heilpflanzen plötzlich etwas Interessantes und Lebendiges entstehen lassen.»

**UB:** «Ja – und bei anderen Kapiteln bist du mir dann so hartnäckig auf die Zehen getreten, bis ich doch noch mehr darüber herausfand, z.B. über die Rolle der Frauen in der Geschichte der Heilpflanzen, wo doch auch hier rasch auffällt, dass die Namen von großen Männern dominieren – obwohl Frauen beim Thema Heilen und Heilpflanzen in der Menschheitsgeschichte die Hauptrolle gespielt haben.»

**AS:** «Ja – zugegeben – ich hatte einige Anliegen, von denen ich wollte, dass sie in dieses Buch aufgenommen werden, weil – aus meiner Unterrichtserfahrung – es hier häufig zu Verwirrungen und Spekulationen kommt. Deshalb waren mir z.B. die Definitionen und Kurzdarstellungen zu den bekanntesten Heilweisen, die mit Heilpflanzen behandeln, so wichtig. Wenn zukünftig ein paar KollegInnen die Homöopathie nicht mehr mit der Pflanzenheilkunde verwechseln, freue ich mich schon. Aber auch zur entsprechenden Offenheit gegenüber anderen Sichtweisen von Heilkunde und Heilkunst soll dieser Teil ermutigen.»

**UB:** «Der rechtliche Rahmen oder die Abrechnungs- und Finanzierungsmöglichkeiten im Rahmen der Pflege mit Heilpflanzen (doch wahrlich trocken klingende Themen!) – das waren nun wieder Bereiche, zu denen du aus den Erfahrungen mit deiner Wickel-Fachausbildung die nötigen professionellen Kontakte und lange zusammengetragenes Wissen mitbringen konntest.»

*AS:* «Dagegen liegt es dir viel mehr, einzelne Pflanzen in Pflanzensteckbriefen sachkundig zu beschreiben und gleichzeitig so lebendig mit den von dir geliebten Geschichten und Mythen darzustellen – eindeutig ein besonders schöner Abschnitt dieses Buches …»

*UB:* « … dem du partout noch eins draufsetzen musstest mit dem Steckbrief zum Quark!»

*AS:* (lachend): «Ja – das hat Spaß gemacht. Es zeigt im Übrigen auch, dass uns beiden das Heilpflanzenthema ein wichtiges Anliegen ist, es uns aber vor zu viel tierisch-ernstem Dogmatismus und dem Missionieren für eine Idee graust.»

*UB:* «Und dann die beiden Kapitel mit den Tipps und den praktischen Handlungsanleitungen, die ja der eigentliche, nutzbringende Nachschlag- und Praxisteil für PflegekollegInnen und PatientInnen sein sollen. Hier geht es uns darum, die Befindlichkeit der PatientInnen wahrzunehmen, und nicht nur auf die Befunde zu schielen! Zuerst habe ich dafür eine tabellarische Übersicht erstellt, dann hast du diese praxisnahen Texte geschrieben, die Mut und Lust machen, sofort ‹loszulegen›, und ich habe sie dann Satz für Satz durchgearbeitet und mit meinen Erfahrungen ergänzt – das waren doch die arbeitsintensivsten Kapitel – findest du nicht?»

*AS:* «Oh ja – und was dabei zwar mühsam aber auch spannend zugleich war, war unser Leitgedanke, diese Anwendungen als pflegetherapeutische Maßnahme an den PatientInnen und ihren momentanen (Krankheitserlebens-)Situationen aufzuzeigen, und nicht nur als Versuch, konventionelle schulmedizinische Mittel gegen pflanzliche auszutauschen. Ich empfand es immer wieder als eine Herausforderung, klar beim pflegerischen Ansatz zu bleiben, und nur in ganz wenigen Ausnahmen auch einmal auf eines der pflanzlichen Fertigpräparate hinzuweisen, deren Anwendung – zumindest im stationären Bereich – häufig von einer ärztlichen Anordnung abhängig sind.»

*UB:* «Ja, und gerade dieser Ansatz macht unser Buch so einmalig! Was uns nicht leicht fiel war, dass wir uns immer wieder bremsen mussten, um nicht alles, was wir so kennen an Teerezep-

turen und praktischen Ansätzen, hier niederzuschreiben, sondern uns auf Wesentliches, Exemplarisches und Machbares zu reduzieren nach dem Motto: weniger ist oft mehr!»

*AS:* «Immer wieder stellten wir auch fest, wie sehr wir beim Zusammentragen unserer Texte gegenseitig von unserem Wissen und unseren Erfahrungen profitierten.»

*UB:* «Ich fand das gut, dass sich zwei so starke Frauen wie wir, die beide einzeln ihren Weg der Selbstständigkeit gehen, so gut ergänzen können, und es tat gut, durch unser gegenseitiges Vertrauen in die Kompetenz der anderen auch Bereiche abgeben zu können.»

*AS:* «Mehr noch: Wir lernten uns auch noch viel deutlicher gegenseitig kennen in unseren jeweiligen Schwerpunkten, die jede im Laufe der Jahre entwickelt hatte – und das, obwohl wir uns doch schon so lange kennen und in unserer Arbeit begegnen.»

*UB:* «Meine eigene Begeisterung für die Anwendung von Heilpflanzen in dieses Buch hineinzugeben und doch auch auf Grenzen hinzuweisen, die gerade im professionellen Umgang mit diesem Wissen nötig sind, das war mir auch sehr wichtig. Und es war höchste Zeit, dass du auf die wenigen Facharbeiten und Forschungsansätze, die aus der Pflege vorliegen, hinweist.»

*AS:* «Ich wollte damit auch auf den Umstand aufmerksam machen, dass sich zwar einiges in der Pflegeforschung tut, es jedoch spezielle Pflegeforschung zu Heilpflanzenanwendungen vor dem Hintergrund der üblichen wissenschaftlichen Forschungskriterien in einem solch interdisziplinären Bereich (Pharmakologie, Botanik und Medizin) nicht leicht hat.»

*UB:* «Dieser Teil soll Mut machen, selbst zu recherchieren und weiterzulesen, worüber bereits geforscht wurde und worauf wir zurückgreifen können – auch wenn dabei deutlich wird, wie viel noch nicht in der Weise erforscht ist, wie es unsere derzeit gängige Wissenschafts-Auffassung erwartet.»

*AS:* «Ja – und nun ist es nicht mehr lange bis zur Veröffentlichung unseres Buches, und ich halte dies hier für eine passende Stelle, all jenen zu danken, die uns bei der Entstehung des Buches begleitet haben.»

*UB:* «Da sind doch zuerst einmal die TeilnehmerInnen unserer Schulen zu nennen, nicht wahr? Und ganz oben steht auch der Dank an die Natur, die für mich immer die größte Lehrmeisterin ist. Weitergebracht haben mich auch Widerstände und Blockaden während meiner Arbeit in der Klinik – das hat mich eher stark gemacht und ermutigt, nach neuen Wegen zu suchen. Danken möchte ich aber auch meinen beiden Mitarbeiterinnen, Helga Ell-Beiser und Marion Oerding, die mich mit Fachkompetenz und spitzer Feder unterstützt haben.»

*AS:* «Darüber hinaus geht unser Dank an Fachleute aus dem Pflegerecht (*Hans Böhme*), sowie aus der Krankenhaushygiene (*Franz Sitzmann*, bekannt durch seine Versuche, antimikrobielle Heilkräuter und Teesorten im Pflegealltag zur Desinfektion einzusetzen) und der Pflegeforschung (*Angelika Zegelin*), die uns mit ihrer großen Fachkompetenz zur Seite standen. Herzlichen Dank für die große Unterstützung und Ermutigung von Seiten des Pflegelektorats vom Verlag Hans Huber (*Jürgen Georg* und *Gaby Burgermeister*).»

*UB:* «Und ich würde gerne noch anfügen, was wir den LeserInnen unseres Buches wünschen, nämlich den Ansporn, sich eine Fachkompetenz anzueignen und genügend Mut, die Heilpflanzen einzusetzen. Es soll ja ein Buch sein für die Praxis, das den Rücken stärkt, zum Aufmuntern dient, zum Nachschlagen, ‹Loslegen› und auch als Argumentationshilfe.

*AS:* «Wir würden uns auch noch freuen, wenn es unseren LeserInnen nicht nur als Nachschlagewerk und Hilfe in der stationären Arbeit dient, sondern sie Spaß daran haben, in dem Buch auch mal aus Neugierde und Lust zu blättern und für sich selbst oder für den eigenen Umkreis von Familie, Freunden, Nachbarn etwas Hilfreiches finden. Besonders freuen würden wir uns natürlich über Rückmeldungen. Wir sind offen für kritische Anmerkungen und Verbesserungsvorschläge, für eigene Erfahrungen, Tipps und Rezepturen.»

# Vorwort zur 2. Auflage

Die Autorin dankt den LeserInnen für ihr Vertrauen in das vorliegende Werk und die vielen positiven Rückmeldungen zur ersten Ausgabe. Ebensolcher Dank gilt den Mitautorinnen der zweiten Auflage, die durch ihr Zutun dieses Werk bereichert haben. Für die zweite Auflage wurden

- der komplette Text vollständig überarbeitet, aktualisiert und ergänzt
- die Pflanzenmonografien inhaltlich deutlich erweitert
- zahlreiche Abbildungen ausgetauscht und ergänzt
- das Kapitel zu Wickeln und Auflagen neu gefasst

- Pflanzen als Mittel zur kognitiven Anregung beschrieben
- die Adress- und Literaturangaben vollständig aktualisiert, ergänzt und um eine Literaturstudie zu allen Schwerpunkten des Buches ergänzt
- ein Kapitel zur pflanzengestützten Pflege und Gartentherapie ergänzt

Wir wünschen den LeserInnen erneut ein verständliches, praxisnahes und anschauliches Handbuch zur Nutzung von Heilpflanzen in der Pflege an die Hand zu geben.

# 1 Die Wurzeln der heutigen Pflanzenheilkunde

## 1.1 Ein Blick in die Geschichte

Die Geschichte der Pflanzenheilkunde ist so alt wie die Menschheit selbst. Ursprünglich lebten die Menschen aufs engste in die Natur eingebunden und sammelten mit der täglichen Nahrung zugleich ihre Heilmittel – die Pflanzen.

Die ersten Spuren der Verwendung von Pflanzen als Heilmittel lassen sich zurückverfolgen bis etwa **60 000 Jahre vor unserer Zeitrechnung**. In einem Grab in Shanidar im Iran wurden verschiedene Blütenpollen gefunden, unter anderem Schafgarbe, Eibisch, Tausendgüldenkraut und Wegerich. In den jungsteinzeitlichen Pfahlbauten am Bodensee fand man Samen von Holunder, Schlehe, Kümmel, Brombeere u.a. Auch «Ötzi», der Steinzeitmensch, trug eine große Anzahl verschiedener Heilkräuter in seinem Köcher mit sich.

Die wahrscheinlich ältesten schriftlichen Überlieferungen der Pflanzenheilkunde entstanden **3700 Jahre v. Chr.** Der damalige Kaiser von China, Shen-nung, verfasste eine pharmakologische Pflanzenheilkunde über 239 Pflanzendrogen, deren Heilwirkungen und Anwendungsmöglichkeiten. Zu den begehrtesten Heilpflanzen dieser Zeit gehörten Sternanis, Kampfer und Schlafmohn (Opium).

Das Wissen über heilende Pflanzen wurde schon immer in der Hauptsache von Frauen getragen und mündlich weitergegeben. Als mit dem Altertum die Niederschrift solcher Kenntnisse aufkam, blieb dieser Weg den Frauen meistens verwehrt. Es war ihnen nicht gestattet, schreiben, lesen oder später auch Latein als die Sprache der Gelehrten zu lernen oder an wissenschaftlichen Forschungen teil zu haben. Zwar finden sich historische Belege über bedeutende Frauen in der Pflanzenheilkunde, doch meist ist ihr Wissen durch männliche Schreiber verändert oder verfälscht zu Papier gebracht worden, häufig gekennzeichnet durch Ignoranz oder Verachtung weiblicher Belange. Frauen hatten ein intuitives Naturverständnis, das ihnen eine gewisse Macht verlieh und die Männer verunsicherte. Je mehr sich Männer durch wissenschaftliche Forschung und rationale Betrachtungsweise von den unmittelbaren Naturkräften entfernten, umso stärker entwickelte sich ein Argwohn gegenüber den Frauen, die diesen Bezug immer beibehielten. Der geschichtliche Verlauf zeigt, dass immer wieder versucht wurde, Frauen durch Ausschluss vom wissenschaftlichen Leben diese Macht zu nehmen.

Der erste schriftliche Beleg einer Ärztin, die sich mit Pflanzenheilkunde beschäftigte, datiert etwa aus dem Jahr **2500 v. Chr.**: Merit Ptah aus Ägypten. Die sehr gebildeten ägyptischen Frauen, die in großer Freiheit lebten, erhielten ihre Kenntnisse über die Heilmittelbereitung von den Priestern im Tempel. Die Frauen waren die eigent-

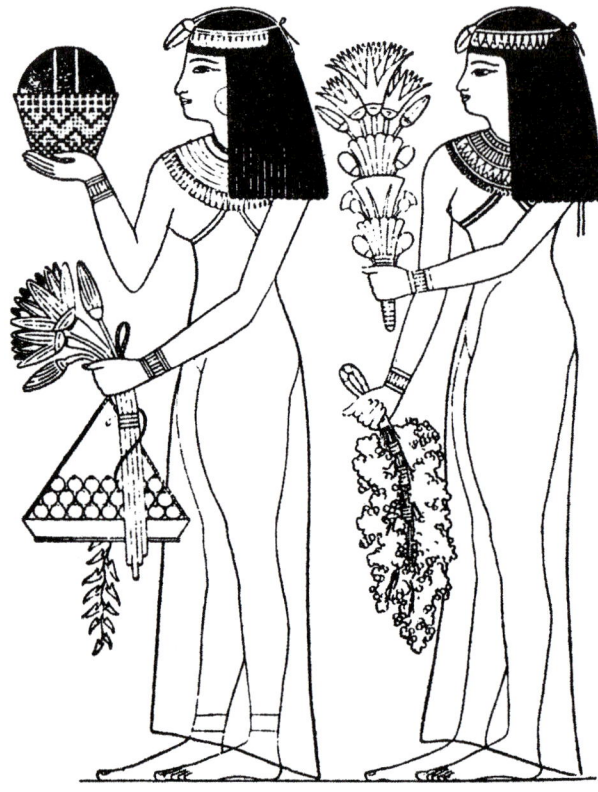

Abbildung 1-1: Frauen mit Früchten, Blumen, Würz- und Duftkräutern. Altägyptisches Relief. *Foto: zvg.*

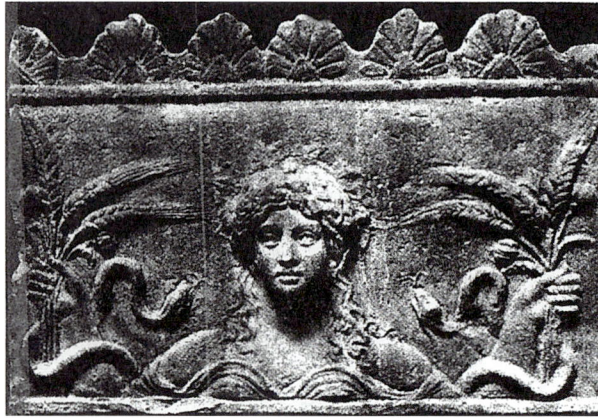

Abbildung 1-2: Ceres – die große Erdgöttin und Schützerin der Ernte. Altrömisches Terrakottarelief. *Foto: zvg.*

lichen Medizinerinnen des Landes und kurierten ihre Familien selbst (Abb. 1-1).

Zu den eindrucksvollsten und umfangreichsten Überlieferungen gehören Funde aus ägyptischen Königsgräbern, die auf ca. **1600 v. Chr.** geschätzt werden. Die berühmteste Aufzeichnung ist das «Papyros Ebers», worin 877 Rezepte mit zahlreichen Heilpflanzen, wie z. B. Wacholder, Myrrhe, Thymian oder Knoblauch niedergeschrieben stehen. Die Schriftrolle aus dem Jahre **1536 v. Chr.** hat eine Länge von über 20 Metern! Auf die gleiche Zeit wird auch die Kahun-Papyrusrolle datiert, die sich speziell mit Frauen- und Kinderkrankheiten befasst.

Die ersten Überlieferungen aus der indischen Heilkunde, der Ayur-Veda (Lehre vom langen Leben) entstanden um **1500 v. Chr.** Heilpflanzen, die heute wieder im Mittelpunkt des medizinischen Interesses stehen, wurden hier schon genutzt, wie die Rauwolfia, Aloe oder das Sandelholz.

Eine der herausragenden Größen im Griechenland der Antike war Hippokrates (**460 – 370 v. Chr.**), auf dessen Namen angehende Mediziner auch heute noch den «hippokratischen Eid» schwören. Er gilt als der geistige Vater der modernen Medizin. Hippokrates behandelte Krankheiten mit Heilpflanzen, Wasser und Diät. Er war der Begründer der Säftelehre und der Lehre von den so genannten «vier Temperamenten»: Choleriker, Sanguiniker, Melancholiker und Phlegmatiker. Zu dieser Zeit beschäftigte sich auch Pythagoras von Samos mit Heilpflanzen. Theophrast, ein Schüler von Aristoteles, verfasste 350 v. Chr. die «Naturgeschichte der Pflanzen», die etwa 450 verschiedene Heilpflanzen beschreibt.

Um **200 v. Chr.** galt die Schöne Helena als eine der bedeutendsten Heilerinnen und Kräuterkundigen, die bei Polydamna, einer ägyptischen Königin lernte und viele Kräuterrezepturen beherrschte. Auch Pythia, Priesterin und Orakelsprecherin zu Delphi, beherrschte die Pflanzenheilkunde. Vor ihrem Orakel kaute sie Lorbeerblätter und ließ Bilsenkraut räuchern (Abb. 1-2).

Das **Alte Testament** führt im 3. Buch Mose (Levitikus) Krankheiten und Heilungsvorschläge auf. Zu dieser Zeit wurde aus dem Stamme Levi (Sohn Jakobs und Leas) stets der älteste Sohn als Priester berufen. Er war gleichzeitig eine Art Krankheitsberater. Zum Passahfest war es Brauch bei den Juden, viele bittere Kräuter zu sich zu nehmen: Zichorie, Löwenzahn, Lattich und Endivie, die heute einer Frühjahrskur entsprechen. Ein bekanntes Zitat aus dem Alten Testament lautet:

«Gott hat die Kräuter heilsam gemacht, und ein Vernünftiger verachtet sie nicht.»

Im 1. Jh. n. Chr. verfasste der griechische Arzt Dioskurides das wohl bedeutendste Heilpflanzenbuch der Antike. Sein fünfbändiges Werk «materia medica» beschreibt ausführlich etwa 800 Pflanzen und ihre Verwendung. Es soll angeblich auf dem Wissen kräuterkundiger Frauen basieren und war bis ins 15. Jh. für die Pflanzenheilkunde maßgebend. Viele seiner Angaben sind bis heute gültig, einige der Pflanzenportraits von Dioskurides können sich mit den Erkenntnissen der heutigen Phytotherapie messen. So wurden damals schon Holunderblüten als schweißtreibendes Mittel eingesetzt, Tausendgüldenkraut als bittere Medizin und Pfefferminze als Mittel, das Krämpfe lindert und Blähungen beseitigt.

Ungefähr zur gleichen Zeit entstand eine 37-bändige Sammlung von über 2000 Schriften verschiedener Autoren über die Anwendung von Heilpflanzen, die von dem berühmten römischen Feldherrn und Geschichtsschreiber Plinius (23–79 n. Chr.) zusammengetragen wurden. In seinen Schriften wurde auch pflanzenheilkundliches Wissen von Frauen veröffentlicht. Nach seinen Angaben soll zum Beispiel Aristoteles' Frau (um 350 v. Chr.) einen großen Anteil der umfangreichen Werke mitverfasst haben.

Die Werke von Dioskurides und Plinius waren die wichtigsten Quellen für alle mittelalterlichen Kräuterbuchautoren.

Als eigentlicher Begründer der Pflanzenheilkunde gilt der bedeutende griechische Arzt Claudius Galenus – Galen – (ca. 129–199 n. Chr.), der am Hofe des Kaisers Marc Aurel wirkte. Auf ihn gehen detaillierte Angaben zur Herstellung von pflanzlichen Destillaten, Tinkturen, Salben u. a. zurück. Durch «galenische Zubereitung» entsteht aus einer Rohdroge ein Arzneimittel. Diese werden heute noch als «Galenika» bezeichnet. Von Oktavia, der ersten Frau von Marcus Antonius sind häusliche Heilverfahren mit heilenden Kräutern wie Zimt, Kardamom, Rose und Lavendel überliefert.

Das sich ausbreitende Christentum setzte alles daran, heidnische Rituale zu unterbinden. Dadurch wurden die Errungenschaften der Antike auf dem Gebiet der Pflanzenheilkunde verdrängt. Auf der anderen Seite behielten weise Frauen trotz kirchlicher Ächtung ihr Vertrauen auf die lebensspendenden Kräfte althergebrachter Kräuterrezepturen bei. Vermögende Frauen aus der oberen Gesellschaftsschicht, die in ihren Burgen umfangreiche Kräutersammlungen hegten, wurden gleichermaßen aufgesucht wie die Kräutermarie in der ärmeren Dorfgemeinschaft.

In der Zeit vom 8.–13. Jh. galten die Klöster als Hüter der Wissenschaft. Die Mönche «kopierten» die alten Schriften und bewahrten sie so für die Nachwelt. Es entstand die so genannte «Mönchs-» oder «Klostermedizin». Viele Mönche übten selbst die Heilkunde aus, an erster Stelle stand dabei der Orden der Benediktiner. Walafridus Strabo (809–849), Abt des berühmten Benediktinerklosters Reichenau am Bodensee, verfasste den bekannten «Hortulus» (lat. «Gärtchen»), ein Lehrgedicht über Gartenbau und 23 Heilpflanzen in 444 Hexameter-Versen. Der erste Entwurf zur Anlage eines Kräutergartens findet sich auf dem Bauplan des Klosters von St. Gallen. Die Räume, in denen die Heilkräuter aufbewahrt wurden, hießen «apotheca». Im 9. Jh. stellte Karl der Große die Pflanzenheilkunde unter staatliche Kontrolle. Er förderte die Kultivierung bestimmter Heilpflanzen in Klöstern und erließ eine Verordnung, «Capitulare de villis», nach der bestimmte Heil- und Gewürzpflanzen zum Anbau vorgeschrieben waren.

Bereits im Laufe des **8. Jahrhunderts** kam es nach dem Zerfall des Römischen Reiches zur Ausdehnung des Islams; die Heilkunde wurde zunehmend vom Einfluss der arabischen Medizin geprägt. Der bedeutendste arabische Arzt und Philosoph Abu Ali Ibn Sina (980–1035 n. Chr.), auch Avicenna genannt, war ein Kenner der tropischen Drogen und führte sie in den europäischen Arzneischatz ein. Das medizinische Wissen wurde ausgebaut in der Schule von Salerno, der ersten berühmten abendländischen Ausbildungsstätte von Ärzten. An dieser Schule, die ungewöhnlicherweise auch Frauen zuließ, wirkte eine Frau namens Trotula (gest. 1097). Sie hatte die antiken Lehren ausführlich erforscht und bewertete sie kritisch. Die gängigen Lehrmeinungen erweiterte sie um ihre eigenen Erkenntnisse. In ihrem Werk über Gynäkologie und Geburtshilfe «Passionibus Mulierum Curandorum», das bis ins 17. Jh. als die am meisten gelesene Schrift über Frauenmedizin galt, beschreibt sie u.a. ihre Ansicht, dass Frauen am besten von Frauen behandelt werden. Sie war eine Verfechterin ganzheitlicher Medizin. Hochschwangeren empfahl sie u.a., nur leichte Kost zu sich zu nehmen, oft zu baden und den Unterleib mit Veilchenöl einzumassieren. Gegen geschwollene Knöchel verordnete sie Rosenöl, bei Verdauungsbeschwerden Minze. Später, in der Renaissance, änderten Gelehrte ihren Namen in die männliche Form «Trotus» um, weil es als undenkbar galt, die Schriften einer Frau als Lehrbasis anzuerkennen.

Im **12. Jh.** lebte Hildegard von Bingen (1098–1179), die bis heute zu Recht als eine der bemerkenswertesten Frauen des Hochmittelalters gilt. Schon mit acht Jahren trat sie in ein Benediktinerinnenkloster ein. Sie gab erstmals eine Heilmittellehre heraus, die auch aus dem Volk überliefert und nicht nur den Denkern der Antike nachempfunden war. In ihrer neunbändigen «Physica» beschreibt sie viele in Mitteleuropa heimische Pflanzen, die nicht aus dem Mittelmeergebiet kamen und bis dahin in den Schriften der Antike weitgehend unerwähnt waren. Dadurch erweiterte sie das damalige Wissen um Heilpflanzen (Abb. 1-3).

In ihren Werken «Physica» und «Causae et Curae» kommt es zu einer Vermischung von antikem Wissen, christlichem Glauben und germa-

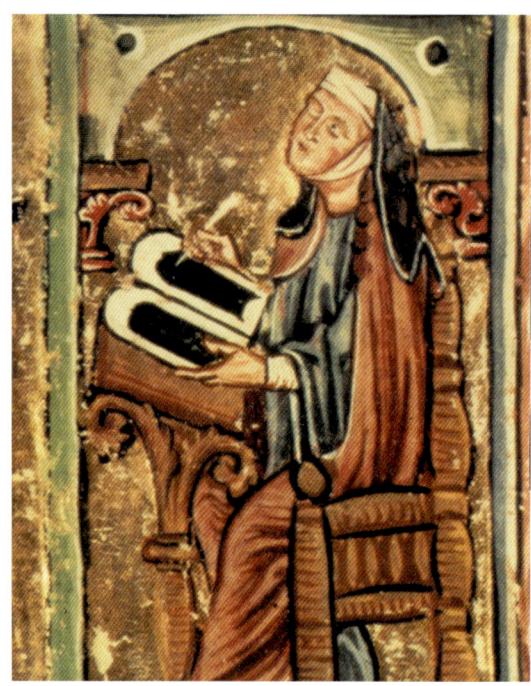

Abbildung 1-3: Hildegard von Bingen. *Foto: Archiv für Kunst und Geschichte. Aus: Greiner, K.; Weber, A.: Magie und Heilkraft der Frauenkräuter. Mosaik, München 1999.*

nischem Weltbild. Ihre Bücher sind ein Zeugnis der Volksmedizin des 12. Jahrhunderts. Heute erlebt die Hildegard-Medizin einen großen Aufschwung. Viele ihrer Rezepturen sind noch immer gültig, bedürfen aber einer sorgfältigen Überprüfung bzgl. einer zeitgemäßen Anwendung.

Friedrich II. von Hohenstaufen führte im **13. Jh.** die «Medizinalordnung» ein: Ärzte- und Apothekerstand wurden voneinander getrennt, Arzneimittelpreise festgelegt und zahlreiche Apotheken eröffnet. Neben der Volksmedizin breitete sich nun verstärkt die Naturwissenschaft in Deutschland aus. Hierfür stehen zu Beginn die botanischen Werke des Dominikanermönches Albertus Magnus (1193–1280). Doch das einfache Volk konnte oft die teuren Behandlungen nicht bezahlen und suchte weiterhin Rat und Beistand bei den weisen Kräuterfrauen (Abb. 1-4).

Als im **15. Jh.** die Buchdruckerkunst erfunden wurde (Johannes Gutenberg, um 1450), wurden

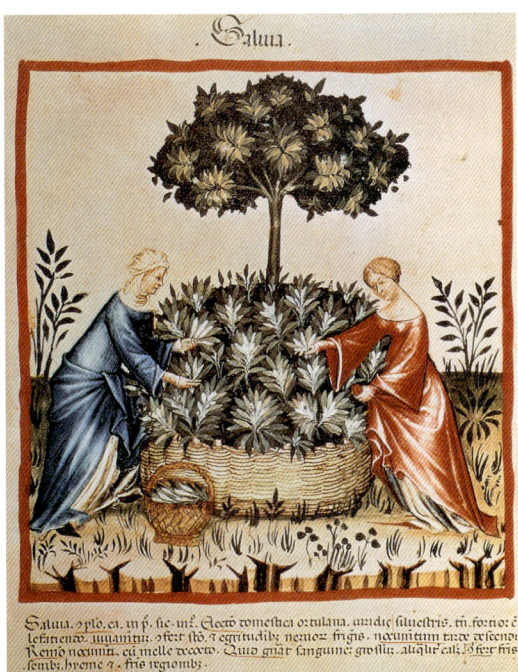

Abbildung 1-4: *Kräutersammelnde weise Frauen. Foto: Archiv für Kunst und Geschichte. Aus: Greiner, K.; Weber, A.: Magie und Heilkraft der Frauenkräuter. Mosaik, München 1999.*

erstmals viele Werke über Heilkräuter in deutscher Sprache herausgegeben. Die Heilpflanzenbücher zählten bald zu den meistverkauften Büchern überhaupt.

Das erste gedruckte Kräuterbuch in deutscher Sprache hieß «Garten der Gesundheit» und wurde 1485 vom Mainzer Verleger Peter Schöffer herausgegeben. Es war eine Sammlung von Schriften zahlreicher antiker und mittelalterlicher Ärzte und für die damalige Medizin und Botanik von größter Bedeutung als eine Fundgrube medizinischen Wissens. Weitere wichtige Bücher folgten, die auch heute noch wesentliche Quellen für das Heilpflanzenstudium darstellen. Otto Brunfels (1485–1534) verfasste das «Contrafeyt Kreuterbuch». Hieronymus Bock (1498–1554) war ein großer Naturbeobachter und beschrieb die Pflanzen naturgetreu und exakt. Mit zu den besten Werken zählt das farbige «New Kreutterbuch» des Mediziners Leonhart Fuchs (1501–1566) an der Hochschule Tübingen. Das erfolgreichste Buch schrieb der italienische Arzt Pietro Andrea Matthioli (1501–1577): Die deutsche Übersetzung seines «Commentarii in sex libros Pedacii Dioscurides» kam 1563 unter dem damals häufig gebrauchten Titel «New Kreuterbuch» in Prag heraus. Auch das «New Kreuterbuch» des Jakob Theodor von Bergzabern, genannt Tabernaemontanus (1522–1590), eines Schülers von Otto Brunfels und Hieronymus Bock, begeistert nach wie vor die Leser (Abb. 1-5).

Neben der Buchdruckerkunst sorgten auch die «Entdeckung» Amerikas, **1492,** der neue Seeweg nach Indien, 1498, und danach der Import von Heilpflanzen aus Übersee für eine Verbreitung des Wissens. Der Frankfurter Stadtarzt, Adamus Lonicerus, brachte 1557 ein neu bearbeitetes Kräuterbuch heraus, in dem eine bis dahin in Europa nie gesehene Pflanze erwähnt wird. Es handelte sich um Tabak, der erst 1497 nach Europa gebracht worden war. Damit begann gleichzeitig der Import weiterer bedeutsamer Heilmittel, zum Beispiel Guajakholz und Sarsaparillwurzel gegen die Syphilis oder Chinarinde («Jesuitenpulver») gegen das Wechselfieber (Malaria).

Aberglaube und Mystik mischten sich in die Kräuterkunde des **Mittelalters** und begünstigten die Kurpfuscher, Quacksalber oder «Thyriakkrämer». Im Spätmittelalter verdunkelten miserable Ernährungszustände, katastrophale hygienische Verhältnisse, dicht bevölkerte

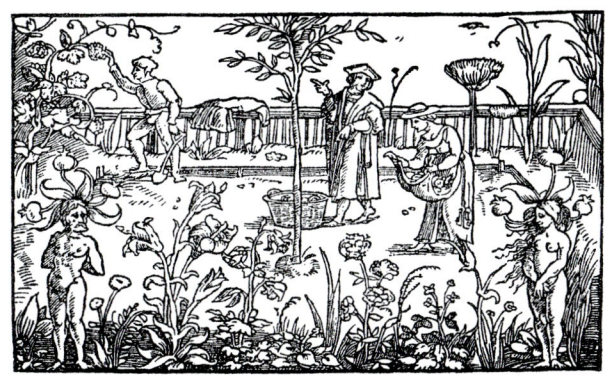

*Gart der Gesuntheit, 1533 und 1547*

Abbildung 1-5: «Garten der Gesundheit», um 1533–1547. *Foto: zvg.*

Elendsquartiere und Seuchen das Leben der Menschen. Zu dieser Zeit beäugte man Frauen und ihre Kräutermixturen besonders misstrauisch. Zum einen schienen sie mit ihrem nicht nachvollziehbaren Naturverständnis Unheil über die Menschen zu bringen, zum anderen wollten die Männer sich ihre Einnahmen nicht schmälern lassen durch die meist unentgeltlich oder nur gegen geringes Entgelt arbeitenden Frauen. Auch schienen Frauen den «Schwarzen Tod», die Pest, besser zu überstehen. Statt dies auf das Ungleichgewicht durch die unzähligen Kriege zurückzuführen, wurden die Frauen bezichtigt, Männern mit ihren magischen Kräften den Tod zu bringen. Schließlich wurde Frauen gänzlich und unter Androhung von schweren Strafen bis zum Tod untersagt, als Heilerinnen oder Hebammen zu arbeiten.

Das verhängnisvolle Frauenbild des 15. Jahrhunderts bildete den Nährboden für die schreckliche Zeit der Hexenverfolgungen. Zur Aufspürung und Ausrottung aller Hexen wurde von der Inquisition ein Handbuch in Auftrag gegeben, das zur Verfolgung und Verurteilung unzähliger Frauen zwischen dem **15. und 17. Jh.** führte: der «Hexenhammer» oder «Malleus Maleficarum». Die Hetzjagd dehnte sich bald auf jede Frauengestalt aus, die mit Pflanzen Linderung zu schenken suchte, und schließlich auch auf die Heilpflanzen selbst. Es wurde Frauen vollkommen unmöglich gemacht, die Heilkunde auszuüben. «Wenn sich eine Frau anmaßt zu heilen, ohne studiert zu haben, ist sie eine Hexe und muss sterben», steht im Hexenhammer geschrieben, ein perfides Urteil für Frauen, denen ja untersagt war zu studieren! Die letzte Hexenverbrennung in Deutschland fand im Jahr **1775** statt. Veringenstadt hat all den über die Jahrhunderte zu unrecht verfolgten Frauen ein Mahnmal gewidmet (Abb. 1-6).

Der Schweizer Arzt und Naturwissenschaftler Philippus Theophrastus Paracelsus (s. Abb. 1-7) (eigentlich: Philipp Aureolus Theophrast Bombastus von (ab) Hohenheim, **1493–1541**) verkündete seine eigenen Erfahrungen und Lehren in seinen Vorlesungen in deutscher Sprache, was damals ungewöhnlich war, und zeigte seinen Studenten die Heilpflanzen auf botanischen

---

Den weisen Frauen der Jahrhunderte zur Ehre und uns zur Mahnung an Menschenwürde gewidmet.

### Hexe von Veringen
### Anna Kramerin, genannt Bader-Ann
### (1619–1680)

war eine kluge und fromme Frau. Trotz strengster Folterung und tiefster Seelennot hat sie die ihr zu Unrecht angetane Schmach allein getragen und niemanden als Mittäter(in) angeklagt.

Abbildung 1-6: «Hexe von Veringen». *Foto: A. Sonn.*

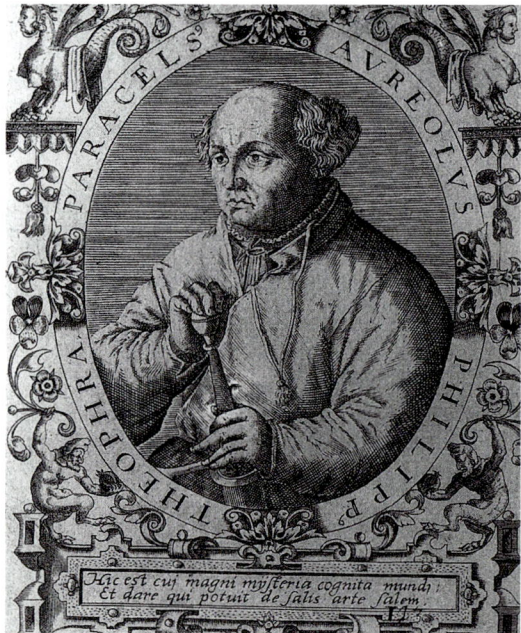

Abbildung 1-7: Theophrastus Bombastus von Hohenheim (Paracelsus). Holzschnitt aus dem Jahre 1568. *Foto: zvg.*

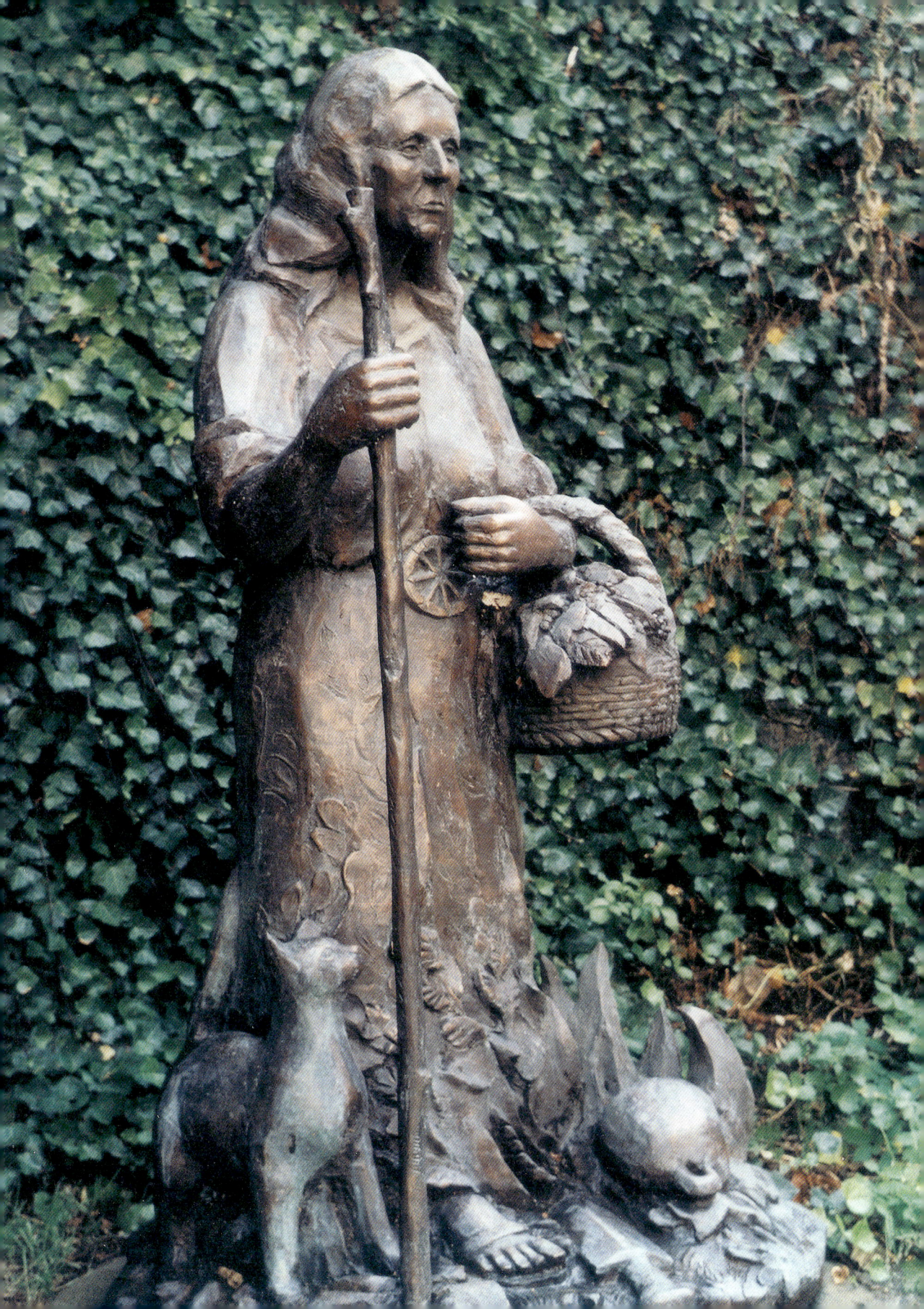

Spaziergängen. Paracelsus' Größe lässt sich auf seine Vorgehensweise zurückführen. Er beobachtete genau, experimentierte unablässig und kam, losgelöst von der damaligen Wissenschaft, zu eigenen und teilweise genialen Erkenntnissen. Seine wertvollsten Kenntnisse über Heilmittel verdankte er den als Hexen verschrienen Kräuterweibern und dem fahrenden Volk. Er verbrannte 1527 seine Schrift über die Pharmazeutika mit dem Geständnis, er habe «von der Zauberin alles gelernt, was er wisse». Bis zum Jahre 1600 verfasste er über 200 Schriften, darunter eines seiner Hauptwerke: «Die große Wundarznei». Immer galt für ihn der Grundsatz: «*Das Buch der Arznei ist die Natur selbst.*» Von Paracelsus stammt auch das Zitat: «*Alle Dinge sind Gift und nichts ist ohne Gift. Allein die Dosis macht, dass ein Ding kein Gift ist.*» Er sprach sich aus gegen eine übermäßige Verwendung fremdländischer Heilpflanzen und war der Überzeugung, dass jedes Land mit seinen eigenen Gewächsen auch seine Krankheiten heilt. Paracelsus, der auch Alchemist war und als Vater der Spagyrik (s. Kapitel 2.11) bezeichnet wird, zählt zu den großen Wegbereitern der Naturheilkunde.

Im **18. Jh.** gab der Arzt und Botaniker Carl von Linné (1707–1778) den Pflanzen Gattungs- und Beinamen in lateinischer Sprache. So gelang ihm eine einfache Klassifizierung und Systematisierung der vielfältigen Pflanzenwelt. Die mit großer Konsequenz eingeführten lateinischen Doppelnamen (binäre Nomenklatur) finden sich noch heute in den meisten Pflanzenbüchern, einschließlich des Buchstaben «L.» hinter dem Namen, der anzeigt, dass Linné diesen Namen gegeben hat.

Unter den Leitsätzen aufstrebender Naturwissenschaften wurde mit der Zeit ein mechanistisches Weltbild geprägt, das die Natur entzauberte und sie mathematisch zu erfassen begann. Doch die jahrtausendealte Lehre von der Heilkraft der Pflanzen überdauerte bis in die heutige Zeit.
    Waren es früher die Kräuterweiber, Engelmacherinnen oder Hebammen, so interessierten sich in der **beginnenden Neuzeit** die Wissenschaften für die überlieferte Heilkunde. Nach-

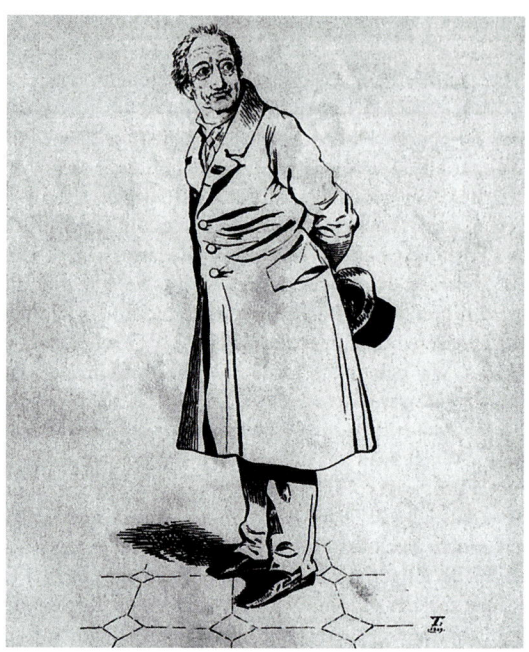

Abbildung 1-8: Johann Wolfgang von Goethe. Skizze von W.M. Thackeray, Weimar 1830. Aus: Mit Goethe durch das Jahr 2002. Artemis & Winkler, Düsseldorf/Zürich 2001.

dem 1775 der englische Arzt und Botaniker Dr. Withering die Heilung einer schwer herzkranken Frau mit «Wassersucht» durch den Kräutertee einer einfachen Kräuterfrau miterlebt hatte, ließ er die Teemischung untersuchen und erkannte aus den 20 Kräutern den Fingerhut als hauptwirksam. Er ließ die herzwirksamen Eigenschaften von Digitalis analysieren und gab damit zugleich den Anstoß, dass volksheilkundliches Wissen in Medizinerkreise Eingang fand.
    Die erste genauere Untersuchung pflanzlicher Inhaltsstoffe begann mit der Alkaloidforschung durch die Apotheker Friedrich Wilhelm Sertürner (1783–1841), der das Morphin aus dem Schlafmohn entdeckte, und Karl Friedrich Wilhelm Meissner (1792–1855); auf ihn geht die Bezeichnung «Alkaloid» zurück.

Im **19. Jh.** begann mit der Industrialisierung der «Siegeszug» der Chemie. Doch immer wieder war auch der Ruf zurück zur Natur zu hören, und so kam es gleichzeitig zu einer Neubelebung der Naturheilkunde. Das analytische Denken, das alles Belebte auf Atome und deren Verbindungen zurückführte, geriet in Verruf als ein totes Weltbild, und der Wunsch nach einer «Wiederbeseelung» wurde immer deutlicher vernehmbar.

In dieser Zeit stellte Johann Wolfgang von Goethe (s. **Abb. 1-8**) (1765–1816) seine ausführlichen Naturbetrachtungen an; er beschäftigte sich fast lebenslang mit den botanischen Wissenschaften, legte ein umfangreiches Herbarium an und gilt als Entdecker der Metamorphose der Pflanzen. Der Schweizer Kräuterpfarrer Johann Künzli (1857–1945) veröffentlichte seine reichhaltigen Erfahrungen und erprobten Heilkräuterrezepte in dem Buch «Chrut und Uchrut» und betonte, das «Pflanzenwissen hat mir fürs praktische Leben mehr genützt als Homer und Virgil». Der deutsche Pfarrer Sebastian Kneipp ging vorrangig von der Heilkraft des Wassers aus;

Wasser- und Heilkräuterkur sind zwei der fünf Grundsäulen seiner Naturheiltherapie. Nach dem Grundsatz: «*Wer heilt, hat recht*», lehrte und praktizierte er seine ungewöhnlichen Therapiemethoden zur «Abhärtung» des Körpers, die bis in die heutige Zeit viele Anhänger gefunden haben.

Eine «gesunde Medizin für gesunde Körper» hielt sich bis in das **Dritte Reich,** ja sogar im Konzentrationslager in Dachau wurden Heilpflanzen angebaut. Vor allem aber suchte die hungernde und kränkelnde Kriegsbevölkerung im Ersten und im Zweiten Weltkrieg wieder vermehrt heilende Pflanzen in einer zerstörten Natur. Frauen und Kinder mussten Heilpflanzen sammeln für die Soldaten an der Front (**Abb. 1-9**). In Kriegslazaretten wurde mit Kräu-

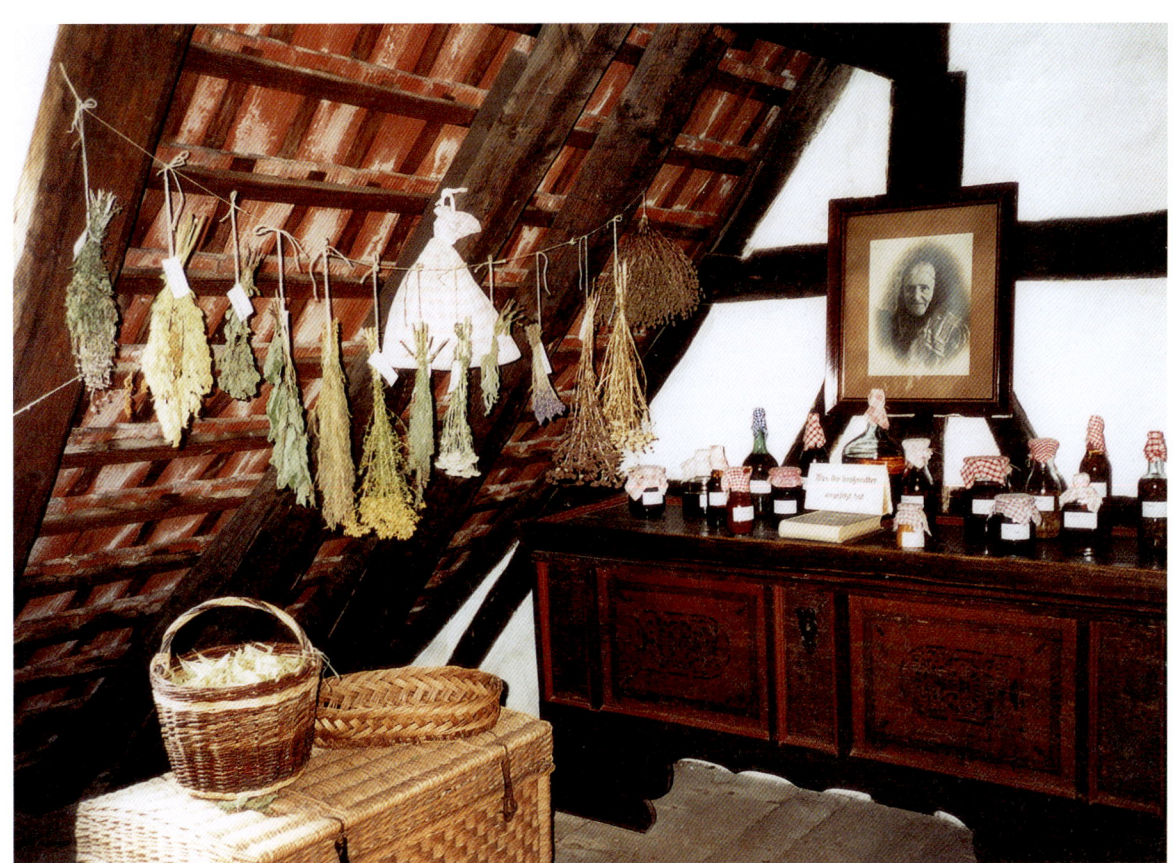

Abbildung 1-9: Heilkräuter – die Hausapotheke der Bevölkerung. *Foto: Maria Bililis-Gueffroy, Ludwigsburgerstr. 80/3, 71693 Freiberg/N.*

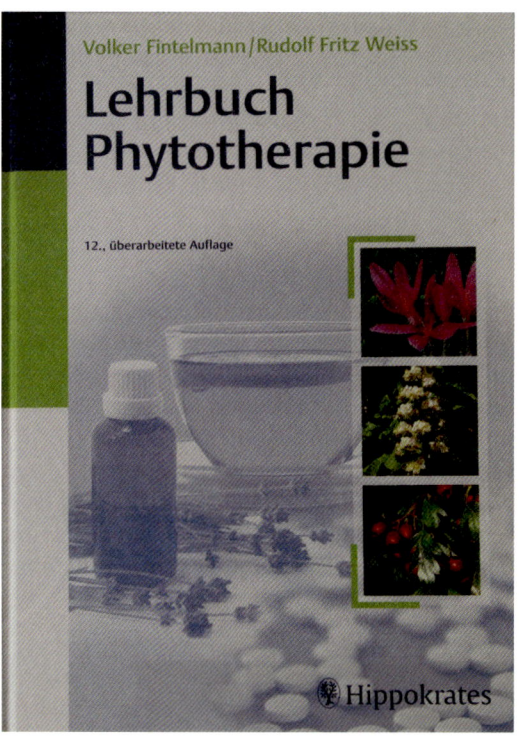

Abbildung 1-10: Rudolf Fritz Weiss (1895–1991) hat den Begriff «Phytotherapie» eingeführt. *Fintelmann, V.; Weiss, R.F.: Lehrbuch der Phytotherapie. Hippokrates, 2009 (12. Auflage).*

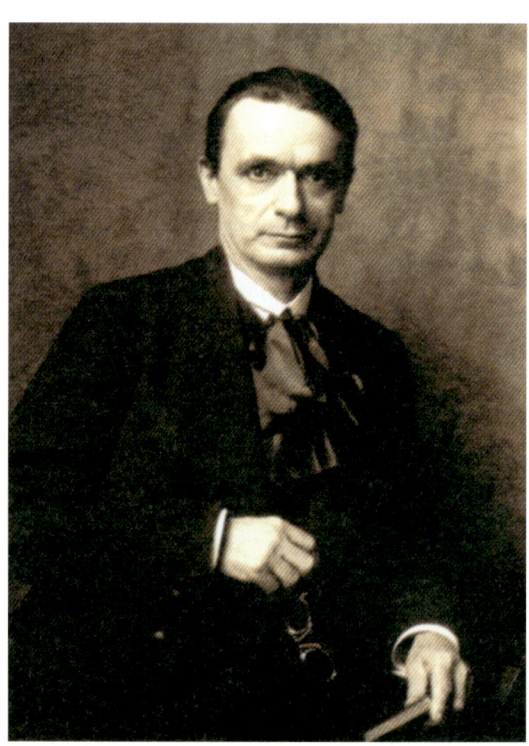

Abbildung 1-11: Rudolph Steiner (1861–1925). *Glöckler, M.; Schürholz, J. Walker, M. (Hrsg.): Anthroposophische Medizin. Ein Weg zum Patienten. Verlag Freies Geistesleben, Stuttgart 1993.*

tern therapiert – etwas anderes gab es nicht. Beste Erfahrungen bezüglich der Wirksamkeit von Arzneipflanzen unter den einfachsten Bedingungen im Lazarett machte damals der Arzt Dr. Rudolf Fritz Weiß (1895–1991), der auch nach dem Krieg die Therapie mit Arzneipflanzen zu seinem Thema machte. Er gilt als der «Nestor der Phytotherapie»; sein Lebensziel war die Anerkennung der Phytotherapie (von gr. *phytón*: das Gewachsene; Pflanze) als ein unverzichtbarer Bestandteil der gesamten Medizin. Sein «Lehrbuch der Phytotherapie», erstmals 1943 herausgegeben, gehört auch heute noch zu den Standardwerken der Phytotherapie (Abb. 1-10).

Rudolph Steiner (s. Abb. 1-11) (1861–1925), der Begründer der Anthroposophie, zeigte – beeindruckt von Goethes naturwissenschaftlichen Werken – neue Wege zur Erkenntnis von Heilpflanzen und ihrer Anwendung in der Heil-

kunde auf. Er gab, in langjähriger Zusammenarbeit mit der Ärztin Ita Wegman (1876–1943), auch der Medizin und Pharmazie Anregungen, die zu einer Erweiterung der Heilkunst auf geisteswissenschaftlicher Basis führten (s. Kap. 2.7).

Im **20. Jh.** führte der französische Arzt Henri Leclerc (1870–1955) den heute gebräuchlichen Begriff «Phytotherapie» ein. Damit wurde die Pflanzenheilkunde als eine eigene Wissenschaft begründet. Mittlerweile genügen viele Phytotherapeutika hohen wissenschaftlichen Ansprüchen: Inhaltsstoffe können mittels genauer Analyse- und Messmethoden isoliert und in ihrer Wirksamkeit bestätigt werden. Doppelblinde, randomisierte Studien belegen nach modernen Anforderungen ihre Wirkung. Somit wurde der Phytotherapie zu ihrer heutigen Anerkennung verholfen und sie zum Gegenstand wissenschaftlicher Forschung gemacht – wichtige Voraussetzungen, damit die Arzneipflanzen nicht ganz aus der Apothekenschublade verschwinden.

Heute hat die Pflanzenheilkunde ihren festen Platz in der Schulmedizin. Im Allgemeinen werden Phytopharmaka weniger zur Anwendung bei schweren oder akuten Erkrankungen eingesetzt, sondern eher zur Gesunderhaltung und Vorbeugung, für leichtere Befindlichkeitsstörungen sowie bei vielerlei chronischen Krankheiten als Begleittherapie.

Die Wirkung pflanzlicher Mittel setzt meistens langsamer ein und ist in der Regel mit weniger unerwünschten Wirkungen belastet als bei synthetisch hergestellten Arzneimitteln.

So wurde am 3. Oktober 1991 vom «Kuratorium der Gesellschaft für Phytotherapie e. V.» folgende Definition verabschiedet: «Phytotherapie ist die Behandlung und Vorbeugung von Krankheiten bis zu Befindensstörungen durch Pflanzen, Pflanzenteile und deren Zubereitung. Die Phytotherapie ist nicht Alternative, sondern Teil der heutigen naturwissenschaftlich orientierten Medizin. Sie schließt therapeutische Lücken und bietet ergänzende oder adjuvante Möglichkeiten bei der Behandlung und Vorbeugung akuter und chronischer Krankheiten.»

Mit diesem langen Zeitraum der Erkenntnisse vor Augen wird deutlich, dass die erst 200 Jahre alte naturwissenschaftliche Ära so nicht hätte entstehen können ohne ihr historisches Fundament. Das Erfahrungswissen ist die «Mutter» der heutigen Medizin, und jeder Fortschritt basiert auf den Errungenschaften ihrer Vorgänger/innen.

### Literatur-Tipps zum Weiterlesen und Vertiefen

Daems, Willem F.: Mensch und Pflanze. Weleda Schriftenreihe Nr. 15/1988. Weleda AG, Schwäbisch Gmünd.

Dioscorides Kreutterbuch. Kölbl, München, 1968 [Reprint der Ausg. Corthoys, Frankfurt, 1610].

Fintelmann, Volker; Weiss, Rudolf F.: Lehrbuch der Phytotherapie. Hippokrates, Stuttgart 2009.

Kölbl, Konrad: Kölb's Kräuterfibel. Eine Fundgrube alter und moderner Heilkräuter- und Hausmittelrezepte. Reprint-Verlag Kölbl, München 1995.

Müller, Irmgard: Die pflanzlichen Heilmittel bei Hildegard v. Bingen. Heilwissen aus der Klostermedizin. Herder, Freiburg 1997.

Pelt, Jean-Marie: Geheimnisse der Heilpflanzen. Knesebeck, München 2005.

Schneckenburger, Stephan: In tausend Formen magst Du Dich verstecken. Goethe und die Pflanzenwelt. Begleitheft zur Ausstellung anlässlich des Goethe-Jahres 1999 im Palmengarten der Stadt Frankfurt am Main (Hrsg.: Stadt Frankfurt am Main, Palmengarten der Stadt Frankfurt am Main. Verantw.: Matthias Jenny.) Palmengarten, Frankfurt/Main 1999.

Stoffler, Hans-Dieter: Der Hortulus des Walahfrid Strabo. Aus dem Kräutergarten des Klosters Reichenau. Thorbecke, Sigmaringen 1989.

# 2 Heilweisen mit Pflanzen – Unterschiedliche Sichtweisen und Standpunkte

## 2.1 Die Blinden und der Elefant

**Eine indische Geschichte**

Der Lehrer an einer Schule für blinde Kinder wollte einmal seinen Schülern klarmachen, wie ein Elefant aussieht. Dazu wurde ein Elefant vor die Schule gebracht und die Kinder wurden aufgefordert, seinen Körper mit den Händen zu betasten, um eine Vorstellung von seiner Gestalt und Größe zu bekommen. Die Kinder gingen hinaus und begannen mit den Händen den Körper des Elefanten zu befühlen. Als sie fertig waren, forderte der Lehrer sie auf, die Gestalt und Größe des Elefanten zu beschreiben.

Eines der Kinder, das den Schwanz des Elefanten angefasst hatte, sagte, er sehe aus wie ein dicker, großer Strick.

Ein anderes Kind, das den Bauch befühlt hatte, sagte, er sehe aus wie ein ganz großer Korb.

Ein drittes, das eines seiner Ohren betastet hatte, sagte, er sei wie ein riesiger Fächer.

Eines, das den Rüssel gefühlt hatte, behauptete, er sei wie eine Säule.

Schließlich sagte eines der Kinder, das auf dem Rücken des Elefanten gewesen war, er sei wie ein ganz großer Berg!

Nun gleicht aber der Elefant keiner dieser Beschreibungen sondern ist die Gesamtsumme von ihnen – und noch etwas mehr …

Diese indische Erzählung möchten wir ganz bewusst den verschiedenen Darstellungen von

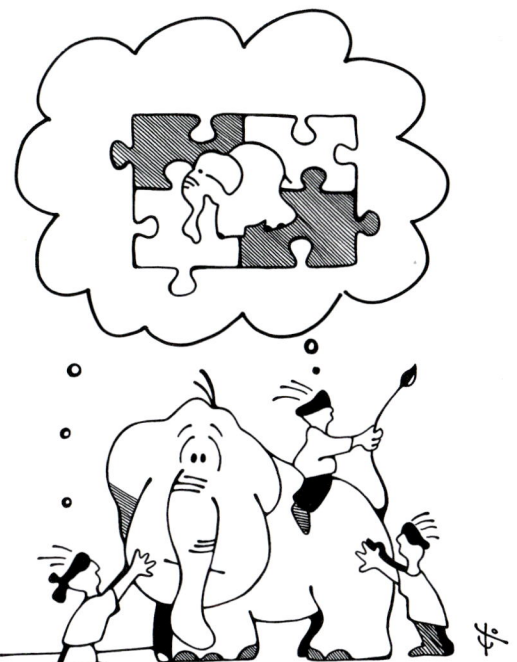

Abbildung 2-0: Die Blinden und der Elefant. *Zeichnung: Elmar Frink*

Heilweisen, die mit Pflanzen behandeln, voranstellen.

Pflanzen (Heilpflanzen) werden von den verschiedensten Kulturen, Traditionen und Wissenschaften zum Teil in recht unterschiedlicher Weise als Heilmittel verstanden und genutzt.

Doch welche dieser verschiedenen Heilweisen kann von sich behaupten, die richtige und wahre zu sein?

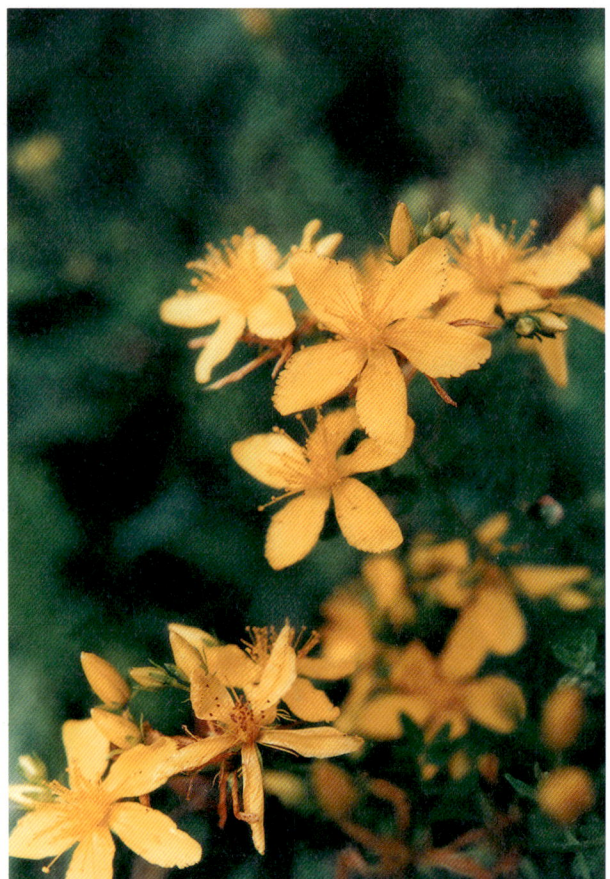

Abbildung 2-1: Johanniskraut. *Foto: A. Sonn.*

kunde wurde im Verlauf der Jahrhunderte bis heute beeinflusst von den unterschiedlichen Auffassungen, mit denen die Menschen die Natur verstanden. Unter dem Einfluss des jeweiligen Weltbildes wandelten sich die Auffassungen und das Heilverständnis der Heilkundigen, während die Pflanzen selbst die blieben, die sie schon immer waren. Wissenschaftler, die sich heute mit Heilpflanzen auseinander setzen, interessiert für ihre Forschungen vor allem die *Phytochemie* (die Pflanzeninhaltsstoffe), die *Phytopharmazie* (wo die Pflanze als Droge im Mittelpunkt steht) und die *Phytopharmakologie* (die Erforschung der Wirkung von Heilpflanzen auf den Menschen), um daraus die Grundlagen für die angewandte Phytotherapie (Pflanzenheilkunde) zu liefern.

## 2.3  Phytotherapie

Die *Phytotherapie* (griech. *phyton* = Pflanze) nutzt eine Heilpflanze oder Teile von ihr grundsätzlich in ihrer stofflichen Ganzheit, bestehend aus der Vielfalt ihrer Inhalts- und Wirkstoffe (z.B. als Tee, Pulver, Salbenzubereitung etc.). Geprägt vom analysierenden Wissenschaftsdenken unserer Zeit konzentriert man sich in der Forschung inzwischen zunehmend nur noch auf einzelne Wirkstoffe, die aus Pflanzen isoliert, ja sogar chemisch-synthetisch nachgebaut werden können (Beispiel: Digitalisglykoside). Dies entspricht jedoch eher der konventionellen Medizin, die zwar ihre chemischen Medikamente von der Natur abgeguckt hat, aber nicht mehr als Phytotherapie bezeichnet werden kann.

Die Phytotherapie arbeitet nach den Regeln der Allopathie (die Heilbemühungen richten sich gegen die Symptome, man korrigiert, substituiert, eliminiert) und versteht sich als Teil der «Schulmedizin». Wie auch sonst in der Schulmedizin gibt es in der Phytotherapie verschiedene Meinungen und Strömungen. Die einen orientieren sich streng an einer naturwissenschaftlichen Medizin(-forschung). Andere versuchen die engen, veralteten Grenzen einer

Dieses Kapitel soll über wesentliche Aspekte der verschiedenen Heilweisen informieren und zur Offenheit gegenüber unterschiedlichen Sichtweisen beitragen.

## 2.2  Heilpflanzenkunde

Den Begriff der *Heilpflanzenkunde* kann man als Dachbegriff verstehen, dem sich die einzelnen Therapieformen unterordnen lassen. Die Heilpflanzenkunde befasst sich einerseits mit der Pflanze selbst, ihrer stofflichen Zusammensetzung, ihren Lebens- und Wachstumsbedingungen (eher quantitative Aspekte) und nimmt sie außerdem auch in ihrem Pflanzenbild wahr, das sich in Gestalt, Farbe, Form, Duft etc. zeigt (eher qualitative Aspekte). Die Heilpflanzen-

Abbildung 2-2: Rose. *Foto: A. Sonn.*  ▶

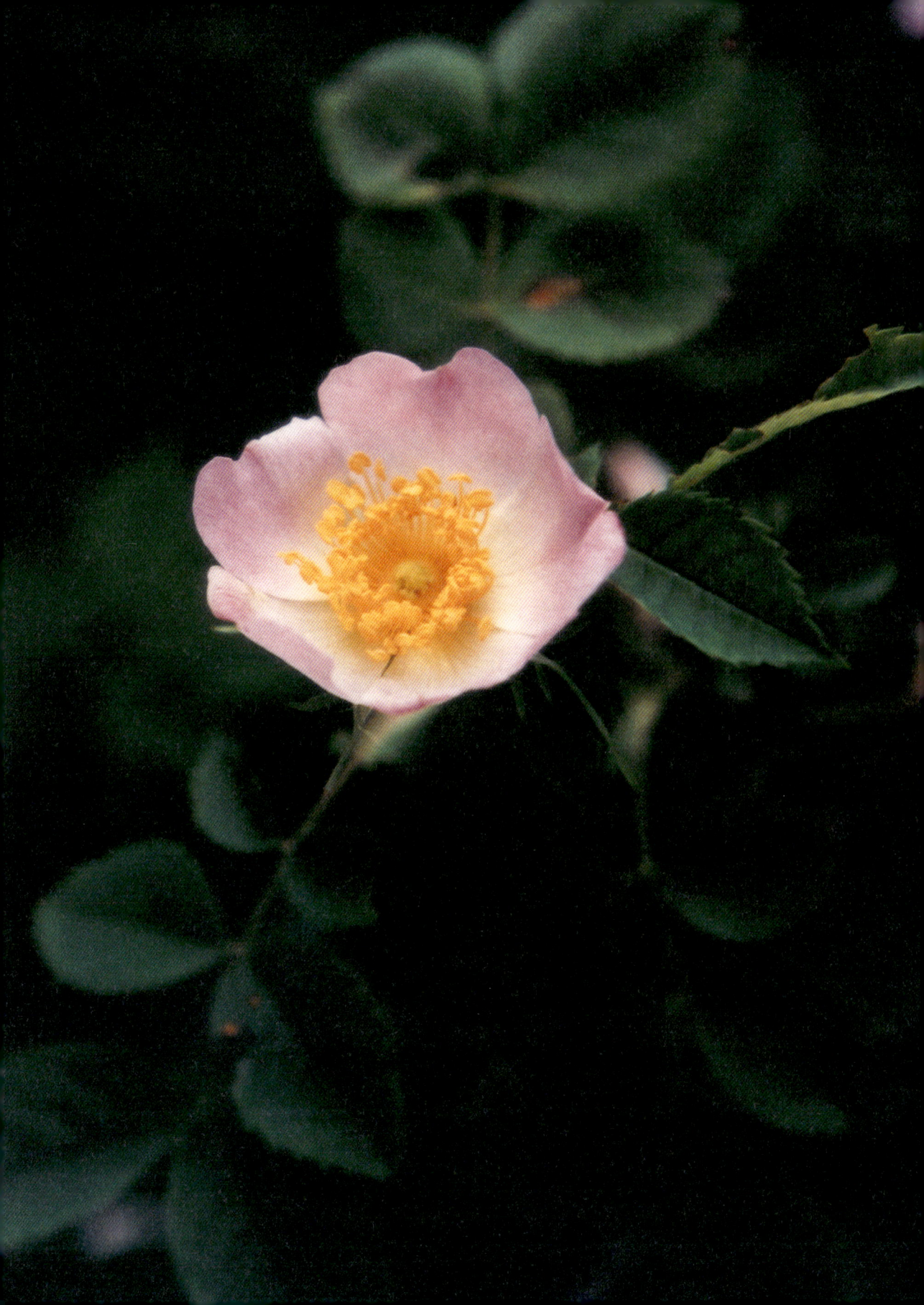

rein materiell ausgerichteten Wissenschaftlichkeit zu sprengen und sich an neuen, offeneren,
ganzheitlicheren Erkenntnis- und Verständnis-
möglichkeiten zu orientieren.

### Literatur-Tipps zum Weiterlesen und Vertiefen

Bühring, Ursel: Praxis-Lehrbuch der modernen Heil-
pflanzenkunde. Haug, Stuttgart 2011.
Bühring, Ursel: Alles über Heilpflanzen. Ulmer, Stuttgart
2011.
Fintelmann, Volker: Lehrbuch der Phytotherapie. Hip-
pokrates, Stuttgart 2009.
Grünwald, Jörg; Jänicke, Christof: Grüne Apotheke –
Selbstbehandlung mit pflanzlichen Heilmitteln und
-tees. G&U, München 2005.
Jänicke, Christof; Grünwald, Jörg; Brendler, Thomas:
Handbuch Phytotherapie. Stuttgart, WVG 2005 [vgr.].
Kraft, Karin: Checkliste Phytotherapie. Thieme, Stuttgart
2011.
Schilcher, Heinz; Kammerer, Susanne; Wegener, Tankred:
Leitfaden Phytotherapie. München, Elsevier 2010.
Schilcher, Heinz; Dorsch, Walter: Phytotherapie in der
Kinderheilkunde. WVG, Stuttgart 2006.
Schulz, Volker; Hensel, Rudolf: Rationale Phytotherapie.
Springer, Heidelberg 2005.
Wagner, Hildebert; Wiesenauer, Markus: Phytotherapie.
WVG, Stuttgart 2003.

## 2.4 Aromatherapie

Die *Aromatherapie* ist ein Teil der Phytotherapie.
Sie konzentriert sich auf die therapeutische Anwendung unverfälschter ätherischer Öle, also
einer einzelnen Wirkstoffgruppe von Heilpflanzen. Dabei entfalten die komplexen chemischen
Verbindungen von Duftmolekülen unterschied-
lichste zentralnervöse aber auch systemische
Wirkungen im Organismus.

Düfte haben die Menschheit schon immer
fasziniert und sie wurden zu den unterschiedlichsten Zwecken eingesetzt. Erst im ausgehen-
den 19. und beginnenden 20. Jh. entstand die
Aromatherapie als eigene Therapieform. In den
letzten Jahrzehnten wurden die biochemische
Zusammensetzung der Öle, Indikationen und
Kontraindikationen und ihre Verträglichkeit zunehmend erforscht und Qualitätskriterien entwickelt.

Heutzutage gibt es ätherische Öle überall zu
kaufen. Sie werden nicht selten auch gezielt eingesetzt, um Menschen zu beeinflussen (z.B. im
Handel, um Produkte attraktiver zu machen).

In unzähligen Produkten des täglichen Bedarfs
und Lebensmitteln sind inzwischen ätherische
Öle enthalten und dies oftmals in zweifelhafter
Qualität. Dem unkontrollierten Verbrauch von
ätherischen Ölen schreibt man inzwischen auch
eine Mitschuld an der zunehmenden Allergiebereitschaft vieler Menschen zu.

Die Industrie kann schon längst natürliche
Öle synthetisch nachkonstruieren und dadurch
billiger herstellen, als sie aus der Natur, z.B.
den Pflanzen, gewonnen werden können. Diese
synthetischen Öle sind jedoch gesundheitlich
eher bedenklich. Für Verbraucher/innen ist es
schwierig festzustellen, ob ein Öl wirklich hun-
dertprozentig naturrein ist. Eine Reihe von
Herstellerfirmen hat sich deshalb zu einer eindeutigen Etikettierung entschlossen, die den
Verbraucher/innen (aufgrund regelmäßiger Kontrollen) eine entsprechende Qualität des Inhalts
garantiert.

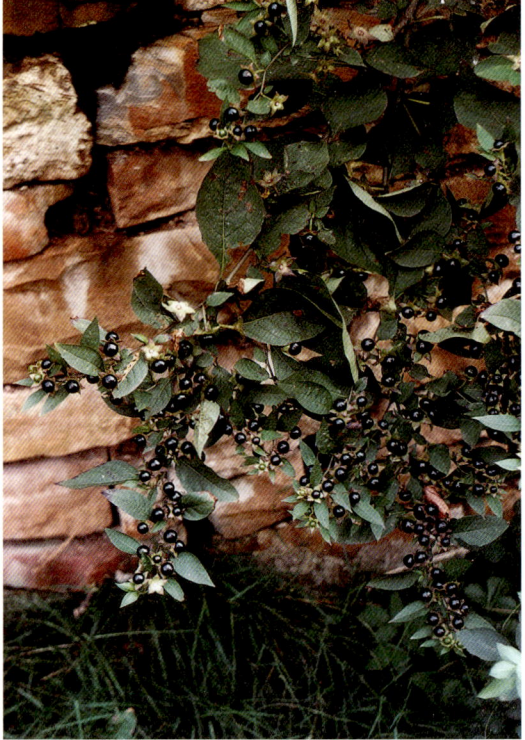

Abbildung 2-3: Belladonna (Tollkirsche). *Foto: A. Sonn.*

In der Pflege erfreut sich die Aromatherapie seit Anfang der 1990er Jahre zunehmender Beliebtheit. Inzwischen gibt es entsprechende Aus- und Fortbildungsmöglichkeiten, die einen sicheren und verantwortlichen Umgang mit der Aromatherapie für pflegerische und therapeutische Berufe ermöglichen.

### Literatur-Tipps zum Weiterlesen und Vertiefen

Price, Shirley; Price, Len: Aromatherapie. Praxishandbuch für Pflege- und Gesundheitsberufe, 2. A. Verlag Hans Huber, Bern 2009.

Zimmermann, Eliane: Aromatherapie für Pflege- und Heilberufe, 5. A. MVS, Stuttgart 2011.

## 2.5 Klassische Homöopathie

Die *Klassische Homöopathie* (begründet von Samuel Hahnemann, 1755–1843) wird von vielen fälschlicherweise mit der Behandlung mit pflanzlichen Präparaten gleichgesetzt. Eine ganze Reihe – aber eben bei weitem nicht alle – homöopathische Arzneien sind zwar pflanzlicher Herkunft, doch ansonsten unterscheidet sich die Klassische Homöopathie grundlegend von der Phytotherapie. Die Phytotherapie arbeitet auf der Basis der Schulmedizin (Allopathie) und hat damit eine ziemlich konträre Auffassung von Krankheit und Heilen im Vergleich zur Klassischen Homöopathie.

In der Homöopathie werden Arzneien u. a. pflanzlicher, tierischer, mineralischer Herkunft benutzt, deren Wirkungsbild am gesunden Menschen geprüft und in umfangreichen Arzneimittellehren festgehalten ist. Zur Anwendung kommen diese Arzneien, wenn ein Patient ein ähnliches Symptomenbild aufweist, wie es Gesunde bei der Arzneiprüfung zeigten (Ähnlichkeitsregel). Die Arzneien werden außerdem nach den Vorschriften des HAB (Homöopathisches Arzneibuch) hergestellt, indem die Urtinktur stufenweise stark verdünnt und dabei nach Vorschrift verschüttelt (potenziert) wird. Damit verlieren selbst Arzneien aus giftigen Stoffen (z. B. Aconitum, Belladonna) nach und nach ihre Toxizität und es werden andere Wirkkräfte der Ausgangssubstanz verfügbar. Bei höheren Potenzierungen kann man davon ausgehen, dass keine materiellen Bestandteile der Ausgangssubstanz mehr in der Lösung nachgewiesen werden können und dennoch eine tiefgreifende Heilwirkung möglich ist (auch bei Säuglingen und kleinen Kindern ebenso wie bei Tieren – was eine von Kritikern behauptete «Placebowirkung» widerlegt). Die Homöopathie arbeitet zwar u. a. auch mit Arzneien pflanzlicher Herkunft, und viele Homöopathen sind und waren hervorragende Pflanzenkenner, doch wird hier nicht die phytochemische Wirkung von Heilpflanzen genutzt, sondern heilwirksame Kräfte, die man zwar am Kranken beobachten kann, zu deren wissenschaftlichem Nachweis uns aber noch weitgehend das Instrumentarium zu fehlen scheint, sieht man einmal ab von ersten Ansätzen, welche die (Bio-) Physik in den letzten Jahren erbracht hat. Zur Herstellung homöopathischer Arzneimittel sind nur äußerst kleine Mengen der Ausgangssubstanzen nötig, sie ermöglichen so einen ausgesprochen sparsamen und schonenden Umgang mit den Ressourcen der Natur.

Die Klassische Homöopathie ist eine komplexe Heilkunde (Heilkunst), die neben ihrer Wirkung bei akuten Krankheiten vor allem bei den heutzutage verbreiteten chronischen Krankheiten gute Heilmöglichkeiten bietet – sofern man ihre Regeln genau kennt und anwendet. Vor etwa 100 Jahren gab es vor allem im angelsächsischen Raum Ärzte, die diese Regeln hervorragend beherrschten und der Homöopathie großen Erfolg brachten. Einer von ihnen, der englische Arzt Dr. Robert Thomas Cooper (1844–1903), verabreichte bei einseitig destruktiven Erkrankungen (wie z. B. Krebs) ergänzend zur Klassischen Homöopathie Heilpflanzen-Urtinkturen in kleinsten Mengen (z. B. 1 Tropfen in drei Wochen) und bewirkte damit die Rückbildung und Heilung von Tumoren. Er nannte diese Therapie Arborivital-Therapie.

Wer sich in einer klassisch-homöopathischen Behandlung befindet, sollte Kräutertees und andere Zubereitungen von Heilpflanzen (insbesondere ätherische Öle) nur nach vorheriger klärender Rücksprache mit der behandelnden Ärztin oder Heilpraktikerin benutzen, um keine unerwünschten Wechselwirkungen auszulösen und den Verlauf der homöopathischen Behandlung nicht ungewollt zu stören.

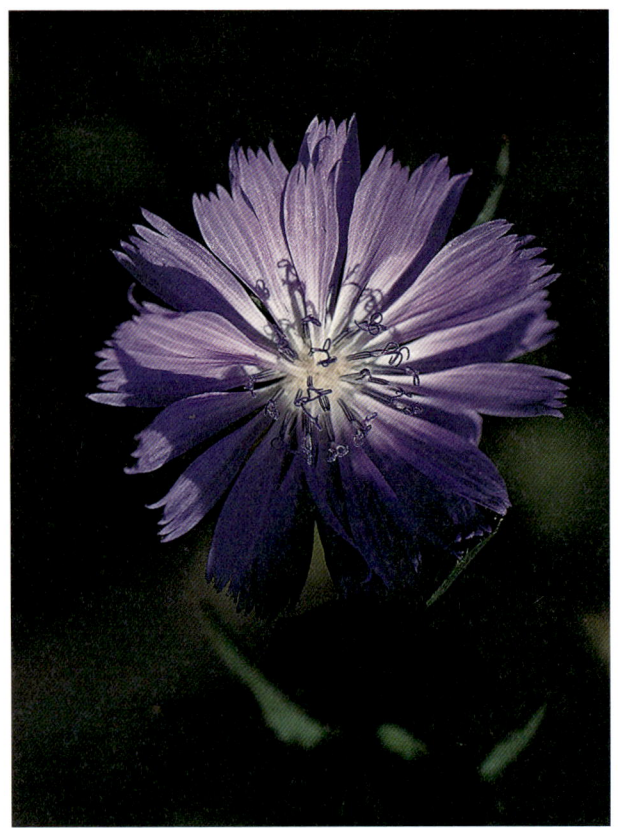

Abbildung 2-4: Chicory (Wegwarte). *Foto: U. Bühring.*

wurde. Sein Forscherdrang führte ihn auf die Suche nach Heilpflanzen, die diese Nosoden ersetzen könnten. Ausgehend von der Erfahrung, dass häufig seelische Ursachen hinter körperlichen Beschwerden stecken, machte er sich 1930 auf nach Wales um sich die entsprechenden Pflanzen in der Natur zu suchen. Er fand schließlich 38 Blüten, deren Heilwirkung – primär auf die seelischen Hintergründe eines Krankheitsgeschehens einwirkend – er bei seinen Patienten nachweisen konnte. Die Arzneien entstehen, indem die Blüten in frisches Quellwasser gelegt werden, das sie unter Einwirkung von Sonnenlicht mit ihrer Wirkkraft anreichern. Auch hier zählen – ähnlich wie in der Homöopathie – nicht stofflich nachweisbare Bestandteile in der Arznei, sondern Kräfte, die sich einem Nachweis durch die heute übliche medizinisch-wissenschaftliche Forschung noch entziehen.

**Literatur-Tipps zum Weiterlesen und Vertiefen**

Hertweck, Judith: Bachblütentherapie bei Kindern. Die Schwester/Der Pfleger, 41 (2002) 2: 108–112.
Scheffer, Mechthild: Bach-Blütentherapie. Elsevier, München 2008.
Scheffer, Mechthild: Die Original Bach-Blüten. Kosmos, Stuttgart 2011.

**Literatur-Tipps zum Weiterlesen und Vertiefen**

Grätz, Joachim F.: Klassische Homöopathie für die junge Familie. Tisani, Oberhausen 2003.
Köhler, Rose: Lehrbuch der Homöopathie. Hippokrates, Stuttgart 2007.
Stübler, Martin: Was ist Homöopathie. Gesundheit aktiv. 1995.
Vonarburg, Bruno: Homöotanik. Arzneipflanzen der Homöopathie. Haug, Heidelberg 2009.

## 2.6 Bachblütentherapie

Die *Bachblütentherapie* wurde von Dr. Edward Bach (1886–1936), einem englischen Arzt, entdeckt. Er war ein erfolgreicher Arzt und Forscher, was ihn schließlich ans Londoner Homöopathische Krankenhaus führte, wo er seine Forschung über die Darmnosoden (Arzneien aus Krankheitsprodukten des Darmes) fortsetzen konnte und von der Homöopathie inspiriert

## 2.7 Anthroposophisch erweiterte Medizin und Pflege

Die *anthroposophisch erweiterte Medizin* versteht sich grundsätzlich als auf der naturwissenschaftlich orientierten Schulmedizin aufbauend. Erweitert wird diese Medizin durch ein geisteswissenschaftliches Menschenbild, das Grundlage ist für die Verwendung phytotherapeutischer und homöopathischer Arzneimittel, verschiedene künstlerische Therapien und die Aufmerksamkeit, welche die Patientin in Gespräch und Beratung erfährt.

«Geisteswissenschaftlich» in diesem erweiterten Sinn bedeutet, dass Phänomene des Lebendigen, des Seelischen und Geistigen in der Schöpfung auf sensible Weise wahrgenommen und in Bezug zueinander gebracht werden und so als hilfreiche Erkenntnisse in die medizinische Behandlung und Pflege einfließen.

Zwei Sichtweisen prägen das Menschenbild in der anthroposophischen Medizin und Pflege: Die Auffassung von der Dreigliederung weist auf die beiden Polaritäten der Nerven-Sinnes- und Stoffwechsel-Gliedmaßen-Systeme hin. Das dritte, das Rhythmische System, hält die Kräfte der beiden polaren Systeme in Balance. Analog zu diesem Menschenbild wird auch die Pflanze als dreigegliedertes Wesen wahrgenommen – allerdings in umgekehrter Ausrichtung (s. Abb. 2-5).

Die Sichtweise der Viergliederung sieht den Menschen im Bezug zu den Naturbereichen, in die er eingebunden ist: Im physischen Leib (der Anatomie des Menschen) wird ein Bezug zum Mineralischen, zur Erde gesehen. Die körperliche Physiologie (der so genannte Ätherleib) weist auf Entsprechungen im Pflanzenreich. Das Fühlen, die psychische Ebene (der so genannte Astralleib) wird als Wesenszug nicht nur des Menschen, sondern auch der Tiere gesehen. Die Fähigkeit, zu denken, zu entscheiden und bewusst zu gestalten (das Ich) ist nur dem Menschen eigen.

So spielt z. B. in der Entscheidung für oder gegen eine Pflanzenanwendung (innerlich oder als äußere Anwendung) neben der Phytochemie das Pflanzenbild mit seinen charakteristischen Wesenszügen eine entscheidende Rolle. In ihren Pflanzenbeschreibungen knüpft die anthroposophische Medizin häufig an die alte Tradition der Signaturenlehre an und lässt so auch aus diesem Blickwinkel das Pflanzenbild für seinen Gebrauch als Arzneimittel verständlich werden. So erkannte schon Rudolph Steiner, der Begründer der Anthroposophie, z. B. in der Mistel starke Ähnlichkeiten mit dem Krebsgeschehen. Diese Feststellung wurde von den ersten anthroposophischen Ärzt(inn)en aufgegriffen, bis heute wissenschaftlich fundiert weiterentwickelt und für die Krebstherapie nutzbar gemacht.

Das Bemühen, den Phänomenen des Lebendigen und den Wesensgliedern des Menschen auch durch eine entsprechende Pflege gerecht zu werden, spiegelt sich in den Bemühungen zahlreicher Pflegefachkolleg(inn)en, die in den vergangenen Jahren mit viel Engagement neue und unkonventionelle Pflegemethoden erkundet, erprobt und ihre Erfahrungen kritisch und

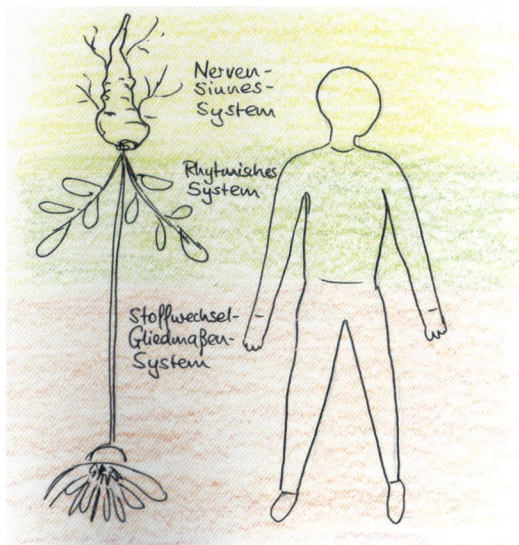

Abbildung 2-5: Dreigliederung des Menschen und der Pflanze. *Zeichnung: A. Sonn.*

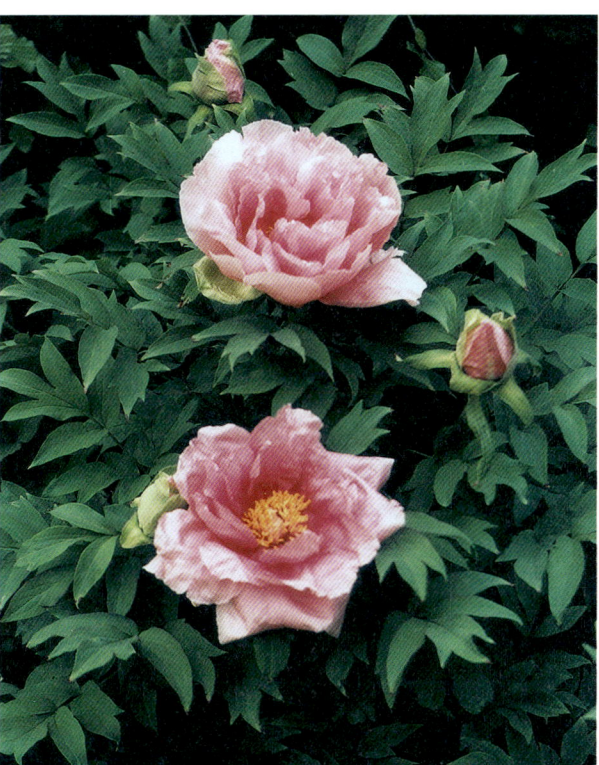

Abbildung 2-6: Paeonie (Pfingstrose). *Foto: A. Sonn.*

fundiert veröffentlich haben (Beispiele: Glaser et al.: Ingwer-Studie etc.).

### Literatur-Tipps zum Weiterlesen und Vertiefen

Glöckler, Michaela; Schürholz, Jürgen; Walker, Martin: Anthroposophische Medizin. Freies Geistesleben, Stuttgart 2013.

Heine, Rolf; Bay, Frances: Anthroposophische Pflegepraxis. Hippokrates, Stuttgart 2001 [vgl.].

Wolf, Otto: Anthroposophisch orientierte Medizin und ihre Heilmittel. Freies Geistesleben, Stuttgart 1996.

## 2.8 Traditionelle Chinesische Medizin

Die Therapie mit Heilkräutern ist ein wesentlicher Teil der *Traditionellen Chinesischen Medizin (TCM)*, die inzwischen auch im Westen zunehmend zur Anwendung kommt. Auch mit der TCM ist es möglich, Krankheitsbilder erfolgreich zu behandeln, die unserer herkömmlichen Therapie unzugänglich scheinen. Die chinesischen Kräuterrezepturen können jedoch von uns nicht nur einfach so übernommen werden, da sie nur im Rahmen der Systematik dieser Medizin verstanden werden können. Dieses komplexe Wissen ist tausende von Jahre alt und beruht auf den alten philosophischen Vorstellungen des Taoismus und Konfuzianismus. In der heutigen TCM führen zunächst eine Vielzahl von Einzelbeobachtungen (u.a. eine fein differenzierende Zungen- und Pulsdiagnostik) zu einer Diagnose, die wiederum ein Grundmuster beschreibt, das unserer Denkweise eher fremd ist – z.B. Kälte/Hitze oder Leere/Fülle in Bezug auf Organsysteme oder Meridiane. Die Therapieformen der TCM bestehen zu etwa 80% aus Kräuteranwendungen, außerdem aus Akupunktur und Moxibustion (Verglimmen eines Kegels getrockneter Kräuter über bestimmten Akupunkturpunkten), Diätetik, Massage, Qi-Gong-Übungen und Bäderanwendungen.

Speziell für das diagnostizierte Syndrom des jeweiligen Patienten wird eine individuelle Rezeptur von Arzneidrogen zusammengestellt. Meist werden die Drogen vor der Zubereitung vorbehandelt, in einem Keramikgefäß mit Deckel erst ca. 30 min in Wasser eingeweicht, aufgekocht und bei schwacher Hitze ca. 20–30 min sieden gelassen, dann abgeseiht und erneut mit Wasser aufgekocht. Je nach Rezeptur gibt es verschiedene Sondervorschriften und Zubereitungsvarianten.

Dies alles setzt eine sehr genaue und umfassende Kenntnis der Einzeldrogen, ihrer Eigenschaften und möglichen Interaktionen untereinander voraus. Entscheidend bei der Wahl der Drogen sind nicht irgendwelche Inhaltsstoffe sondern die Charakterisierung der Drogen z.B. in die fünf Geschmacksrichtungen sauer, bitter, süß, scharf, salzig («süß» entspricht z.B. einer Grundwirktendenz «stärkend» und «harmonisieren»). Eine weitere Charakterisierung ist die Temperaturausstrahlung einer Droge in Bezug zur diagnostischen Einteilung in «heiße» und «kalte» Krankheitsbilder oder ihre Affinität zu den Organen.

Die chinesische Phytotherapie sollte hierzulande nur von fundiert in der TCM ausgebildeten und erfahrenen Ärztinnen und Heilpraktikerinnen angewendet werden. Ein Problem ist auch die Beschaffung der speziellen chinesischen Drogen, die bei uns unbekannt sind und deshalb importiert werden. Die Qualität der Importware ist in Bezug auf Reinheit und Rückstände zum Teil mehr als zweifelhaft und ihre sorglose Anwendung hat bereits zu Gesundheitsschäden und Todesfällen geführt (Belgien). Das Bundesinstitut für Arzneimittel empfiehlt daher, Heilpflanzen und Arzneien aus China nur in Fachgeschäften zu kaufen, die Prüfzertifikate vorlegen und über Inhaltsstoffe Auskunft geben können.

### Literatur-Tipps zum Weiterlesen und Vertiefen

Bedrik, Karin: Westliche Heilpflanzen in der TCM. Medizinische Literarische Verlagsgesellschaft, Uelzen 2000.

Hempen, Carl H.; Fischer, Toni: Leitfaden Chinesische Phytotherapie. 2. A. Elsevier, München 2006.

Mosheim-Heinrich, Eva: Westliche Kräuter in der TCM. Wermut-Artemisia absinthium. Heilpraktiker & Volksheilkunde. Fachzeitschrift für Natur- und Erfahrungsheilkunde, 70/55 (2003) 3.

Ody, Penelope: Heilen mit Kräutern. Ayurveda, chinesische und westliche Methoden im Vergleich. Taschen, Köln 2001.

Waller, Frank: Phytotherapie der traditionellen chinesischen Medizin. Zeitschrift für Phytotherapie 19 (1998) 2: 77–89.

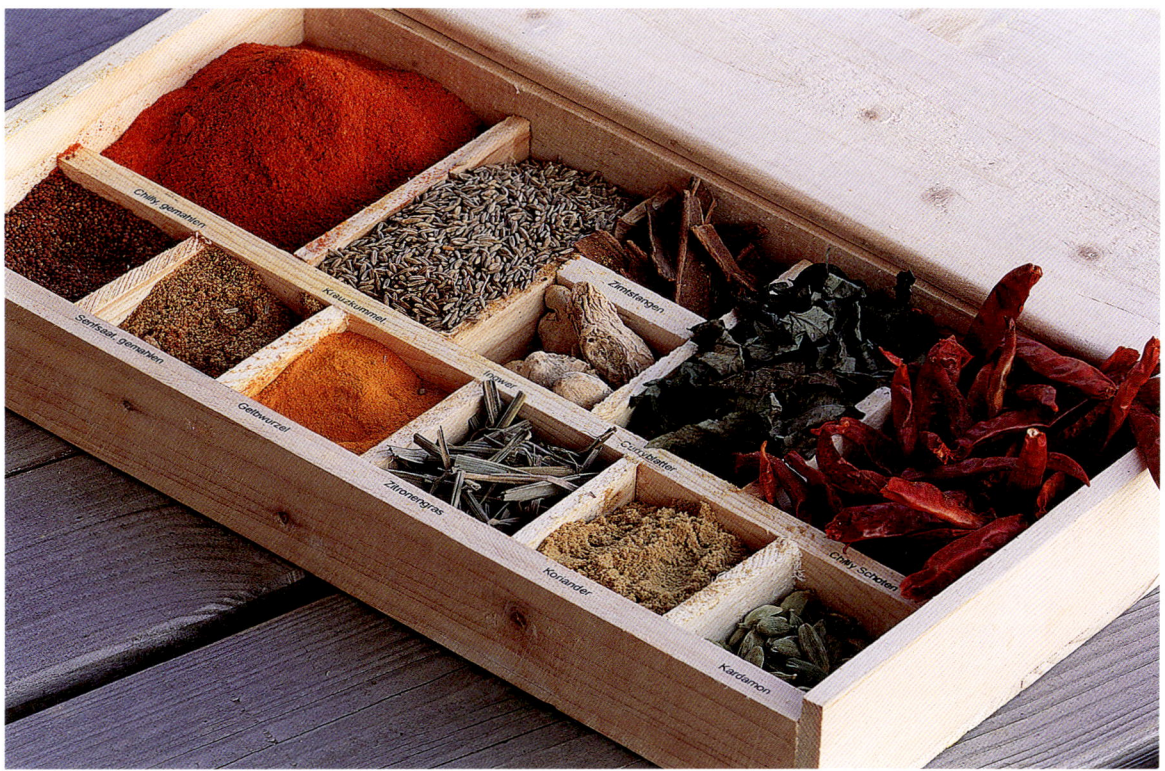

Abbildung 2-7: Indische Kräuter und Gewürze. *Foto: I. Schneider, M. Will.*

## 2.9 Ayurveda

Auch in der indischen Medizin spielen Arzneipflanzen seit 3000 bis 4000 Jahren eine wesentliche Rolle. Die traditionelle indische Medizin – *Ayurveda* – setzt heute noch etwa 1000 Pflanzenarten ein. Doch auch hier lassen sich die Kräuterrezepturen nur auf dem Hintergrund des ayurvedischen Krankheitsverständnisses verstehen, wonach Störungen im Gleichgewicht der drei Lebensprinzipien (Wind, Feuer und Wasser) zum Ausbruch einer Krankheit führen. In der ayurvedischen Kräutermedizin spielt der Geschmack der einzelnen Substanzen, ähnlich wie in der TCM, eine wichtige Rolle. Neben wässrigen Zubereitungen (Extrakte und Fermentierungen) sind verschiedene fette Öle und geklärte Butter (Butterschmalz) die üblichen Lösungsmittel für die Heilpflanzenbestandteile. Dabei sind es auch hier komplexe Rezepturen, die entweder von Ärzten oder Polikliniken oder heutzutage von darauf spezialisierten Firmen zubereitet und vertrieben werden. Diese müssen dafür eine gesetzlich geregelte Lizenz erworben haben. Die ayurvedische Medizin beinhaltet aber auch eine ganze Palette von Hausmitteln für die Selbstbehandlung – ein in vielen indischen Familien wohl noch bekanntes Wissen.

### Literatur-Tipps zum Weiterlesen und Vertiefen
Ammon, Hermann P. T.: Ayurveda. Arzneimittel aus indischer Kultur. Zeitschrift für Phytotherapie 3 (2001): 136–142.
Bißwanger-Heim, Thomas; Ernst, Edzard: Asiatische Heilkunde. Tradition, Anwendung, Heilversprechen. Stiftung Warentest, Berlin 2011.
Mazars, Guy: Ayurvedische Phytotherapie in Indien. Zeitschrift für Phytotherapie 19 (1998) 5: 269–274.
Ody, Penelope: Heilen mit Kräutern. Ayurveda, chinesische und westliche Methoden im Vergleich. Taschen, Köln 2001.

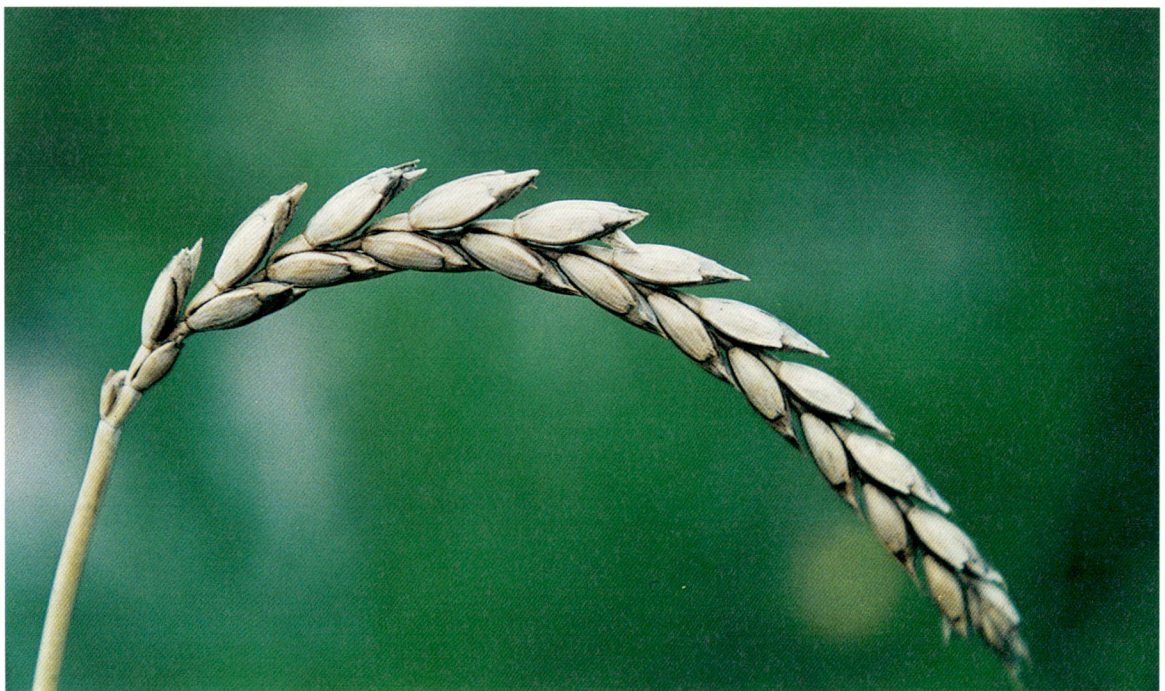

Abbildung 2-8: Dinkel. *Foto: A. Sonn.*

## 2.10 **Hildegard-Medizin**

Ein komplexes, ganzheitliches Denken, das uns heutzutage an der TCM oder der Ayurveda so fasziniert, lag noch bis vor wenigen Jahrhunderten auch der Heilkunde im mitteleuropäischen Raum zugrunde. Ein überliefertes Beispiel hierfür ist die Heilkunde der Äbtissin Hildegard von Bingen. Ihr Wissen über naturkundliche und medizinische Zusammenhänge, das sie für die Nachwelt aufgeschrieben hat, wird von manchen heute wieder als eine vermeintliche Quelle von Rezepten gegen allerlei Beschwerden entdeckt. Es darf jedoch bezweifelt werden, ob das in einer ganz eigenen, sehr religiösen und bildhaft-symbolischen Sprache verfasste heilkundliche Werk der Hildegard von Bingen so einfach als simples Rezeptbuch für unsere Gegenwart dienen kann. Dazu sind uns heute die Vorstellungen und die Begrifflichkeit jener Zeit (12. Jh.) viel zu fremd, um sie auf unser gegenwärtiges Weltbild zu übertragen.

Im Gegensatz zu ihren theologischen Schriften verfasste Hildegard von Bingen ihre Natur- und Heilkundewerke nicht aufgrund visionärer Eingaben, sondern diese spiegeln eher das Gedankengut antiker und mittelalterlicher Medizin wider. Von den naturkundlichen und medizinischen Werken Hildegards sind auch keine Originale sondern nur Abschriften überliefert, die erst noch quellenkritisch auf ihre Authentizität geprüft werden müssen.

Sowohl die Begrifflichkeit der Krankheiten als auch der Pflanzennamen stimmt nur zum Teil mit unseren heutigen Definitionen überein, gab es doch damals noch keine verbindliche botanische Nomenklatur; diese wurde erst im 18. Jh. von Carl von Linnée eingeführt. Auch die damaligen Krankheitstermini wurden häufig anders benutzt als heute – so z. B. die Begriffe *Fieber* oder *Gicht*, die für die komplexe Symptomatik ganzer Krankheitsbilder standen und nicht nur für Einzelsymptome wie die Erhöhung der Körpertemperatur oder die Störung des Harnsäure-Stoffwechsels.

Was Hildegard von Bingen als Heil-Weisheit erkannte, entstammte einem Denken und sehr religiös geprägten Weltbild, dem wir uns heute

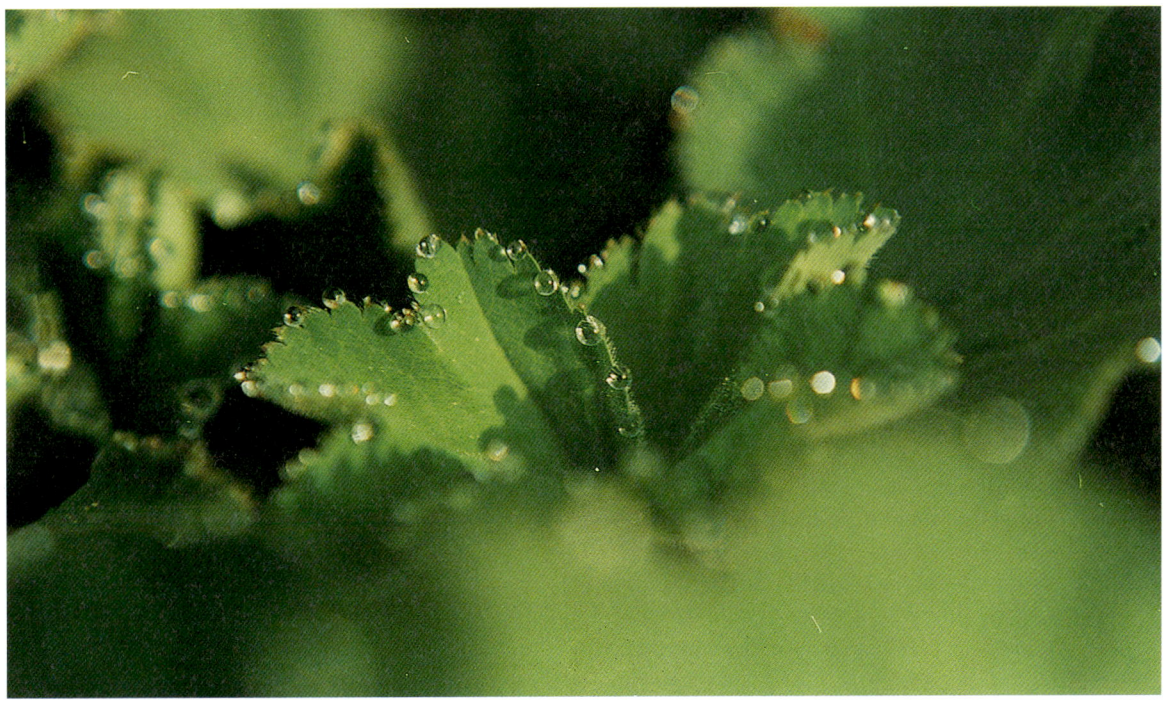

Abbildung 2-9: Alchemilla (Frauenmantel). *Foto: U. Bühring.*

sicher nur mit entsprechender Behutsamkeit und Zurückhaltung annähern können und dürfen.

**Literatur-Tipps zum Weiterlesen und Vertiefen**
Hertzka, Gottfried: So heilt Gott. Die Medizin der hl. Hildegard von Bingen als neues Naturheilverfahren. Christiana, Stein am Rhein 2010.
Hertzka, Gottfried; Strehlow, Wighard: Große Hildegard-Apotheke. Christiana, Stein am Rhein 2012.
Mayer-Nicolai, Christine: Arzneipflanzenindikationen gestern und heute – Hildegard von Bingen, Leonhart Fuchs und Hagers Handbuch im Vergleich. Deutscher Wissenschaftsverlag, Kappelrodeck 2010
Müller, Irmgard: Die pflanzlichen Heilmittel bei Hildegard von Bingen. Herder, Freiburg 2008.

## 2.11 Spagyrik

Die Spagyrik geht auf die alchemistischen Arbeiten und Erfahrungen des Altertums und des Mittelalters (z. B. Paracelsus) zurück. Zu Grunde liegt ihr die Vorstellung, dass in den Pflanzen – wie auch in Mensch und Tier – eine Gesundheit und Krankheit beeinflussende Lebenskraft enthalten ist, was übrigens eine gewisse Verständnis-Verwandschaft zur Homöopathie zeigt.

Im 19. und 20. Jh. wurde das alte Wissen wieder aufgegriffen (u. a. von dem Arzt Carl-Friedrich Zimpel, 1801–1879).

Spagyrik leitet sich vom Griechischen *span* (= trennen, scheiden) und *agerirein* (= zusammenfügen, vereinigen) ab und weist auf Grundvorstellungen über die Wirkungsweise und auf das Herstellungsverfahren der Heilmittel hin. Die Herstellung der pflanzlichen Urtinkturen erfolgt in drei Schritten: Frische Pflanzen (bei ausländischen auch getrocknete) werden zunächst zerkleinert, angefeuchtet und vergoren. Die vergorene Masse wird dann in einem zweiten Schritt einer behutsamen Wasserdampfdestillation unterzogen. Die verbleibenden Pflanzenreste werden – als dritter Schritt – getrocknet und verascht. Diese Asche wird dann möglichst vollständig im Pflanzendestillat gelöst. Das bedeutet, dass alle Bestandteile (Wirkkräfte) der Pflanze in der fertigen Urtinktur enthalten sind – auch die Mineralsalze. Die meisten toxischen Stoffe gehen aufgrund ihrer chemischen Eigenschaften bei der Herstellungsstufe zwei nicht ins Destillat über. Die drei Herstellungsschritte bewirken, nach der Vorstellung der Spagyrik, auch eine gewisse Potenzierung der Wirkkräfte der Pflanze und können schon als Urtinktur oder aber in weiteren Potenzierungsschritten wie in der Homöopathie angewendet werden.

Die spagyrischen Mittel werden als «Umstimmungsmittel» eingesetzt, d.h. zur Unterstützung des Organismus bei der eigenen Krankheitsabwehr (z.B. zur Ausleitung toxischer Belastungen etc.). Auch die Anwendung von Komplexmitteln (eine Mischung verschiedener Arzneien) ist in der Spagyrik je nach Krankheitsbild möglich.

**Literatur-Tipp zum Weiterlesen und Vertiefen**
Casagrande, Christina: Praxis Spagyrik. Haug, Stuttgart 2011.

## Ethnomedizin

Die Ethnomedizin ist – im Gegensatz zu den übrigen in diesem Kapitel genannten Heilweisen – keine eigene Therapieform. Sie ist vielmehr ein Forschungsfeld, das Verständnis für (eigene und fremde) Medizinsysteme wecken und deren Erfahrungen nutzbar machen soll.

Der Begriff Ethnomedizin leitet sich aus dem Griechischen ab und bedeutet wörtlich «Volksmedizin». Im 19. Jh. befassten sich Ärzte aus Interesse an den traditionellen Heilweisen kolonialisierter Völker mit diesem Gebiet. Man schätzte diese zunächst als primitive Medizin ein, die sich dank der «fortschrittlichen» Medizin der Industriestaaten zur so genannten modernen Medizin entwickeln konnte. Diese Denkschablonen gerieten jenseits der 50er Jahre des letzten Jahrhunderts zunehmend in die Kritik und wurden abgelöst durch das Bemühen, Medizinsysteme aller Kulturen genauer zu untersuchen.

Im Gegensatz zum angelsächsischen und französischen Raum ist in der Bundesrepublik Deutschland die Ethnomedizin ein interdisziplinäres Arbeitsfeld geblieben, angesiedelt zwischen Medizin, Ethnologie und Anthropologie.

Wenn es in den 1960er und -70er Jahren noch vorwiegend um die Erforschung von Formen der Heilkunde außerhalb der (westlich-) akademischen Medizin ging, so wird diese inzwischen selbst immer öfter zum Untersuchungsgegenstand. Heute untersucht die Ethnomedizin alle Medizinsysteme in ihren biologischen, psychosozialen und kulturellen Dimensionen. Ethnomedizin kritisiert heutzutage z.B. kulturblinde Gesundheitserziehungs-Projekte und Interventionen in so genannten Entwicklungsländern, die den Menschen westliche Lösungen überstülpen und damit leider die Gesundheit der jeweiligen Völker nicht immer verbessern helfen – manchmal sogar eher gefährden.

Interesse an der Ethnomedizin und -botanik haben inzwischen auch Pharmakonzerne, wenn es darum geht, z.B. im tropischen Regenwald, wo knapp jede dritte Pflanze als medizinisch verwertbar gilt, Heilpflanzen für neue Medikamente aufzuspüren. Doch immer wieder stößt man bei analytischen Labor-Untersuchungen solcher Pflanzen, die in der einheimischen traditionellen Medizin eine wichtige Rolle spielen, an Grenzen: Die gemessenen Wirkstoffe erklären die erfolgten Heilungen oftmals nicht. Hier versucht die Ethnomedizin, den gesamten Kontext dieser Heilungen zu erforschen, d.h. beispielsweise auch die Wirkung ritueller Komponenten.

**Literatur-Tipp zum Weiterlesen und Vertiefen**
Curare. Zeitschrift für Ethnomedizin und transkulturelle Psychiatrie. VWB-Verlag, Berlin.
Domenig, Dagmar. Transkulturelle Kompetenz. Huber. Bern 2007.
Greifeld, Katarina: Ritual und Heilung. Eine Einführung in die Medizinethnologie. Reimer, Berlin 2003.
Lux, Thomas: Kulturelle Dimension von Medizin. Ethnomedizin – Medizinethnologie. VWB-Verlag, Berlin 2003.

# 3 Erklärungsansätze – Forschung in Phytotherapie und Pflege

Versucht man die Wirkung von Heilpflanzen-Anwendungen aus pflegerischer Sicht zu betrachten, so wird rasch deutlich, dass es nicht ausreicht, die Wirkung nur von den Heilpflanzen und ihren Wirkstoffen herzuleiten.

Es ist vielmehr ein komplexes Zusammenspiel verschiedener Wirkfaktoren.

## 3.1 Die wichtigsten Wirkungsaspekte bei Heilpflanzen-Anwendungen

- Heilpflanzen-Anwendungen sind mit einem hohen Maß an *Zuwendung und Aufmerksamkeit* verbunden, mit dem *Eingehen auf die Befindlichkeit* der Patientin (vgl. Abb. 3-1).
- Die Pflegemaßnahme *(es wird etwas getan)* schafft Hoffnung, hebt die Stimmung, sorgt möglicherweise für Ablenkung und vermittelt oft ein spürbares Wohlgefühl.
- Die tätige Hinwendung zur Patientin ist häufig auch mit *Nähe und Berührung* verbunden (z. B. Wickel, Einreibungen).
- Die Anwendungen ermöglichen *Sinneserfahrungen und sensorische Anregung* wie z. B. Geruch, Geschmack, Aussehen, Konsistenz oder die Wahrnehmung über Hautrezeptoren (z. B. kühlende Pfefferminztee-Waschung).
- *Physikalische Faktoren* (warm oder kalt, feucht oder trocken) beeinflussen z. B. die Durchblutung, die Stoffwechselaktivität, das Immunsystem (vor allem bei Bädern, Waschungen, Wickeln).
- Wirk-*Stoffe* (arzneiliche Pflanzeninhaltsstoffe) und Wirk-*Kräfte* («Informationen») – wie z. B. in der Homöopathie, Bachblütentherapie oder anthroposophischen Medizin) entfalten ihre Wirkung.
- Die *subjektive innere Einstellung* der Patientin gegenüber der Anwendung – und Anwenderin! – spielt genauso eine Rolle wie Sympathie oder Antipathie, Erinnerungen, Assoziationen und das Gefühl der Kontrolle und Selbswirksamkeit.

## 3.2 Die Forderung nach wissenschaftlichen Studien zur Wirkung von Heilpflanzen

Vor allem von den eigenen Kolleginnen und Kollegen aus der Pflege, aber auch im Rahmen von Arzneimittelkommissionen und ärztlichen Gremien werden häufig wissenschaftliche Nachweise für die Wirkung von Heilpflanzen-Anwendungen verlangt, bevor man bereit ist, sich überhaupt damit auseinander zu setzen oder die klinikinterne Bestellung von Tees und Mitteln zur äußerlichen Anwendung zu ermöglichen. In Zeiten knapper finanzieller Mittel ist dies durchaus verständlich.

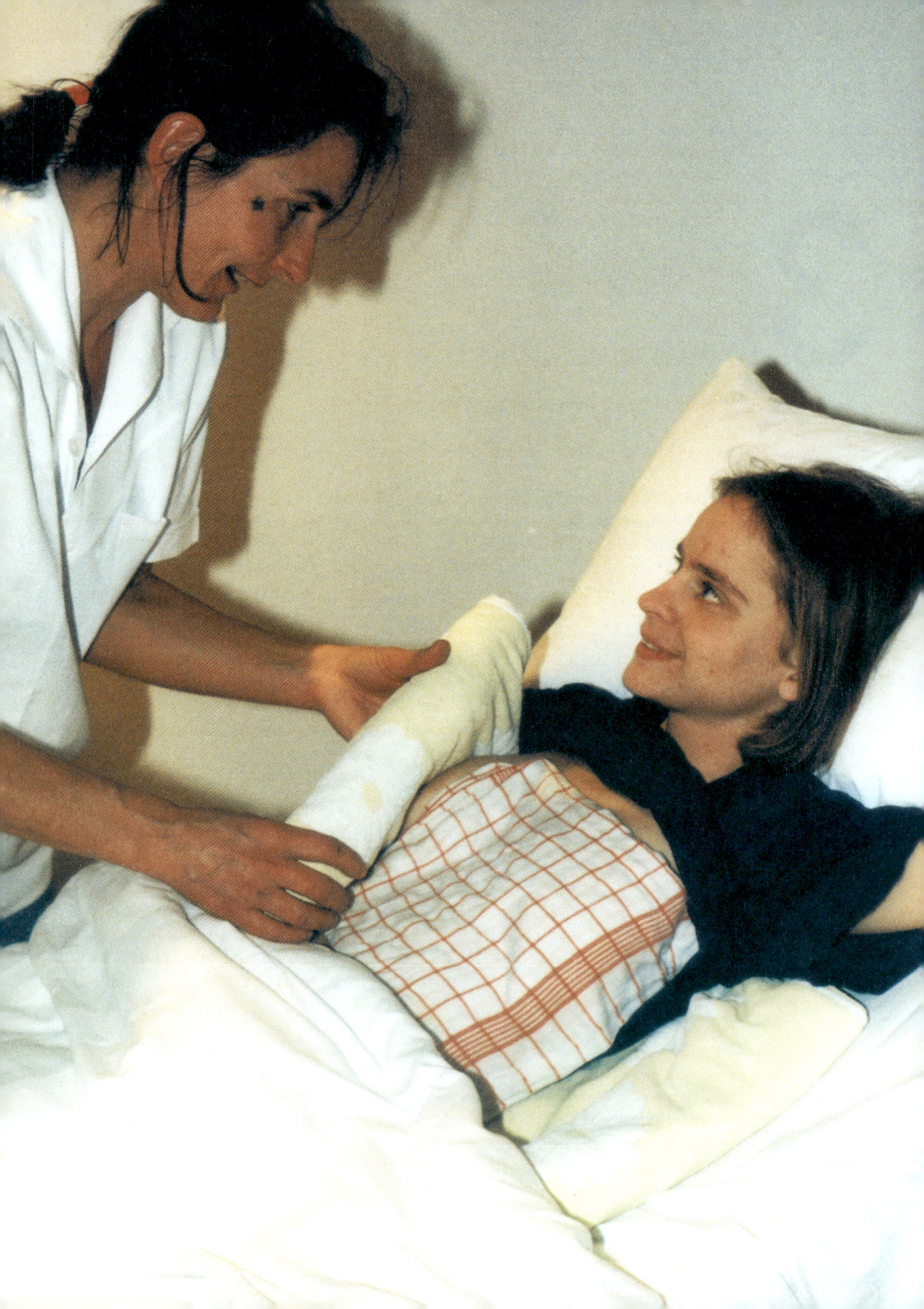

Ob allerdings der herkömmliche Ansatz von «Wissenschaftlichkeit» und die üblichen Forschungsmethoden geeignet sind, zu einer – durchaus notwendigen – Fundierung und Systematisierung des Wissens über Heilpflanzen und zur Übertragbarkeit von Ergebnissen beizutragen, ist fraglich.

## 3.3 Forschung in der Medizin

In der konventionellen Medizin dominieren die Forschungsmethoden der Naturwissenschaften (wie Biologie, Chemie, Physik), die auf einem materialistisch-mechanistischen Weltbild beruhen. Diese Denkweise der westlichen Medizin (-forschung) wird als die einzig global gültige vorausgesetzt. Dabei wird einfach die Tatsache ignoriert, dass auch andere Kulturen ein breites, heilkundliches Wissen haben (z. B. Traditionelle Chinesische Medizin, Ayurveda – s. Kap. 2.8; 9), das seit Jahrtausenden dokumentiert und überliefert ist. Heilverfahren, die nicht in das westlich-tradierte Vorstellungssystem passen, werden rasch als Außenseiter-Methoden behandelt. Medizinische Richtungen, die in der Auseinandersetzung mit der herkömmlichen Medizin ein eigenes Verständnis von Krankheit und Heilung und daraus eigene Forschungsansätze entwickelt haben (z. B. anthroposophisch erweiterte Medizin, Klassische Homöopathie), werden als «besondere Therapierichtungen» abgegrenzt.

### 3.3.1 Forschungsmethoden

Verbreiteter Standard ist in der evidenzbasierten pflegerischen und medizinischen Forschung die *randomisierte klinische Studie,* die von zwei Versuchsgruppen ausgeht: der Versuchsgruppe, die z. B. das pflanzliche Mittel bekommt und der Kontrollgruppe, die ein «Placebo» erhält. Randomisiert heißt, dass die Verteilung, welche Versuchsperson zu welcher Gruppe kommt, dem Zufallsprinzip – heutzutage dem PC – überlassen wird. Bei einem Doppelblindversuch kommt

◀ Abbildung 3-1: Thymianbrustwickel: Zuwendung und mehr … *Foto: A. Sonn.*

noch hinzu, dass weder die Versuchsperson noch die forschende Person weiß, was die Patientin tatsächlich bekommt – pflanzliches Mittel oder Placebo.

Der Begriff des «*Placebo*» ist eines der Lieblingsargumente in Auseinandersetzungen um die Wirksamkeit naturheilkundlicher Verfahren und pflanzlicher Mittel, um damit deren «Wirkungslosigkeit» zu belegen. Das erstaunliche ist, dass ja auch ein Placebo-Effekt eine Wirkung ist – die aber schlicht für nicht-therapeutisch erklärt wird, nur weil Wissenschaftler sich nicht vorstellen können, dass die als Placebo bezeichnete Substanz oder Begleitumstände wirken können!

Kritikerinnen dieser Forschungsmethoden weisen darauf hin, dass der Mensch nun einmal keine Maschine ist und immer (ob Versuchsperson oder Forscherin) subjektiv in diesem Geschehen steht. Menschen reagieren – bei noch so vielen vergleichbaren Variablen – letztlich immer individuell und bringen alle ihre individuelle Vorgeschichte, Ausgangssituation und Begleitumstände mit. Genau dies ist ja auch die Absicht aller individuell orientierten Therapien. Sie gehen davon aus, dass Menschen verschieden sind und dass Therapien «personal» wirken.

## 3.4 Forschung in der Phytotherapie

In der Phytotherapie gibt es bisher zwei Hauptbereiche von Forschung:

- *die (phyto-) pharmazeutische Forschung,* die Anbau, Identifizierung, Stabilität, Qualität, Standardisierung und Darreichungsformen von Heilpflanzen zu ihrem Hauptthema macht.

  Zu diesem Thema gibt es inzwischen zahlreiche Forschungsstudien, an welchen insbesondere die Hersteller von Phytopharmaka ihr Interesse haben zum Zweck der Zulassung, Nachzulassung und Vermarktung von pflanzlichen Arzneimitteln.

  Verhältnismäßig einfach ist die Erforschung einzelner Wirkstoffe. Wesentlich schwieriger (und damit kostenintensiver) wird die Erforschung von komplexen Gemischen von Wirk- und Begleitstoffen, d.h. in der Form, wie Pflanzen in der Natur vorkommen – deshalb gibt es da noch viel Nachholbedarf.

- Die *klinisch-therapeutische* Forschung, zwar dringend notwendig, fristet hingegen eher ein Schattendasein. Häufig konzentrieren sich hier die Forschungsstudien auf die Erhebung von *Befunden* (eher medizintypisch) sowie physiologischen oder pathophysiologischen Parametern. Die Frage nach dem *Befinden* (eher pflegetypisch!), nach der Besserung von Symptomen und Befindlichkeit wird häufig noch vernachlässigt. Das subjektive Befinden ist häufiger Gegenstand qualitativ-interpretativer Pflegeforschung.

Auch in der klinischen Forschung werden vor allem pflanzliche Arzneimittel (Extrakte einzelner Wirkstoffe oder von Wirkstoffgemischen) erforscht. Noch wenige wissenschaftliche Aussagen gibt es bisher zu Anwendungen von Heilkräutern in Form von Tees oder äußeren Anwendungen.

Weitere bisher nahezu unerforschte Themen sind z.B. die multikausale Wirkung in der Anwendung von Heilpflanzen, Wirkungsunterschiede bei unterschiedlichen Zubereitungsarten derselben Heilpflanze, unterschiedliche Dosierung (wirken niedrig dosierte Heilpflanzenanwendungen tatsächlich schwächer?) oder auch Wechselwirkungen zwischen verschiedenen Heilpflanzen und anderen Therapieformen.

## 3.5 Pflegeforschung

Die Pflegeforschung hat sich in Deutschland in den letzten Jahren stark entwickelt. Dennoch sitzt die Pflegeforschung in Deutschland immer noch zwischen den Stühlen der herkömmlichen Forschungsrichtungen und -methoden. Sie muss – als noch junge Wissenschaft – noch deutlicher ihren eigenen Standort finden.

Wissenschaftliche Studien sind sehr zeit- und kostenintensiv. So werden zwangsläufig die Inhalte und Themen der Forschung durch die Auftraggeber diktiert. Wer also aussagekräftige Pflegeforschung zu Heilpflanzen-Anwendungen fordert, sollte sich überlegen, wer als finanzkräftiger Auftraggeber und Sponsor in Frage käme, und da ist die Interessen- und Finanzlage häufig eine andere, als in der herkömmlichen Pharma- oder Medizintechnikforschung.

Gerade auch in der Pflege (-forschung) muss man von einer multikausalen Wirkung von Pflegemethoden, nicht zuletzt auch von der zwischenmenschlichen Beziehung und der Individualität jedes Menschen ausgehen. Die Fragestellungen und Methoden der Forschung müssen hierauf zugeschnitten sein. Rein quantitative Forschungsmethoden eignen sich nur in einigen Fällen. An ihrer Stelle sollten eher qualitative Forschungsmethoden gewählt werden – Studien mit kleinen Fallzahlen oder der differenzierten Beschreibung von Einzelfällen und -verläufen. Der quantitative Forschungsansatz kann jedoch für bestimmte Fragestellungen ergänzend notwendig sein.

Wir brauchen zum Themenkomplex der Heilpflanzen-Anwendungen Forschung, um z.B.:

- Heilpflanzen-Anwendungen begründen zu können
- darin eigenständige Handlungsmöglichkeiten zu finden und zu definieren
- diese eigenständigen Handlungsmöglichkeiten nach außen vertreten zu können
- einen fachlich-fundierten Beitrag zu Aus- und Fortbildung leisten zu können
- Qualität im Umgang mit diesen Anwendungen sicherzustellen
- die Finanzierung von Heilpflanzen-Anwendungen zu sichern.

## 3.6 Ermutigung zum «Forschen im Alltag»

Die Entstehung von (pflege-) wissenschaftlichen Studien aus der professionellen Pflegeforschung wird Geduld erfordern und (in Bezug auf die Vielfalt der Fragen und Themen) eher begrenzt sein – besonders zu solch unkonventionellen

Themen wie Heilpflanzen-Anwendungen. Leider ist dies ein Themenbereich, der sowohl in der Medizin als auch in der Pflege derzeit nicht mit besonderem Nachdruck verfolgt wird.

Ein «Wissen schaffendes» Arbeiten im Alltag (mit dem Ansatz «kritisches Denken») ist jedoch für jede Pflegefachkraft möglich, und dazu soll hiermit auch von Herzen ermutigt werden:

- Suchen Sie sich sorgfältig ein Thema aus den Anwendungsmöglichkeiten z. B. mit Heilpflanzen aus, das den von Ihnen betreuten Patientinnen bei vielleicht häufig auftretenden Befindlichkeitsstörungen (z. B. Obstipation, Übelkeit oder in der Wund- und Hautpflege) helfen kann.
- Gewinnen Sie einige Ihrer Kolleginnen zum Mitmachen und werben Sie bei der (Stations-/ Pflegedienst-) Leitung um Unterstützung.
- Benennen Sie möglichst eine hauptverantwortliche Person in ihrem Team, die sich dazu entsprechend fortbildet.
- Recherchieren Sie, was es zu Ihrer gewählten Anwendung an Wissen in der Fachliteratur, in Fachzeitschriften oder über das Internet gibt – das kann sehr faszinierend sein! Machen Sie sich kundig in Datenbanken.
- Suchen Sie sich in Ihrer Region Experten und Verbündete, betreiben Sie aktives Networking.
- Dokumentieren Sie Ihre Erfahrungen, den Verlauf der Anwendungen sorgfältig – möglichst so, dass diese Dokumentation nicht mit den restlichen Krankenunterlagen in irgendeinem Archiv verschwindet, verstaubt und für niemanden sonst zur Verfügung steht. Sorgfältige Dokumentation ist der Beginn aller wissenschaftlichen Fundierung. Dabei ist es wichtig, dass dies nach einem strukturierten Leitfaden erfolgt.
- Stellen Sie die gemachten Erfahrungen anderen Kolleginnen zur Verfügung: In der Pflegefachpresse gibt es dazu genügend Möglichkeiten.
- Informieren Sie sich über neue Erkenntnisse und evtl. Erfahrungen anderer Kolleginnen, indem Sie regelmäßig entsprechende Fachzeitschriften (s. S. 350) lesen. Auf effektive Weise können Sie z. B. verschiedene Fachzeitschriften im Team aufteilen und einmal im Monat eine Kurzfassung der wichtigsten Beiträge für die Praxis z. B. in einer Dienstbesprechung einbringen und austauschen.

### Literatur-Tipps zum Weiterlesen und Vertiefen

Behrens, Johann; Langer, Gero: Evidence-based Nursing and Caring – Methoden und Ethik der Pflegepraxis und Versorgungsforschung. Huber, Bern 2010.

Brandenburg, Hermann; Panfil, Eva-Maria; Mayer, Herbert (Hrsg.): Pflegewissenschaft 2. Lehr- und Arbeitsbuch zur Einführung in die Methoden der Pflegeforschung. Huber, Bern 2013.

Buchholz, Thomas; Schürenberg, Ansgar: Basale Stimulation in der Pflege alter Menschen. Huber, Bern 2012.

Fintelmann, Volker: Lehrbuch der Phytotherapie. Hippokrates, Stuttgart 2009.

Fitzgerald Miller, Judith: Coping fördern – Machtlosigkeit überwinden. Hilfen zur Bewältigung chronischen Krankseins, Huber, Bern 2003.

Gottschalk, Thomas: Mundhygiene und spezielle Mundpflege. Huber, Bern 2007.

Grünwald, Jörg; Jänicke, Christof: Grüne Apotheke – Selbstbehandlung mit pflanzlichen Heilmitteln und -tees. G&U, München 2005.

Polit, Denise F.; Tatano Beck, Cheryl; Hungler, Bernadette P.: Lehrbuch Pflegeforschung. Methodik, Beurteilung und Anwendung. Huber, Bern 2004.

Schaeffer, Doris; Müller-Mundt, Gabriele (Hrsg.): Qualitative Gesundheits- und Pflegeforschung. Huber, Bern 2002.

Schneider, Ernst: Trad. Pflanzliche Arzneimittel. (Probleme des Wirksamkeitsnachweises). Zeitschrift für Phytotherapie 5 (2001): 241 – 245.

Schulz, Volker; Hensel, Rudolf: Rationale Phytotherapie. Springer, Heidelberg 2005.

Uehleke, Bernhard: Klinische Entwicklung neuer Phytopharmaka. Zeitschrift für Phytotherapie. (2002): 219 – 225.

Uehleke, Bernhard; Kraft, Karin: Rationales und Traditionelles in der Phytotherapie. Zeitschrift für Phytotherapie. 5 (2001): 246 – 250.

Wagner, Hildebert; Wiesenauer, Markus: Phytotherapie. WVG, Stuttgart 2003.

### Unveröffentlichte Facharbeiten etc.

Glaser, H.; Heine, R.; Sauer, M.; Simon, L.: Praxisinterne Studie zur Darstellung der Frühwirkung von Ingwer (Zingiber officinale) als äußere Anwendung. Filderstadt-Bonladen. [2]1993 (neu überarbeitete Auflage 2002). Bezugsadresse: Verband anthroposophisch orientierter Pflegeberufe e.V., Roggenstr. 82, 70794 Filderstadt.

Gnatz, Barbara: Kamillensitzbäder auf der Transplantationsstation. WELEDA Pflegeforum (2001) 7. Bezugsadresse: WELEDA AG, Möhlerstr.3, 73525 Schwäbisch Gmünd.

# 4 Die Wirkstoffe der Heilpflanzen

## Einleitung

Die phytopharmazeutische Forschung hat bis heute viele Pflanzen-Inhaltsstoffe erforscht und definiert und versucht damit, die Wirkung von pflanzlichen Heilmitteln zu belegen. Die vorhandenen analysier- und messbaren Wirkstoffe in den Heilpflanzen machen es dem naturwissenschaftlich orientierten Menschen leichter, die Heilkraft zu begründen. Doch: Reicht dieses naturwissenschaftliche Denkmodell aus, um die Wirkung von Heilpflanzen zu belegen?

Die Natur ist voller Geheimnisse, und noch lange sind nicht alle Phänomene erforscht. Trotz fortschreitender wissenschaftlicher Erkenntnis gibt es bei Pflanzen wie auch bei Menschen vieles, das nicht erklärbar oder messbar ist. So wenig man einem Menschen gerecht wird, wenn man nur die Moleküle seines Körpers betrachtet, so wenig wird man den Pflanzen gerecht, wenn man sie nur auf der Wirkstoffebene wahrnimmt.

In der Ethnomedizin werden Heilpflanzen untersucht, die große Heilerfolge vorzuweisen haben. Doch bei der analytischen Untersuchung war die Ausbeute enttäuschend mager, und die Frage, was die Heilung eigentlich verursacht hatte, blieb unbeantwortet. Ganz eindeutig stand die Heilung auch im rituellen Kontext – und das ist nicht messbar.

Die Homöopathie arbeitet erfolgreich mit Mitteln, die zum Teil so stark verdünnt sind, dass keine Moleküle der ursprünglich aktiven Substanz mehr enthalten sind. Hier erklärt man sich die Wirkung (aktiviert und verstärkt durch den Vorgang des Verschüttelns = Potenzieren) als eine Art von Informationsübertragung.

In letzter Zeit wird auch von Seiten der Schulmedizin immer wieder betont, dass bei einigen ausführlich in klinischen Studien erforschten Pflanzen nicht nur eine isolierte Monosubstanz wirkt. Ihre volle Heilkraft beruht auf der gesamten Komposition einer Vielzahl an Inhaltsstoffen, wie wir sie als Ganzes nur in der Pflanze vorfinden. Dabei spielen auch pflanzliche Begleitstoffe in ihrer Vielfalt eine bedeutende Rolle indem sie z. B. die Bioverfügbarkeit von Wirkstoffen im Gesamtextrakt gegenüber Monosubstanzen erhöhen können.

Studien zur therapeutischen Wirksamkeit mit modernem Prüfdesign liegen allerdings erst für wenige Pflanzenspezialextrakte vor, weil die Prüfverfahren von pflanzlichen Vielstoffgemischen sehr schwierig, aufwändig und teuer sind.

Um es mit Goethe auszudrücken:

Wer will was Lebendiges erkennen und beschreiben, sucht erst den Geist herauszutreiben, dann hat er die Teile in der Hand; – fehlt, leider, nur das geistige Band.

*(Goethe, Faust, 1. Teil, 4. Szene)*

## 4.1 Gerbstoffe

Wer ohne Buchwissen die Wirkung von Wirkstoffen erfahren möchte, kann sich dies über eigene Erfahrungen selbst herleiten und mit der Lösung am Ende des Kapitels vergleichen. Das geht bei den Gerbstoffen besonders einfach: Einen doppelt starken Schwarztee zubereiten, 15 Minuten lang ziehen und kalt werden lassen. Einen Schluck davon in den Mund nehmen und 3 Minuten lang im Mund belassen. Gleichzeitig einen Finger 3 Minuten lang in die Tasse mit Schwarztee tunken. Anschließend werden Mundraum und Finger genau erspürt: was fühlen Sie? Am besten geben Sie sich die Antwort, bevor Sie weiterlesen!

Um zu erfahren, warum Sie spüren, was sie spüren: lesen Sie weiter im Text auf S. 77.

Gerben heißt, Tierhäute mit Hilfe von gerbstoffhaltigen Pflanzen zu Leder zu verarbeiten. Dazu dienen Auszüge aus gerbstoffhaltigen Pflanzen wie Eichenrinde oder Blutwurz. Die Gerbstoffe der Pflanzen wirken auf Tierhäute zusammenziehend, austrocknend, festigend und eiweißausfällend. Diese Eigenschaften finden auch in der Medizin ihre Anwendung.

### 4.1.1 Eigenschaften

Gerbstoffe sind organische Säuren, wasserlösliche Verbindungen, die Eiweiße ausfällen. Sie vernetzen die Eiweißmoleküle miteinander und gehen unlösliche Verbindungen ein. Gerbstoffe ziehen zusammen und trocknen aus.

### 4.1.2 Wirkungen

Durch die Gerbstoffeinwirkung ziehen sich Schleimhäute und Gewebe zusammen, und die Zellen verlieren Wasser. Auf Wunden und Schleimhäuten bildet sich eine stabile Schutzschicht; die Reizbarkeit des Gewebes nimmt ab; seine Widerstandsfähigkeit steigt: Durch die zusammenziehende, austrocknende Wirkung dichten sich die kleinen Blutgefäße ab, und die direkte Durchblutung wird unterdrückt. Das erleichtert die Blutstillung und Wundheilung. Durch die Funktionsbeeinträchtigung der Hautnerven infolge des verdichteten Gewebes kommt es außerdem zu einer Schmerzlinderung bzw. zu einer örtlichen Betäubung.

Gerbstoffe wirken bakterizid. Haut und Schleimhaut werden durch das verdichtete Gewebe vor dem Eindringen von Bakterien und Pilzen geschützt. Die Bakterienzelle selbst wird geschädigt, weil sie in dem ausgefällten Zellinhalt einen ungünstigen Nährboden findet. Gerbstoffe haben durch ihre zusammenziehende Wirkung auch einen günstigen Einfluss auf kleinere Brandwunden.

Gerbstoffe wirken als Adstringens (zusammenziehendes Mittel). Sie reduzieren den Flüssigkeitsaustritt in das Darmlumen und haben daher bei Durchfall stopfende Wirkung. Außerdem erschweren sie das Eindringen toxischer Substanzen und pathogener Keime aus dem Darmlumen ins Blut! Sie werden selbst weder über die Haut noch über die Schleimhaut resorbiert.

Auch als **Gegengift** (Antidot) bei Alkaloidvergiftungen haben sich Gerbstoffe bewährt. Alkaloide sind eiweißhaltige, meist giftige Wirkstoffe, die mit den Gerbstoffen unlösliche Verbindungen eingehen und so neutralisiert werden. Gerbstoffe verhindern oder verzögern die Aufnahme von Alkaloiden ins Blut.

Jeder kennt diese Wirkung am Beispiel des Schwarztees: Drei bis max. fünf Minuten gezogen wirkt er anregend, denn das im Tee enthaltene Alkaloid Koffein entfaltet seine Wirkung. Die Gerbstoffe des Schwarztees lösen sich erst fünf bis zehn Minuten später und binden dann die Coffein-Alkaloide unlösbar an sich. Der Schwarztee wirkt nun nicht mehr anregend, durch die Gerbstoffwirkung zusätzlich stopfend und kann bei Durchfallerkrankungen eingesetzt werden.

**Zusammenfassung:** Pflanzen mit Gerbstoffen wirken stopfend, austrocknend, sekretionshemmend, entzündungshemmend, reizmildernd, leicht örtlich betäubend, blutstillend, bakterizid, fungizid, auch gegen Schimmelpilze und als Gegenmittel bei Alkaloid- oder Schwermetallvergiftung.

### 4.1.3 Anwendungen

**Äußerlich:** als Kompresse oder Badezusatz bei akut-entzündlichen Wunden, nässenden Hauterkrankungen, Frostbeulen, kleineren Verbrennungen, Blutungen sowie bei Hämorrhoiden. Als Gurgelmittel oder zu Spülungen bei Entzündungen des Mund- und Rachenraumes, bei Zahnfleischentzündungen, nach Zahnextraktionen und für Waschungen.

**Innerlich:** bei Durchfall, Magen-Darm-Katarrh sowie als Antidot bei Alkaloid- oder Schwermetallvergiftung.

**Hinweis für die Zubereitung:** Rinden und Wurzeln nicht länger als 5–10 min kochen, sonst wird die Wirksamkeit abgebaut.

### 4.1.4 Nebenwirkungen und Gegenanzeigen

**Nebenwirkungen:** In hohen Dosen oder bei zu langer Anwendung führen Gerbstoffe zu Brechreiz und Magenschleimhautreizungen. Gerbstoffe dürfen daher nicht langfristig angewendet werden.

**Gegenanzeigen:** Verstopfung, trockene Ekzeme, trockene Schleimhäute. Größere Verletzungen oder Verbrennungen dürfen nicht mit Gerbstoffen behandelt werden, weil die unter der Schutzschicht sich befindenden Bakterien und Giftstoffe schwere Komplikationen auslösen können.

### 4.1.5 Pflanzen mit Gerbstoffen
(Abb. 4-1)

Blutwurz, *Potentilla erecta*, Tormentillae rhizoma
Brombeere, *Rubus fruticosus* Rubi fruticosi folium
Eiche, *Quercus robur* und *Quercus petraea* Quercus cortex
Frauenmantel, *Alchemilla vulgaris* Alchemillae herba
Gänsefingerkraut, *Potentilla anserina* Potentillae anserinae herba

Heidelbeere, *Vaccinium myrtillus*, Myrtilli fructus
Himbeere, *Rubus idaeus* Rubi idaei folium
Rose, *Rosa gallica u. a.* Rosae flos
Salbei, *Salvia officinalis* Salviae folium
Walnuss, *Juglans regia* Juglandis folium
Zaubernuss, *Hamamelis virginiana* Hamamelidis folium/-cortex

## 4.2 Bitterstoffe

Auch bei den Bitterstoffen lohnt ein Selbstversuch, zum Beispiel ein Blatt Wermut kauen: Wie fühlt sich *bitter* an im Gegensatz zu den herben Gerbstoffen? Und wie gut ist es für den Magen, wenn nach einer Weile die angenehme Wärme zu spüren ist! Bitter macht warm – wie wohltuend im Winter, für ältere Menschen oder für ewig Frierende! Die tonisierenden Eigenschaften kommen noch dazu und stärken spürbar, wenn eine Bitterstoffkur drei bis vier Wochen lang durchgeführt wird. Probieren Sie es aus!

**«Was bitter dem Mund, ist dem Magen gesund»**
Schon lange ist in der Volksmedizin bekannt, dass das Trinken eines bitteren Getränkes den Körper kräftigt. Pflanzen mit Bitterstoffen sind die Hauptbestandteile vieler traditioneller Lebenselixiere (Theriaks), aus denen sich die heute gebräuchlichen «Schwedenbitter» entwickelt haben. Aus diesem alten Wissen stammt auch das geflügelte Wort von der «*bitteren Medizin*». (Abb. 4-2a)

### 4.2.1 Eigenschaften

Viele Pflanzen enthalten Bitterstoffe. Es werden aber nur solche zu den Bitterdrogen gerechnet, bei denen die Bitterstoffwirkung im Vordergrund steht. Bitterstoffe sind in ihrer chemischen Struktur nicht einheitlich aufgebaut, trotzdem ist ihre Wirkung im Allgemeinen gleich, so dass sich die Zusammenfassung zu einer gemeinsamen Gruppe rechtfertigt. Einziger

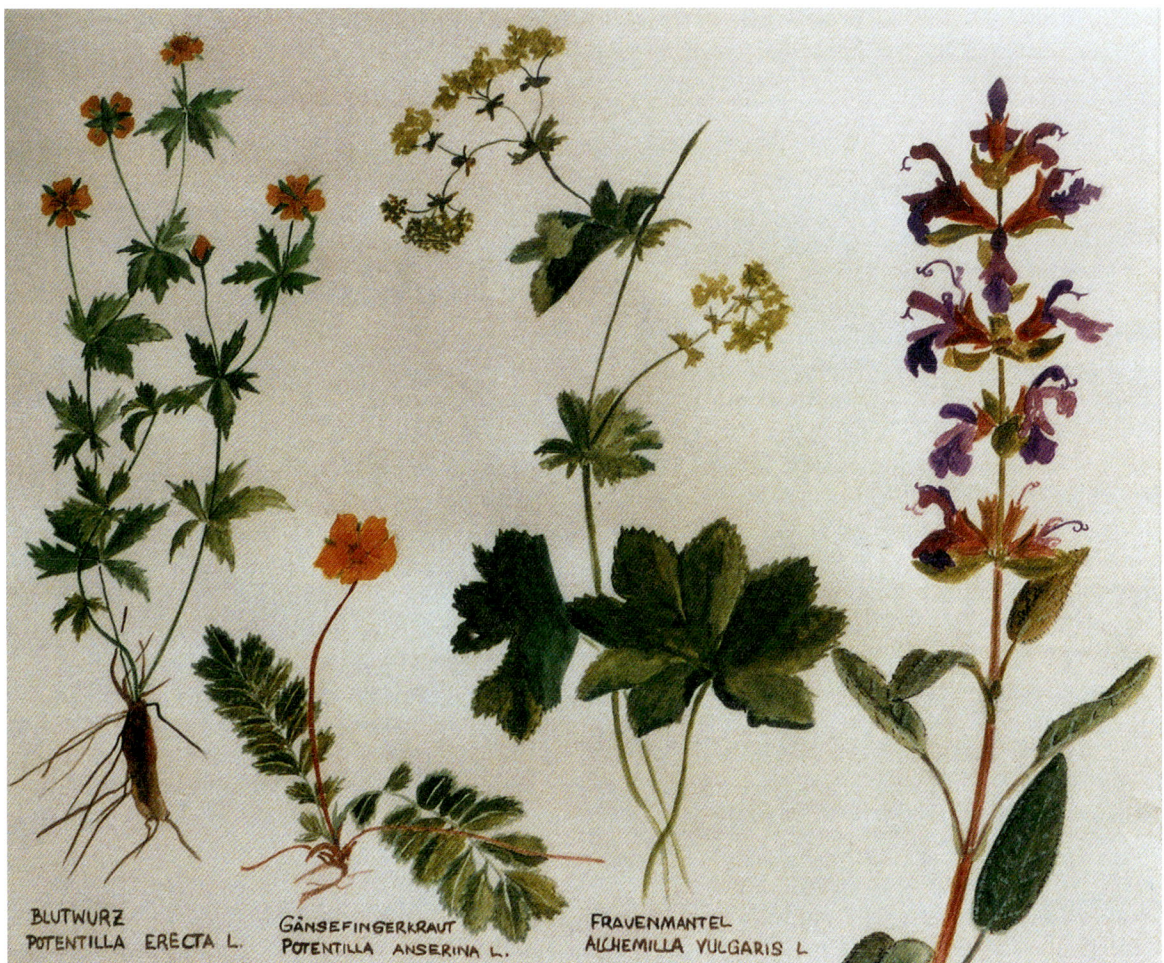

BLUTWURZ
POTENTILLA ERECTA L.

GÄNSEFINGERKRAUT
POTENTILLA ANSERINA L.

FRAUENMANTEL
ALCHEMILLA VULGARIS L.

Abbildung 4-1: Gerbstoffpflanzen: Blutwurzel, Gänsefingerkraut, Frauenmantel, Salbei. *Foto: U. Bühring. Originalzeichnung: Ina Zielke.*

Leitfaden dieser chemisch uneinheitlichen Stoffgruppe ist der bittere Geschmack.

Es gibt verschiedene Bittermittel, auch Amara genannt: Reine Bittermittel, bei denen die allgemein tonisierende Bitterwirkung im Vordergrund steht (Amara tonica, pura oder simplex), solche mit ätherischen Ölen (Amara aromatica), mit Scharfstoffen (Amara acria) oder mit Schleimstoffen (Amara mucilaginosa).

## 4.2.2 Wirkungen

Die Bitterstoffwirkung beginnt mit der ersten Wahrnehmung des bitteren Geschmacks im Mund, und zwar am Zungengrund, wo die Bitter-Geschmacksknospen sitzen. Bitterstoffe regen auf reflektorischem Weg die gesamte Verdauungstätigkeit an. Zudem tonisieren Bitterstoffe, d.h. sie steigern den Tonus der glatten Muskulatur. Diese Wirkung erstreckt sich spürbar auf den gesamten Organismus.

### 4.2.2.1 Wirkungen auf den Verdauungtrakt

Bitterstoffe regen über den Nervus vagus die Speichel- und Magensaftproduktion an. Es folgt eine Anregung der Belegzellen im Magen, eine vermehrte Bildung von Salzsäure und verstärkte Sekretion von Pepsin. Durch die Umwandlung

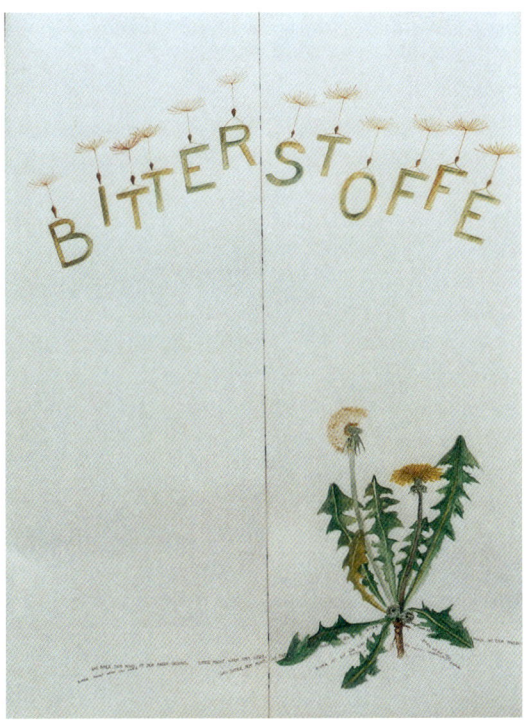

Abbildung 4-2a: Bitterstoffe. *Foto: U. Bühring. Original-zeichnung: Ina Zielke.*

von Progastrin zu Gastrin wird die Sekretion der Magendrüsen und die des exokrinen Pankreas verstärkt. Die Magen-Darm-Bewegungen werden gesteigert, die Magenentleerung beschleunigt. Durch die Anregung der Belegzellen, die den intrinsic factor bilden, wird auch diese Produktion gesteigert. Der intrinsic factor ist verantwortlich für die Resorption von Vitamin $B_{12}$, das wiederum notwendig ist für die Reifung der Erythrozyten. In diesem Sinne unterstützen Bitterstoffe auch die Blutbildung.

Bitterstoffe sind auch leber- und gallefunktionsfördernd, sie wirken choleretisch und cholagog und fördern die Verdauung von Eiweiß, Kohlenhydraten und Fetten. Vor allem unterstützen sie die Resorption von Nahrungsbestandteilen, insbesondere der fettlöslichen Vitamine (A, D, E und K) und von Eisen (Fe III) und verbessern somit die Nährstoffaufnahme. Wärme wird freigesetzt und der gesamte Energiestoffwechsel angeregt.

Außerdem sorgen Bitterstoffe im menschlichen Körper für ein verbessertes pH-Optimum. Damit helfen sie das Säuren-Basen-Gleichgewicht zu regulieren und wirken einer Übersäuerung des Körpers entgegen.

**Zusammenfassung:** Bitterstoffe wirken sekretionsfördernd, appetitanregend und resorptionsfördernd, regen die Peristaltik an, vermindern Blähungen und hemmen Gärungs- und Fäulnisprozesse. Durch ihre gallefördernde Wirkung sind sie leicht abführend.

### 4.2.2.2 Allgemeine Wirkungen

Sympathikus und Parasympathikus sind Gegenspieler, dennoch werden beide von Bitterstoffen stimuliert. Dies zeigt sich vor allem in einer verbesserten Herztätigkeit. «*Bitter ist gut für das Herz*», sagt der Volksmund. Bitterstoffe wirken herzstärkend, ausgleichend auf das Vegetativum, durchblutungsfördernd, wärmend, antriebssteigernd, stimmungsaufhellend und stoffwechselanregend.

Die unspezifische Abwehr des Körpers wird aktiviert und das Immunsystem unterstützt. Außerdem wirken Bitterstoffe fiebersenkend, denn durch die Anregung der Schweißdrüsen wird die Wärme nach außen abgeleitet (Chinarinde, Fieberklee). Auch die Schleimhautfunktion wird von den Bitterstoffen angeregt. Dadurch verbessert sich die Auswurfförderung bei Bronchitis.

### 4.2.3 Anwendungen

**Anwendungen bei Verdauungsbeschwerden**
Bei Appetitlosigkeit, Völlegefühl und Blähungen, dyspeptischen Beschwerden, Achylie (Verdauungssaftmangel), Untersäuerung des Magens, Sodbrennen infolge von Verdauungsschwäche, zur Galleproduktions- und Galleflussanregung, bei chronischer Verstopfung.

**Anwendungen zur Unterstützung des Allgemeinzustandes**
Durch die Resorptionsförderung von Eisen und Vitamin $B_{12}$ wird die Blutbildung angeregt. Menschen, die stets müde und antriebslos sind, könnten unter einem schlechten Resorptionsvermögen des Magen-Darm-Bereichs leiden:

Hier lohnt ein Versuch mit Bittermitteln! Bitterstoffpflanzen können zur Unterstützung eingesetzt werden bei Anämie und zur Resistenzsteigerung, zur Antriebssteigerung, zur Anregung des Stoffwechsels und des Wärmehaushalts. Zur unterstützenden Therapie bei Infektionserkrankungen und bei schwachen, alten, erschöpften Menschen, wo sie zum Ausgleich der körperlichen und seelischen Stimmungslage beitragen.

### 4.2.4 Nebenwirkungen und Gegenanzeigen

Bitterstoffe sind kontraindiziert, wenn ein Übermaß an Aktivität vorliegt, ebenso bei Hyperazidität des Magens, hyperazider Gastritis, Ulcus ventriculi und Ulcus duodeni; bei zu hohen Dosen evtl. Kopfschmerzen; Sekretionshemmung.

### 4.2.5 Pflanzen mit Bitterstoffen
(Abb. 4-2b)

**Artischocke,** *Cynara scolymus* Cynarae folium/ -radix

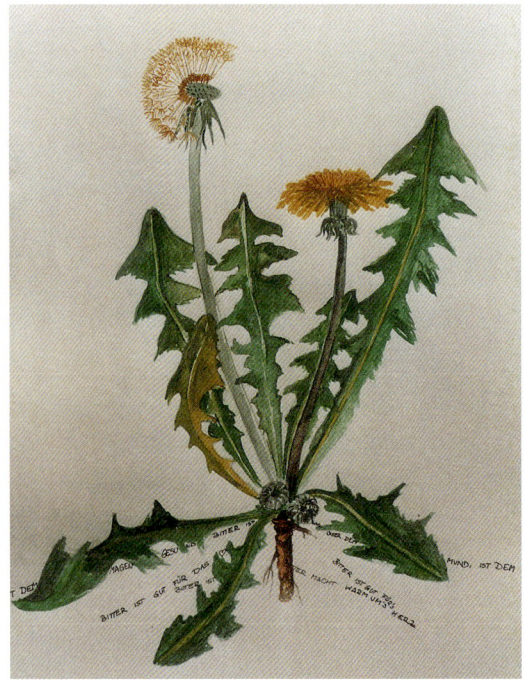

Abbildung 4-2b: Bitterstoffpflanze: Löwenzahn.
*Foto: U. Bühring. Originalzeichnung: Ina Zielke.*

**Bitterklee,** *Menyanthes trifoliata* Menyanthidis folium
**Engelwurz,** *Angelica archangelica,* Angelicae radix
**Gelber Enzian,** *Gentiana lutea* Gentianae radix
**Hopfen,** *Humulus lupulus* Lupuli strobulus/ -glandula
**Ingwer,** *Zingiber officinale* Zingiberis rhizoma
**Kalmus,** *Acorus calamus* Calami rhizoma/-aetheroleum
**Löwenzahn,** *Taraxacum officinale* Taraxaci radix cum herba
**Mariendistel,** *Silybum marianum* Silybi marianae fructus
**Schafgarbe,** *Achillea millefolium* Millefolii herba/ -flos
**Tausendgüldenkraut,** *Erythrea centaurium* Centaurii herba
**Wermut,** *Artemisia absinthiium* Absinthii herba

## 4.3 Schleimstoffe (Abb. 4-3a)

Jede Pflanze erzeugt Kohlenhydrate, die sie für Aufbau, Energiestoffwechsel und als Reservesubstanz benötigt.

«Schleimdrogen» sind Heilpflanzen, die kohlenhydrathaltige Stoffe wie Schleime oder auch Pektine enthalten, beides Polysaccharide, also zusammengesetzte «Zucker».
**Schleime** sind Mukopolysaccharide (neben Galakturonsäure noch viele andere Zucker) und werden vor allem als Haut- und Schleimhautschutz verwendet.
**Pektine** bestehen aus Galakturonsäureketten und werden z.B. bei Durchfallerkrankungen eingesetzt.

### 4.3.1 Eigenschaften

Schleimstoffe haben die Fähigkeit, Wasser aufzunehmen und dabei aufzuquellen. Sie bilden schleimig-zähe Flüssigkeiten, mit denen sie andere Stoffe an ihrer Oberfläche «festhalten» können. Das erklärt die entgiftende Wirkung von Schleimstoffen und Pektinen in den Schleimhäuten des Verdauungskanals: Sie binden Giftstoffe an sich und behindern zugleich die Resorption von Giftstoffen.

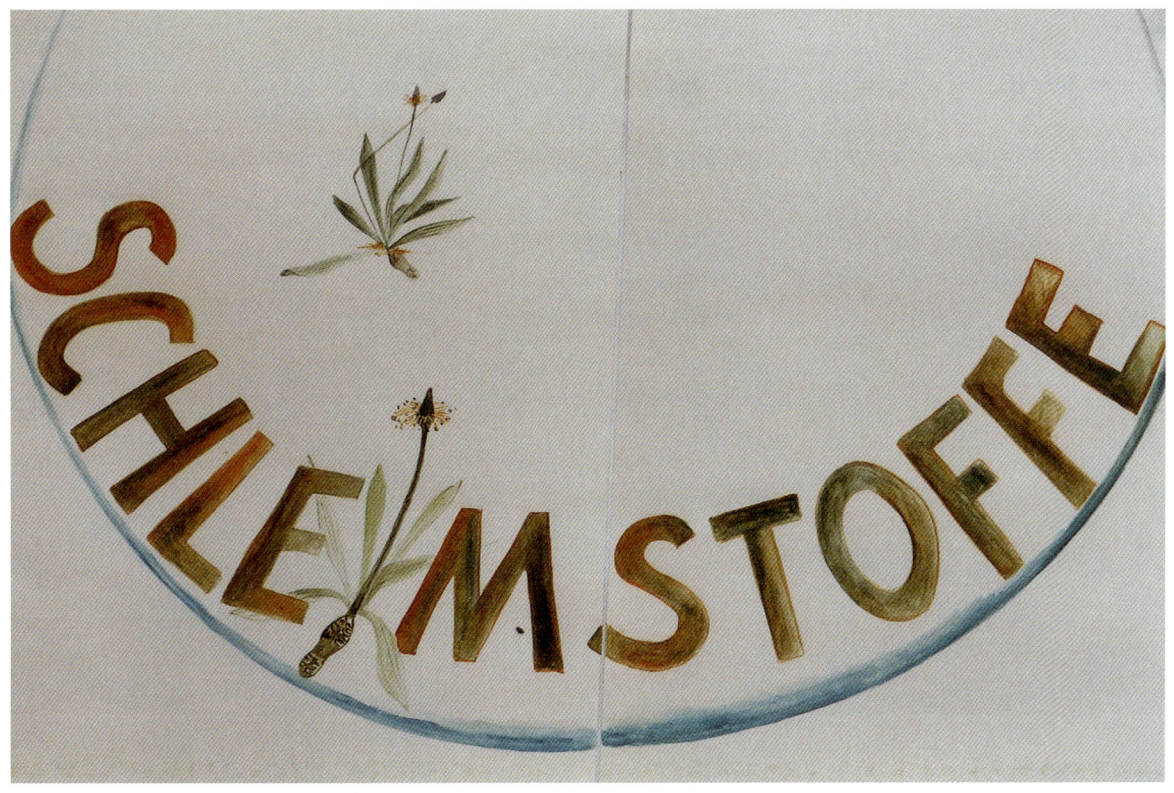

Abbildung 4-3a: Schleimstoffe. *Foto: U. Bühring. Originalzeichnung: Ina Zielke.*

Schleimstoffe bilden in kaltem und warmem Wasser viskose Lösungen, die unter gewissen Umständen gelieren.

Die für die Phytotherapie bedeutsamen Schleimstoffe sind wasserlöslich.

## 4.3.2 Wirkungen

Schleimstoffe legen einen Schutzfilm über Haut und Schleimhaut. Dadurch ist die Haut vor mechanischen und chemischen Reizen besser geschützt. Sie ist weniger schmerzempfindlich und kann sich besser regenerieren.

Im Verdauungskanal überziehen Pflanzenschleime die Schleimhäute mit einer viskosen Schicht und mindern dadurch Entzündungen. Sie verzögern das Eindringen chemischer Substanzen in die Schleimhaut und wirken durch ihre flüssigkeitsbindende, «aufsaugende» Eigenschaft

Schleimstoffe als Schutzfilm: Das ist gut nachzuvollziehen, wenn man etwas Leinsamenschleim auf den Unterarm streicht: Die Empfindlichkeit wird an dieser Stelle spürbar herabgesetzt!

giftbindend. Polysaccharide werden wegen ihrer Molekulargröße nicht resorbiert und passieren somit den Magen-Darm-Kanal unverdaut, mitsamt den adsorbierten Giftstoffen.

Schleimstoffe reduzieren außerdem den Geschmackssinn für bitter, sauer und scharf. Bei Entzündungen an den Schleimhäuten der Luftwege lindern fein verteilte Pflanzenschleime Husten und Hustenreiz.

Schleimstoffe wirken abführend, indem sie durch ihr Quellungsvermögen einen Dehnungsreiz an die Darmwand bewirken und so für eine verbesserte Kontraktion und eine beschleunigte Darmpassage sorgen.

**Zusammenfassung:** Pflanzenschleime wirken reiz- und schmerzlindernd, entzündungshemmend, entgiftend, resorptionsunterbindend oder -verzögernd. Sie schützen die Schleimhäute des Bronchialtraktes und wirken darmregulierend. Pflanzenschleimstoffe werden außerdem verwendet als Geschmackskorrigens.

### 4.3.3 Anwendungen

Schleimstoffe dienen als Haut- und Schleimhautschutz und werden zur Wundheilung und zur Schmerz- und Reizmilderung eingesetzt.
**Innerlich:** bei Magen-Darm-Entzündungen, Gastritis, Colitis ulcerosa, zur Volumenvergrößerung bei Obstipation, zur Entgiftung, zur Resorptionsminderung und zur geschmacklichen Milderung von Arzneimitteln.

In der Kinderheilkunde auch als Diätetikum bei ständigem Erbrechen (Pylorus-Spasmus), denn Schleimdrogen erhöhen die Viskosität der Nahrung.
**Äußerlich:** als Gurgelmittel bei Heiserkeit, trockenem oder Reizhusten, als erweichende und wärmespeichernde Kompressen oder als Waschung und Auflage bei trockenen Ekzemen, Hautentzündungen, Juckreiz oder trockenem Auge.

### 4.3.4 Nebenwirkungen und Gegenanzeigen

Bei einer innerlichen therapeutischen Anwendung von Schleimpflanzen ist an die verminderte Resorption zu denken, die sich ja nicht auf unerwünschte (Gift-)Stoffe beschränkt. Empfehlenswert ist daher bei innerer Anwendung eine kurmäßige Intervalltherapie von jeweils ein bis zwei Wochen.

### 4.3.5 Pflanzen mit Schleimstoffen
(Abb. 4-3b)

**Eibisch,** *Althea officinalis* Althaeae radix/-folium/-flos

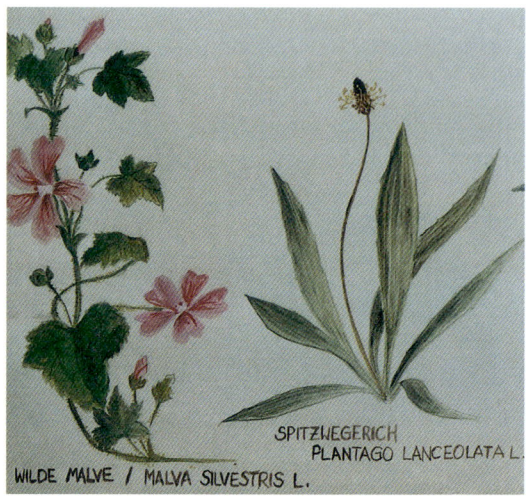

Abbildung 4-3b: Schleimstoffpflanzen: Spitzwegerich und Malve. *Foto: U. Bühring. Originalzeichnung: Ina Zielke.*

**Flohsamen,** *Plantago afra, Plantago psyllium* Psyllii semen
**Huflattich,** *Tussilago farfara* Farfarae folium/-flos
**Königskerze,** *Verbascum thapsiforme* Verbasci flos
**Lein,** *Linum usitatissimum* Lini semen
**Malve,** *Malva silvestris,* Malvae flos/-folium
**Ringelblume,** *Calendula officinalis* Calendulae flos
**Spitzwegerich,** *Plantago lanceolata* Plantaginis lanceolatae folium

## 4.4 Ätherische Öle (Abb. 4-4a)

Alles in der Natur ist mit Duft erfüllt, und ein Großteil der Pflanzen enthält ätherische Öle. Die leichten aromatischen Öle verflüchtigen sich ohne Rückstand, weshalb sie als «Himmelsluft», bezeichnet wurden, griechisch: «aither». Damit eine Pflanze als «Droge mit ätherischen Ölen» bezeichnet werden kann, muss sie einen definierten Gehalt an ätherischen Ölen aufweisen, und letztere müssen maßgeblich an den gesamten Wirkungseigenschaften und -mechanismen der Pflanze beteiligt sein. Jedes ätherische Öl ist einzigartig und enthält 10 bis 500 verschiedene aromatische Ölkomponenten. Es handelt sich um ein komplex zusammengesetztes Gefüge, das jeder Pflanze ihren auch innerhalb einer Pflanzenart unterschiedlichen

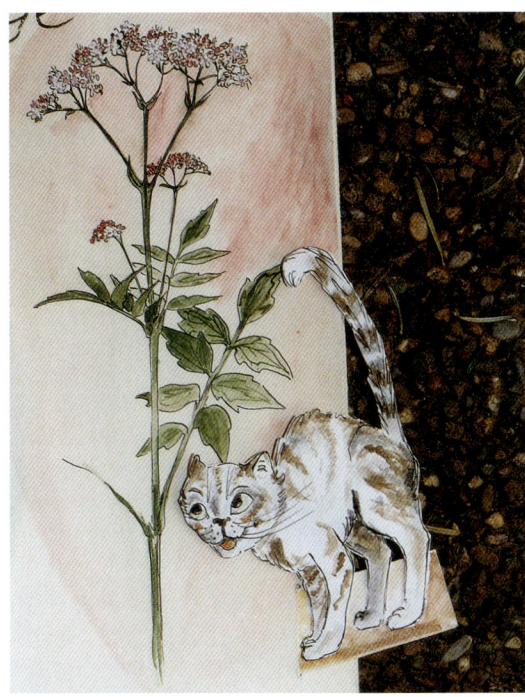

Abbildung 4-4a: Ätherische Öle: Baldrian («Katzentoll»). *Foto: U. Bühring. Originalzeichnung: Ina Zielke.*

charakteristischen Geruch, Geschmack und ihre individuelle Heilkraft verleiht. Solche aromatischen Öle sind aus Kohlenstoff, Wasserstoff und Sauerstoff aufgebaut und werden je nach Art und Hauptkomponente in unterschiedliche chemische Gruppen eingeteilt, die die Moleküle mit ihren Eigenschaften charakterisieren.

1928 wurde der Begriff der Aromatherapie geprägt, eine eigene Therapierichtung, die auch eine eigene Ausbildung erfordert. In der Phytotherapie werden nicht die ätherischen Öle an sich, sondern **Heilpflanzen** mit ätherischen Ölen: **Aromatika** verwendet. Die beiden Therapierichtungen unterscheiden sich erheblich: «Man müsste 45 Liter Salbeitee trinken, um die Wirkstoffe eines einzigen Tropfens ätherischen Salbeiöls zu erreichen.» (Ingrid Dierssen)

## 4.4.1 Eigenschaften

Ätherische Öle sind bei Zimmertemperatur meist flüssig und farblos bzw. von gelblicher Farbe. Sie sind leicht flüchtig und kleinmolekular. Sie lösen sich in Fett, Öl und Alkohol, aber nicht in Wasser. Aufgrund ihres lipophilen Charakters können sie die Zellmembranen unserer Haut durchdringen und gut und schnell über feinste Kapillare vom Organismus aufgenommen werden. Nahezu alle ätherischen Öle wirken desinfizierend und antibiotisch.

Ein einfacher Nachweis, wie gut ätherische Öle in den Körper gelangen ist der Knoblauchtest: Frischer Knoblauch auf die Fußsohle gerieben ist nach kurzer Zeit über den Atem wahrnehmbar!

## 4.4.2 Wirkungen

Die zirka 1 cm² große Riechschleimhaut in der Nase leitet die Riech-Botschaft der vielfältigen Duftmoleküle an die Riechkolben im Vorderhirn weiter. Normalerweise verhindert die Blut-Hirn-Schranke, eine lipidreiche Membran, die das Gehirn umhüllt und schützt, den unmittelbaren Kontakt unseres Gehirns mit der Außenwelt. Doch die Riechnerven haben sich, entwicklungsgeschichtlich gesehen, vor unserem Gehirn entwickelt und sind von dieser Hülle nicht eingeschlossen. Über den Hypothalamus werden die Signale in Form von «chemischen Botschaften» zur Blutbahn und an andere Gehirnteile (olfaktorischer und Neocortex, Thalamus) weitergesendet. Ätherische Öle können auf diesem Weg das zentrale Nervensystem direkt beeinflussen und bestimmte Regionen stimulieren, Neurotransmitter mit unterschiedlichsten Auswirkungen auszuschütten.

Vor allem die Gefühlswelt und die Erinnerungen werden davon angesprochen, denn Düfte berühren unsere Gefühle und unsere Seele. Schon Avicenna, der arabische Arzt und Mystiker (980–1037), schrieb: «In den Düften wohnt die Seele der Pflanzen, die auf die Seele der Menschen heilsam einwirken kann.»

Eine Massage mit ätherischen Ölen, in fettem Öl gelöst, beschleunigt die Aufnahme ätherischer Öle durch die Haut. Die Ausscheidung ätherischer Öle erfolgt entweder über die Nieren, die Haut oder den Respirationstrakt.

**Zusammenfassung:** Pflanzen mit ätherischen Ölen wirken *äußerlich* angewendet durchblutungsfördernd, hautreizend oder hautberuhigend, epithelisierend, desinfizierend, entzündungshemmend sowie bakterizid, viruzid, fungizid oder insektenabwehrend. Außerdem schmerzlindernd, anästhesierend oder antineuralgisch.

Pflanzen mit ätherischen Ölen wirken *innerlich* angewendet im HNO-Bereich auswurffördernd, schleimlösend, krampflösend, beruhigend, abschwellend, entzündungshemmend, antibiotisch oder Atemfrequenz und -tiefe steigernd. Zudem wirken sie beruhigend oder anregend, verdauungsfördernd, blähungswidrig, krampflösend, gallebildend und galleabflussfördernd, menstruationsfördernd, antirheumatisch, schmerzlindernd, milchbildend, entzündungshemmend sowie keim- und wurmtötend.

### 4.4.3 Anwendungen

Pflanzen mit ätherischen Ölen werden *äußerlich* angewendet zur Wundheilung, zur Kühlung oder zur Durchblutungsförderung und bei Ischialgien und Rheuma, außerdem zur Inhalation bei Erkältungskrankheiten.

*Innerlich* werden sie zur Verdauungsförderung angewendet, bei Blähungen, Krämpfen und Entzündungen von Magen oder Darm sowie zur Verbesserung der Darmflora, ferner zur Förderung der Diurese sowie zur Kreislaufanregung oder zur Beruhigung und Schlafförderung. Ebenso werden bei Erkältungskrankheiten, bei Bronchitiden, Schnupfen und bei Nebenhöhlenaffektionen Teemischungen mit ätherischen Öldrogen eingesetzt.

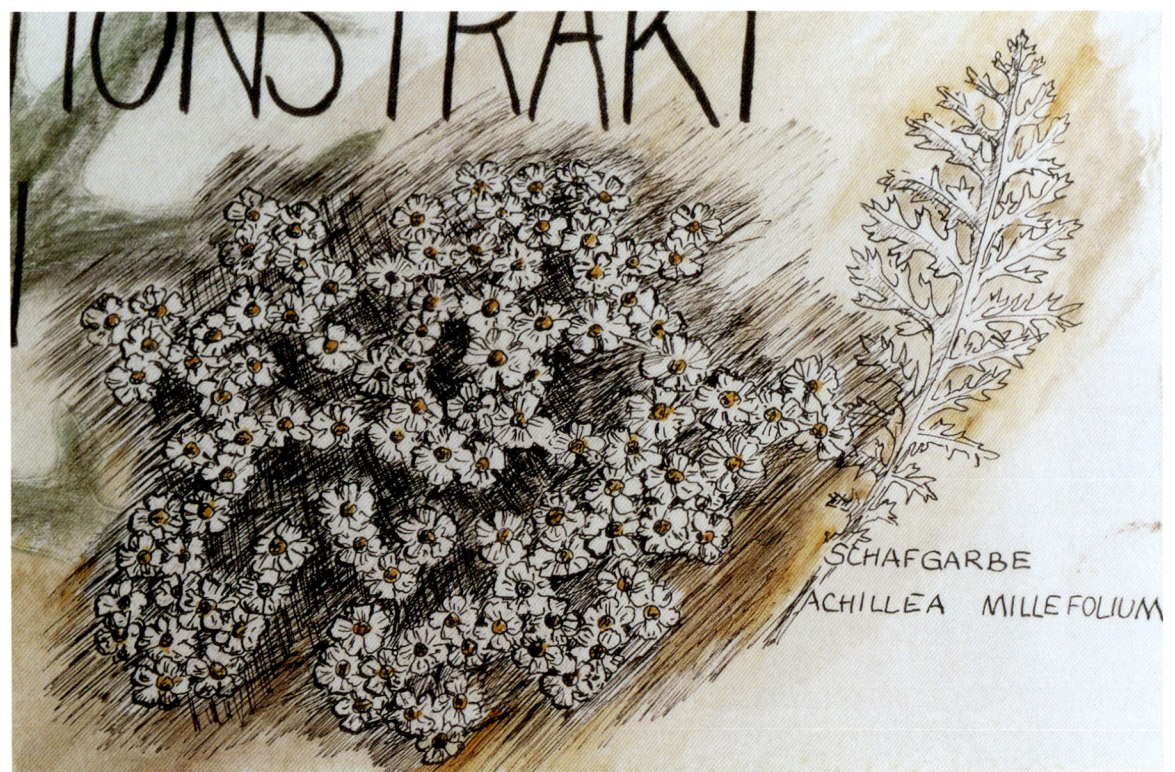

Abbildung 4-4b: Ätherische Öle: Schafgarbe. *Foto: U. Bühring. Originalzeichnung: Ina Zielke.*

### 4.4.4 Nebenwirkungen und Gegenanzeigen

Pflanzen mit ätherischen Ölen können kanzerogen, abortiv, allergen, narkotisch, nephrotoxisch, hepatotoxisch, photosensibilisierend oder hautreizend wirken. Bei innerlichem Gebrauch von reinen ätherischen Ölen mit höheren Dosierungen sind Überreizungen möglich, und es kann zu Nierenschäden, Leberschäden, Gastroenteritis oder auch zum Abort kommen. Bei Gastritis, Nierenschwäche, Hautempfindlichkeit oder Schwangerschaft, Epilepsie und Allergien muss besonders behutsam und gekonnt mit ätherischen Ölpflanzen therapiert werden!

Für die Aromatherapie gilt eine eigene, enge Indikationsstellung, die nur durch speziell geschulte und erfahrene Aromatherapeutinnen und -therapeuten gewährleistet werden kann.

### 4.4.5 Pflanzen mit ätherischen Ölen
(Abb. 4-4c)

Anis, *Pimpinella anisum* Anisi fructus
Baldrian, *Valeriana officinalis* Valerianae radix
Engelwurz, *Angelica archangelica* Angelicae radix/-aetheroleum
Feld-Thymian, Quendel, *Thymus serpyllum* Thymi herba/-folium
Fenchel, *Foeniculum vulgare* Foeniculi fructus/-aetheroleum/-radix
Fichte, Rottanne, *Picea abies* Piceae aetheroleum
Kamille, *Matricaria recutita* Matricariae flos/Chamomillae aetheroleum
Kümmel, *Carum carvi* Carvi fructus
Lavendel, *Lavandula angustifolia* Lavandulae flos
Majoran, *Majorana hortensis* Majoranae herba/-aetheroleum
Melisse, *Melissa officinalis* Melissae folium/-aetheroleum
Pfefferminze, *Mentha piperita* Menthae piperitae folium/-aetheroleum
Rose, *Rosa damascena* Rosae flos/-aetheroleum
Rosmarin, *Rosmarinus officinalis* Rosmarini folium/-aetheroleum
Salbei, *Salvia officinalis* Salviae folium/-aetheroleum

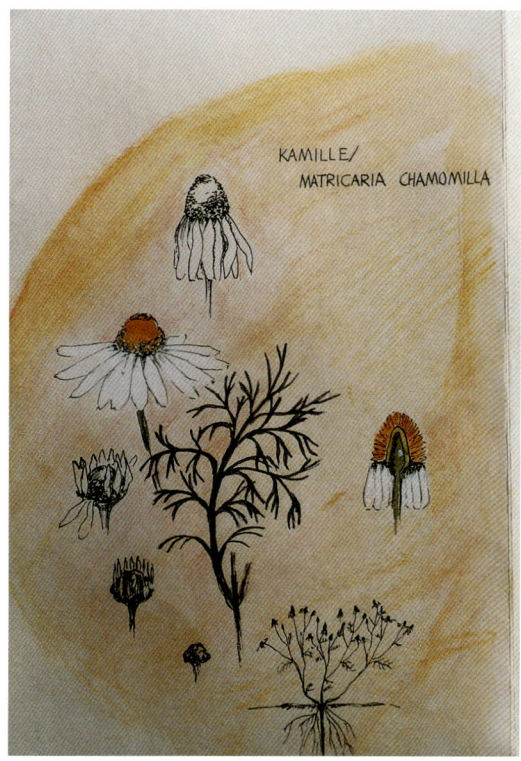

Abbildung 4-4c: Ätherische Öle: Kamille.
*Foto: U. Bühring. Originalzeichnung: Ina Zielke.*

Schafgarbe, *Achillea millefolia* Millefolii herba/-flos
Thymian, Garten-, *Thymus vulgaris* Thymi herba/-folium
Wacholder, *Juniperus communis* Juniperi fructus/-aetheroleum
Wermut, *Artemisia absinthium* Absinthii herba

## 4.5 Glykoside

Glykoside sind organische Substanzen, die grundsätzlich aus zwei Bausteinen zusammengesetzt sind: aus einer Zuckerkomponente, dem Glykon und einem Nichtzuckeranteil, dem Aglykon. Sie werden durch Hydrolyse in diese beiden Bestandteile aufgespalten und kommen erst dann zur Wirkung. Das freigesetzte Aglykon bestimmt die Wirkungsweise.

## Die wichtigsten Glykosidgruppen:

- Digitalisglykoside
- Senfölglykoside
- Flavonoidglykoside
- Anthocyanglykoside
- Cumaringlykoside
- Saponinglykoside
- Phenolglykoside
- Anthrachinonglykoside

### 4.5.1 Digitalisglykoside
(Abb. 4-5a)

Digitalisglykoside verbessern mit ihrer spezifischen Herzwirkung die Ökonomie der Herzarbeit. Die große Gruppe der Herzglykoside ist heute für die Herzinsuffizienz-Therapie außerordentlich wichtig, vor allem bei der Linksherzinsuffizienz und dem «Altersherzen». Seit einigen Jahrzehnten jedoch sind die Digitaliswirkstoffe isoliert, synthetisiert und standardisiert worden, so dass die Glykoside 1. Ordnung (Digitalis) nicht mehr zu den Phytotherapeutika zählen. Digitaloide jedoch, d.h. Pflanzen, die ähnlich wie die Herzglykoside 1. Ordnung wirken, wie Adonisröschen, Maiglöckchen und Meerzwiebel gehören noch dazu, dürfen aber nur als standardisierte Fertigpräparate verordnet werden.

### 4.5.1.1 Eigenschaften

Herzglykoside sind stark wirkende Verbindungen mit geringer therapeutischer Breite. Die synthetisierte Monosubstanz Digitoxin ist schlecht in Wasser löslich. Jedoch enthalten mit Wasser hergestellte Blattextraktlösungen aus der Droge viel Digitoxin, weil hier die Begleitstoffe als Lösungsvermittler wirken. (Das ist ein charakteristisches Merkmal von Phytotherapeutika, dass durch das Vorhandensein von Begleitstoffen die Bioverfügbarkeit von Wirkstoffen im Gesamtextrakt gegenüber Monosubstanzen erhöht bzw. verändert werden kann.)

### 4.5.1.2 Wirkungen

Digitalisglykoside erhöhen die Kontraktionskraft des Herzmuskels (positiv inotrop). Sie vermindern die Herzfrequenz und die Erregungsleitungsgeschwindigkeit vom Vorhof zur Kammer (negativ chronotrop und negativ dromotrop) und setzen die Reizschwelle herab (positiv bathmotrop). Die Kraft und Schnelligkeit der Systole wird gesteigert, die Diastole verlängert und vertieft. Gleichzeitig wird das Schlagvolumen erhöht, so dass eine optimale Ausnutzung der Kräfte erfolgen kann.

### 4.5.1.3 Anwendungen

Bei chronischer Herzinsuffizienz [NYHA I-II] (lebenslange Dauertherapie), Altersherz

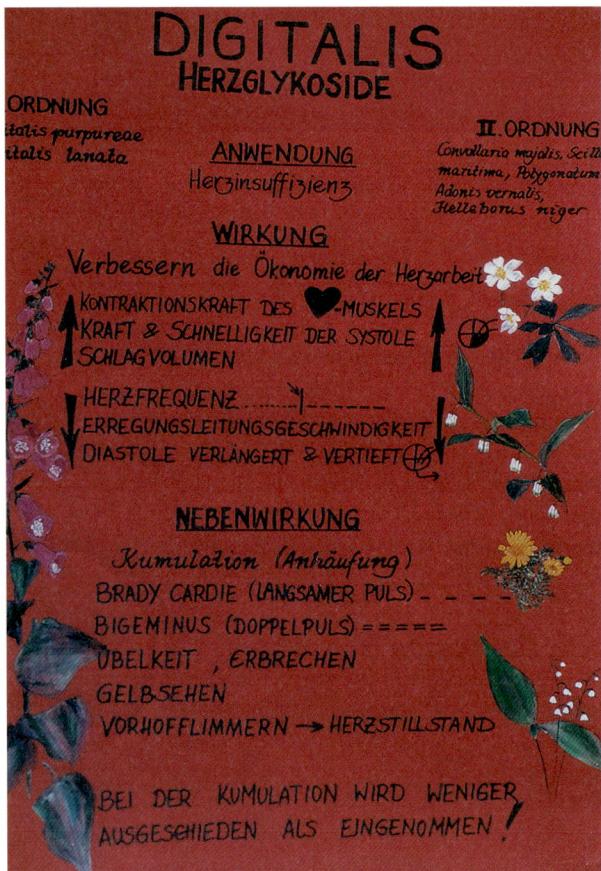

Abbildung 4-5a: Digitalisglykoside. *Foto: U. Bühring. Originalzeichnung: Ina Zielke.*

**Hinweis:** Digitalisglykoside sind verschreibungspflichtig. Digitaloide dagegen nicht, sie sind apothekenpflichtig.

### 4.5.1.4 Nebenwirkungen und Gegenanzeigen

**Nebenwirkungen:** Bei einer Überdosierung kann es zur Kumulation (Anhäufung) der Digitalisglykoside kommen, weil sie weniger schnell ausgeschieden als aufgenommen werden. Eine Überdosierung kündigt sich an mit Übelkeit, Erbrechen, Farb- bzw. Gelbsehen. Es kann zu einer ausgeprägten Bradykardie kommen mit Extrasystolen und Bigeminus (Doppelpulsschlag) bis zum Vorhofflimmern und Herzstillstand.
**Gegenanzeigen:** Digitalisglykoside sind kontraindiziert bei Vorhof- und Kammertachykardie, Überleitungsstörungen, schweren ventrikulären Extrasystolen und Elektrolytstörungen.

### 4.5.1.5 Digitalis-Pflanzen

Adonisröschen *Adonis vernalis* Adonidis herba
Fingerhut, wolliger/roter *Digitalis lanata/purpurea* Digitalis lanatae folium/purpureae folium
Maiglöckchen *Convallaria majalis* Convallariae herba
Meerzwiebel *Scilla maritima* Scillae bulbus

## 4.5.2 Senfölglykoside

### 4.5.2.1 Eigenschaften

Bei der enzymatischen Spaltung von Senfölglykosiden entstehen fettlösliche, flüssige, flüchtige und stechend riechende Verbindungen, die so genannten Senföle.
**Hinweis:** Mäßige Wärme fördert die Senfölabspaltung, Erhitzung über 45 °C hemmt bzw. verhindert sie.

### 4.5.2.2 Wirkungen

Senfölglykoside sind bei äußerlicher Anwendung örtliche Hautreizmittel (Rubefacientia), die als fettlösliche Substanzen schnell in die Haut eindringen und sofort heftiges Brennen, Stechen, Wärmegefühl und Hautrötungen auslösen. Über die Head'schen Zonen werden die entsprechenden inneren Organe besser durchblutet.

Über eine reflektorische Fernwirkung kann die Atmung vertieft, die Herztätigkeit angeregt und der Blutdruck erhöht werden. Appetit und Resorption werden gesteigert, wenn sie *innerlich* (als scharfe Gewürze) eingenommen werden. Senföle werden über die Nieren und auch über die Lungen ausgeschieden, wo sie ihre antibiotische Wirkung entfalten. Das keimtötende Wirkungsspektrum ist breit: grampositive und -negative Keime, Sprosspilze (Candida albicans), Ricettsien und Influenzaviren – also ein hervorragendes Breitspektrum-Antibiotikum.

### 4.5.2.3 Anwendungen

**Äußerlich:** als Kataplasma und Auflage zur Segmenttherapie bei rheumatischen Schmerzen, Bronchitis, Pneumonie, Pleuritis, Kopfschmerzen, Nasennebenhöhlenentzündungen und chronisch-degenerativen Gelenkerkrankungen. Senföle finden überall dort Anwendung, wo eine spontane Durchblutungsförderung erwünscht ist. Sie können im Notfall als Erste-Hilfe-Maßnahme bei Angina pectoris oder Kollaps angewendet werden.
**Hinweis:** Anwendung äußerlich 2 bis max. 15 min!
**Innerlich:** als «pflanzliches Antibiotikum» oder als verdauungsförderndes Gewürz.

### 4.5.2.4 Nebenwirkungen und Gegenanzeigen

**Nebenwirkungen bei äußerlicher und innerlicher Anwendung:** bei sachgemäßer Anwendung ohne Nebenwirkungen.

Bei *äußerlicher Anwendung* kann es bei zu hoher Konzentration oder zu langer Anwendung (länger als 15 Minuten) zu unerträglich heftigen Schmerzen und irreversibler Schädigung des Gewebes bis zur Nekrose kommen! Deshalb sollte die betreuende Person während der Anwendung die ganze Zeit dabeibleiben. Auf die Nasen- und Augenschleimhäute wirken schon die Dämpfe stark reizend. **Vorsicht:** die Augen bei der Anwendung schützen.
**Gegenanzeigen:** Senföl-haltige Auflagen dürfen nicht angewendet werden bei Kindern unter 6 Jahren sowie bei Menschen, die unter Paraes-

thesien leiden oder sich nicht mitteilen können (s. S. 190).

### 4.5.2.5 Senföl-Pflanzen
(Abb. 4-5b)

**Brunnenkresse** *Nasturtium officinale* Nasturtii herba

**Kapuzinerkresse** *Tropaeolum majus* Tropaeoli herba

**Meerrettich,** *Armoracia rusticana/Armoraciae rusticanae radix*

**Senf, schwarzer/weißer** *Brassica nigra/alba* Sinapis nigrae semen

**Winter-Rettich,** Schwarzrettich Raphanistri radix *Raphanus sativus*

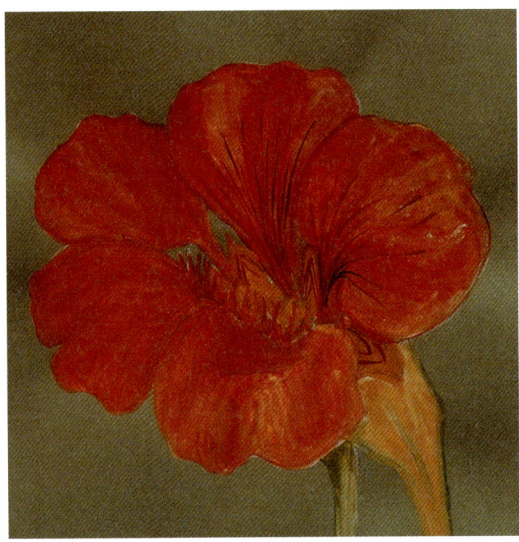

Abbildung 4-5b: Senfölglykosidpflanze: Kapuzinerkresse. *Foto: U. Bühring. Originalzeichnung: Ina Zielke.*

### 4.5.3 Flavonoidglykoside

#### 4.5.3.1 Eigenschaften

Flavonoide sind gelblich-orange Farbstoffe (von lateinisch «flavus» = gelb) und gehören zu den wichtigsten Wirkstoffen in der Phytotherapie. Zahlreiche Flavonoide kommen in unserer täglichen Ernährung vor, deshalb werden sie als semiessentiell bezeichnet. Der Körper baut sie schnell und mühelos ab.

Wenn sich im Herbst die Blätter verfärben, genauer gesagt entfärben, dann holt der Baum Chlorophyll, das Blattgrün, aus dem er Magnesium und vor allem Stickstoff benötigt, zu sich in den Stamm zurück. Stickstoff ist einer der wichtigsten Faktoren für das Wachstum der grünen Sprossteile, für Atmung und Assimilation. Zurück bleibt das Gelb, die Flavonoide, die er jedes Jahr aufs Neue wieder bildet und die den Blättern im Sommer als eine Art Sonnenschutz vor UV-Strahlung dienen.

#### 4.5.3.2 Wirkungen

Flavonoide haben vielfältige pharmakologische Wirkungen auf die Durchblutung, die Zelle und das Gefäßsystem. Sie bewirken durch ihre gefäßabdichtenden und antiödematösen Eigenschaften einen Kapillarwandschutz und werden daher bei allergischen und entzündlichen Prozessen sowie bei Infektionserkrankungen eingesetzt. Sie verbessern die Koronardurchblutung, wirken koronardilatatorisch, kräftigen das Herz-Kreislaufsystem und verbessern die periphere und zentrale arterielle Durchblutung. Außerdem wirken sie zellschützend, blutdrucksenkend, beruhigend, krampflösend, schweißtreibend, diuretisch und entzündungshemmend sowie als Radikalfänger und radioprotektiv.

#### 4.5.3.3 Anwendungen

So vielfältig die Wirkungen der Flavonoide sind, so vielseitig sind auch die Anwendungen: bei Herz-Kreislauf-Erkrankungen zur verbesserten Versorgung des Herzens mit Blut und Sauerstoff; bei Krampfadern und Veneninsuffizienz zur Reduzierung der erhöhten Kapillardurchlässigkeit; bei Allergien und Neigung zu Blutergüssen und bei Ödemen; bei Lebererkrankungen als Zellschutz; in der Strahlentherapie zur Reduzierung der Nebenwirkungen; bei Infektionserkrankungen als Unterstützungsmittel und bei Fieber als Diaphoretikum sowie zur Förderung der Diurese.

### 4.5.3.4 Nebenwirkungen und Gegenanzeigen

Es sind keine Nebenwirkungen/Gegenanzeigen bekannt.

### 4.5.3.5 Flavonoid-Pflanzen

Arnika *Arnica montana* Arnicae flos
Buchweizen *Fagopyrum esculentum* Fagopyri herba
Ginkgo *Ginkgo biloba* Ginkgo bilobae folium
Johanniskraut *Hypericum perforatum* Hyperici herba
Kamille *Matricaria chamomilla* Matricaria recutita Matricariae flos
Linde *Tilia cordata* Tiliae flos
Mariendistel *Silybum marianum* Cardui mariae fructus
Ringelblume *Calendula officinalis* Calendulae flos
Rosskastanie *Aesculus hippocastannum* Hippocastani semen
Steinklee *Melilotus officinalis* Meliloti herba
Weißdorn *Crataegus monogyna* Crataegi flos/ -fructus/-folium cum flore
Zaubernuss *Hamamelis virginiana* Hamamelidis folium/-cortex

## 4.5.4 Anthocyanglykoside

### 4.5.4.1 Eigenschaften

Anthocyanglykoside sind rote, blaue und violette natürliche Farbstoffe, die chemisch in enger Verbindung zu den Flavonoiden und Gerbstoffen stehen.

### 4.5.4.2 Wirkungen

Ihre Wirkung ist noch nicht ausreichend erforscht, jedoch gelten sie als Zellschutz und Leberschutzmittel und gleichzeitig als krebsverhütend.

### 4.5.4.3 Anwendungen

**Innerlich** werden sie u.a. bei Netzhauterkrankungen diabetischer und vaskulärer Genese eingesetzt und bei Magen-Darmgeschwüren zur Förderung der Epithelregeneration sowie in der Ernährungstherapie bei Krebskranken.
**Äußerlich** werden sie verwendet zur besseren Abheilung bei Wunden und Verbrennungen.

### 4.5.4.4 Nebenwirkungen und Gegenanzeigen

Es sind keine Nebenwirkungen/Gegenanzeigen bekannt.

### 4.5.4.5 Anthozyan-Pflanzen

Heidelbeere *Vaccinium myrtillus* Myrtilli fructus
Holunder *Sambucus niger* Sambuci fructus
Malve *Malva silvestris* Malvae flos
Rote Beete *Beta vulgaris*
Schwarze Johannisbeere *Ribes nigrum* Ribis nigri fructus

## 4.5.5 Cumaringlykoside
(Abb. 4-5 c)

### 4.5.5.1 Eigenschaften

Cumarine sind fein duftende Pflanzeninhaltsstoffe, die erst nach einiger Zeit entstehen, wenn sie durch den Trocknungsprozess hydrolytisch gespalten werden. Sie sind uns bekannt durch den Geruch von frischem Heu oder von Waldmeisterbowle. Cumarine sind *lipophil* und werden vom Magen-Darm-Trakt gut resorbiert. Danach gelangen sie in das ZNS, wo sie unspezifische Wirkungen entfalten. Spezielle Cumarinverbindungen (Furo- und Furanocumarine) werden in der Haut gelagert und gespeichert.

Das kennt jeder: Ein frisches Sträußchen Waldmeister duftet (noch) nicht, es muss erst verwelken, um zu duften und zu wirken. Es passt dafür genau: Morgens auf der Tageswanderung gesammelt, ist es abends soweit getrocknet, dass es gleich in den Bowlentopf gehängt werden kann, natürlich in der richtigen Dosierung! … zum Wohl …

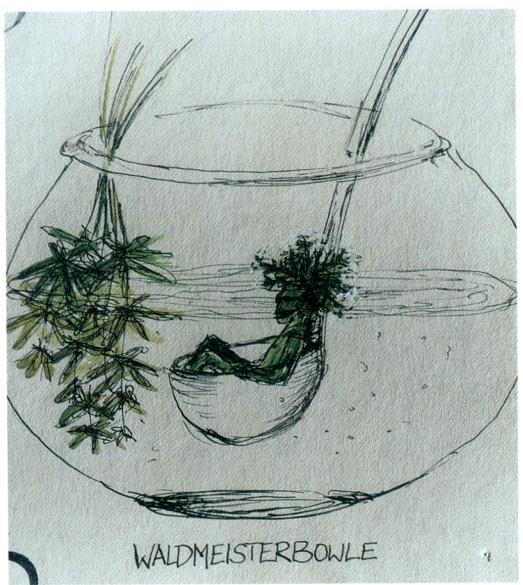

Abbildung 4-5c: Cumaringlykosidpflanze: Waldmeister. *Foto: U. Bühring. Originalzeichnung: Ina Zielke.*

### 4.5.5.2 Wirkungen

*Einfache Cumarine* wirken gefäßentkrampfend, ödem- und entzündungshemmend, lymphabflussfördernd und zentral beruhigend. Bei der Wirkung des Heublumensacks zum Beispiel (mit den Cumarin-Pflanzen Ruchgras und echtem Labkraut) spielt die Gefäßwirkung des Cumarins eine große Rolle: Rötung und Durchblutungsförderung machen den Heublumensack zu einem bewährten Phlogistikum. Die Wärmewirkung geht aufgrund der Blut- und Zirkulationsveränderung durch die Cumarine zwei- bis dreimal so tief. Diese Wirkung macht sich vor allem bei Arthrosen und Spondylosen wohltuend bemerkbar.

*Dicumarol*, ein Vitamin-A-Antagonist, wurde erstmals aus gärendem Heu isoliert. Es setzt die Zellwandspannung herab, verlangsamt die Blutgerinnung und erhöht die Blutungsbereitschaft. Dicumarol wird heute hauptsächlich synthetisch hergestellt und zur Prophylaxe und Therapie thromboembolischer Erkrankungen, einschließlich des Herzinfarktes, eingesetzt.

*Furocumarine*, die hauptsächlich in Doldenblütlern vorkommen, wirken phototoxisch und bilden unter Einwirkung von UV-Strahlung Sauerstoffradikale mit membranzerstörenden Eigenschaften, die zur so genannten «Wiesendermatitis» führen. In der *Photochemotherapie* werden spezielle Pflanzenvertreter (Khella, Bergamotte) therapeutisch zu einer Melaninstimulierung der Haut eingesetzt, was bei *Vitiligo* oder *Psoriasis* zu einem erwünschten Bräunungseffekt führen kann.

### 4.5.5.3 Anwendungen

Cumarinpflanzen werden zur Behandlung von Lymphstauungen und Hämorrhoiden, bei nächtlichen Wadenkrämpfen, als Ödemprophylaxe bei chronischer venöser Insuffizienz und zur unterstützenden Therapie bei Thrombophlebitis sowie zur Durchblutungsförderung eingesetzt. Sie werden vor allem äußerlich angewendet. Cumarinpflanzen haben sich aber auch bewährt zur Linderung bei Kopfschmerzen.

### 4.5.5.4 Nebenwirkungen und Gegenanzeigen

(Zu) reichlicher Genuss cumarinhaltiger Getränke kann zu Kopfschmerzen und Benommenheit führen: Es wird empfohlen, nicht mehr als 3 g Waldmeister (auf 1 l Waldmeisterbowle zirka 13–20 Stängel) zu nehmen. Bei einer Überdosierung (mehr als 4 g) können Kopfschmerzen, Erbrechen und Schlafsucht, bei extrem hohen Dosen Atemstillstand auftreten.

Furo- und Furanocumarine können karzinogen wirken!

**Gegenanzeigen:** Blutungsneigung

### 4.5.5.5 Cumarin-Pflanzen
(Abb. 4-5d)

Engelwurz *Angelica archangelica* Angelicae radix/-aetheroleum
Steinklee *Melilotus officinalis* Meliloti herba
Kamille *Chamomilla officinalis* Matricariae flos
Lavendel *Lavandula angustifolia* Lavandulae flos
Ruchgras *Anthoxanthum odoratum*
Schafgarbe *Achillea millefolium* Millefolli herba/-flos
Waldmeister *Galium odoratum* Asperulae herba

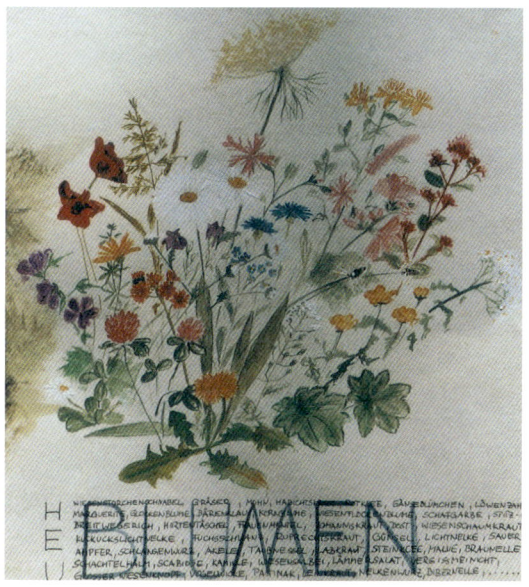

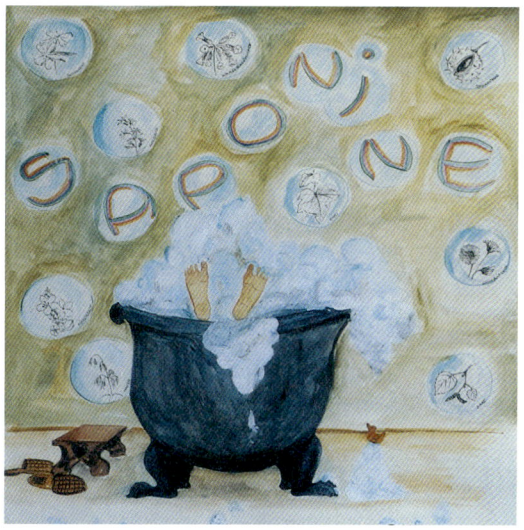

Abbildung 4-5d: Cumaringlykosidpflanze: Heublumen (Ruchgras). *Foto: U. Bühring. Originalzeichnung: Ina Zielke.*

Abbildung 4-5e: Saponinglykoside – Saponin. *Foto: U. Bühring. Originalzeichnung: Ina Zielke.*

## 4.5.6 Saponinglykoside
(Abb. 4-5e)

### 4.5.6.1 Eigenschaften

Saponin leitet sich ab von lateinisch: «sapor» = Seife. Saponine setzen die Oberflächenspannung des Wassers herab und verbinden Wasser und Luft zu einer schäumenden Lösung. Das ist gut zu erkennen beim Waschen von saponinhaltigen Salaten wie dem Ackersalat – das Wasser schäumt.

> Gibt man saponinhaltige Efeublätter oder zerkleinerte Rosskastaniensamen in ein Glas und schüttelt dieses kräftig, entwickelt sich schnell ein gut erkennbarer Seifenschaum!

### 4.5.6.2 Wirkungen

Saponine sind vielfältig in ihrer Wirkung. Viele Expektoranzien enthalten Saponine. Sie wirken zum einen direkt auf die Schleimhäute: Sie reizen sie, regen die Sekretion an, verflüssigen und lösen den Schleim, hemmen den Husten und fördern den Auswurf. Die sekretionsanregende Wirkung erstreckt sich auch auf den Verdauungskanal. Hier wirken Saponine stoffwechselanregend und mild abführend. Außerdem haben sie harntreibende und antiexsudative, also ödemhemmende Eigenschaften. Saponine stimulieren auch die Schweißdrüsen, deshalb leisten sie bei grippalen Infekten und zur allgemeinen Entgiftung über die Haut wertvolle Dienste. Saponinpflanzen erhöhen die Resorption vieler Nahrungs- und Heilmittel und können bei entsprechender Indikation gut in Teemischungen mit verordnet werden.

### 4.5.6.3 Anwendungen

Saponinpflanzen werden bei Erkältungskrankheiten, zur Durchspülung der Nieren, bei Stoffwechselträgheit, rheumatischen Erkrankungen, Hautkrankheiten sowie bei chronischer venöser Insuffizienz mit «schweren Beinen», nächtlichen Wadenkrämpfen und Beinschwellungen eingesetzt. Außerdem werden sie zur besseren Resorption anderer Inhaltsstoffe in Teemischungen verwendet.

### 4.5.6.4 Nebenwirkungen und Gegenanzeigen

Saponine werden normalerweise über den Magen-Darm-Trakt nur schwer resorbiert. Allerdings können sie bei Überdosierung, offenen Wunden, innerer Blutungsneigung oder bei blutigen Entzündungen im Bereich des Rachens oder der Verdauungsorgane vermehrt in die Blutbahn aufgenommen werden. Dadurch können Übelkeit, Erbrechen und Überreizungen der Schleimhäute auftreten. Im Extremfall könnte die Oberflächenspannung der Erythrozyten herabgesetzt werden, was wiederum zu einer Hämolyse führen kann.

### 4.5.6.5 Saponinpflanzen
(Abb. 4-5f)

Ackerstiefmütterchen *Viola tricolor* Violae tricoloris herba
Birke *Betula pendula* Betulae folium
Efeu *Hedera helix* Hederae helicis folium
Gänseblümchen *Bellis perennis* Bellidis flos/-folium
Goldrute *Solidago virgaurea* Solidaginis herba
Königskerze *Verbascum densiflorum/-phlomoides* Verbasci flos
Rosskastanie *Aesculus hippocastanum* Hippocastani semen
Schlüsselblume, duftende *Primula veris* Primulae radix/-flos
Seifenkraut *Saponaria officinalis* Saponariae herba/rubrae radix

## 4.5.7 Phenolglykoside (Salicylate und Arbutin)

### 4.5.7.1 Eigenschaften

Phenolglykoside liegen in der Pflanze als so genannte *prodrugs* vor und müssen erst durch Enzyme gespalten werden, bevor sie zu ihrer Wirksamkeit gelangen. Das Phenolglykosid Salicinin wird bei der Hydrolyse durch das Enzym Salici-

nase gespalten zu Salicylalkohol und geht im Organismus oxidativ in die wirksame Salicylsäure über.

Auch Arbutin (in Bärentraubenblättern) wird erst nach der Ausscheidung durch die Niere im Harn unter Freiwerden des eigentlichen Wirkstoffs Hydrochinon hydrolysiert und damit wirksam. Allerdings erfolgt die Abspaltung von Hydrochinon und damit die antiseptische Wirkung nur bei einem stark alkalischen Harn mit einem pH-Wert von 8,0 – 8,5.

### 4.5.7.2 Wirkungen

*Salicinin* entfaltet im Körper fiebersenkende, antiphlogistische, schmerzlindernde, antirheumatische, antiseptische und diuretische Wirkungen. Synthetisch hergestellte *(Acetyl-)Salicylsäure* (= «Aspirin») wirkt außerdem gerinnungshemmend und wird heute in geringer Dosierung auch zur Prophylaxe eines Reinfarktes verwendet. Diese (Neben-)Wirkung besitzt das natürliche Salicin nicht!
*Arbutin* wirkt antiseptisch und desinfizierend.

### 4.5.7.3 Anwendungen

*Salicin:* Vor allem als zuverlässiges, ausführlich erforschtes pflanzliches Schmerzmittel bei rheumatischen Beschwerden, aber auch bei fieberhaften Infekten, (chronischen, weniger akuten) Kopfschmerzen, Schmerzzuständen allgemeiner Art und «Kater» nach Alkoholgenuss.
*Arbutin:* Nieren- und Harnwegsinfekte.

### 4.5.7.4 Nebenwirkungen und Gegenanzeigen

Präparate aus *Weidenrinde,* die neuerdings wieder auf den Markt kommen, sind nicht so rasch wirksam, aber besser verträglich als die synthetisch hergestellte (Acetyl-)Salicylsäure. Selten kann es zu Magenunverträglichkeiten kommen.

---

Abbildung 4-5f: Saponinglykosidpflanze: Stiefmütterchen. *Foto: U. Bühring. Originalzeichnung: Ina Zielke.* ▶

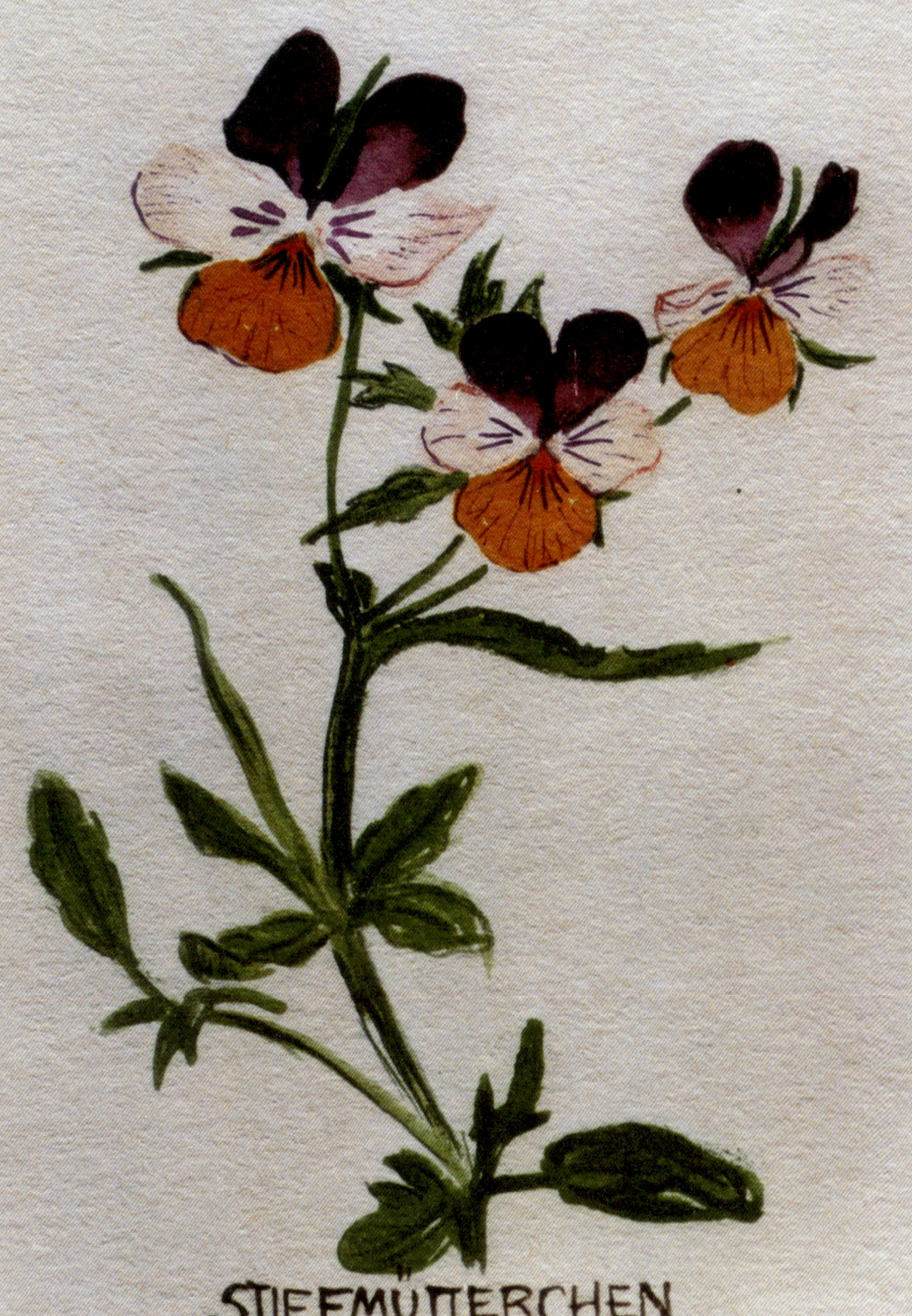

STIEFMÜTTERCHEN

VIOLA TRICOLOR L.

Die Gerinnungsfähigkeit des Blutes wird nicht verändert.

Bei Überdosierungen mit *Arbutin* kann es zu einer chronischen Hydrochinon-Vergiftung kommen mit Erbrechen, Durchfall, Kreislaufkollaps oder Anämie. Deshalb ist die Anwendung auf jeweils acht Tage zu begrenzen, maximal fünfmal jährlich.

### 4.5.7.5 Phenolglykosid-Pflanzen
(Abb. 4-5g)

*Salicinhaltig:*
Mädesüß *Spiraea ulmaria* Spiraeae herba/-flos
Schwarzpappel *Populus nigra* Populi cortex/-folium/-gemma
Silberweide *Salix alba* Salicis cortex

*Arbutinhaltig:*
Bärentraube *Arctostaphylos uva-ursi* Uvae ursi folium

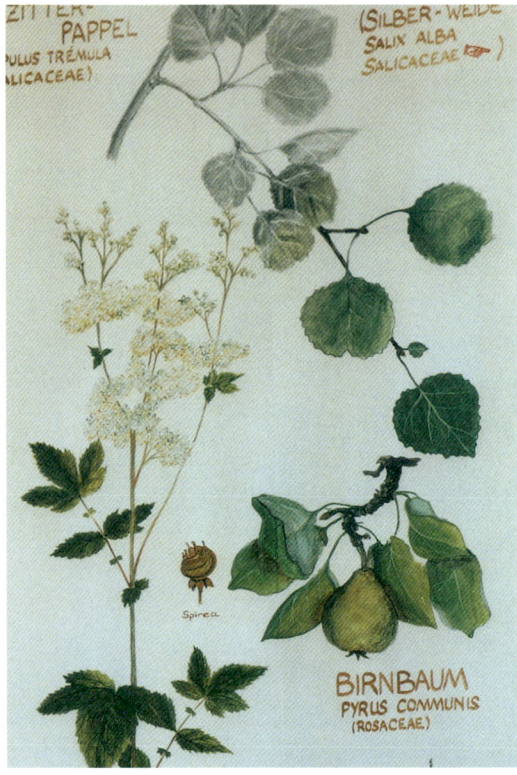

Abbildung 4-5g: Phenolglykosidpflanzen: Zitterpappel, Birnbaum, Mädesüß. *Foto: U. Bühring. Originalzeichnung: Ina Zielke.*

## 4.5.8 Anthrachinonglykoside

### 4.5.8.1 Eigenschaften

Anthrachinonglykoside sind stark abführende Stoffe.

### 4.5.8.2 Wirkungen

Anthrachinone wirken über neuromuskuläre Mechanismen direkt auf die glatte Muskulatur des Dickdarms. Dabei werden Histamin und Prostaglandine freigesetzt, welche die (Rück-) Resorption von Elektrolyten und Wasser aus dem Dickdarm verhindern und eine Flüssigkeitsübertragung in den Dickdarm bewirken. Dadurch entfällt die Verfestigung des Kotes. Es kommt zu einer Volumenzunahme des Darminhaltes und zur Füllungsdruckverstärkung. Etwa fünf bis sieben Stunden nach der Aufnahme kommt es zu einer breiigen, bei zu hoher Dosierung krampfartigen Entleerung des Stuhls. Anthrachinonglykoside erregen auch die Uterusmuskulatur und wirken wehenauslösend.

### 4.5.8.3 Anwendungen

Zur kurzfristigen Behandlung von Obstipation, z.B. Reiseobstipation, zur Vorbereitung von klinischen Untersuchungen oder Operationen.
**Hinweis:** Es ist bei Anthrachinon-Drogen besonders wichtig, Dosierung und Anwendungsdauer genau zu beachten: nicht länger als acht bis zehn Tage.

### 4.5.8.4 Nebenwirkungen und Gegenanzeigen

**Nebenwirkungen:** starke Krämpfe und Abort sind möglich. Außerdem führen Anthrachinonglykoside bei längerem Gebrauch zur Gewöhnung, so dass immer höhere Dosen benötigt werden. Dies kann zu einer Überreizung des Dickdarmes führen und zu einer Präkanzerose.
**Gegenanzeigen:** Schwangerschaft, Darmverschluss und akut-entzündliche Darmerkrankungen.

### 4.5.8.5 Anthrachinon-Pflanzen

**Curacao-Aloe, Kap-Aloe** *Aloe barbadensis/-capensis* Extractum Aloes
**Faulbaum** *Rhamnus frangula* Frangulae cortex
**Kreuzdorn** *Rhamnus catharticus* Rhamni catharici fructus
**Senna** *Cassia acutifolia/-angustifolia* Sennae folium/-fructus

## 4.6 Alkaloide (Abb. 4-6)

«Alle Dinge sind Gift und nichts ist ohne Gift. Allein die Dosis macht, dass ein Ding kein Gift ist.» *(Paracelsus)*

Berauschende Pflanzensäfte aus Schlafmohn, prophetischer Rausch durch Bilsenkraut, Dämpfe von verglühenden Stechapfelsamen, die hypnotisch auf Andächtige in den Tempeln wirkten – dies und noch viel mehr verdanken wir alkaloidhaltigen Pflanzen.

Halluzinogene Alkaloid-Drogen spielten und spielen eine wichtige Rolle bei religiösen Zeremonien und schamanistischen Handlungen. Mit ihnen gelingt es, in andere Bewusstseinszustände zu gelangen und die gewohnten Grenzen der Wahrnehmung zu überschreiten. Viele Heilkundige waren zugleich pflanzenkundig und benutzten halluzinogene Pflanzen als Vermittler zur Götterwelt. Mit deren Hilfe ließen sich Wege zur Heilung finden.

Das erste Alkaloid, das der Apotheker Friedrich Wilhelm Anton Sertürner (1783–1841) zu Beginn des 19. Jahrhunderts isolieren konnte, war **Morphin**. Die von ihm entdeckte Substanz *Morphium* benannte er nach Morpheus, dem griechischen Gott des Traumes. Heute werden Substanzen entweder nach der Pflanze benannt, aus der sie gewonnen wurde, wie z. B.: *Papaverin* von «papaver», dem Mohn, oder nach ihrer Wirkung, wie z. B. *Narcotin*: narkoseerzeugend.

Die **Pyrrolizidinalkaloide,** eine Sonderform, haben keine therapeutische, aber eine toxikologische Bedeutung: In entsprechender Dosierung können sie hepatotoxische, kanzerogene, mutagene oder teratogene Eigenschaften entfalten. Bedeutende Heilpflanzen mit Pyrrolizidinalkaloiden (P. A.) sind Huflattich, Beinwell oder Pestwurz, die aus diesem Grunde vorübergehend heftig umkämpft waren. Im Rahmen der E-Monographierung von Heilpflanzen wurden in Tierversuchen krebserregende und leberschädigende Eigenschaften nachgewiesen, allerdings bei unglaublich überhöhter Dosierung! Es folgten einerseits ein regelrechter Kreuzzug auf P. A.-haltige Heilpflanzen und auf der anderen Seite ein Aufschrei der biologischen Medizin zur Erhaltung dieser überaus heilkräftigen Heilpflanzen. Inzwischen haben sich die Wogen geglättet. Die Arzneipflanzen mussten nicht vom Markt genommen werden, sondern unterliegen heute einer Anwendungsbegrenzung. So sind zum Beispiel Huflattichblätter nur zweimal pro Jahr während je drei Wochen, oder Beinwellwurzel nur zur äußerlichen Anwendung erlaubt.

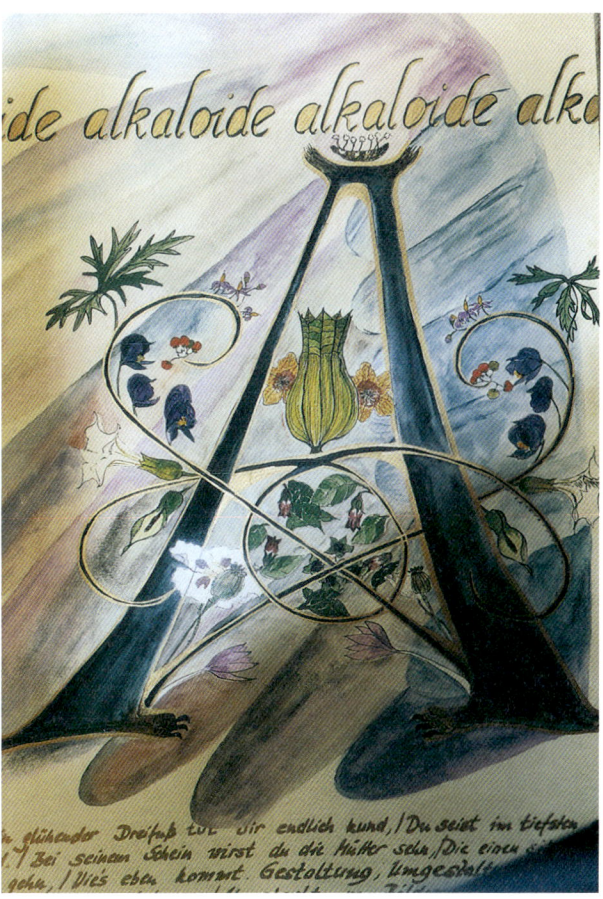

Abbildung 4-6: Alkaloide. *Foto: U. Bühring. Originalzeichnung: Ina Zielke.*

### 4.6.1 Eigenschaften

Alkaloide sind alkalische, komplizierte Stickstoffverbindungen. Die organischen Substanzen setzen sich aus Kohlenstoff, Wasserstoff, Stickstoff und Sauerstoff zusammen, bilden mit Säuren charakteristische Salze und sind meist lipophil. Fast alle Alkaloide kommen in kristalliner Form vor und schmecken bitter. Ganz wenige sind in flüssiger Form vorhanden, z.B. Coniin, Nikotin und Capsicain, sie schmecken scharf und brennend. Für Mensch und Tier können Alkaloide wegen ihrer ausgeprägten Wirkung auf das Nervensystem extrem giftig sein, in Abhängigkeit von ihrer Dosierung.

Alkaloide dienen der Pflanze vorwiegend als Fraßschutz. Ihr bitterer Geschmack hat Signalfunktion. In wärmeren Gegenden sind Pflanzen alkaloidreicher. Eine Pflanze muss einen Mindestgehalt von 0,01% Alkaloiden aufweisen, damit sie noch als Alkaloid-Pflanze bezeichnet werden kann.

### 4.6.2 Wirkungen

Alkaloide wirken hauptsächlich auf das Nervensystem und das Vegetativum, da sie in ihrem chemischen Aufbau bestimmten Neurotransmittern im Körper ähnlich sind und so mit körpereigenen Stoffen verwechselt werden können – Alkaloide gehen wie Neurotransmitter aus Aminosäuren hervor. Ihre pharmakologische Wirkung kann sehr schnell in akute Vergiftungszustände bis zum Tod umschlagen. Die Anzahl der Alkaloide ist groß, ihr Aufbau unterschiedlich, Wirkungen und Anwendungsbereiche sind ungemein vielfältig. Die meisten Alkaloide passieren die Blut-Hirn- und die Plazenta-Schranke und treten in die Muttermilch über.

Ein Beispiel: *Atropin*, das Alkaloid der Tollkirsche, besitzt eine strukturelle Ähnlichkeit mit dem Neurotransmitter Acetylcholin, das den Parasympathikus steuert. Das Atropin setzt sich anstelle des Acetylcholins an die Synapsen der Nervenbahnen und hemmt bzw. blockiert deren Tätigkeit. Die Folge ist eine Sekretionshemmung der Verdauungs- und Schweißdrüsen, eine Spasmolyse der Hohlorgane und glatten Muskulatur, Beschleunigung der Herzfrequenz und Erweiterung der Pupillen.

Alkaloide haben überaus vielfältige, wechselschichtige Wirkungen auf Wahrnehmung und Bewusstsein. Sie rufen Gefühle hervor oder unterdrücken sie, engen ein oder enthemmen, haben hypnotische oder prophetische Wirkungen und können Menschen durch Halluzinationen alle Grenzen ihres Egos sprengen lassen oder auf immer verändern bis zur Psychose. Die Anziehungskraft dieser Pflanzen ist faszinierend und kann gefährlich sein.

### 4.6.3 Anwendungen

In der Hauptsache sind Alkaloid-Drogen angezeigt bei akuten und heftigen Krankheitszuständen, weniger bei chronischen Prozessen. Nur wenige Menschen kennen heutzutage noch die richtige Dosierung von Alkaloiddrogen, dazu gehören langjährige Erfahrung und ein Wissen, das Laien heute kaum noch zur Verfügung steht. In der Therapie sind Alkaloiddrogen daher meist entweder rezeptpflichtig oder der Homöopathie vorbehalten.

### 4.6.4 Nebenwirkungen

**Akute Vergiftungen:** Es können Schwindel, Erbrechen, heftiges Delirium mit Halluzinationen oder Kreislaufkollaps auftreten. Meist ist zuerst Erregung spürbar, dann Lähmung, evtl. Bewusstlosigkeit, schließlich Atemlähmung.

Als **erste Hilfe** ist Tierkohle bekannt, zusammen mit einem starken Abführmittel und einer starken Gerbstoffdroge, die Alkaloide unlöslich bindet, z.B. Kaffee mit Vitamin C, das die Gifte zusätzlich schneller abbauen hilft. Selbstverständlich sind für ernsthafte Vergiftungen Giftnotrufzentralen und Kliniken zuständig.

«Wie lieblich duftet uns
im März der Seidelbast!
Doch innerwärts ist er
voll Gift und Galle,
weil wir, in diesem Falle,
das Wunder nur beschauen sollen;
(man muss nicht alles kauen wollen!)»

*Karl Heinrich Waggerl: «Heiteres Herbarium»*

## 4.6.5 Pflanzen mit Alkaloiden

**Gefleckter Schierling** *Conium maculatum* Conii herba

**Tollkirsche** *Atropa belladonna* Belladonnae folium/ -radix

**Bilsenkraut** *Hyoscyamus niger* Hyoscami folium/ -semen

**Stechapfel** *Datura stramonium* Stramonii folium/ -semen

**Bittersüßer Nachtschatten** *Solanum dulcamara* Dulcamarae stipes

**Schlafmohn** *Papaver somniferum* Papaveris immaturi fructus

**Schöllkraut** *Chelidonium majus* Chelidonii herba/ -radix

**Erdrauch, echter** *Fumaria officinalis* Fumariae herba

**Eisenhut, echter Sturmhut** *Aconitum napellus* Aconiti tuber

**Tee-Strauch** *Camelia sinensis* Theae folium

**Kaffee** *Coffea arabica* Coffeae semen

### Pflanzen mit Pyrrolizidin-Alkaloiden

**Beinwell** *Symphytum officinale* Symphyti radix

**Pestwurz** *Petasites hybridus* Petasitidis rhizoma

**Huflattich** *Tussilago farfara* Farfarae folium/-flos

**Literatur-Tipps zum Weiterlesen und Vertiefen**

Bühring, Ursel: Praxis-Lehrbuch der modernen Heilpflanzenkunde. Haug, Stuttgart 2011.

Bühring, Ursel: Alles über Heilpflanzen. Ulmer, Stuttgart 2011.

Fintelmann, Volker: Lehrbuch der Phytotherapie. Hippokrates, Stuttgart 2009.

Frohne, Dietrich; Pfänder, Hans Jürgen: Giftpflanzen. Ein Handbuch für Apotheker, Ärzte, Toxikologen und Biologen. WVG, Stuttgart 2004.

Frohne, Dietrich: Heilpflanzenlexikon. WVG, Stuttgart 2006.

Gessner, Otto: Gift- und Arzneipflanzen von Mitteleuropa. Hrsg. und neu bearb. von Gerhard Orzechowski. Winter, Heidelberg 1974.

Grünwald, Jörg; Jänicke, Christof: Grüne Apotheke – Selbstbehandlung mit pflanzlichen Heilmitteln und -tees. G&U, München 2005.

Jänicke, Christof; Grünwald, Jörg; Brendler, Thomas: Handbuch Phytotherapie. Stuttgart, WVG 2005 [vgl.].

Kraft, Karin: Checkliste Phytotherapie. Thieme, Stuttgart 2011.

Lüllmann, Heinz; Mohr, Klaus; Hein, Lutz: Pharmakologie und Toxikologie. Thieme, Stuttgart 2010.

Reichl, Franz X.: Taschenatlas Toxikologie. Thieme Stuttgart 2009.

Schilcher, Heinz; Kammerer, Susanne; Wegener, Tankred: Leitfaden Phytotherapie. München, Elsevier 2010.

Schilcher, Heinz; Frank, Bruno: Kleines Heilkräuter-Lexikon. Hädecke, Weil der Stadt 2008.

Schunk, Rainer: Heilkraft aus Heilpflanzen. Kuhfuß Verlag, Abtswind 2002.

Schulz, Volker; Hensel, Rudolf: Rationale Phytotherapie. Springer, Heidelberg 2005.

Storl, Wolf-Dieter: Von Heilkräutern und Pflanzengottheiten. Aurum, Braunschweig 1993. *(insbesondere ab S. 229)*

Teuscher, Eberhard: Biogene Arzneimittel. WVG, Stuttgart 1997.

Waggerl, Karl Heinrich: Heiteres Herbarium. Blumen und Verse. Otto Müller Verlag, Salzburg 1950.

Wagner, Hildebert; Wiesenauer, Markus: Phytotherapie. WVG, Stuttgart 2003.

Wichtl, Max: Handbuch der Teedrogen, WVG, Stuttgart 2009.

Zeitschrift für Phytotherapie. Hippokrates Verlag, Postfach 300504, 70445 Stuttgart. Internet: www.hippokrates.de, *10 Ausgaben jährlich*

Zimmermann, Eliane: Aromatherapie für Pflege- und Heilberufe. Haug, Stuttgart 2011.

---

*Lösung zum Kasten auf S. 56:*
Trocken, wie zusammengezogen, leicht betäubt, die Zähne stumpf, eine sich glatt anfühlende Mundschleimhaut – das ist die Gerbstoffwirkung: zusammenziehend, austrocknend, örtlich betäubend, schmerzlindernd etc.

# 5 Heilpflanzen in der Pflege

## 5.1 Möglichkeiten, Grenzen und Zeitaufwand

### 5.1.1 «Solche Methoden sind doch in der heutigen Pflege gar nicht umsetzbar!»

Die Tatsache, dass es in Deutschland ganze Kliniken bzw. einzelne Abteilungen in Krankenhäusern gibt, in denen Heilpflanzen auf verschiedene Weise innerlich und äußerlich in der Pflege angewendet werden, widerlegt diese Behauptung.

Es hängt zu einem großen Teil vom eigenen Pflegeverständnis ab, ob man in der täglichen Arbeit Möglichkeiten wahrnehmen möchte, Heilpflanzen-Anwendungen in die praktische Pflege zu integrieren. Wenn professionelle Pflege als eigenständige, von der medizinischen Behandlung unabhängige oder diese ergänzende Tätigkeit verstanden wird, werden Bereiche sichtbar, wo wir uns mit einem fundierten Heilpflanzenwissen einbringen können. Dies kann durchaus in partnerschaftlicher bzw. interdisziplinärer Zusammenarbeit mit anderen Gesundheitsberufen geschehen.

### 5.1.2 Anwendungsmöglichkeiten

#### 5.1.2.1 Zur Gesundheitsförderung und -erhaltung

In der (Gesundheits-) Beratung von Patienten, Klienten, Angehörigen kann Heilkräuterwissen zur Anwendung kommen. Beispiele: Empfehlung und Anleitung von entspannenden Wickeln, Einreibungen oder Bädern; Ernährungstipps in Bezug auf Gewürzkräuter; Fortbildung von Angehörigen und Patienten.

#### 5.1.2.2 Als prophylaktische Maßnahme (Abb. 5-1)

Heilkräuter können innerlich und äußerlich wirkungsvoll zur Prophylaxe eingesetzt werden. Beispiele: ein schleimlösender Tee in der Pneumonieprophylaxe oder eine die Schleimhaut stabilisierende Spülung in der Mundpflege. Das kann u. U. verhindern, dass OPs verschoben werden müssen!

#### 5.1.2.3 Zur Linderung von Befindlichkeitsstörungen

Viele alltägliche Beschwerden von Patientinnen lassen sich nebenwirkungsarm mit Heilpflanzenanwendungen lindern. Beispiele: ein Teeaufguss oder Extrakt als Waschungs- oder Badezusatz bei Unruhe oder ein Schlaftee bei Schlafstörungen. Der Blick auf die *Befindlichkeit* tut Patienten ausgesprochen gut!

#### 5.1.2.4 Zur begleitenden Unterstützung einer medizinischen Behandlung

In vielen Fällen ist eine konventionelle medizinische Behandlung unverzichtbar, sie kann aber

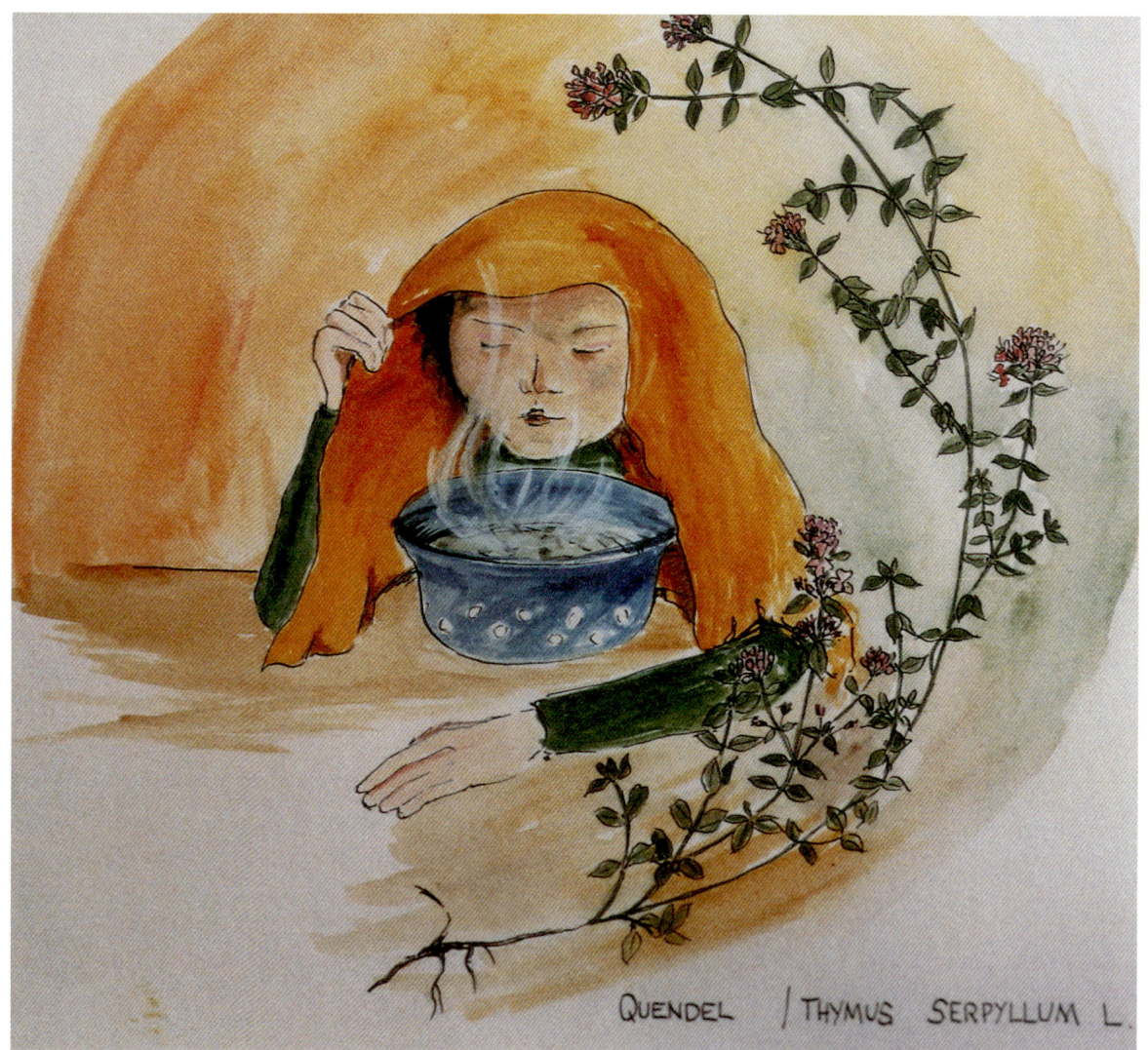

Abbildung 5-1: Prophylaktische Anwendung von Heilpflanzen. *Foto: U. Bühring. Originalzeichnung: Ina Zielke.*

wirkungsvoll ergänzt und unterstützt werden durch gezielte Anwendungen. Beispiele: eine Blasenauflage bei Harnwegsinfekt, bestimmte Teemischungen bei Stoffwechselerkrankungen.

### 5.1.2.5 Palliativ

In der Pflege Schwerstkranker oder Sterbender können Heilpflanzenanwendungen eine wohltuende Ergänzung sein. Beispiel: Johannisöl-Einreibung zur Unterstützung einer Schmerztherapie.

### 5.1.2.6 Zur Selbstpflege der Pflegenden

Wenn professionell Pflegende bei sich selbst beginnen, bei eigenen Unpässlichkeiten und Beschwerden nach anderen Mitteln zu greifen als nach denen, die sie vom Stations-Medikamentenschrank kennen, dann ist ihnen bereits ein entscheidender Schritt hin zur Umsetzung gelungen. Beispiel: Kartoffelauflage bei Rücken- und Nackenverspannungen.

**Literatur-Tipp zum Weiterlesen und Vertiefen**
Schwab, Christa: Einführung von Heilpflanzentees in den stationären Alltag. Abschlussarbeit Pflegefachseminar, Ulm 1998.
Bezugsadresse: C. Schwab, Ziegelhütte 1, 91719 Heidenheim.

## 5.1.3 Grenzen und Gefahren bei der Anwendung

Die Meinung, dass Heilkräuter doch eigentlich nicht schaden können, ist zwar weit verbreitet, trifft so aber nicht zu. Was wirkt, kann durchaus auch Nebenwirkungen haben. Wer professionell mit Heilpflanzen arbeiten will, muss Folgendes beachten:

### 5.1.3.1 Heilkräuter sollten grundsätzlich als Arznei verstanden werden

Die meisten Heilkräutertee-Mischungen haben eine arzneiliche Wirkung und eignen sich nicht als durstlöschendes Getränk, das man in beliebiger Menge und über unbegrenzte Zeit zu sich nehmen kann.

### 5.1.3.2 Indikationen und Kontraindikationen kennen und beachten

Indikationen und Kontraindikationen zu der jeweiligen Anwendungsform müssen bekannt sein und beachtet werden. Zu beachten ist auch, in welchen Lebenssituationen (z. B. Schwangerschaft oder Stillzeit – s. Kasten) oder für welche Altersgruppen (z. B. Säuglinge oder Kleinkinder) welche Heilpflanzen oder pflanzlichen Wirkstoffe ungeeignet sind.

### 5.1.3.3 Heilpflanzen, die in der Schwangerschaft gar nicht angewendet werden sollen

- Abführtees (Faulbaumrinde, Sennesblätter, medizinischer Rhabarber, Kreuzdorn, Aloe): können vorzeitige Wehen auslösen.
- Bärentraubenblätter, Beinwell, Huflattich, Lungenkraut, Pestwurz: möglicherweise erbgutschädigend

### 5.1.3.4 Heilpflanzen, die in der Schwangerschaft nicht in großen Mengen angewendet oder als ätherische Öle benutzt werden sollen

- Beifuß, Fenchel, Eisenkraut, Ingwer, Kampfer, Majoran, Muskatellersalbei, Mutterkraut, Nelken, Petersilienwurzel, Rosmarin, Salbei, Wacholderbeeren, Ysop, Zimt; großflächiger Gebrauch von Pfefferminzöl; äußerliche Senfmehlanwendungen: können vorzeitige Wehen auslösen.

(Würzkräuter in kleinen Mengen zum Abschmecken bei der Essenszubereitung sind natürlich erlaubt.)

### 5.1.3.5 Folgende Heilpflanzen oder ätherische Öle nur nach Rücksprache mit Hebamme oder Frauenarzt

- Wacholderbeeren; alle Nieren- und Blasentees: zu belastend für die Nieren
- Rosmarin, Ysop (vorwiegend als ätherisches Öl): blutdrucksteigernd
- Thymian, Majoran (vorwiegend als ätherisches Öl): blutdrucksenkend

### 5.1.3.6 Auf sachgemäße Handhabung achten

So muss z. B. die korrekte Art der Tee-Zubereitung, die sichere Durchführung äußerer Anwendungen, die richtige Dosierung (d. h. pro Tasse, pro Tag, pro Behandlungs-Zeitraum) genauso beachtet werden wie beim Umgang mit anderen Medikamenten. Die Dosierung muss außerdem dem jeweiligen Lebensalter der betreffenden Person angepasst sein. «Die Dosis macht's, ob etwas ein Heilmittel oder Gift ist.» (Paracelsus)

### 5.1.3.7 Mögliche Nebenwirkungen kennen und vermeiden

Informieren Sie sich vorab über mögliche Nebenwirkungen. Überlieferte Erfahrungen legen zwar nahe, dass pflanzliche Arzneien im Allgemeinen weniger starke Nebenwirkungen haben, als herkömmliche Medikamente – aber auch sie sind nicht frei davon. Leider gibt es noch zu wenige verlässliche Forschungsstudien über unerwünschte Wirkungen von Heilpflanzen-Anwendungen.

### 5.1.3.8 Mögliche Wechselwirkungen kennen und ausschließen

Auch darüber sollten Sie informiert sein bzw. eine Abklärung bewirken: Ist eine Person bereits in Behandlung mit einer unkonventionellen (Heil-) Methode, so kann z. B. eine Selbstmedikation mit Phytopharmaka oder ein Heilpflanzentee zur Störung des begonnenen Heilungsverlaufs oder zur Unterdrückung einer Heilreaktion führen. Außerdem können evtl. bestimmte Substanzen und Wirkstoffe aus der Pflanzenheilkunde (z. B. Menthol/Pfefferminze) die Wirkung eines homöopathischen Arzneimittels stören.

Aber auch die Möglichkeit einer Wechselwirkung mit anderen pflanzlichen oder konventionellen Medikamenten ist in Betracht zu ziehen. Eindrückliches Beispiel dafür ist die Entdeckung, dass Johanniskraut-Präparate, die angeblich völlig harmlos sind und die man problemlos sogar im Supermarkt erhält, möglicherweise eine negative Wechselwirkung zu verschiedenen herkömmlichen Medikamenten haben. Die Wechselwirkungen zeigten sich in einigen Fällen durch eine verminderte Wirksamkeit von wichtigen Medikamenten, mit denen Patientinnen behandelt wurden (z. B. Digoxin, trizyklische Antidepressiva, antivirale Medikamente), wenn gleichzeitig Johanniskraut-Präparate – allerdings nur in höherer Dosierung (nach dem Motto «viel hilft viel») – eingenommen wurden (s. Steckbrief, S. 247).

### 5.1.3.9 Auf mögliche Unverträglichkeit und Allergieneigung achten

Bei Personen mit erhöhter Allergiebereitschaft und diversen bekannten Unverträglichkeiten sollten Heilpflanzen (vor allem Korbblütler) umsichtig, eventuell mit vorheriger Testgabe eingesetzt werden.

### 5.1.3.10 Mögliche toxische Wirkungen ausschließen

Heilkräuter können dann (lebens-) gefährlich werden, wenn man zwar mit Begeisterung, aber ohne die nötige Kenntnis Kräuter sammelt und dabei vermeintliche Heilpflanzen mit ähnlich aussehenden *giftigen Pflanzen* verwechselt. Wer z. B. die Blätter von Herbstzeitlose und Bärlauch nicht eindeutig unterscheiden kann, sollte auf eine selbst gemachte Bärlauchsuppe besser verzichten. Wer selbst sammeln möchte, sollte sich vorab über Verwechslungsmöglichkeiten mit ähnlichen aber toxischen Pflanzen informieren, d. h. Pflanzen sicher bestimmen lernen.

Manchmal ist der Bezug von Kräutertee aus der Apotheke oder dem Kräuter-Fachhandel diesbezüglich einfach sicherer.

Eine mögliche *Schadstoffbelastung durch Insektizide oder Pestizide* ist auch bei gekaufter Ware nie ganz auszuschließen, auch wenn die Bemühungen, Rückstände in den Kräutern aufzuspüren, bei den Produzenten und im Großhandel groß sind. Die Schadstoffe stammen dann meist aus dem Anbau oder vom Trocknungsvorgang (z. B. wenn Heilpflanzen auf mit Holzschutzmitteln imprägnierten Holzrosten zum Trocknen ausgelegt wurden). Heilkräuter sollten deshalb da bezogen werden, wo Rückstandskontrollen stattfinden – insbesondere bei Heilkräutern, die in anderen Regionen der Welt produziert werden, wo andere Verfahren und Grenzwerte in Bezug auf Schadstoffe gelten (Beispiel: Heilkräuter der Traditionellen Chinesischen Medizin).

### 5.1.3.11 Keine Verzögerung/kein Verschleppen einer notwendigen fachkundigen Behandlung riskieren

Durch allzu langes «Selbst-Herumdoktern» kann eine notwendige medizinische Diagnose und Therapie für schwer oder kritisch Kranke verschleppt werden.

### 5.1.3.12 Sorglosen Umgang mit den Ressourcen der Natur vermeiden

Für die Herstellung von Phytopharmaka sind große Mengen von Pflanzenmaterial nötig. Dies erfordert wiederum große Anbauflächen, um diesen Mengenbedarf abdecken zu können. Das birgt die Gefahr der Plünderung von Ressourcen der Natur, der Rodung von Urwäldern oder der Ummünzung von Ackerland, das eigentlich zur Grundversorgung der Bevölkerung in vielen Regionen der Welt benötigt würde.

Heilpflanzen sollten aus all diesen Gründen umsichtig, sparsam und mit dem nötigen Hintergrundwissen eingesetzt werden.

### 5.1.4 Ist das Arbeiten mit Heilpflanzen im Pflegealltag nicht zu zeitaufwändig?

Heilpflanzen-Anwendungen liegen durchaus im Rahmen des Möglichen, wenn man folgende Tipps beachtet:

- Einfache Maßnahmen auswählen (z.B. Rezepturen für Teeaufguss wählen statt -kaltauszug).
- Organisieren Sie die anfallenden Tätigkeiten so, dass sie zu einem festen Bestandteil der täglichen Routinearbeiten werden. Es gibt Stationen, wo es z.B. Aufgabe der Auszubildenden ist, zu Beginn jeder Schicht für die Teezubereitung (nach einem am Küchenschrank hängenden Plan – s. S. 167) zu sorgen. So werden Tees regelmäßig frisch zubereitet und angeboten.
- Vor allem in der ambulanten Pflege, aber auch im stationären Alltag können die Patientinnen selbst oder deren Angehörige mit einbezogen werden. Es gibt Krankenhäuser, die eine kleine Teeküche/Nische für Patienten eingerichtet haben, wo sich diese ihren Tee auch selbst zubereiten können. Nach einer Anfangsphase und mit guter Einführung kann man sie so viel wie möglich selbst machen lassen (Lerneffekt!). Dabei sollte man aber immer begleitend am Ball bleiben (nachfragen, ob's klappt, was das Ergebnis war, ob es gut tat, Linderung verschaffte etc.).
- Eine äußere Anwendung mit Heilpflanzen kann durchaus nur kurz dauern (z.B. als feucht-heiße Kompresse für wenige Minuten, als Waschung, als Einreibung) und kann dennoch eine deutliche Wirkung haben. Wichtig dabei ist die Konzentration auf die Maß-nahme, so dass die behandelte Person das Gefühl hat, dies ist eine bewusste und mit Überzeugung durchgeführte Anwendung. Wichtig ist auch, dass die behandelte Person selbst noch nachruhen bzw. nachspüren oder nachschmecken kann (wozu aber die Pflegekraft nicht mehr anwesend sein muss).
- Beobachtungen im Stationsalltag zeigen, dass die mit solchen Anwendungen verbundene Zuwendung oder beispielsweise auch der mit der Anwendung verbundene Duft die Patientinnen hinterher zufriedener sein und besser zur Ruhe kommen lässt, als man es sonst von ihnen gewohnt ist. Das ist eindeutig ein Heilungsfaktor!

**Literatur-Tipps zum Thema Toxikologie und Wechselwirkungen zum Weiterlesen und Vertiefen**
Becker-Brüser, W. (Redaktion): Arzneitelegramm. www.arznei-telegramm.de. Arzneimittelinformation, Bergstr. 38 A, 12 169 Berlin.
Dreyer, Eva M.: Wildkräuter und ihre giftigen Doppelgänger. Kosmos, Stuttgart 2011.
Frohne, Dietrich; Pfänder, Hans Jürgen: Giftpflanzen. Ein Handbuch für Apotheker, Ärzte, Toxikologen und Biologen. WVG, Stuttgart 2004.
Kremer, Bruno P.: Essbare und giftige Wildpflanzen. Ulmer, Stuttgart 2010.
Novotny, Uli: Heilkräuter in der Schwangerschaft – eine harmlose Alternative? Natur & Heilen (2002) 3: S. 47 – 51.

## 5.2 Tipps zur Umsetzbarkeit in verschiedenen Pflegebereichen

Pflege unter Verwendung von Heilpflanzen ist in den unterschiedlichsten Fachbereichen möglich, was anhand der folgenden Beispiele deutlich wird. Eine Auseinandersetzung mit dem Argument, dass dies im Zeitalter von reduzierter Leistungs-Abrechnung (in der ambulanten Pflege und im Pflegeheim) bzw. Fallpauschalen (Krankenhäuser) nicht realisierbar ist, finden Sie in Kapitel 6.6.

Befindlichkeitsstörungen wie Schlafstörungen, Verdauungsprobleme, Schmerzzustände, eingeschränkte Atemfunktion etc. sind bei Patientinnen aller Altersstufen und in fast allen Pflegefachbereichen gleichermaßen verbreitet. Hier wären zahlreiche Maßnahmen anwendbar –

wenn Pflegekräfte sie nur in ihrem Kenntnis- und Fertigkeiten-Repertoire hätten. Das reicht von der gezielt eingesetzten Tasse Kräutertee über Wund- oder Mundspülungen bis hin zu Waschungen, Bädern, Wickeln oder Einreibungen. In Kapitel 7 finden Sie praktische Tipps und Rezepte – hier geht es erst einmal um grundsätzliche Perspektiven für die einzelnen Fachbereiche und konkrete Tipps zur Einführung im Pflegealltag.

### 5.2.1 Heilpflanzen in den verschiedenen Pflegebereichen – wo geht was?

#### 5.2.1.1 Altenpflege

Heilkräuter sind vielen älteren Menschen noch von früher bekannt und vertraut. Für sie verbinden sich damit Kindheitserinnerungen an (Kinder-) Krankheitszeiten oder wie sie in Kriegsjahren und Notzeiten Kräuter sammeln mussten und gegen ein kleines Taschengeld abliefern konnten. Für viele waren im Krieg, im Lazarett, in der Gefangenschaft oder als Flüchtlinge Heilpflanzen die einzigen verfügbaren Heilmittel – die oft zu den erstaunlichsten Genesungen führten. Viele alte Menschen bringen solchen Methoden also eine hohe Akzeptanz, Vertrauen und positive Erwartungen entgegen.

Gerade bei alten Menschen können Anwendungen auf pflanzlicher Basis dazu beitragen, den Medikamentenverbrauch zu reduzieren, zumal viele herkömmliche Medikamente in ihrer Wirkung auf alte Menschen und ihren Nebenwirkungen oft nur unzulänglich erforscht sind. Aber auch pflanzliche Mittel sollten bei alten Menschen (vor allem innerlich) sparsam dosiert werden und mit der nötigen Kenntnis möglicher Neben- oder Wechselwirkungen eingesetzt werden. Bei äußeren Anwendungen wie Wickel oder Bäder sollte intensive Wärme oder Kälte eher gemieden werden.

Gerade in der älteren Generation gibt es jedoch auch diejenigen, die sich stark mit den Entwicklungen und dem Fortschrittsdenken der 1960er und -70er Jahre identifizieren. Für sie sind moderne Medikamente- und Medizintechnik der Inbegriff von Fortschritt und Wohlstand, mit dem sie – oft durch eigene harte Arbeit errungen – endlich die Notzeiten abschütteln konnten. Und dann kommt die Pflegefachkraft mit einem Blümchentee! … Niemand sollte «zwangsbeglückt» werden, auch eine Ablehnung solcher Methoden muss respektvoll zur Kenntnis genommen werden.

**Literatur-Tipp zum Weiterlesen und Vertiefen**
Köther, Ilka (Hrsg.): Altenpflege. Thieme, Stuttgart 2012.

#### 5.2.1.2 Ambulante Pflege

Zunehmend sind in der ambulanten Pflege alle Altersgruppen, die meisten Krankheitsbilder und auch Pflegeanforderungen aus den verschiedensten Fachbereichen vertreten – allerdings unter häuslichen Bedingungen. Der Unterschied zur stationären Pflegesituation liegt darin, dass die Pflege hier zunächst in einem arztfreien Bereich stattfindet (s. Kap. 6) und daher ihr Wissen grundsätzlich eigenverantwortlich nutzen und einbringen kann. Oftmals ist hier pflegerische Beratung und Unterstützung über einen längeren Zeitraum nötig, was Gelegenheit bietet, beratend, anleitend oder direkt bei der Pflege Heilpflanzen-Anwendungen einzusetzen. Mit dem Argument, dass solche Leistungen nicht mit den gesetzlichen Krankenkassen abgerechnet werden können, werden solche Möglichkeiten häufig allzu rasch abgeblockt und gute Chancen für ein innovatives und attraktives Leistungsangebot vertan (vgl. Kap. 6).

Inzwischen gibt es vereinzelt Sozialstationen mit angegliederter Pflegepraxis, die entsprechende Beratung und Anwendungen anbieten. In Kursen zur Gesundheitspflege, in der Fortbildung und dem vernünftigen Umgang mit alltäglichen Beschwerden beziehen manche bereits naturheilkundliche Methoden ein – ein sinnvolles gesundheitspädagogisches Angebot für die Bevölkerung.

**Literatur-Tipp zum Weiterlesen und Vertiefen**
Marschke, Waltraud: Infomaterial über Sozialstation und Pflegepraxis «für-einander» W. Marschke, Nikolaistr. 17, München.

### 5.2.1.3 Frauenheilkunde und Geburtshilfe

Gerade bei funktionellen Störungen (z.B. Dysmenorrhoe, Beschwerden in den Wechseljahren) können betroffene Frauen mit Hilfe von Kompressen, Einreibungen, Bädern und entsprechenden Tees nicht nur Linderung der Beschwerden erfahren, sondern auch einen anderen Umgang mit ihrem Körper, seinen Zyklen und Veränderungen erlernen.

Die pflanzlichen Östrogene (z.B. in Leinsamen, Rotklee, Salbei), krampflösende Wirkstoffe oder Mineralien und Spurenelemente zum Blutaufbau finden sich in einigen Frauen-Heilpflanzen und können Erstaunliches bewirken.

Schwangerschaft, Geburt und Wochenbett sind Zeiten, in denen bei vielen Frauen, die bisher ganz auf die konventionelle Medizin ausgerichtet waren, ein Umdenk-Prozess abläuft. Das zarte, neue Leben, das da heranwächst, möchte man vor massiven, eben auch medikamentösen Einflüssen schützen.

Werdende und junge Eltern stehen naturheilkundlich orientierten Methoden häufig recht aufgeschlossen gegenüber. Viele Hebammen haben dies erkannt und bieten ein Repertoire von Tipps und Rezepten, die bei Beschwerden in der Schwangerschaft gefahrlos Linderung verschaffen, auf die Geburt vorbereiten (z.B. Tees, Massagen mit Johannisöl) oder die Milchbildung rechtzeitig anregen. Auch das Neugeborene kann (wenn es gestillt wird) zunächst über die Mutter mit Heilkräuter-Tees behandelt werden (z.B. bei Neugeborenen-Gelbsucht, Blähungskoliken).

**Literatur-Tipps zum Weiterlesen und Vertiefen**

Fischer, Heide: Frauenheilpflanzen. Nymphenburger, München 2006.

Gerhard, Ingrid; Feige, Axel (Hrsg.): Geburtshilfe integrativ. Elsevier, München 2005.

Stadelmann, Ingeborg: Hebammensprechstunde. Stadelmann, Ermengerst 2005.

Stadelmann, Ingeborg; Wolz, Dietmar: Ganzheitliche Therapien in Schwangerschaft, Wochenbett und Stillzeit. DAV, Stuttgart 2010.

Stiefel, Andrea; Geist, Christine; Harder, Ulrike: Hebammenkunde. Hippokrates, Stuttgart 2012.

### 5.2.1.4 Kinderkrankenpflege

Auch bei kranken Kindern lässt sich ein vorschneller Einsatz von starken Medikamenten durch die Anwendung von Heilpflanzen vermeiden. Grundsätzlich können Kinder so ziemlich alle Tees bekommen, die man auch Erwachsenen anbieten würde. Tees für Kinder sollten aber immer in der kindgemäßen Dosierung zubereitet werden (s. Kap. 8.1.2), und es sollten solche Mischungen ausgewählt werden, die geschmacklich auch für Kinder geeignet sind. Äußere Anwendungen wie Wickel oder Bäder sollten ebenfalls ganz auf das Alter des Kindes angepasst werden und grundsätzlich nicht zu heiß oder zu kalt, zu beengend, hautreizend oder mit zu starkem Geruch verbunden sein. Ätherische Öle sollten möglichst erst ab dem dritten Lebensjahr eingesetzt werden.

Kinder mögen es, wenn mit solchen Anwendungen die entsprechende Zuwendung und Nähe verbunden ist. Wenn Anwendungen spielerisch ablaufen (das Tee-Zubereiten auch in der Puppenküche nachgespielt wird, der Teddy ebenfalls einen Wickel bekommt, die Puppe ein extra kleines Kräutersäckchen kriegt), ist rasch die erste Skepsis überwunden. Und wie wär's dann noch mit dem Vorlesen eines originellen und ansprechenden Kräutermärchens? (Tipps am Ende des Abschnittes)

Heutzutage werden häufig auf Kinderstationen die Pflegemaßnahmen am Kind von Eltern (-teilen), die mit aufgenommen werden, ausgeführt. Der Kinderkrankenpflege-Fachkraft fällt dadurch eine neue Rolle als anleitende und begleitende Person zu. Kenntnisse und Erfahrungen in der Anwendung mit Heilpflanzen (Teerezepturen, Substanzen für Einreibungen oder Hautpflege, Wickel, Kräutersäckchen und Bäder) können hier von großem Nutzen sein. Es gibt inzwischen einige Kinderkliniken bzw. Kinderabteilungen, wo gerade auch von ärztlicher Seite solche Methoden gefördert und gefordert werden. Für die ambulante Kinderkrankenpflege bietet sich die Zusammenarbeit mit Kindergärten, Schulen, Selbsthilfegruppen etc. in Form von Vorträgen oder Kursen an.

**Literatur-Tipps zum Weiterlesen und Vertiefen**

Bühring, Ursel; Ell-Beiser, Helga; Gisch, Michaela: Heilpflanzen in der Kinderheilkunde. Sonntag, Stuttgart 2012.

Laue, Birgit; Salomon, Angelika: Kinder natürlich heilen. Rowohlt, Reinbek 2003.

Schmidt, Gitta: Sonnenwirbel für den König. Kräutermärchen. Stadelmann, Ermengerst 2010.

Soldner, Georg; Stellmann, Hermann Michael: Individuelle Pädiatrie. WVG, Stuttgart 2011.

Stellmann, Michael: Kinderkrankheiten natürlich behandeln. G&U, München 2009.

Wiesenkräutermärchen. Mit wundervollen Kräuterrezepten von Rüdiger Liller, von Anne Liller und Anita Büscher. B&B Verlag, Obersulm, 1996.
Bezugsadresse: Historische Schlossmühle, 55483 Horbruch/Hunsrück.

## 5.2.1.5   Intensivpflege

Der günstigere Personalschlüssel pro Patientin – im Vergleich zu den meisten anderen Fachbereichen – schafft gute Voraussetzungen dafür, dass die hier gängigen Pflegemethoden um Heilpflanzen-Anwendungen erweitert werden. Tees zur Atemunterstützung, bei Unruhe oder Fieber (je nach Zustand der Patientin), zur Mundpflege, als Wickelzusatz oder zu Waschungen (z. B. zur Fiebersenkung oder Schweißreduktion) können gute Dienste leisten. Für sedierte oder bewusstlose Patientinnen sind Methoden, die über die Haut wirken (Waschungen, Einreibungen, zum Teil auch Wickel), eine Möglichkeit, auf behutsame Weise «angesprochen» zu werden, Zuwendung und begleitende Unterstützung zu spüren. Allerdings ist bei Intensiv-Patientinnen ein professionelles Wissen und ein feines Gespür bei der Wahl der Anwendungen Voraussetzung.

**Literatur-Tipp zum Weiterlesen und Vertiefen**

N. N.: Versch. Facharbeiten über Ölkompressen in der Intensivpflege: A&I Weiterbildung, Frankfurt a. Main 2001/2002. (Kontinuierliche Projektarbeit)
Anfragen: A&I Weiterbildung, Uniklinik, Theodor-Stern-Kai 7, 60590 Frankfurt.

## 5.2.1.6   Innere Medizin

Viele Patientinnen schätzen es, wenn sie bei Befindlichkeitsstörungen nicht nur Tabletten angeboten bekommen (s. Kapitel-Anfang), sondern einen besonderen Tee oder eine äußere Anwendung. Pflege-Fachkräfte können hier auch einen Beitrag dazu leisten, dass Patientinnen für sich zu Hause andere Möglichkeiten kennen lernen als nur den raschen Griff zu Tablette. Bei längerer Verweildauer können evtl. pflegende Angehörige aktiv in die Anwendungen mit einbezogen werden. Warum soll nicht eine Person, die regelmäßig zu Besuch kommt und ein oder zwei Stunden am Bett eines kranken Menschen verbringt, in dieser Zeit eine Heilpflanzen-Anwendung zubereiten und verabreichen? Das holt oft Angehörige aus einer gewissen Hilflosigkeit heraus!

## 5.2.1.7   (Unfall-) Chirurgie, Wundpflege

Arnika, Ringelblume und Co. können in Form von Umschlägen oder Salben in vielen Fällen starke Schwellungen nach einer Verletzung oder nach einer Operation verhindern, die Wundheilung beschleunigen und übermäßige Vernarbungen vermeiden. Doch wer kennt sich damit noch aus? Prä- und postoperativ gibt es eine Reihe von Möglichkeiten, «chirurgischen» Patientinnen bei Unruhe und Schlafstörungen, bei Verdauungsproblemen, bei postoperativem Harnverhalten oder bei Wundheilungsproblemen Linderung zu verschaffen durch Tees, Wickel und Auflagen, Einreibungen oder Waschungen. Manchmal sind auch geruchsmindernde Anwendungen ein Segen für alle!

**Literatur-Tipps zum Weiterlesen und Vertiefen**

Glaser, Hermann: Erfolgreiche Wundbehandlung. Aus der Praxis der anthroposophisch erweiterten Krankenpflege. Verlag Urachhaus, Stuttgart 2000. *(Kohl/Honig)*

Glaser, Hermann: Alte und neue Hausmittel zur äußeren Anwendung. Gesundheitspflege iniativ. 2007.

Panfil, Eva-M.; Schröder, G. (Hrsg.). Pflege von Menschen mit chronischen Wunden. Huber, Bern 2013.

Schröder, G.; Kottner J. (Hrsg.). Dekubitus und Dekubitusprophylaxe. Huber, Bern 2012.

## 5.2.1.8   Stomapflege/Inkontinenz

Stomapatientinnen leiden oft unter Vernarbungsschmerzen, Blasenentleerungsstörungen und einer beeinträchtigten sexuellen Funktion – alles Beschwerden, die Folgen der Rektumamputation sind. Dazu kommen oft noch Verdauungsbeschwerden wie Verstopfung, Durchfälle oder Blähungen. Hier können Tees gute Dienste leisten, aber auch äußere Anwendungen wie Wickel oder Einreibungen. Alles was das körperliche (und damit auch das seelische) Wohlbefinden verbessern hilft und Verspannungen lösen kann, ist für diese Patientinnen hilfreich.

**Literatur-Tipp zum Weiterlesen und Vertiefen**
Hayder, Daniela; Kuno, Elke; Müller, Margrit: Kontinenz – Inkontinenz – Kontinenzförderung. Huber, Bern 2012.

### 5.2.1.9 Urologie/Dialyse

Tees, welche die Funktion der Harnwege unterstützen, und antibakterielle pflanzliche Präparate könnten in vielen Fällen den Einsatz stärkerer Medikamente hinauszögern oder vermeiden. Bei Blasenentzündung und Harnverhalten können Auflagen wirkungsvoll eingesetzt werden.

Für Dialysepatientinnen, die u. U. durch jahrelangen Arzneimittel- (z. B. Schmerzmittel-) Abusus ihre gesunde Nierenfunktion eingebüßt haben, sind Kräuteranwendungen eine Alternative zur Schmerztablette (z. B. bei Kopfschmerzen). Auch wenn Dialysepatientinnen nur eine begrenzte Trinkmenge erlaubt ist, so bleiben außer Tees noch Möglichkeiten äußerer Anwendungen (z. B. bei Obstipation, mitverursacht gerade durch die eingeschränkte Flüssigkeitsaufnahme). Bei Dialysepatientinnen wird eine wichtige Aufgabe der Pflegefachkraft vor allem in der Beratung liegen, denn sie kommen ja meist nur für die kurze Dauer der Dialyse in die Klinik oder haben eine Heimdialyse.

### 5.2.1.10 Palliativpflege/Hospiz

Schwerpunkte der Pflege schwer bzw. unheilbar kranker und sterbender Menschen liegen in der Linderung von Schmerzen, der Erleichterung von Atemnot, Übelkeit und den verschiedenen Auswirkungen eines Endstadiums der jeweiligen Erkrankung. Gibt es hier Möglichkeiten einer Anwendung von Heilpflanzen? Grundsätzlich bieten sich Tees und äußere Anwendungen als Ergänzung zu den üblichen Methoden an, z. B. für Waschungen, zur Haut- und Wundpflege, zur Mundpflege oder zur Atemunterstützung.

Wenn Patientinnen ihre Zustimmung oder Abneigung nicht äußern können, sollten keine sehr heißen oder sehr kalten, keine stark duftenden oder hautreizenden Anwendungen gemacht werden. Ein wesentlicher Faktor ist hier sicher auch die Zuwendung und Berührung, die mit den meisten dieser Anwendungen verbunden ist. Auch für Pflegende (Angehörige) kann es hilfreich sein, sanfte und angenehm duftende Substanzen in der Pflege einsetzen zu können, die auch ihnen selbst angenehm sind. Und manchmal ist es vielleicht gerade die pflegende Angehörige, die von einem Schlaftee oder einer stimmungsaufhellenden Teemischung profitiert und dadurch selbst zu einer besseren Nachtruhe in dieser anstrengenden Begleitungsphase findet.

**Literatur-Tipps zum Weiterlesen und Vertiefen**
Böge, Thomas: Standards alternative Pflegemethoden in der Palliativpflege. Luise-Henrietten-Hospiz, 14797 Lehnin 2001.
Huber, Gudrun; Casagrande, Christina: Komplementäre Sterbebegleitung. Haug, Stuttgart 2012.
Knipping, Cornelia (Hrsg.). Lehrbuch Palliative Care. Bern, Huber 2007.
Kränzle, Susanne; Schmid, Ulrike; Seeger, Christa: Palliative Care – Handbuch für Pflege und Begleitung. Springer, Berlin 2011.
Kostrzewa, Stephan; Kutzner, Marion: Was wir noch tun können. Basale Stimulation in der Sterbebegleitung. Huber, Bern 2013.
Nagele, Susanne; Feichtner, Angelika: Palliativpflege. Facultas, Wien 2012.
Walper, Heike: Basale Stimulation in der Palliativpflege. Ernst Reinhardt, München 2012.

### 5.2.1.11 Psychiatrie

Es ist eine Frage des Verständnisses psychischer Erkrankungen, ob in der psychiatrischen Pflege mit Heilpflanzen-Anwendungen gearbeitet werden kann. Vorwiegend psychoanalytisch arbeitende Richtungen werden solche Maßnahmen eher ablehnen, da die Erkrankung nach ihrer Auffassung über ein Bewusstmachen und psychotherapeutisches Aufarbeiten bewältigt werden soll. Wenn psychische Erkrankungen als ganzheitlich und untrennbar von körperlichen Funktionen, Erlebens- und Verhaltensweisen verstanden werden, werden Heilpflanzen-Anwendungen eher als eine willkommene Ergänzung der Therapie gesehen. Gerade bei psychosomatischen Erkrankungen liegt oft eine gestörte Körperwahrnehmung vor, und insbesondere äußere Anwendungen, die womöglich auch noch wohlriechend sind, können hier hilfreich sein. Bei Suchtkranken können pflanzliche und äußere Anwendungen z. B. bei Kopfschmerzen oder Schlafstörungen eine gute Alternative zum gewohnten Griff nach der Tablette sein (insbesondere bei Medikamentenabusus) – doch darf es natürlich nicht passieren, dass einem alkoholabhängigen Menschen Pflanzentropfen oder -elixiere auf alkoholischer Basis angeboten werden!

Die Verwendung von Johanniskraut-Präparaten bei der Behandlung leichter und mittlerer Depressionen ist inzwischen in vielen Einrichtungen gebräuchlich. Auch leberfunktionsunterstützende Tees, Bittermittel und Wickel können Depressionen günstig beeinflussen.

### Literatur-Tipps zum Weiterlesen und Vertiefen
Müller, Elke; Reimer, Ludmilla: Bericht v. Projektarbeit «Einführung d. Therapiesegments Wohltuende Maßnahmen auf d. Depressionsstation», Zentrum f. Psychiatrie, Zwiefalten 2002.
Sauter, Doro; Abderhalden, Chris; Needham, Ian; Wolff, Stephan (Hrsg.). Lehrbuch Psychiatrische Pflege. Huber, Bern 2011.

## 5.2.1.12 Pflege-Ausbildung/Innerbetriebliche Fortbildung

Anwendungsmöglichkeiten von Heilpflanzen lassen sich didaktisch mit sehr vielen Themen in der Pflege-Ausbildung verknüpfen (z. B. Pflege bei Fieber – u. a. mit Pfefferminzteewaschungen) und werden auf diese Weise integriert und nicht gesondert als exotische Alternativbehandlung vermittelt.

Zur Selbstpflege bieten sich mit Heilpflanzen unzählige Möglichkeiten. Wer in der Pflegeausbildung an sich selbst die Erfahrung machen kann, dass solche Mittel wirkungsvoll sind bei alltäglichen Beschwerden (Kopfweh, Infekte, Verspannung, Menstruationsbeschwerden etc.), wird dabei auch lernen, anders mit der eigenen Gesundheit umzugehen. Wer gelernt hat, verantwortungsvoll und vernünftig mit der eigenen Gesundheit umzugehen, kann dies auch überzeugend an andere (z. B. Patientinnen) vermitteln.

In der Grundausbildung erlernte Methoden machen allerdings nur Sinn für die praktische Umsetzung, wenn sie im Alltag von den Auszubildenden auch angewendet werden können. Dafür ist aber zunächst die Gruppe der examinierten Pflegekräfte zu gewinnen. Deshalb nützen noch so progressiv-alternative Elemente in der Grundausbildung wenig, wenn nicht parallel dazu die Examinierten auf den Stationen über innerbetriebliche Fortbildungen in die «neuen» Methoden eingeführt werden. Das geschieht mehr und mehr – und es kann (und darf) sogar Spaß machen!

### Literatur-Tipp zum Weiterlesen und Vertiefen
Bühring, Ursel: Praxis-Lehrbuch der modernen Heilpflanzenkunde. Haug, Stuttgart 2011.

## 5.2.1.13 Heilpflanzen in der Hygiene

Um die Resistenzbildung von Erregern gegenüber Antibiotika und desinfizierenden Mitteln zu vermindern und die Umwelt (einschließlich der im Krankenhaus arbeitenden Personen) vor belastenden Chemikalien zu schützen, laufen schon seit Jahren Bemühungen und Forschungsansätze, Desinfektionsmittel und -verfahren durch pflanzliche Mittel (insbesondere ätherische Öle) zu ergänzen und – wo möglich – zu ersetzen.

Es gibt dazu allerdings noch fast keine wissenschaftlichen Studien – und wenn, dann Berichte von in-vitro-Versuchen. An einigen Krankenhäusern gibt es allerdings schon langjährige Erfahrungen mit der praktischen Anwendung von schonenderen Reinigungsverfahren.

Beispiele: In besonders sensiblen Bereichen (z. B. Neugeborenenzimmer) werden in diesen Kliniken inzwischen die Wickeltischauflagen und Säuglingsbettchen nicht mehr mit herkömmlichen Desinfektionsmitteln abgewischt, sondern mit dem Zusatz von bestimmten, sorgfältig dosierten ätherischen Ölen zum Putzwasser (Seifenlösung) gereinigt.

Auf einigen Intensivstationen werden derzeit Erfahrungen gesammelt im Umgang mit pflanzlichen Zusätzen zum Pflege-Waschwasser. Damit sollen die Keime auf der Haut von Patientinnen mit MRSA und VRE (Methicillin-resistenten

Staphylococcus aureus und Vancomycin-resistenten Enterokokken) reduziert werden. Es laufen derzeit Versuche mit Thymiantee-Waschungen als Alternative zu den sonst üblichen hautdesinfizierenden Waschzusätzen.

Von Studien aus der Aromatherapie ist zwar die antibakterielle, antivirale und antimykotische Wirkung vieler Öle nachgewiesen, doch für die Umsetzung auf den Hygienebereich sind noch weitergehende Studien nötig.

**Literatur-Tipps zum Weiterlesen und Vertiefen**
Sitzmann, Franz: Hygiene daheim. Professionelle Hygiene in der stationären und häuslichen Alten- und Langzeitpflege. Huber, Bern 2007.
Sitzmann, Franz: Hygiene kompakt. Huber, Bern 2012.
Zimmermann, Eliane: Aromatherapie für Pflege- und Heilberufe. Haug, Stuttgart 2011.

### 5.2.1.14 Pflegeberatung in Ambulanz und Pflege-Praxis

Grundsätzlich hat jede Krankenpflege-Fachkraft die Möglichkeit, eine «Pflegepraxis» mit dem Angebot phytotherapeutischer Pflege zu eröffnen. Sie kann dies im Rahmen ihrer pflegerischen Kompetenz eigenständig anbieten (s. dazu auch Kap. 6.5).

Solche Ansätze sind z.B. aus der anthroposophisch orientierten Pflege bekannt. In München gibt es – angegliedert an eine Sozialstation – eine Pflegepraxis (geleitet von einer sehr erfahrenen Krankenschwester), die neben diversen äußeren Anwendungen auch eine Seminarreihe zu Methoden der anthroposophisch orientierten Pflege (für Laien und Fachkolleginnen) anbietet.

In der naturheilkundlichen Ambulanz einer deutschen Universitätsklinik (unter Leitung einer Ärztin mit Zusatzqualifikation Naturheilkunde) betreut eine erfahrene Krankenschwester Patientinnen, die mit diversen Beschwerden in die Sprechstunde kommen. Sie berät diese und führt verschiedene äußere Anwendungen durch.

**Literatur-Tipp zum Weiterlesen und Vertiefen**
Marschke, Waltraud: Infomaterial über Sozialstation und Pflegepraxis «für-einander» W. Marschke, Nikolaistr. 17, München.

### 5.2.1.15 Selbstpflege für Pflegende

Etwas Neues beginnt an einzelnen Krankenhäusern zu keimen: das Angebot von Selbstpflege-Sprechstunden für Kolleginnen und Mitarbeiter aus der eigenen Einrichtung. Eine Pflegefachkraft der jeweiligen Einrichtung bietet an einem bestimmten Nachmittag (monatlich oder wöchentlich) in einem dafür zur Verfügung gestellten Raum Einreibungen und/oder Wickelanwendungen, äußere Anwendungen (z.B. Fußbäder) und beratende Gespräche an. Was früher (und auch heute noch in großen Firmen) die Betriebsschwester war, könnte somit eine Neuauflage erfahren – allerdings mit einem neuen Verständnis.

**Literatur-Tipps zum Weiterlesen und Vertiefen**
Bühring, Ursel: Kuren für Körper und Seele. Ulmer, Stuttgart 2012.
Sonn, Annegret: Mit Blüten, Kräutern und Essenzen. Selbstpflege für Pflegende. Rezepte und Anleitungen. Pflegezeitschrift, Sonderdruck, 1998 [vgl.].

## 5.2.2 Tipps zur praktischen Einführung von Heilpflanzenanwendungen in den Pflegealltag

- Beginnen Sie mit *einer* Anwendung (z.B. einer Schlafteemischung, wenn Sie häufig Patientinnen haben, die unter Schlafstörungen leiden).
- Wählen Sie eine Anwendung aus, die einfach zu machen ist, mit wenigen und leicht zu beschaffenden Materialien und Zutaten (z.B.: Teemischung, Einreibung mit Ölauszug, Waschung mit Tee oder speziellem Zusatz).
- Wenden Sie die Einreibung, Waschung oder Mundspülung anfangs bei Personen an, die kooperativ sind und bei denen die Chance besteht, dass die Maßnahme Erfolg hat. Ein sichtbarer Erfolg und zufriedene, überzeugte Patientinnen beeindrucken auch skeptische Kolleginnen – oder Mitpatientinnen!
- Vermerken Sie die Verordnung, Durchführung und das Ergebnis von Anwendungen mit Heilpflanzen stets sorgfältig in der Pflegedokumentation.

- Erst wenn mit einer Anwendungsform genügend Erfahrung und Routine in weniger komplizierten Pflegesituationen aufgebaut worden ist, kann diese Maßnahme auch bei erkrankten Personen mit schwierigeren Voraussetzungen probiert werden.
- Machen Sie nie eine Anwendung gegen den ausdrücklichen Willen des behandelnden Arztes, auch nicht «heimlich» (s. Kap. 6.5.3).
- Wenn einer Person eine Anwendung besonders gut bekommt, gibt es rasch eine Reihe anderer, die auch in den Genuss eines Tees, einer Einreibung oder einer Waschung kommen möchten – verständlicherweise! Handhaben Sie Heilpflanzen-Anwendungen von Anfang an als spezielle pflegerische Verordnung, die an- aber auch wieder abgesetzt wird und nicht automatisch allen als Teil eines fürsorglichen Service Tag für Tag zusteht.
- Versuchen Sie nicht, auf geradezu missionierende Art ihre Kolleginnen für Heilkräuter begeistern zu wollen … Sprechen Sie es mit den Kolleginnen (und auch mit der Leitungsebene!) ab, wenn Sie selbst neue Möglichkeiten ausprobieren und das vielleicht bei einer Fortbildung Gelernte gerne umsetzen möchten. Verlangen Sie von den anderen nicht, dass sie gleich alle mitziehen müssen. Machen Sie zuerst – transparent für alle – Ihre eigenen Erfahrungen, dokumentieren Sie diese und berichten Sie davon kurz und sachlich in der Übergabe. Irgendwann stellt sich dann die Neugierde der anderen von selbst ein …
- Wenn die Neugierde und das Interesse der Kolleginnen geweckt ist, beraten Sie über das Ausmaß an Neuerungen, die Sie aufnehmen wollen (weniger ist mehr!) und ob dies z.B. zunächst einmal für eine befristete Modellphase sein soll.
- Sorgen Sie für Information, Schulung, Erstellen von Arbeitshilfen (z.B. Teezubereitungsplan in der Küche) – am besten *zusammen* mit den Kolleginnen.
- Wenn Sie bei der Beschaffung von Heilkräutertees, Salben, Ölen etc. im stationären Bereich anfangs Probleme haben, überlegen Sie sich, ob es noch eine andere Anwendungs-Alternative gibt (z.B.: Muss es dieser bestimmte Bade-/Waschzusatz sein – oder kann ich auch einen Teeaufguss verwenden?). Wenn Sie bei der zunächst angesetzten Anwendung bleiben wollen, versuchen Sie, die Unterstützung der Stations-/Abteilungs- oder Pflegedienstleitung oder eines Qualitätszirkels in Ihrer Einrichtung zu gewinnen. Bitten Sie diese, sich für Sie in der Zentralapotheke, der Küche oder anderen Beschaffungsdiensten einzusetzen. Informieren Sie die dortigen Kolleginnen über Ihr Vorhaben, um jegliches Misstrauen auszuschließen und ihr Verständnis zu gewinnen.
- Manchmal kann es auch eine vorübergehende Lösung sein, Angehörige zu bitten, doch einmal das Benötigte (z.B. eine bestimmte Teemischung, einen bestimmten Ölauszug) als Mitbringsel selbst einzubringen, um vorübergehend eine institutionsbedingte Lücke zu überbrücken und dadurch Erfahrungen überhaupt machen und Erfolge demonstrativ nachweisen zu können. Oft erleichtert dieses Dranbleiben die Materialbeschaffung deutlich. Bei der Entlassung nach Hause bitte daran denken, das Selbstgekaufte mitzugeben!
- Reflektieren Sie immer wieder, wie weit die Neuerungen auf Ihrer Station greifen, wo es Hindernisse und Probleme gibt, und beraten Sie gemeinsam, wie Sie diese lösen können.
- Eine Krankenschwester hat in einem süddeutschen Krankenhaus mit Hilfe der Planungsschritte, wie sie vom Pflegeprozess her bekannt sind, die Einführung von Tees auf ihrer Station geschafft und dies in einer sehr anschaulichen Facharbeit beschrieben (s. Literatur-Tipp).

### Literatur-Tipps zum Weiterlesen und Vertiefen

Schwab, Christa: Einführung von Heilpflanzentees in den stationären Alltag. Abschlussarbeit Pflegefachseminar, Ulm 1998.
Bezugsadresse: C. Schwab, Ziegelhütte 1, 91719 Heidenheim.
Zegelin, Angelika: Change als Chance – Veränderungen als Möglichkeit. Pflege Aktuell 52 (1998) 4: S. 246–248.

# 6 Rechtliche und finanzielle Rahmenbedingungen

Wer Heilpflanzen bei Beschwerden innerlich oder äußerlich für sich selbst anwendet, kann dies in aller Freiheit tun und sich dazu die nötigen Kräuter oder Präparate selbst in der Apotheke (solange sie nicht rezeptpflichtig sind) oder in der Natur besorgen. Gute Kenntnisse sind dafür natürlich Voraussetzung. Dass solche Mittel nicht grundsätzlich harmlos und nebenwirkungsfrei sind – wie manche meinen – wurde schon in Kapitel 5.1.3, S. 81 dargestellt.

Wer jedoch mit Heilpflanzen und entsprechenden Fertigpräparaten professionell pflegen möchte, sollte etwas darüber wissen, wie die arzneiliche Zulassung für Heilpflanzen (-Produkte) geregelt ist.

## 6.1 Arzneimittelsicherheit für moderne Heilpflanzen-anwendungen

Die weit verbreitete Ansicht, Phytotherapeutika seien nebenwirkungsfrei, kann mit Sicherheit nicht vertreten werden. Bei der Anwendung von Heilpflanzen können toxische, ungewollte pharmakologische, mutagene oder karzinogene Effekte oder allergische Reaktionen auftreten, aber auch Wechselwirkungen mit anderen Medikamenten. Genauso können Heilpflanzen auch mit Schädlingen, Pilzen, Schwermetallen, Insektiziden, Herbiziden oder anderen Giften kontaminiert oder verfälscht bzw. mit anderen Pflanzen verwechselt worden sein.

Ausgelöst durch den «Contergan-Skandal» Anfang der 1960er Jahre trat 1976 ein neues **Arzneimittelgesetz** in Kraft, das für alle Arzneimittel, gleichgültig ob synthetisch oder aus Pflanzen hergestellt, den Nachweis sowohl der Wirksamkeit als auch der Unbedenklichkeit forderte. Es wurde beschlossen, die Anforderungen für die Zulassung neu entwickelter, aber auch bereits im Handel befindlicher Arzneimittel deutlich zu verschärfen. Das Ergebnis der Überlegungen war das zweite Arzneimittelgesetz (2. AMG) vom 24. 08. 1976.

Für die Zulassung eines Arzneimittels wurden Nachweise über die Wirksamkeit, über pharmazeutische Qualität (analytische Daten) und über ihre Unbedenklichkeit (Ausschluss unerwünschter Wirkungen) gefordert.

## 6.2 Monographien der Kommission E (Abb. 6-1)

Zur Beurteilung von Arzneipflanzen wurde vom damaligen Bundesgesundheitsamt (heute Bundesinstitut für Arzneimittel und Medizinalprodukte = BfArM) die **Kommission E** gegründet. Die Mitglieder dieser Sachverständigenkommission mit interdisziplinärer Zusammensetzung, u.a. Wissenschaftler, Ärzte und Heilpraktiker, befass-

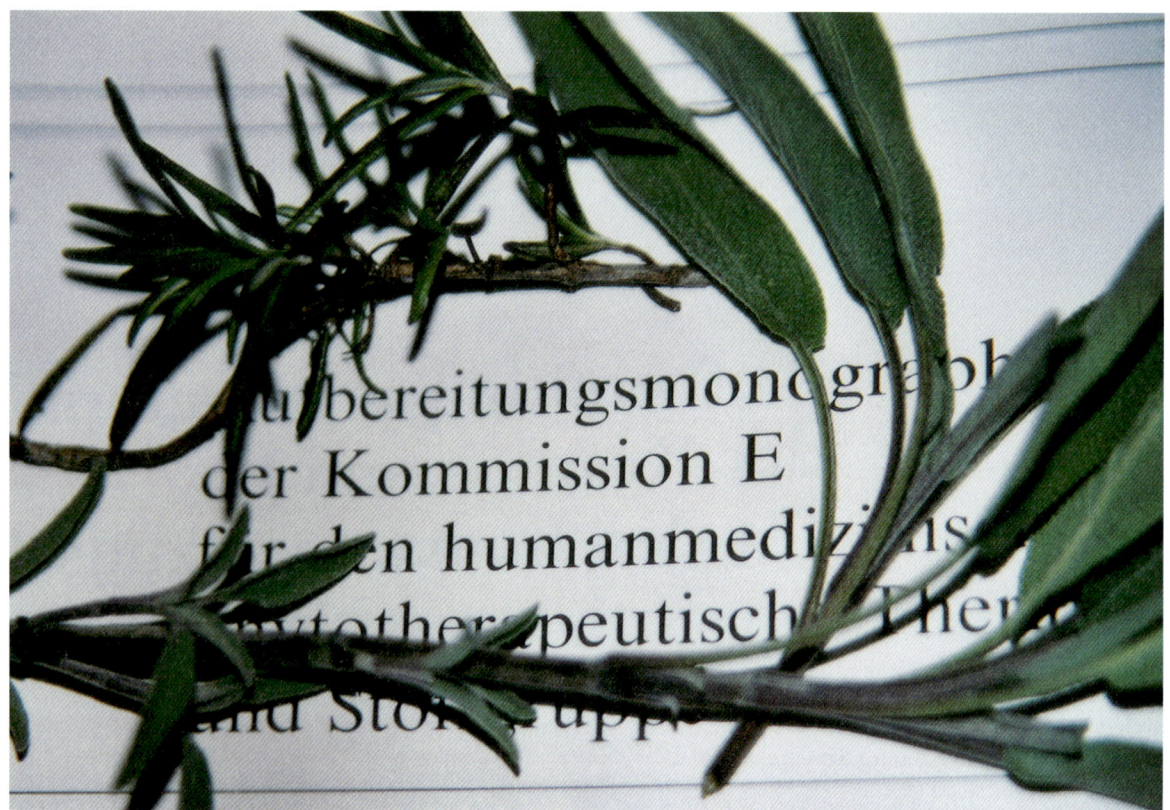

Abbildung 6-1: Monographien der Kommission E. *Foto: A. Sonn.*

ten sich mit der Beurteilung von Heilpflanzen. Sie prüften vorgelegte Forschungsergebnisse und Studien von Firmen und unabhängigen Instituten und erstellten daraus eine Art Steckbrief für die Pflanze, Monographie genannt. Diese enthält wissenschaftliches Erkenntnismaterial zu Wirksamkeit und Unbedenklichkeit, Informationen über Anwendungsempfehlungen, Wirkungen und Nebenwirkungen, Gegenanzeigen, Wechselwirkungen mit anderen Medikamenten sowie die empfohlene Dosierung der Heilpflanzen. Je nach Ergebnis der Prüfung verteilten die Fachleute eine Positiv-, Null- oder Negativmonographie.

Eine *Positivmonographie* wurde an Pflanzen vergeben, für die in klinischen Studien die angegebene Wirkung bestätigt werden konnte und bei denen keine oder allenfalls geringe, vertretbare Nebenwirkungen auftreten.

Eine *Negativmonographie* wurde für Pflanzen erteilt, bei denen die Nebenwirkungen überwiegen, so dass von einer Anwendung als Heilpflanze abgeraten wird, oder weil das wissenschaftliche Erkenntnismaterial für die in Anspruch genommenen Anwendungen nicht ausreichend war.

Eine *Nullmonographie* bekamen Pflanzen, für die eine volksmedizinisch beschriebene Wirkung nicht ausreichend belegt werden konnte, bei denen aber auch keine schädlichen Wirkungen auftreten. Sie können nach wie vor ohne Bedenken zur Verbesserung von Aussehen, Geruch und Geschmack – zum Beispiel in Teemischungen – verwendet werden.

Die in diesem Buch in Kapitel 9 vorgestellten Heilpflanzen haben alle eine Positiv-Monographie erhalten, deren Wortlaut in unseren Steckbriefen mit aufgenommen wurde.

In der Zwischenzeit sind für **378 Heilpflanzen,** die in unserem Arzneischatz eine Rolle spielen, Monographien erstellt worden. Sie spiegeln den vorhandenen Wissenstand über die betreffende Heilpflanze zum Zeitpunkt der Veröffentlichung wider. Für 133 der bewerteten Pflanzen haben sich Null- oder Negativmonographien ergeben.

Alle bereits im Handel befindlichen *Alt-Arzneimittel* mussten nach diesen Vorgaben bewertet werden, und über ihre mögliche Nachzulassung wurde neu entschieden. Am 1. Januar 1993 war der dafür geplante Zeitraum abgelaufen, so dass «Altspezialitäten» mit einer negativen Bewertung zu diesem Zeitpunkt vom Markt genommen werden mussten. Viele Präparate, über deren Nachzulassung noch nicht entschieden wurde, befinden sich jedoch nach wie vor im Handel.

Seit 1995 ist die Monographierung der Pflanzen abgeschlossen. Es werden jedoch ständig Nachbesserungen vorgenommen für Arzneimittel, welche die Zulassung noch nicht erreicht haben, aber bis Ende 2008 auf dem Markt bleiben dürfen. Werden bis dahin keine ausreichenden Unterlagen für eine Nachzulassung eingereicht, dürfen die Produkte nicht mehr weiter vertrieben werden.

Die Kommission E ist inzwischen nur noch beratend für das BfArM tätig und erstellt nicht mehr wie früher neue Monographien. Sie hat heute die Aufgabe, neue pflanzliche Arzneimittel auf der Basis der vorhandenen Monographien nach den Kriterien des 2. AMG zu beurteilen.

Bei Entscheidungen über die Rücknahme von Zulassungen (wie jüngst z. B. sämtliche Kava-Produkte) hat die Kommission E als Sachverständigen-Kommission inzwischen nur noch eine geschwächte Position und soll voraussichtlich abgeschafft werden. Die positiv erstellten Monographien sollen im Laufe der Zeit eine Aufwertung durch die ESCOP-Monographien (siehe 6.3) erfahren.

Für den Nachweis der Wirksamkeit wird heute vom Gesetzgeber in erster Linie die kontrollierte klinische Studie gefordert. Phytopharmaka, die solche produktbezogenen Studien durchlaufen haben, werden am höchsten bewertet.

Viele Phytopharmaka konnten inzwischen diesen Kriterien gerecht werden, doch die meisten der traditionell erfolgreich eingesetzten Phytopharmaka sind nach wie vor ohne Wirksamkeitsnachweis durch klinische Studien.

Dafür bietet die Zulassungsbehörde die Möglichkeit einer Zulassung ohne den Wirksamkeitsnachweis unter Verzicht auf die Angabe einer Indikation. Sie werden mit dem Vermerk «traditionell angewendet bei …» oder «kann in der Selbstmedikation sinnvoll sein» empfohlen und werden eingesetzt bei Befindlichkeitsstörungen und leichteren Erkrankungen.

Für so genannte *Standardzulassungen* wurden nach Art. 36 AMG für 91 Monographien von bewährten, traditionell angewandten Phytopräparaten Zulassungserleichterungen eingeräumt. Davon betroffen sind vor allem Teemischungen oder Tinkturen, die seit langem apothekenüblich sind.

Zulassungsverfahren sind für die Phytopharmaka-Hersteller mit enormen Kosten verbunden. Eine Zulassung einschließlich Studien kostet den Hersteller eines Präparats zirka 1–3 Mio. Euro! Manche Produkte werden deshalb lieber als Nahrungsergänzungsmittel oder Kosmetika deklariert und vertrieben, um solche Kosten zu umgehen (z. B. viele Aloe vera-Produkte oder manche Körperöle).

Nicht unter die Arznei-Zulassung fallen Pflanzen, die als Lebensmittel oder Diätetika eingestuft werden, wie viele Gewürze (z. B. Fenchel), oder Gemüse wie Kartoffeln, Weißkohl etc. (teilweise haben diese eine Null-Monographie bekommen).

**Anthroposophische und homöopathische Arzneimittel** zählen nicht zu den Phytotherapeutika, da sie sowohl pflanzliche als auch tierische und mineralische Bestandteile enthalten. Zu ihrer Anwendung gehört eine eigene Erkenntnistheorie. Homöopathische Arzneimittel können entweder ohne Angabe von Anwendungsgebieten registriert oder mit Angabe von Anwendungsgebieten zugelassen werden. In diesem Fall müssen auch Homöopathika mit Beipackzettel (mit Angaben zu Anwendungsgebieten und Dosierung) versehen sein, was jedoch aufgrund der Diagnosestellung und Arzneimittelfindung nach homöopathischen Regeln keinen Sinn macht und die Patienten nur verwirrt. Der medizinische Einsatz anthroposophischer und homöopathischer Arzneimittel sollte entsprechend ausgebildeten Therapeuten vorbehalten sein.

Voraussetzung für die Kostenerstattung eines homöopathischen Präparats ist das Vorliegen einer Positivmonographie der hierfür zuständigen Kommission D des BfArM bei nachgewiesener Wirksamkeit.

Mittlerweile sind eine ganze Reihe von Phytopharmaka in Bezug auf Wirksamkeit und Unbedenklichkeit untersucht worden. Doppelblinde, randomisierte Studien belegen im Vergleich mit Placebo und Standardtherapeutika eindeutig die Wirksamkeit von pflanzlichen Arzneimitteln. Daraus ist ersichtlich, dass pflanzliche Zubereitungen, in der richtigen Dosierung und für die entsprechende Indikation eingesetzt, den Synthetika in der Wirksamkeit ebenbürtig sind und im direkten Vergleich mit gleich wirkenden Synthetika bezüglich ihres Nebenwirkungsprofils zum Teil deutlich besser abschneiden.

Für eine Reihe von Phytopharmaka ist dies mit wissenschaftlichen Studien belegt – Beispiele hierfür sind: Johanniskraut bei leichten bis mittelschweren Depressionen; Sägepalme bei Prostataadenom im 1. und 2. Stadium; Brennnessel bei entzündlich-degenerativen rheumatischen Beschwerden; Weidenrinde bei chronischen Rückenschmerzen.

### Literatur-Tipps zum Weiterlesen und Vertiefen

Fintelmann, Volker; Menßen, Hans Georg; Siegers, Claus-Peter: Phytotherapie Manual. Pharmazeutischer, pharmakologischer und therapeutischer Standard. Hippokrates Verlag, Stuttgart 1993.

Fintelmann, Volker: Praktische Tee-Therapie. WVG, Stuttgart 2005.

Fintelmann, Volker: Kompendium Phytopharmaka. MMI, München 2008.

Frohne, Dietrich: Heilpflanzenlexikon. Ein Leitfaden auf wissenschaftlicher Grundlage. Wissenschaftliche Verlagsgesellschaft, Stuttgart [7]2006.

Schilcher, Heinz; Kammerer, Susann: Leitfaden Phytotherapie. Elsevier, München 2010.

## 6.3 ESCOP-Monographien

Die «European Scientific Cooperative on Phytotherapy» (ESCOP) hat in den letzten Jahren eigene so genannte ESCOP-Monographien erarbeitet, die internationale Gültigkeit besitzen. Gegründet wurde die ESCOP 1989. Ein Jahr später wurden die ersten fünf Vorschläge für Europa-Monographien veröffentlicht (Sennae fructus und Sennae folium, Frangulae cortex, Matricariae flos und Valerianae radix). Derzeit sind im wissenschaftlichen Komitee von ESCOP Vertreter von zwölf Ländern mit der Aufbereitung des wissenschaftlichen Erkenntnismaterials und der Erstellung von Vorschlägen für Europamonographien beschäftigt. Inzwischen sind über 100 Monographien erstellt worden.

Phytotherapeutische Fachgesellschaften aus Belgien, Deutschland, Frankreich, Griechenland, Großbritannien, Irland, Italien, den Niederlanden, Schweden, der Schweiz und aus der Türkei sind als «Vollmitglieder» dabei. Daneben gehören dem wissenschaftlichen Komitee als assoziierte Mitglieder Fachgesellschaften von Dänemark, Österreich, Portugal und Ungarn an.

### Internetquelle zum Weiterlesen und Vertiefen

http://www.escop.com: The European Scientific Cooperative on Phytotherapy (ESCOP). *Internetseite mit interessanten internationalen Links.*

## 6.4 WHO-Monographien

Parallel dazu erarbeitet die WHO auf Ersuchen von Mitgliedstaaten ein Dokument über häufig verwendete Arzneipflanzen für die primäre medizinische Versorgung im Rahmen des WHO-Programms «Traditionelle Medizin». Das ehrgeizige Ziel dieser internationalen Organisation wird umschrieben mit «Gesundheit für alle». Damit sollen auf regionaler Ebene internationale Vereinbarungen über Politik, Vorschriften, Registrierungen und Standards in der traditionellen Medizin umgesetzt werden können. Das scheint vor allem in Anbetracht der Unterversorgung mit Ärzten und pharmazeutischen Produkten der Bevölkerung in Entwicklungsländern wichtig zu sein, die hauptsächlich auf traditionelle Therapeuten und lokale Arznei-pflanzen angewiesen sind, um ihren primären Bedarf an Gesundheitsfürsorge zu decken.

Professor Norman R. Farnsworth von der Universität von Illinois (Chicago), Experte für Heilkräutertherapien und Medizin-Botanik, arbeitet seit 1983 auf diesem Gebiet. Er wirbt weltweit für neue Möglichkeiten, überlieferte Heilwirkungen von Naturstoffen für künftige Generationen zu erhalten und zu erforschen. Mit Hilfe des Computersystems «Napralert», das per Internet zur Verfügung steht (www.na-pralert.org.), und unter der ständigen Auswertung von 6000 verschiedenen wissenschaftlichen Journalen werden weltweit seit 1975 pharmazeutische und volkstümliche Anwendungen von Heilpflanzen gespeichert.

Somit ist das Ziel vieler Mediziner und Wissenschaftler, der Phytotherapie zur wissenschaftlichen Anerkennung zu verhelfen, in greifbare Nähe gerückt, nicht zuletzt aufgrund moderner Untersuchungsmethoden. «Dadurch, dass es jetzt möglich geworden ist, auch Pflanzenextrakte in ihrer Inhaltszusammensetzung und ihrem Wirkprofil zu standardisieren, wird die Phytotherapie rational anwendbar und kann völlig in das Gesamtkonzept der modernen Arzneimitteltherapie integriert werden», erklärte Prof. Dr. Hildebert Wagner anlässlich des 3. Internationalen Kongresses für Phytomedizin im Oktober 2000 in München.

## 6.5 Die neun häufigsten rechtlichen Fragen von Pflegenden

### 6.5.1 Sind «alternative» Methoden wie Heilpflanzen-Anwendungen in der Pflege grundsätzlich zulässig?

In der Rechtsprechung wird vom Grundsatz ausgegangen, dass verschiedene Methoden gleichrangig nebeneinander stehen (Therapiefreiheit). Es gibt also keine Verpflichtung, nach bestimmten (z. B. schulmedizinischen) Methoden zu behandeln.

Bei gefährlichen Erkrankungen bzw. kritischen Krankheitszuständen muss jedoch ge-

prüft werden, ob die angewendeten Methoden den geltenden Regeln ärztlicher und pflegerischer Wissenschaft entsprechen, ob eine «alternative» Methode noch vertretbar ist. Wenn nicht, muss der Patientin zu wirksameren Methoden geraten und auf diese umgeschwenkt werden.

Das heißt also: «Alternative» Methoden sind grundsätzlich erlaubt bis zu dem Punkt, wo man feststellt, dass man das Problem mit der Methode nicht mehr beherrscht. Oberstes Gebot ist die Sicherheit der Patientin.

Allerdings bestimmen die Kostenträger (gesetzliche und private Krankenversicherungen) häufig durch ihr Finanzierungsverhalten, welche Verfahren (schulmedizinische genauso wie «alternative») laut ihrem Kostenkatalog als «medizinisch erforderlich» gelten und welche nicht. Über diese «Erlaubnis» zum In-Rechnung-Stellen entsteht leicht der Eindruck einer grundsätzlichen Erlaubnis. Ähnlich ist es mit manchen pflanzlichen Mitteln, die von der Kostenerstattung durch die Krankenkassen ausgeschlossen sind, was aber nicht heißt, dass sie nicht verordnet werden dürfen. Für sie muss ein Privatrezept ausgestellt werden und die Patientin muss die Kosten selbst tragen.

### 6.5.2 Dürfen Pflegekräfte Heilpflanzen-Anwendungen (z. B. als Tee, als äußere Anwendung) überhaupt selbstständig und eigenverantwortlich anwenden?

Grundsätzlich muss hier zunächst unterschieden werden, ob die Anwendungen im Rahmen der Krankenhauspflege, der ambulanten Pflege oder der stationären Altenpflege gemacht werden.

#### 6.5.2.1 Im Krankenhaus, Reha-Klinik oder Hospiz

Das Sozialversicherungsrecht in Deutschland regelt, dass Heil- und Hilfsberufe (also auch die Pflegeberufe) im Krankenhaus (sowie in der Reha-Klinik und im Hospiz) der ärztlichen Gesamtverantwortung für Diagnostik und Therapie unterstehen. Heilen (Diagnostik und Therapie) und Pflegen sind jedoch nicht strikt voneinander abgrenzbar. So wird die Grundpflege von der Pflegefachkraft bestimmt – hierzu ist keine ausdrückliche ärztliche Anordnung erforderlich. *Grundpflege* schließt u. a. die Unterstützung bei den ATLs (Aktivitäten des täglichen Lebens), die prophylaktischen Maßnahmen und die Sorge um die Befindlichkeit der Patientin ein – und kann erfahrungsgemäß sehr wohl heilenden Charakter haben.

Nach gängiger Auffassung ist für die *Behandlungspflege* grundsätzlich eine ärztliche Verordnung erforderlich.

Doch inzwischen wird diese bisher gültige Grenze zwischen Grund- und Behandlungspflege offener, denn das Bundessozialgericht macht (im Zuge der Abgrenzung zwischen Krankenversicherung und Pflegeversicherung) bei der Behandlungspflege inzwischen eine Unterscheidung zwischen *einfacher Behandlungspflege* und *Fachbehandlungspflege.* Die einfache Behandlungspflege kann demzufolge von jedermann (z. B. Familienangehörigen) – und damit natürlich auch von der Pflegefachkraft – ohne ärztliche Anordnung erfolgen, während die Fachbehandlungspflege eine ärztliche Anordnung und Durchführung durch Pflegefachkräfte verlangt.

Für Heilpflanzen-Anwendungen in der Pflege bedeutet dies praktisch: Sie sind grundsätzlich anwendbar im Rahmen der Grundpflege (z. B. Haut- und Körperpflege, der Prophylaxen, zur Unterstützung der Mobilisierung, der allgemeinen Befindlichkeit/Wohlgefühl). Aber auch als wirksame Behandlung von Befindlichkeitsstörungen (z. B. grippaler Infekt, Kopfweh, Verdauungsstörungen, Hämatome) oder ergänzende Maßnahmen z. B. bei der Schmerzlinderung, Wundbehandlung etc. können Heilpflanzen-Anwendungen zum Zuge kommen. Tatsache ist, dass eine Pflegefachkraft, die sich dazu das notwendige Hintergrundwissen und die notwendigen Fertigkeiten im Umgang mit diesen Methoden angeeignet hat, auf diesem Gebiet oftmals kompetenter ist als die meisten Ärztinnen, die solche Methoden bisher nicht in der Ausbildung erlernen. Weil aber im Rahmen einer Krankenhausbehandlung immer die Gesamtverantwortung beim ärztlichen Dienst liegt, bedarf es einer Abstimmung mit der behandelnden Ärztin, d. h.

diese muss grundsätzlich hinter solchen Anwendungen stehen. Es ist auch nur im Sinne eines interdisziplinären Austausches und dient letztlich dem Wohl der Patientin, wenn zuvor abgeklärt wird, ob irgendwelche Diagnosen, Befunde, bestimmte Medikationen oder andere Therapien die vorgeschlagene Heilpflanzen-Anwendung kontraindiziert erscheinen lassen oder Wechselwirkungen möglich sind.

Die Erfahrungen von Kolleginnen reichen von der Konfrontation mit einem ärztlichen Dienst der solche Methoden rundweg ablehnt (eher selten – dann aber auch ziemlich hoffnungslos), über Zustimmung oder zumindest Duldung (möglicherweise milde lächelnd) bis hin zur ausdrücklichen Konsultation von Pflegefachkräften mit entsprechenden Fachkenntnissen («Was schlagen Sie in diesem Fall als alternative Maßnahme vor?»).

Wichtig ist grundsätzlich, dass die Pflegekraft die ärztliche Zustimmung in der Pflegedokumentation notiert.

### 6.5.2.2 In der ambulanten Pflege

Hier ist die rechtliche Situation grundsätzlich eine andere als im Krankenhaus. Die ambulante Pflege ist seit der Einführung der Pflegeversicherung ein arztfreier Bereich. Im Pflegeversicherungsfall ist der ärztliche Dienst nicht mehr an der Leistungserbringung beteiligt (höchstens indirekt in der Gutachterfunktion für den Medizinischen Dienst der Krankenkassen).

Im Pflegeversicherungsfall ist es die Pflegefachkraft, die die Pflegediagnose stellt und die entsprechende Pflege durchführt. Die angesetzten pflegerischen Maßnahmen – auch Heilpflanzen-Anwendungen – zielen ja geradezu darauf ab, den Behandlungsfall zu vermeiden. Wichtig ist jedoch, dass die Pflegefachkraft überhaupt abwägen kann, ob die gewählte Heilpflanzen-Anwendung in dem betreffenden Fall gegenüber einer sonst üblichen Methode genauso vertretbar ist. Sie muss also die entsprechenden Fachkenntnisse, Fertigkeiten und Erfahrung haben, um die Möglichkeiten und Grenzen realistisch und verantwortlich einschätzen zu können und z. B. eine notwendige ärztliche Konsultation nicht zu verschleppen (s. Kap. 6.5.1).

Das bedeutet, dass die Pflegefachkraft entscheidet, wann der Zustand einer Patientin das Hinzuziehen einer Ärztin erforderlich macht; erst dann ist sie (im Falle der Behandlungspflege) an die Verordnung für die häusliche Krankenpflege des Hausarztes gebunden.

Stößt die Pflegefachkraft mit den von ihr vorgeschlagenen Heilpflanzen-Anwendungen auf ärztlicher Seite auf Ablehnung, darf sie diese nicht trotzdem oder gar heimlich durchführen (s. unten, Fallbeispiel 6.5.3).

### 6.5.2.3 Im Pflegeheim

Die Pflegefachkraft mit Leitungsfunktion (Stationsleitung/PDL) hat im Pflegeheim eine vergleichbare Stellung wie der ärztliche Dienst im Krankenhaus: Sie entscheidet eigenständig bezüglich der Maßnahmen im Rahmen der Pflegeversicherung und trägt dafür die Verantwortung. Somit kann sie Heilpflanzen-Anwendungen im Rahmen der Pflege integrieren und entscheidet, wann der Zustand einer Patientin eine ärztliche Konsultation erforderlich macht. Im Übrigen gilt das unter «ambulante Pflege» Gesagte.

## 6.5.3 Ein Fallbeispiel aus der praktischen Pflege

*Eine «alternative» Pflegemethode wird von ärztlicher Seite bei der Behandlung einer Patientin mit Ulcus cruris ausdrücklich abgelehnt. Die Patientin möchte jedoch, dass die Pflegekraft ihre offenen Beine mit Kohlauflagen behandelt: «Machen Sie's doch einfach auf meinen Wunsch – ich erzähle der Ärztin ganz bestimmt nichts davon!» bittet sie.*

«Alternative» Anwendungen dürfen niemals gegen den erklärten Willen des ärztlichen Dienstes gemacht werden (s. auch unten, Frage 4)

Anders ist die Situation, wenn eine Ärztin – mit spöttischem Unterton – sagt: «Na ja, machen Sie's halt – es kann ja wohl nicht schaden …» Hier liegt rechtlich eine «Zustimmung durch schlüssiges Verhalten» vor. Es ist aber dringend ratsam, solche Aussagen in der Pflegedokumentation festzuhalten.

## 6.5.4 Welche Rechte der Selbst- oder Mitbestimmung hat die Patientin?

Wie jeder gesunde Mensch hat auch jede Patientin ein Selbstbestimmungsrecht – sie muss es allerdings auch wahrnehmen können (nicht möglich bei Bewusstlosigkeit oder Demenz). Das heißt sie kann sich die medizinische Behandlung bzw. die Ärztin ihres Vertrauens aussuchen. Die Ablehnung einer ärztlichen Anordnung oder eines bestimmten Behandlungswunsches muss die Patientin mit der Ärztin direkt abklären – sie kann von der die Anordnung ausführenden Pflegekraft kein Zuwiderhandeln erwarten oder fordern (s. 6.5.3).

Pflegende haben auch in Bezug auf «alternative» Maßnahmen eine umfassende Aufklärungspflicht gegenüber der Patientin – vergleichbar mit der ärztlichen Eingriffsaufklärung. Die Patientin muss der geplanten Heilpflanzen-Anwendung zustimmen, was wiederum in der Pflegedokumentation vermerkt werden sollte. (Eine schriftliche Einverständniserklärung ist allerdings nicht notwendig.)

## 6.5.5 Wer haftet bei alternativen Pflegemethoden?

Bei ärztlichen Anordnungen (Behandlungspflege) haftet die Ärztin für die Anordnung (Anordnungsverantwortung). Die Pflegekraft ist für die fachlich korrekte Durchführung verantwortlich (Durchführungsverantwortung).

Bei Zweifeln (Schrift unleserlich, Methode nicht geeignet für die Patientin) hat sie immer eine Rückfragepflicht, um Risiken zu vermeiden. Die Ärztin haftet für die Richtigkeit der Anordnung – wobei diese nicht schriftlich sein muss. Bei telefonischen Anordnungen ist es immer sinnvoll, die Anordnung zu wiederholen und zu dokumentieren!

Verantwortlich für die Maßnahmen im Pflegeversicherungsfall ist die Pflege*fach*kraft. Hilfskräfte und pflegende Angehörige dürfen die Anwendungen zwar auch durchführen, aber nur unter ihrer Anleitung und Kontrolle. Sie muss sich zuvor vergewissern, dass die betreffende Hilfskraft oder pflegende Angehörige in der Lage sind, die Anwendung zuverlässig durchzuführen. Die Pflegefachkraft kann allerdings nur für die Folgen zur Verantwortung gezogen werden, die sie durch mangelhafte Anleitung oder unterlassene Kontrolle mit verursacht hat. Die Pflegefachkraft hat also die Anleitungsverantwortung (entsprechendes sollte aus der Pflegedokumentation ersichtlich sein), die Durchführung selbst liegt in der Verantwortung der Hilfskraft oder der pflegenden Angehörigen.

### 6.5.6 Welcher Sorgfalts-Maßstab gilt für Pflegekräfte, die «alternative» Methoden anwenden?

Der Sorgfaltsmaßstab ist auf den Standard der Berufsgruppe, also darauf abzustellen, was im jeweiligen Berufsfeld gewusst werden muss. Das heißt, dass die Pflegefachkraft bei der Anordnung von Heilpflanzen-Anwendungen ihre Grenzen bzw. die Grenzen dieser Methoden kennt und die nötige Fachkompetenz für die Durchführung hat (Fortbildungen, Fachliteratur, -presse etc.). Maßgebend ist also nicht die Schulmedizin, sondern der Wissensstandard der Pflegeberufe (Pflegewissenschaften, Erfahrungswissen der Berufsgruppe etc.).

### 6.5.7 Darf eine Pflegekraft eine Ölmischung für äußere Anwendungen bei einer Patientin selbst herstellen (z. B. ein Basisöl mit einem ätherischen Öl mischen)?

Für den Gebrauch zur Anwendung bei der Patientin ist dies erlaubt. Nicht erlaubt ist die Abgabe zur Anwendung gegen Bezahlung – damit wird die Pflegekraft zur Herstellerin und fällt unter die Regelungen des Arzneimittelgesetzes (AMG). («Herstellen» im Sinne des AMG heißt erstmaliges in den Verkehr/Verkauf bringen.) Ein Mischen eines Öls zur Anwendung bei der Patientin fällt so auch nicht unter die Kosmetikverordnung, die ausschließlich die Herstellung von Kosmetika regelt.

Das bedeutet für die Leistungsabrechnung in der ambulanten Pflege und der stationären Altenpflege: Wenn für die Durchführung einer Ölkompresse oder einer Einreibung mit einer Ölmischung eine Rechnung erstellt wird, darf die Substanz nicht extra berechnet werden, sondern sollte im Pauschalbetrag für die Anwendung enthalten sein – oder die Patientin besorgt sich die Ölmischung selbst z. B. in der Apotheke.

### 6.5.8 Dürfen Quark, Kohl oder Honig überhaupt zur Therapie genutzt werden – verbietet das nicht das Arzneimittelgesetz?

Das Arzneimittelgesetz regelt das Herstellen und die Abgabe von Arzneimitteln, aber nicht deren Einsatz. Substanzen, die unter die Arzneimittelherstellung fallen, müssen abgrenzbar sein zum Medizinproduktegesetz sowie zum Lebensmittel- und Bedarfsgegenständegesetz. Die Abgrenzung/Zuordnung erfolgt (nach der Rechtsprechung des Bundesverwaltungsgerichts) nach der so genannten «Eindruckstheorie», d. h. nach dem Eindruck, den der Verbraucher von der Verwendbarkeit der betreffenden Substanz hat. Somit sind Quark, Honig oder Kohl eindeutig in erster Linie Lebensmittel und fallen nicht unter die Regelungen des AMG. Im Übrigen gilt das unter den Kap. 6.5.1 bis 6.5.3 Gesagte.

### 6.5.9 Kann sich eine Krankenschwester und Fachfrau für Wickel- und/oder Heilpflanzen-Anwendungen selbstständig machen (z.B. mit einer «Pflegepraxis»)?

Ja – im Rahmen der Kompetenz des eigenen Berufsstandes kann sie sich als Krankenschwester mit dem Angebot von Pflegeanwendungen aus dem Bereich Wickel, Auflagen und Heilpflanzen selbstständig machen. Da die Ausbildung zur Altenpflegerin/zum Altenpfleger derzeit in Deutschland noch nicht bundeseinheitlich geregelt ist, gilt diese Möglichkeit noch nicht für Altenpfleger/innen. Nachdem jedoch das Bundesverfassungsgericht (Herbst 2002) den Weg für das neue Bundesaltenpflegegesetz frei gemacht hat, ist eine künftige Angleichung denkbar.

Für die Tätigkeit einer solchen «Pflegepraxis» ist es ratsam, zu Beginn einer «alternativen» Pflegebehandlung eine Pflegeanamnese und -diagnose zu stellen und alles zu dokumentieren.

Die Angst, dadurch mit dem Heilpraktikergesetz in Konflikt zu kommen, ist unbegründet. Wer in einem Gesundheitsberuf eine staatlich geregelte Ausbildung mit Staatsexamen hat, fällt keinesfalls unter das Heilpraktikergesetz.

Die Kosten für Behandlungen im Rahmen einer solchen «Pflegepraxis» müssen allerdings von den Patientinnen selbst getragen werden.

Darüber hinaus ist zu beachten, dass die Pflegefachkraft, wenn sie außerdem noch bei einer Pflegeeinrichtung angestellt ist, zuvor das Einverständnis zu einer solchen Nebentätigkeit von ihrem Arbeitgeber einholen muss (Arbeitsrecht).

[Die Kontrolle von Heilmitteln wird in der Schweiz über Swissmedic geregelt, zuständig für die Umsetzungen in den Kantonen sind die Interkantonalen Kontrollstellen für Heilmittel (IKS). Im Pflegealltag bedarf es vor allem der Genehmigung der Anwendung von Tees und äußeren Anwendung durch die Klinik- oder Heimleitung mit einer anschließenden standardisierten Anwendungsregelung für die Pflegefachfrau, den Pflegefachmann, die oder der die Anwendung selbstständig anordnet, durchführt und verantwortet, Anm. d. Lek. Nach Korrespondenz mit MD].

### Literatur-Tipps zum Weiterlesen und Vertiefen

Böhme, Hans: Alternative Heil- und Pflegemethoden. In: Herold, Eva Elisabeth: Ambulante Pflege. Die Pflege gesunder und kranker Menschen, Band 3, Schlütersche Verlagsanstalt, Hannover 2. Auflage, 2002: S. 865 – 898.

Böhme, Hans: Professionalisierung der Pflege: Ein Rezeptblock für die Pflegekraft? Dürfen Pflegefachkräfte Behandlungs- und Pflegemaßnahmen verordnen? Pflegen Ambulant. 11 (2000) 3: 45 – 48.

Böhme, Hans: Alternative Pflegemethoden am Beispiel Wickel & Auflagen. Pflegen Ambulant, 10 (1999) 2: 38 – 41.

Böhme, Hans: Die Regeln der Heilkunst – rechtliche Aspekte jenseits der Schulmedizin. Pflege & Krankenhausrecht. (1999): 2, 33 – 37.

Böhme, Hans: Alternative Pflege – was ist erlaubt? Heilberufe, 48 (1996): 52 – 53.

Böhme, Hans; Sonn, Annegret: Heilpflanzen-Anwendungen in der Pflege. Juristische Aspekte bei alternativen Methoden. Pflegen Ambulant, 13 (2002) 6: 54 – 56.

Böhme, Hans: Rechtshandbuch von A – Z für Pflegeeinrichtungen. Weka-Media 2012.

Höfert, Rolf: Pflege aus der Kräuterküche: Erlaubt ist, was gefällt?. Heilberufe (2011) 8: 44 – 45.

Sonn, Annegret: Pflegethema: Wickel und Auflagen. Georg Thieme Verlag, Stuttgart 1998. *Rechtliche Aspekte zu Wickeln und Auflagen. S. 97 – 99.*

[Zwischenzeitlich hat das Bundesverfassungsgericht mit Beschluss vom 2. März 2004 (1 BvR 784/83) wie folgt entschieden:

1. Dass heilkundliche Tätigkeit grundsätzlich nicht erlaubnisfrei sein soll, hat im Hinblick auf das Schutzgut Gesundheit seinen Sinn. Es geht um eine präventive Kontrolle, die nicht nur die fachlichen Kenntnisse und Fähigkeiten, sondern auch die Eignung für den Heilkundeberuf im Allgemeinen erfasst.
2. Zur Wahrung der Berufsausübungsfreiheit nach Artikel 12 Grundgesetz bedarf es einer einschränkenden Auslegung des Begriffs Heilkunde im Sinne des § 1 Heilpraktikergesetz.
3. Handauflegen ist keine Ausübung ärztlicher Heilkunde.
4. Je weiter sich das Erscheinungsbild des Helfers von medizinischer Behandlung entfernt, desto geringer wird das Gefährdungspotential, das im vorliegenden Zusammenhang allein geeignet ist, die Erlaubnispflicht nach dem Heilpraktikergesetz auszulösen.

Was für Geistheiler gilt, gilt erst recht für selbstständige Pflegefachkräfte, soweit sie ihren Kunden klarmachen, keine Ärzte zu sein und keine ärztliche Behandlung ersetzen zu wollen (ebenso Dannecker, 2008).

Mit dem Pflege-Weiterentwicklungsgesetz in der Fassung der zweiten und dritten Lesung im Bundestag vom 14. März 2008, das am 25. April 2008 in den Bundesrat eingebracht wird (dort gilt die Zustimmung als gesichert), wird erstmals die eigenständige Heilkundeausübung durch entsprechend ausgebildete Pflegefachkräfte zum 1. Juli 2008 geregelt. Allerdings hat die Ärztelobby noch ein Kuckucksei in das Pflegenest gelegt: Einzelheiten werden vom Gemeinsamen Bundesausschuss nach Anhörung der Bundesärztekammer und der Berufsverbände in der Pflege in der häuslichen Pflege festgelegt.

Im neuen § 63b Abs. 3b und 3c SGB V ist geregelt, dass in Modellvorhaben Angehörige der im Altenpflegegesetz und Krankenpflegegesetz geregelten Berufe ausprobieren dürfen

a. Verordnungskompetenzen bei der Hilfsmittelversorgung
b. Bestimmung des Umfangs der häuslichen Krankenpflege und
c. selbständige Ausübung von Heilkunde,

wenn die Personen entsprechende Qualifikationsanforderungen erfüllen.

Insoweit wird das Berufsrecht wie folgt geändert:

a. § 4 Abs. 7 Altenpflegegesetz/Krankenpflegegesetz regelt die Vermittlung erweiterter Kompetenzen zur selbstständigen Ausübung von Heilkunde,
b. § 4a Altenpflegegesetz/Krankenpflegegesetz regelt die staatlichen Prüfungen bei Ausbildungen nach § 4 Abs. 7 Krankenpflegegesetz und
c. § 1 Abs. 1 Altenpflegegesetz/Krankenplfegegesetz wird um einen Satz 2 wie folgt ergänzt: «Personen mit einer Erlaubnis nach Absatz 1, die über eine Ausbildung nach § 4 Abs. 7 verfügen, sind im Rahmen der ihnen in dieser Ausbildung vermittelten erweiterten Kompetenzen zur Ausübung heilkundlicher Tätigkeiten berechtigt.»

**Literatur-Tipps zum Weiterlesen und Vertiefen**
Böhme, Hans: Der Entwurf eines Gesetzes zur strukturellen Weiterentwicklung der Pflegeversicherung (Pflege-Weiterentwicklungsgesetz – PfWG). Pflegen Ambulant (2007): 18.
Böhme, Hans: Wunderheiler benötigen keine Erlaubnis nach dem Heilpraktikergesetz – Beschluss des Bundesverfassungsgerichts vom 02.03.2004 – AZ.: 1 BvR 784/03. Pflege- und Krankenhausrecht. (2005): 8, 22 – 26.
Dannecker, Günther: Die Zulassung zur Ausübung der heilberuflichen Tätigkeit im Bereich der Komplementär- und Außenseitermedizin. Public Health Forum. (2008): 16, 25 – 28.
*Ergänzung von Prof. Dr. Hans Böhme]*

## 6.6 Abrechnung und Kostenerstattung von Heilpflanzen-Anwendungen (Abb. 6-2)

Das Sozialversicherungsrecht regelt in der Bundesrepublik Deutschland, für welche Leistungen welche Berufsgruppe im Gesundheitswesen zuständig ist und damit zugleich auch die Frage des zuständigen Kostenträgers.

Wer kommt also für die Kosten «alternativer» Behandlungs- und Pflegemaßnahmen auf?

Auch dies hängt wieder davon ab, wo die entsprechende Leistung erbracht wird.

### 6.6.1 Im Krankenhaus

Zum Zeitpunkt, in dem diese Ausführungen geschrieben werden, gilt noch, dass z.B. äußere Anwendungen wie Wickel und Auflagen oder Einreibungen mit dem allgemeinen Pflegesatz abgegolten sind.

Versuche, dies z.B. Privaten Krankenversicherungen als gesonderte Leistung mit der Arztrechnung den Ziffern der Gebührenordnung für Ärzte (GOÄ/Abschnitt E) entsprechend in Rechnung zu stellen, wurden bisher meist abgelehnt oder höchstens im Einzelfall auf Kulanzbasis und befristet übernommen.

Im Zuge der Einführung der DRGs (engl.: *diagnosis related groups*) werden Leistungen wie «alternative Methoden» ebenfalls grundsätzlich in der Fallpauschale enthalten sein. Eine gute Zusammenarbeit zwischen dem ärztlichen Dienst und der Pflege wird notwendiger sein denn je. Vor allem die Nebendiagnosen, die häufig Pflegediagnosen entsprechen, werden von Pflegenden genutzt werden müssen, um aufwändigere Pflegemaßnahmen (sowohl konventioneller als auch «alternativer» Art) im Rahmen der Pauschale(n) finanziell abgesichert durchführen zu können.

### 6.6.2 In der ambulanten Pflege

Eine wichtige Voraussetzung für den Umgang mit «alternativen» Methoden in der ambulanten Pflege ist, dass jede Pflegefachkraft – und allen voran die Leitung – ein bisschen unterneh-

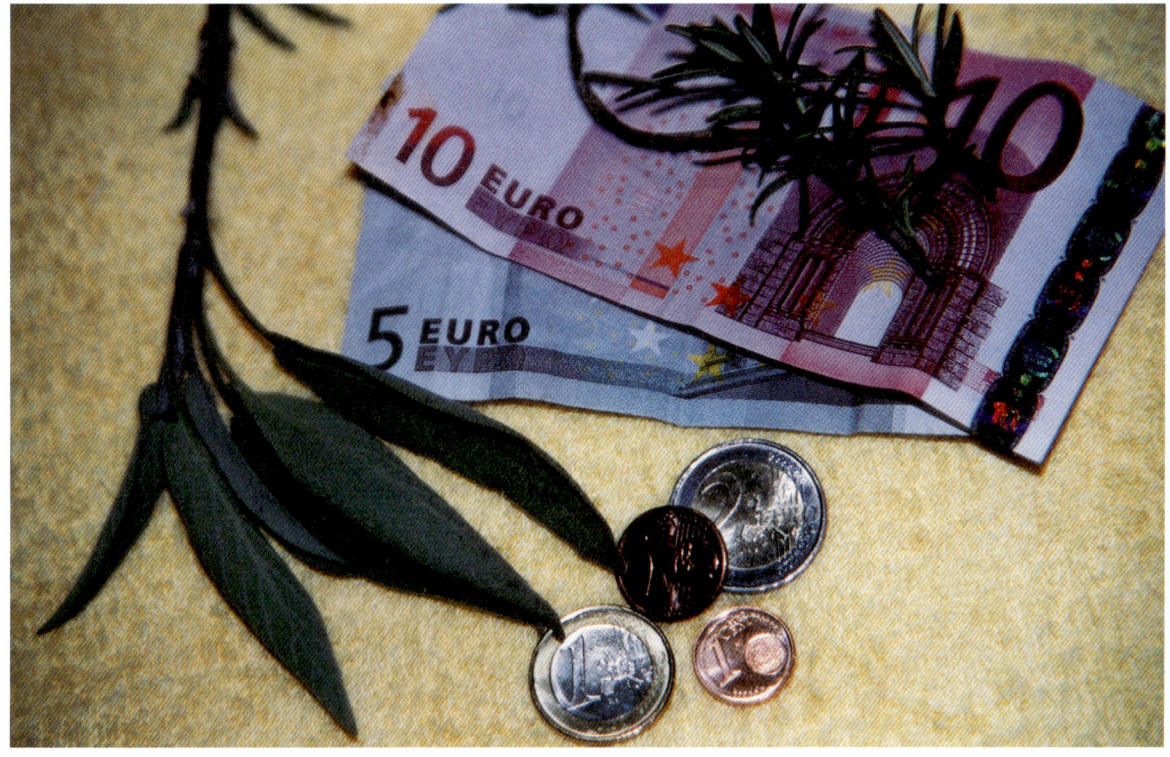

**Abbildung 6-2:** Abrechnung von Heilpflanzenanwendungen. *Foto: A. Sonn.*

merisch denken lernt. Ein professionell um Teerezepturen, Wickel oder Einreibungen erweitertes Leistungsangebot ist gut für das Image des Pflegedienstes. Bedenkt man, dass laut einer Umfrage des Allensbacher Instituts im April 2002 die deutsche Bevölkerung naturheilkundlichen bzw. pflanzlichen Mitteln gegenüber in der Mehrzahl positiv eingestellt ist (73 % wenden bereits pflanzliche Mittel an – fünf Jahre früher waren es noch 65 %), so ließe sich hier sicher noch einiges ausbauen.

Doch auch in der ambulanten Pflege ist es nicht einfach, «alternative» Methoden wie z. B. Heilpflanzen-Anwendungen mit Kostenträgern (von deren Offenheit vieles abhängt!) abzurechnen. Umfassende Informationsarbeit gegenüber Kostenträgern und der Ärzteschaft und ein entsprechendes Verhandlungsgeschick sind notwendig.

Hier ist eine gute Zusammenarbeit mit dem behandelnden Hausarzt, der die Verordnung für die häusliche Krankenpflege ausstellt unbedingt erforderlich. Die Verordnung ist die Grundlage für die Abrechnung mit dem Kostenträger.

Grundsätzlich gibt es die folgenden drei Finanzierungsmöglichkeiten:

### 6.6.2.1 Nach SGB V § 92

**Beispiel: Dekubitus-Behandlung (Leistungskomplex Nr. 12) oder Wundversorgung (Nr. 31)**

Ab Dekubitusgrad 2 ist die ärztliche Verordnung einer Behandlungspflege mit dem Ziel der Wundheilung möglich. Die im SGB genannten Hydrokolloid- oder Feuchtverbände sind nur beispielhaft genannt und nicht als Therapievorschrift zu verstehen, es lässt also auch phytotherapeutische Methoden zu. Der Entscheidung, mit was behandelt wird, muss letztendlich der Arzt zustimmen. Die übrigen Vorschriften über begleitende Maßnahmen (Lagerung, Wundheilungsverlauf) müssen protokolliert werden. Diese Behandlungsaspekte sowie Wundheilungskontrolle, -reinigung, Einreibung im Wundgebiet oder das Überprüfen von Drainagen sind im Leistungskomplex eingeschlossen.

**Beispiel: Medikamentengabe (Leistungskatalog Nr. 26)**

Medizinische Bäder, Einreibungen oder Wickel mit Heilpflanzenzusätzen sind Medikamentengaben über die Haut. Die im Gesetzestext genannten Indikationen wie akut entzündliche Gelenkserkrankungen oder Wirbelsäulensymptome sind beispielhaft und schließen andere Indikationen nicht aus. Zwei Voraussetzungen müssen allerdings erfüllt sein: Die Patientin darf zur Selbstbehandlung aufgrund ihrer krankheitsbedingten Einschränkungen nicht fähig sein, und die Substanz muss ärztlich verordnet sein. Dabei muss es sich nicht zwingend um eine rezeptpflichtige Substanz handeln – die Materialkosten werden dann allerdings nicht von der Kasse übernommen.

Auch bei der Auflage von Kälteträgern (Nr. 21) wird die Art des Kälteträgers nicht vorgeschrieben – die Anwendung muss jedoch auf 3 Tage begrenzt sein. Aber auch hierfür werden die Materialkosten nicht übernommen.

**Beispiel: Anleitung zur Pflege (Leistungskatalog Nr. 1 bzw. Nr. 7)**

Diese Möglichkeit kann wahrgenommen werden, wenn Pflegefachkräfte Angehörige eingehend z. B. bezüglich äußerer Anwendungen beraten und anleiten, damit diese die weiteren Anwendungen selbst übernehmen können. Die Anleitung im Rahmen einer Behandlungspflege darf bis zu zehn Tagen, die zur Grundpflege bis zu fünf Tagen in Anspruch genommen werden. Ob die Anleitung zu einer Heilpflanzen-Anwendung unter die Behandlungs- oder die Grundpflege fällt, muss ärztlich abgeklärt werden. Erstattet wird für eine Anleitungsleistung jeweils der 1,5fache Gebührensatz, der für diese Leistung vorgegeben ist.

### 6.6.2.2 Nach SGB XI

Im Rahmen der Pflegeversicherung können Heilpflanzen-Anwendungen innerhalb der gewährten Module eingesetzt werden: als Prophylaxe/Hilfe bei der Körperpflege/Hilfe bei Ausscheidungen u. Inkontinenz/Aktivierung und Mobilisation. Außerdem bezahlt die Pflegeversicherung auch für Anleitung und Beratung: entweder während des Pflegebesuchs nach § 37, 3 SGB XI (Kurzberatung) oder bei einem ausführlicheren Beratungsbesuch nach § 45 SGB XI (Anleitung und Beratung einmalig bis zu zwei Stunden).

### 6.6.2.3 Private Abrechnung

Einige Anbieter von «alternativen Pflegemethoden» bieten Heilpflanzen- und äußere Anwendungen in Fällen, in denen eine Abrechnung mit der Krankenkasse nicht möglich ist, auf Privatrechnung an.

Es kann aber auch (insbesondere bei zeitaufwändigeren Methoden) notwendig werden, der Patientin einen zusätzlichen entsprechenden Differenzbetrag in Rechnung zu stellen, weil die Kostenerstattung der Kostenträger nicht zur Deckung des tatsächlichen Kostenaufwands ausreicht. Wichtig ist hier eine transparente Information (evtl. eine private Vergütungsvereinbarung) und korrekte Rechnungsstellung.

Über die Höhe der Beträge, die für «alternative» Leistungen privat berechnet werden können, bestehen derzeit noch sehr unterschiedliche Auffassungen. Manche Pflegedienste legen den Satz von –,60 Euro für eine Pflegeminute zugrunde und berechnen die Anwendungen nach dem tatsächlichen Zeitaufwand. Andere legen für die einzelnen Methoden einen festen Preis fest (zwischen 35 und 50 Euro pro Stunde). Wer solche Methoden erst einführen, d. h. potenzielle Nutzerinnen dafür finden will, sollte keine zu hohen Preise ansetzen, sondern evtl. erst einen – noch nicht kostendeckenden – Einführungs- oder Kennenlern-Preis anbieten.

### 6.6.3 Stationäre Altenpflege

Heilpflanzen-Anwendungen im Rahmen der stationären Altenpflege können mit den Kostenträgern nicht separat abgerechnet werden. Sie müssen im Rahmen des Pflegesatzes, je nach Pflegebedürftigkeit, finanziert werden. Hier hängt es daher ganz besonders von der Philosophie einer Einrichtung ab, was sie ihren Bewohnern und Pflegebedürftigen anbieten kann und will. Selbstverständlich ist es auch hier möglich, «alternative» Pflegemethoden privat abzurechnen.

**Literatur-Tipp zum Weiterlesen und Vertiefen**
Winterer, Sieglinde: Damit sich Wickel und Auflagen bezahlt machen. Forum Sozialstation 26 (2002) 115: 46–47.

# 7 Tipps in Bezug auf konkrete Pflegeindikationen und Beschwerden

In diesem Kapitel soll es nicht darum gehen, eine möglichst große Anzahl von «Rezepten» aufzulisten. Es ist uns vielmehr ein Anliegen, die pflegerische Handlung bei den vorgestellten Möglichkeiten zu betonen und nicht nur die Verordnung oder Verwendung einer Substanz. Mit den vorgeschlagenen Anwendungen soll die Patientin als ganzer Mensch angesprochen – «berührt» – werden und dabei auch über ihre Sinne eine Erfahrung machen, die möglichst wohl tut.

Mit den Tipps in diesem Kapitel soll auch die Wahrnehmung der Pflegenden dahingehend erweitert werden, dass sie mit Symptomen und Beschwerden nicht nach dem Motto verfahren «jedem Topf sein Deckelchen», sondern sich eher ganzheitliche Gedanken machen und Zusammenhänge sehen können. Es geht um mehr als nur den Versuch, konventionelle Mittel gegen solche pflanzlicher Herkunft auszutauschen.

Professionelle pflegetherapeutische Angebote, die Möglichkeiten aus dem Wissens- und Erfahrungsschatz der Heilpflanzenkunde mit einbeziehen, können zur Prophylaxe oder Linderung von Beschwerden und zur Förderung von Selbstheilungs-Fähigkeiten beitragen. Darüber hinaus zeigen sie auch den Betroffenen selbst andere, möglichst behutsamere, oft nebenwirkungsärmere und angenehmere Wege, mit der eigenen Gesundheit bzw. Krankheit umzugehen.

In diesem Kapitel werden nur wenige Fertigpräparate (Phytotherapeutika) genannt, denn ihre Anwendung und Beschaffung ist häufig abhängig von einer ärztlichen Verordnung. Stattdessen haben wir bevorzugt Anwendungen wie Teezubereitung, Wickel und Auflagen, Einreiben bzw. dünnes Auftragen von Substanzen, die Durchführung von Spülungen, Waschungen und Bädern und die Verabreichung von Tropfen gewählt. Unter führen wir noch Tipps an, auf die wir nicht verzichten möchten, die aber nicht unter die Heilpflanzen fallen.

Zur besseren Übersichtlichkeit werden die meisten Tipps in diesem Kapitel nur kurz aufgeführt – eine genauere Durchführungsanleitung findet sich in Kapitel 8, ergänzt durch Beschreibungen, wie Tinkturen, Salben, Ölauszüge und -gemische hergestellt oder Waschungen, Einreibungen und Wickel durchgeführt werden. Die meisten der genannten Heilpflanzen können bezüglich ihrer Wirkungsweise (einschließlich möglicher Neben- oder Wechselwirkungen) in Kapitel 9 genauer studiert werden.

Umfassende Literatur-Tipps mit jeweiligem Bezug zu einem speziellen Thema sind so integriert, dass die Lesenden einzelne Themen noch selbst vertiefen können.

**Literatur-Tipps zum Weiterlesen und Vertiefen**

AID Verbraucherinformation «Wildgemüse» Faltblatt Nr. 2521.
Bezugsadresse: AID-Verbraucherdienst, Konstantinstr. 124, 53179 Bonn.

Bienstein, Christel; Fröhlich Andreas: Basale Stimulation® in der Pflege. Huber, Bern 2012.

Buchholz, Thomas; Schürenberg, Ansgar: Basale Stimulation in der Pflege alter Menschen. Huber, Bern 2012.

Bühring, Ursel: Kochen mit Wildkräutern, Heft 1–4. Edition Achillea.
Bezugsadresse: www.ursel-buehring.de
www.heilpflanzenschule.de

Bühring, Ursel: Freiburger Heilpflanzenblätter, Sammelband 1–4. Edition Achillea.
Bezugsadresse: www.ursel-buehring.de
www.heilpflanzenschule.de

Bühring, Ursel: Praxis-Lehrbuch der modernen Heilpflanzenkunde. Haug, Stuttgart 2011.

Bühring, Ursel: Alles über Heilpflanzen. Ulmer, Stuttgart 2011.

Bühring, Ursel; Ell-Beiser, Helga; Gisch, Michaela: Heilpflanzen in der Kinderheilkunde. Sonntag, Stuttgart 2007.

Egli, Judith; Emmenegger, Julia: Förderung der Eigenheilkräfte. Gesundheits- und Krankenpflege mit natürlichen Anwendungen für groß und klein. Hofstetten 1996.
Bezugsadresse: A. Gschwind-Marbacher, Mariasteinstrasse 17, CH-4114 Hofstetten.

Fintelmann, Volker: Lehrbuch der Phytotherapie. Hippokrates, Stuttgart 2009.

Gottschalck, Thomas: Mundhygiene und spezielle Mundpflege. Huber, Bern 2007.

Grünwald, Jörg; Jänicke, Christof: Grüne Apotheke – Selbstbehandlung mit pflanzlichen Heilmitteln und -tees. G&U, München 2005.

Karl, Josef: Neue Therapiekonzepte für die Praxis der Naturheilkunde. Ein Wegweiser durch Erkrankung und Heilung aus ganzheitlicher Sicht. Pflaum, München 1995.

Klemme, Brigitte: Delikatessen am Wegesrand. Das Begleitbuch zu Radio WDR-5 «Öko – Der Wirtschafts- und Umweltreport». (Hrsg. Wilfried Bommert im Auftrag des WDR.) Rau, Düsseldorf 1995.

Klemme, Brigitte: Un-Kräuter zum Genießen. Noch mehr Delikatessen am Wegesrand. Das Begleitbuch zu Radio WDR-5 «Öko – Der Wirtschafts- und Umweltreport». (Hrsg. Wilfried Bommert im Auftrag des WDR.) Rau, Düsseldorf 1996.

Klemme, Brigitte: Baumblättersalat. Neue Delikatessen vom Waldesrand. Das Begleitbuch zu Radio WDR-5 «Lebensmittelreport». (Hrsg. Wilfried Bommert im Auftrag des WDR.) Rau, Düsseldorf 1999.

Kraft, Karin: Checkliste Phytotherapie. Thieme, Stuttgart 2011.

Lenherr, Andreas: «Heilpflanzen bei…» Artikelfolge «Natürliche Heilmittel». Zeitschrift bisch zwäg Vitaswiss, Postfach, CH-8036 Zürich.

Schilcher, Heinz; Kammerer, Susanne; Wegener, Tankred: Leitfaden Phytotherapie. München, Elsevier 2010.

Schilcher, Heinz; Dorsch, Walter: Phytotherapie in der Kinderheilkunde. WVG, Stuttgart 2006.

Schilcher, Heinz; Frank, Bruno: Kleines Heilkräuter-Lexikon. Hädecke, Weil der Stadt 2008.

Schulz, Volker; Hensel, Rudolf: Rationale Phytotherapie. Springer, Heidelberg 2005.

Schunk, Rainer: Heilkraft aus Heilpflanzen. Kuhfuß Verlag, Abtswind 2002.

Soldner, Georg; Stellmann, Hermann Michael: Individuelle Pädiatrie. WVG, Stuttgart 2011.

Sonn, Annegret: Pflegethema: Wickel und Auflagen. Thieme, Stuttgart 1998.

Sonn, Annegret: Mit Blüten, Kräutern und Essenzen. Pflegezeitschrift, Sonderdruck. Kohlhammer Verlag, Stuttgart 1998.
(Vergriffen. Kopien über Verlag W. Kohlhammer, Hessbrühlstr. 69, 70565 Stuttgart oder über Internet: http://www.kohlhammer.de)

Sonn, Annegret: Selbstpflegetipps: Wohlfühlen an Wintertagen. Forum Sozialstation, 26 (2002) 119: 46–47.

Stadelmann, Ingeborg; Wolz, Dietmar: Ganzheitliche Therapien in Schwangerschaft, Wochenbett und Stillzeit. DAV, Stuttgart 2010.

Stellmann, Michael: Kinderkrankheiten natürlich behandeln. G&U, München 2009.

Wagner, Hildebert; Wiesenauer, Markus: Phytotherapie. WVG, Stuttgart 2003.

Wichtl, Max: Handbuch der Teedrogen, WVG, Stuttgart 2009.

# 7.1 Pflegetipps in Bezug auf die Haut, Haare und Nägel

Querverweise zu anderen Themengruppen in diesem Kapitel:

Im Abschnitt «Pflegetipps für die Wochenpflege: Das Neugeborene» wird gesondert auf die Hautpflege und mögliche -probleme bei Neugeborenen eingegangen – s. S. 158 f.

## 7.1.1 Zur Gesunderhaltung: Tipps für die Haut-, Haar- und Nagelpflege

Haut- und Körperpflege ist nicht nur eine Frage der Körperhygiene, sondern ermöglicht es auch, einem (gesunden oder kranken) Menschen Zuwendung und Aufmerksamkeit zu geben und

Beruhigung oder Anregung zu vermitteln. Wir können die Art der Berührung und was wir dazu verwenden (Hände, Waschhandschuh, Bürste, Wärme, Kälte, Düfte, Wirkstoffe etc.) für die betreffende Person individuell wählen, um eine bestimmte Wirkung und ein möglichst umfassendes Wohlbefinden zu erzielen. Dazu gehört vor jeder hautpflegenden Maßnahme die offene Wahrnehmung für das momentane Hautbild und die momentanen Bedürfnisse der Person. Eingefahrene Routinen à la «Waschanlage» mögen für ein Auto angemessen sein, nicht aber für den Menschen. Gewisse Haut- und Körperpflege-Rituale, wie z. B. eine abendliche beruhigende Waschung oder ein erfrischendes Trockenbürsten am Morgen, können durchaus Sinn machen, wenn ihr Nutzen immer wieder offen wahrnehmend reflektiert wird.

Auch das Organ *Haut* hat seinen Rhythmus zwischen Ruhe und Belastetwerden. Deshalb sollte sie – z. B. zur Nachtruhe – eher nur eine reinigende Pflege bekommen, so dass sie sich ohne Creme oder Salbe über die Nacht regenerieren kann. Für die Tagesaktivitäten kann sie dann – wenn nötig – mit einer Creme oder Salbe geschützt werden.

Um die gesunde Funktion der Haut zu unterstützen, sollte die Regel gelten: «Weniger ist mehr» – d. h. ein sparsamer Umgang mit Wasser (ist tägliches Duschen nötig?), mit Seifen oder seifenfreien Waschsubstanzen, mit Salben und Lotionen, mit Ölen und ätherischen Ölen. Wer Seife benützt, sollte diese beim Waschen auch wieder mit klarem Wasser abspülen. Wenn Fette und Öle nötig sind, dann nur solche pflanzlicher Herkunft. Öle mineralischer Herkunft (die meisten Babyöle, Melkfett, Vaseline, Fettbestandteile in Körperlotionen) können nicht in die Haut einziehen und behindern eher eine gesunde Hautfunktion. Manche Emulgatoren in Körperlotionen oder Badezusätzen greifen auch das vorhandene Hautfett an.

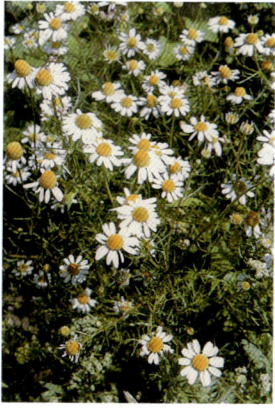

a)

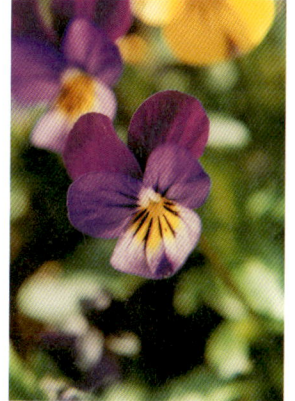

b)

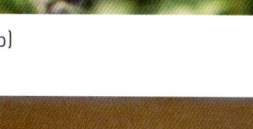

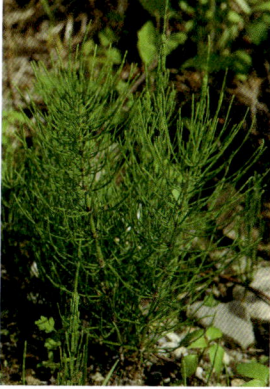

c)

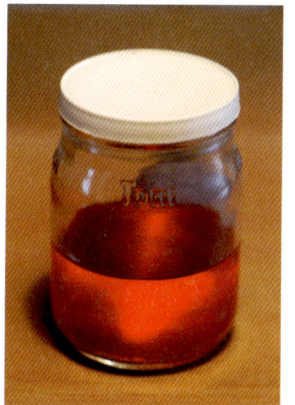

d)

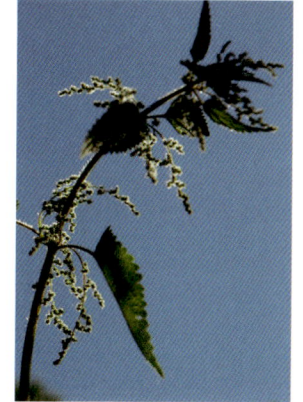

e)

f)

**Abbildung 7-1:** a) Kamille, b) Stiefmütterchen, c) Schachtelhalm, d) Johannisöl, e) Ringelblume, f) Brennnessel. *Fotos: A. Sonn, U. Bühring.*

Von Zeit zu Zeit sollten Körperpflegemittel auf ihre Frische bzw. Haltbarkeit überprüft werden. Gerade natürliche Pflegemittel sind nicht so lange haltbar (aber deshalb auch verträglicher), weil ihre Bestandteile «lebendige» biologisch reagierende Substanzen sind und wenig oder gar keine Konservierungsstoffe enthalten. Ranzig gewordene Pflegemittel dürfen nicht mehr verwendet werden.

Oft tut es auch ein Teeaufguss als Waschzusatz (zum Beispiel Rosen-, Ringelblumenblüten oder Ackerstiefmütterchenkraut) oder ein Kräuteraufguss ins Bad (mit Melisse, Rosmarin, Lavendel) anstelle von Fertigzusätzen.

Verträgliche Körperpflegemittel sollten Schutz vor Umwelteinflüssen (Sonnenbestrahlung, Feuchtigkeit etc.) bieten, aber nicht durch ihre Zusammensetzung die Haut belasten.

Nicht alle Hauterscheinungen (Pickel, Ausschläge, Jucken etc.) sollten gleich bekämpft werden: Oftmals haben sie eine Ventilfunktion für systemische Prozesse des Körpers. Ein Beispiel hierfür sind klassische Kinderkrankheiten wie z. B. Masern. Wenn der Ausschlag richtig «blüht», ist die Gefahr eines komplizierten Verlaufs meist gebannt. Hauterscheinungen im Zusammenhang mit den klassischen Kinderkrankheiten dürfen daher keinesfalls beschwichtigt und damit unterdrückt werden.

Auch das Schwitzen (in Maßen) kann eine gesunde Hautfunktion durchaus unterstützen, weil Stoffwechsel und Ausscheidung darüber intensiviert werden (Körperaktivität, Sauna).

Eine innerliche Unterstützung der Leber- und Stoffwechselfunktion macht bei allen Hautproblemen Sinn. Wenn Leber, Nieren, Darm und Lungen ihre Entgiftungsfunktion besser erfüllen können, beruhigt sich in der Folge oft auch die Haut. Die Leistungsfähigkeit innerer Organe und des Stoffwechsels wird auch stark beeinflusst von Faktoren wie Schlafmangel, Erschöpfung und psychischer Belastung. Die Haut spiegelt immer den inneren Zustand wider.

### 7.1.1.1 Ernährung

Was dem Körper an Nahrung zugeführt (zugemutet) wird, beeinflusst die Hautfunktionen. Eine vitalstoffreiche Ernährung (frisches Obst und Gemüse der Saison, (Wild-) Kräuter, Frischpresssäfte und Vollkornprodukte) sowie eine ausreichende Flüssigkeitszufuhr (öfter auch einfaches Wasser) unterstützen eine gute Hautfunktion. Eine Belastung mit Genussgiften (reichlich Nikotin, Süßigkeiten, Alkohol etc.) hinterlässt auf Dauer ihre Spuren.

### 7.1.2 Ekzeme und Hautallergien

Für viele Betroffene bringt es Linderung, tierisches Eiweiß und Fabrikzucker zu meiden. Um eine ausreichende Versorgung mit Eiweiß und Vitalstoffen zu gewährleisten (insbesondere bei Kindern), muss eine solche Ernährungsumstellung neu erlernt und fachkundig begleitet werden. Eine Behandlung sollte nicht nur an der Haut ansetzen, sondern an der systemischen Ursache für die Allergiebereitschaft.

Ekzeme und Hautallergien zeigen sich entweder als entzündliches, nässendes oder auch als trockenes, schorfiges oder schuppendes Hautbild. Lokale Linderungsmöglichkeiten dazu siehe unter den jeweiligen Rubriken.

### 7.1.3 Sehr trockene Haut

Eine trockene Haut braucht Feuchtigkeit von innen (Flüssigkeitszufuhr überprüfen) und außen durch sog. Feuchthaltefaktoren, wie Harnstoff oder Hyaluronsäure. Seifen sollten gemieden werden. Wenn Seife verwendet wird, dann solche auf Kernseifenbasis, die eine raschere Rückfettung bewirkt. Seife immer klar abspülen, eventuell mit Obstessig nachspülen. Fette und Öle eher sparsam verwenden, sie machen die Haut oft nur noch trockener. Wenn Fette verwendet werden, dann auf der Basis pflanzlicher Öle (s. o.). Eine gute Möglichkeit ist es auch, die Haut nach dem Waschen oder Duschen nur abzutupfen und in die noch gut feuchte Haut ein wenig Körperöl direkt einzumassieren.

#### Äußerliche Anwendungen

Malvenbäder/-waschungen (beste Erfahrungen in der Geriatrie: die Menschen sind spürbar ruhiger, weil die trockene Haut nicht mehr juckt.

Einzelne Hautpartien mit Tee von blauer Malve oder Ringelblumen behandeln. Ölwickel mit fetten Hautölen (Mandel, Jojoba).

Ringelblumen-Salbe, Johannisöl oder Nachtkerzenöl dünn auftragen. Avocado-Brei-umschläge auf trockene Hautpartien.

Bürstenmassage (s.S. 205) – Hautdefekte und Krampfadern aussparen.

### 7.1.4 Schorfige, schuppige Hautpartien

#### Äußerliche Anwendungen

Ringelblumen-Salbe, Johannis-, Nachtker-zen- oder Leinöl (möglichst nach dem Waschen in die noch feuchte Haut) einreiben oder Kompressen auflegen.

Equisetum-Ölbäder.

 Auflagen mit 40-prozentigem Sahnequark (messerrückendick) auf die betroffenen Haut-partien, 2–3 h einwirken lassen, dann mit viel Wasser abspülen; Borken und Krusten lösen sich dabei ab; behutsam trocken tupfen, hinter-her schützend mit Schlauchverband, Gaze etc. abdecken.

tägliche Bürstenmassage (s.S. 205) – even-tuelle Hautdefekte und Krampfadern aussparen.

### 7.1.5 Juckreiz, Hautjucken

Körperpflegemittel, Ernährung, Flüssigkeitszu-fuhr sowie Leber- und Nierenfunktion über-prüfen.

#### Innerliche Anwendungen

Stoffwechselfördernder Begleittee:
- Mariendistelfrüchte (zerstoßen) 30,0
- Löwenzahnwurzel u. -blüten 20,0
- Brennnesselblätter 20,0
- Birkenblätter 10,0

Zubereitung: Infus; 1–2 Tassen täglich während bis zu 6 Wochen oder: Tee von Gänseblümchen-blüten, Stiefmütterchenkraut oder Ringelblu-menblüten (1:1:1).

#### Äußerliche Anwendungen

Kühle Kompressen mit Tee von Stiefmüt-terchenkraut, Ringelblumen- oder Gänseblüm-chenblüten; Eichenrinde, Walnussblätter, Ha-mameliswasser oder -teeauflagen (Pfeffermin-ze); Malvenblüten.

Waschungen mit Pfefferminztee oder Obst-essig; oder in einer Flasche mit Pumpspray-Aufsatz: Mischung aus 1 Tasse Wasser, 2 EL Apfel-essig, evtl. 1 Tr. Lavendelöl in etwas Honig gelöst.

Malvenblüten- (eher trockene Haut) oder Ei-chenrindetee (eher nässende Haut); Waschun-gen mit Stärkemehl (z.B. Mondamin) im Wasch-wasser aufgelöst. Juckende Hautpartien immer wieder damit benetzen.

Stärkemehl (z.B. Mondamin), einige EL im Waschwasser verrühren.

Dünnes Auftragen von Aloe vera oder Combudoron-Gel (WELEDA).

Behutsame Bürstenmassage (s.S. 205), be-sonders geeignet bei trockener aber intakter Haut. Tragen kühler Seidenschlafanzüge.

### 7.1.6 Übermäßige Fett- und Talgproduktion

Stark entfettende Körperpflegemittel meiden, eher ab und zu dick einfetten (pflanzliches Fett), um Nachfetten der Haut zu drosseln.

#### Innerliche Anwendungen

 Teemischung aus:
- Stiefmütterchenkraut 36,0
- Eichenrinde 12,0
- Ringelblumenblüten 12,0

Zubereitung: Infus; 1–2 Tassen täglich während 3–4 Wochen.

### Äußerliche Anwendungen

 Kompressen mit Heilerde oder Lava-Erde, welche mit Wasser oder Ringelblumen- oder Stiefmütterchentee zu einer streichfähigen Paste angerührt wurden; Auflagen mit Magerquark (leicht entfettend und die Poren klärend)

## 7.1.7 Wunde, nässende Hautpartien und -falten

Für Luftzufuhr und Trockenheit sorgen, evtl. trocken föhnen, Kompresse zwischen Hautfalten einlegen oder – für den Hausgebrauch – abgezupfte Fasern vom Rohwollevlies.

### Innerliche Anwendungen

Teemischung aus:
- Hamamelisblätter 30,0
- Ringelblumenblüten 10,0
- Stiefmütterchenkraut 10,0

Zubereitung: Infus; 2 Tassen täglich während 4–5 Wochen.

Infus nur von Stiefmütterchenkraut, 2 Tassen täglich während 4–5 Wochen.

### Äußerliche Anwendungen

(Teil-)Bäder/Waschungen mit Tee von Ringelblumenblüten, Stiefmütterchenkraut, Salbeiblätter (10 min ziehen lassen), Eichenrinde, Hamamelis.

Kompressen mit Tee von Ringelblumenblüten, Stiefmütterchenkraut, Salbeiblätter (10 min ziehen lassen); mit Schwarztee oder Eichenrindetee oder Blutwurztee.

Blutwurz- oder Ringelblumen-Salbe dünn auftragen.

## 7.1.8 Unreine, entzündliche Haut (Entzündungen, Eiterbildung)

Leber- und Stoffwechselfunktion unterstützen, Zucker meiden.

### Innerliche Anwendungen

Leber-/Nierenteemischung zur Unterstützung der Stoffwechsel- und Ausscheidungsfunktionen:
- Ringelblumenblüten 15,0
- Walnussblätter 10,0
- Kamillenblüten 10,0

oder
- Löwenzahnwurzel u. -kraut 20,0
- Goldrutenkraut 20,0
- Birkenblätter 20,0

Zubereitung: Infus; 2 Tassen täglich während 4–6 Wochen; oder Infus aus Löwenzahnwurzel und -kraut; oder Infus von Gänseblümchenblüten, Stiefmütterchenkraut, Ringelblumenblüten.

### Äußerliche Anwendungen

Kompressen mit Tee aus Stiefmütterchenkraut, Ringelblumen- und Gänseblümchenblüten. Kamillenblütentee (nur 3 min ziehen lassen).

Heilerde oder Lava-Erde, welche mit Wasser oder Ringelblumen-, Kamillen- oder Stiefmütterchentee zu einer streichfähigen Paste angerührt wurde, messerrückendick auf Kompresse oder direkt auf die Haut auftragen oder (Mager-) Quarkkompresse.

Zum Erweichen verhärteter Abszesse oder Furunkel etc. eventuell Leinsamen-Kompressen.

## 7.1.9 Übermäßiges Schwitzen

Schweiß nicht vorschnell unterdrücken. Schwitzen ist eine wichtige Ausscheidungs- und Ventilfunktion des Organismus. Besser wäre, durch Pflegemaßnahmen die Folgen und Unannehmlichkeiten für die betroffene Person (Körpergeruch, Gefahr des Auskühlens wegen durchnässter Kleidung etc.) zu lindern.

Bei Personen, die zu starkem Schwitzen neigen, sollte man die Beschaffenheit von Bekleidung oder Bettwäsche prüfen. Wasserundurchlässige Betteinlagen, Matratzenbezüge und synthetische Materialien für die Kleidung verstärken Wärmestaus und Schweißausbrüche, gleichzeitig aber auch ein Auskühlen, weil die

Feuchtigkeit nicht vom Stoff aufgesogen wird. Fasern wie Wolle oder Seide können in hohem Maße Feuchtigkeit aufsaugen, ohne sich nass anzufühlen. Wolle vermag auch Gerüche zu neutralisieren und ist relativ pflegeleicht. Baumwolle saugt zwar gut den Schweiß auf, fühlt sich dann aber rasch klamm und kühl an und muss entsprechend häufig gewechselt werden. Sie ist bei Unverträglichkeit von Wolle und bei Allergieneigung die bessere Alternative.

### Innerliche Anwendung

Tee von Salbeiblättern, in den Wechseljahren auch: Hopfen. Wichtig: lauwarm bis kalt trinken! Oder: Salbeitinktur $3 \times 20$ Tr. tgl. $2-3$ Wochen lang.

### Äußerliche Anwendung

Waschung mit Salbei- oder Pfefferminztee oder mit Zitrone aus kontrolliert biologischem Anbau (kbA) (unter Wasser in der Schüssel sternförmig eingeschnitten und ausgequetscht); bei starkem Fußschweiß Fußbäder mit Eichenrindetee oder Salbeitee (doppelte Dosierung als üblich) oder $3-4$ Tr. eines $100\%$ naturreinen ätherischen Salbeiöls in einer halben Tasse Vollmilch emulgiert.

Körperpuder von WALA (feinst vermahlene Seide mit hautfreundlichen pflanzlichen Zusätzen) ganz dünn auftragen, Reste mit trockenem Handtuchzipfel oder Wattebausch wegstäuben.

Deo-Roll-on zum Selbermachen für den Hausgebrauch:

5 Tr. $100\%$ reines, natürliches ätherisches Salbeiöl (bevorzugt vom Griechischen Salbei/hat weniger Thujongehalt) in 50 ml 70-prozentigem Alkohol lösen, darin 1 Messerspitze Xanthan auflösen, 50 ml destilliertes Wasser aufgießen, umrühren und in eine Flasche mit Kugelapplikator füllen (antibakteriell, verhindert oder vermindert Körpergeruch).

## 7.1.10 Hautpilz

*Beachte:* Das Auftreten von Hautpilz ist meist ein Hinweis auf eine bestehende, latente Abwehrschwäche; deshalb parallel zu lokalen Maßnahmen auf vitalstoffreiche Nahrung, gute Stoffwechselfunktion und Ausscheidung sowie sorgfältige Körper- bzw. Hautpflege achten. Pflegende Behandlung mit natürlichen Mitteln bei Hautpilz erfordert Geduld und Ausdauer.

Befallene Hautpartien sauber und trocken halten (evtl. trocken föhnen), evtl. Kompresse zwischen Haut-Kontaktflächen legen. Bei Fußpilz für luftdurchlässiges Schuhwerk und Strümpfe sorgen.

### Innerliche Anwendung

Schachtelhalm-Tee (während $6-8$ Wochen tägl. $1-2$ Tassen).

### Äußerliche Anwendung

Ringelblumen-Salbe; Echinacea-Salbe; Teebaumöl-Lavendelöl-Mischung (10 ml süßes Mandelöl mit je 3 Tr. eines jeweils $100\%$ reinen ätherischen Öls von Lavendel und Teebaum) – sparsam auftragen. Fußpilz-Salbe: 2,5 g Thymianöl in 50 g Kamillen- oder Ringelblumensalbe mischen lassen

regelmäßige Waschungen oder (Teil-) Bäder mit Ringelblumen- oder Salbeiblättertee oder einer Abkochung von Schachtelhalm oder Eichenrinde oder Blutwurz.

Kompresse auflegen bzw. zwischen Haut-Kontaktflächen legen, die mit einer der o. g. Substanzen bestrichen oder getränkt ist.

Ringelblumen-Frischpresssaft (Ringelblumen-Blütenblättchen in eine Knoblauchpresse stopfen und Saft ausquetschen) mit Wattestäbchen auf befallene Stellen tupfen, oder pinseln mit Ringelblumen- oder Blutwurz-Tee. Für den Hausgebrauch: betupfen mit Saft von Knoblauchzehe.

### 7.1.11 Herpes

Herpesinfektionen weisen auf eine Schwächung des Immunsystems hin und sollten, wenn sie immer wieder auftreten, nicht nur lokal sondern auch systemisch behandelt werden.

#### Äußerliche Anwendung

Dünnes Auftragen von: Johannisöl oder Melissenöl-Mischung (10 Tr. 30 % naturreines ätherisches Öl von Melissa officinalis in 30 ml Mandelöl), Melissen-Salbe (Lomaherpan®, aus der Apotheke), Echinacea-Salbe.

Kompresse mit Melissenöl-Mischung oder Melissen-Salbe (Lomaherpan®) auf lokale Herpesbläschen auflegen.

Auch das Auftupfen (nicht reiben!) des Saftes einiger frisch zerquetschter Zitronenmelisse-Blättchen hilft: mehrmals tgl.!

Bei Gürtelrose während des nässenden Stadiums eher Tee-Umschläge evtl. mit Seidenläppchen z.B. von Johanniskraut (doppelt starker Aufguss), Eichenrinde, verdünnter Echinaceatinktur. Danach und wenn bereits abgeheilt, aber die Hautpartie noch sehr schmerzhaft ist: Johannisölauflagen, bei Bedarf leicht erwärmt.

### 7.1.12 Verletzungen/Wunden

Bei allen Arten von Unfällen und Verletzungen empfiehlt es sich, Arnika C 30 als Globuli einzunehmen: 5 Globuli im Mund zergehen lassen, 5 weitere Gl in 1 Glas (Leitungs-) Wasser auflösen, mit Löffel (nicht Metall) verrühren und davon alle ein bis zwei Stunden 1 Teelöffelchen einnehmen. Wenn dies unmittelbar nach der Verletzung nicht möglich war, kann es auch noch ein bis zwei Tage hinterher mit einer einmaligen Gabe von 5 Globuli nachgeholt werden und so Schmerzen lindern, das Abklingen einer Schwellung oder eines Hämatoms unterstützen.

#### 7.1.12.1 Leichte Verbrennungen und Verbrühungen (ersten Grades)

##### Äußerliche Anwendung

100-prozentiges, naturreines ätherisches Lavendelöl (ausnahmsweise pur), wenige Tropfen direkt auftupfen; Combudoron-Gel (WELEDA); Blutwurz-Salbe, Johannisöl, Ringelblumen-Salbe; frisch ausgequetschter Saft von Aloe vera; Sanddorn-Fruchtfleischöl (Primavera life).

Kompressen mit Combudoron-Lösung (1 : 9 verdünnt); Auflagen mit Speisequark.

#### 7.1.12.2 Kleinere Schnittverletzungen und Schürfungen

Möglichst ausbluten (und damit sich selbst reinigen) lassen.

##### Äußerliche Anwendung

Spitzwegerich-Frischpresssaft dünn auftragen. Wenn trocken: Blutwurz-Salbe, Johannisöl, Ringelblumen-Salbe, Kamillen-Salbe.

Blutwurz-, Hirtentäschel-, Ringelblumen-, Kamillentee; ein gequetschtes Wegerichblatt (zu Hause oder unterwegs).

#### 7.1.12.3 Prellungen und Blutergüsse

##### Äußerliche Anwendung

Arnika-Gel oder -Salbe; Beinwell- oder Kytta®-Salbe.

Kühle Umschläge mit Arnika- oder Ringelblumen- oder Symphytum-Tinktur (nach Vorschrift verdünnt); Quarkauflagen; Kohlblätter; Umschläge mit Hamameliswasser.

*Beachte:* Arnika kann bei empfindlichen Personen eine lokale, allergische Reaktion (leichte Hautrötung) auslösen. Haut während der ersten 1–2 h auf eventuelle Reaktion beobachten; wenn Reaktion auftritt, dann statt Arnika mit Ringelblume weitermachen.

### 7.1.12.4 Insektenstiche

Zur Prophylaxe: Einreiben mit Ölmischung mit Citronella oder Lavendel oder Rosmarin oder Zeder (auf 30 ml pflanzliches Öl 6 Tropfen eines der ätherischen Öle von 100% reiner, natürlicher Herkunft).

#### Innerliche Anwendung

Tipp aus der Homöopathie: Ledum C 6, 5 Globuli im Mund zergehen lassen – lindert die Folgen des Einstichs von Insekten gleich welcher Art.

#### Äußerliche Anwendung

 Saft aus gequetschten Wegerich-, Gänseblümchen-, Minze-, Giersch-, Schafgarbenblättern; Saft von frisch angeschnittener Zwiebel; Saft von Aloe vera; Combudoron-Gel (WELEDA).

 Speisequark- oder Heilerdeauflagen.

### 7.1.12.5 Wundheilung (allgemein)

#### Innerliche Anwendung

 Teemischung aus:

- Kamillenblüten 20,0
- Ringelblumenblüten 20,0
- Spitzwegerichblätter 15,0

Zubereitung: Infus; davon täglich 2–3 Tassen, bis Wundheilung deutlichen Fortschritt zeigt.

 Arnika D 6 Globuli: 2 × 5 Globuli tägl. im Mund zergehen lassen während 2 bis 3 Tagen postoperativ.

#### Äußerliche Anwendung

*Beachte:* Grundsätzlich so wenig wie möglich eingreifen, am besten Wunde ungestört heilen lassen; dafür sorgen, dass die Wunde sauber bleibt oder wird, evtl. Wundränder zum Schutz vor Sekret mit einer dünnen Schicht Ringelblumen-Salbe abdecken. Wunden nie mit (verfärbenden) Substanzen behandeln, die eine gute Wundbeobachtung verhindern. Grundsätze phasengerechter Wundbehandlung beachten.

 Ringelblumen-Salbe, Echinacea-Salbe; Ringelblumen-, Kamillen-, Johannisöl.

 Spülung (wenn unsaubere Wunde) oder Bad mit Ringelblumen-Tinktur (mit Ringer-Lösung gemäß Packungsbeilage verdünnt) oder Ringelblumen- oder Schachtelhalm- oder Hamamelistee.

 Kompressen mit Ringelblumen-Tinktur (entsprechend verdünnt mit Ringer-Lösung); Ringelblumen- oder Kamillen- oder Hamamelistee; Weißkohlauflagen; Johannisöl-Kompressen; Applikationen eines guten Imker-Honigs (s. S. 168).

 Bei Wunden mit nässenden, mazerierten oder blutenden Wundrändern: Blutwurz-Salbe; Blutwurz- oder Eichenrindetee-Spülung.

### 7.1.12.6 Ulcus Cruris

Erfahrene Pflegekräfte und Ärzte kennen die Beobachtung, dass sich der Allgemeinzustand bei vielen Patientinnen mit Ulcus cruris plötzlich verschlechtert, wenn das Geschwür am Abheilen ist. Der Krankheitsprozess scheint sich «nach innen zu schlagen». Deshalb kann es sehr nützlich sein, die Stoffwechsel- und Leberfunktion parallel zur lokalen Behandlung zu unterstützen – und vielleicht die eigenen ehrgeizigen Ansprüche, dass ein Ulcus immer abheilen sollte, zurückzunehmen. Wichtig ist, dass es der Patientin insgesamt so gut wie möglich geht und die Wunde selbst sauber wird bzw. bleibt.

#### Innerliche Anwendung

 Teemischung aus:

- Pfefferminzblätter 15,0
- Schafgarbenkraut 15,0
- Löwenzahnwurzel u. -kraut 15,0
- Kamillenblüten 15,0

#### Äußerliche Anwendungen

s. unter «Wundheilung»

### 7.1.12.7 Dekubitus

Auch ein Dekubitus ist nicht nur ein lokales Problem, sondern eines, das die Wahrnehmung und Pflege des ganzen Menschen erfordert. Als Stichworte seien hier nur genannt: wenn möglich Mobilisierung, bei Lagerung eine optimale Druckentlastung, eine vitalstoffreiche Ernährung, eine ausreichende und angemessene Flüssigkeitszufuhr, eine gute Wärmeverteilung im Körper (periphere Durchblutung evtl. durch Hand- oder Fußbäder unterstützen), eine behutsame, vorbeugende Hautpflege (z.B. mit – sparsamen! – Johannisöl-Einreibungen).

**Äußerliche Anwendungen**
s. unter «Wundheilung»

### 7.1.12.8 Narben

**Äußerliche Anwendung**

 Einreiben bzw. dünnes Auftragen von Mandel-, oder Johannisöl, Ringelblumen-Salbe. Contractubex-Gel (mit Zwiebel, Allantoin und Heparin), WALA-Narbengel.

## 7.1.13 Ödematöses Gewebe

*Beachte:* Ursache der Ödeme medizinisch abklären. Bei Ödemen aufgrund von Herz-, Kreislauf-, Nieren-Funktionsstörungen keine arzneilichen Tees (meistens ausschwemmende Rezepturen) innerlich verabreichen ohne ärztliche oder therapeutische Rücksprache und Anordnung.

Bei Ödemen aufgrund von Lymphstau, venöser Insuffizienz, para-gelaufener Infusionen oder post-operativen Ödemen bieten sich folgende Möglichkeiten an:

**Innerliche Anwendung**

Teemischung aus:
- Brennnesselblätter 20,0
- Birkenblätter 10,0
- Steinklee 10,0

Zubereitung: Infus; davon täglich 2 Tassen bis Wirkung eingetreten (maximal 3–4 Wochen).

**Äußerliche Anwendung**

Einreiben bzw. dünnes Auftragen von Rosmarinöl, -lotion oder -salbe (zur Tonisierung

der Gefäße); Rosskastanien-Gel (z.B. Reparil®) bei postoperativen Ödemen.

 Waschungen oder Bäder mit Rosmarinzusatz.

Speisequarkauflagen; Heilerdeauflagen (evtl. mit Steinklee-Tee angerührt); Kohlauflagen; Umschläge mit Steinklee- oder Ringelblumentee.

## 7.1.14 Warzen

*Beachte:* Warzen sind Hauterscheinungen, die auf einen systemischen Erkrankungsprozess des Organismus hinweisen und eine «Ventilfunktion» haben. Sie sollten nach Möglichkeit nicht unterdrückt werden. Die Klassische Homöopathie bietet systemische Behandlungsmöglichkeiten «von innen».

**Äußerliche Anwendung**

Regelmäßig (2–3 × täglich) aufgetupfter Schöllkraut-Frischsaft (aus den Stängeln der Pflanze). Vorsicht: nur *direkt* auf die Warze tupfen!

Über Nacht auf die Hautstelle geklebte Knoblauchscheibchen: Haut um Warze mit Heftpflaster abkleben (zum Schutz vor dem scharfen Knoblauchsaft). Ein frisch geschnittenes Scheibchen einer Knoblauchzehe auf die Warze legen und festkleben. Über Nacht wirken lassen, morgens entfernen. 3–4 Wochen lang jeden Abend wiederholen bis sich die Warze herauslösen lässt.

## 7.1.15 Tipps zur Haarpflege

Bei der Haarwäsche die Kopfhaut gründlich massieren und das verwendete Haarwaschmittel gut mit Wasser ausspülen. Festes Haar nicht zu warm waschen, weiches oder zum Nachfetten neigendes Haar eher gut warm. Nach dem Waschen und Spülen noch mit etwas Essigwasser nachspülen (4–5 EL Obstessig auf 500 ml Wasser). Vermeidet Kopfjucken und macht (insbesondere bei sehr kalkhaltigem Wasser) die Haare weich.

Auch an den Haaren lässt sich der Gesamtzustand eines Menschen erahnen. Deshalb auch hier systemisch vorgehen (Ernährung etc.).

### 7.1.15.1 Trockene, brüchige Haare

**Äußerliche Anwendung**

Spülungen mit Brennnesselblätter- oder Rosmarintee.

Waschen mit Eigelb (in das nasse Haar und die Kopfhaut einmassieren – schäumt sehr –, ein paar Augenblicke einziehen lassen und sorgfältig abspülen).

Haar-Packung: 1 Eigelb + 2 EL Olivenöl + 1 EL Zitronensaft; Mixtur in die Haare und Kopfhaut einmassieren, mit einer Duschhaube oder Plastiktüte einbinden, ca. 30 min einwirken lassen und gründlich klar nachspülen.

### 7.1.15.2 Stark nachfettende Haare

Je häufiger die Haare gewaschen werden, desto rascher fetten sie nach, insbesondere, wenn man ein stark entfettendes Haar-Waschmittel benutzt – deshalb: «weniger ist mehr»!

**Äußerliche Anwendung**

Spülungen mit Rosmarin-, Schachtelhalm-, Ringelblumen-, Birkenblättertee.

Haar-Packung mit Olivenöl (ca. 30 min vor dem Waschen Kopfhaut einmassieren und mit Duschhaube abdecken).

### 7.1.15.3 Schuppenbildung

Haarwäsche mit Eigelb (s. «Trockene, brüchige Haare»).

**Äußerliche Anwendung**

Rosmarintee, Rosmarin-Haartinktur (WELEDA) oder Kapuzinerkresse-Essig in die Kopfhaut einmassieren.

Haar-Packung mit Olivenöl (ca. 30 min vor dem Waschen in die Kopfhaut einmassieren und mit Duschhaube abdecken).

### 7.1.15.4 Haarausfall

Ernährung überprüfen: auf ausreichende Zufuhr von Vitaminen, Mineralstoffen und Spurenelementen achten.

**Äußerliche Anwendung**

Einmassieren einer Haarwuchstinktur: 40 g Klettenwurzel, 30 g Brennnesselwurzel, 10 g Rosmarin, 20 g Kapuzinerkresse-Blätter und Blüten; alles zusammen klein hacken und quetschen und mit 300 ml Korn und 100 ml Rosenwasser in einem hellen Schraubglas übergießen, 3–4 Wochen ziehen lassen, abseihen.

## 7.1.16 Tipps zur Nagelpflege

### 7.1.16.1 Brüchige Nägel

Ernährung überprüfen: auf ausreichende Zufuhr von Vitaminen, Mineralstoffen und Spurenelementen achten.

**Innerliche Anwendung**

Schachtelhalm-Tee (6–8 Wochen tägl. 1–2 Tassen) Zubereitung: Dekokt.

### 7.1.16.2 Nagelbettentzündung

**Äußerliche Anwendung**

Einreiben bzw. dünnes Auftragen von Ringelblumen-, Echinacea-, Beinwell-Salbe.

1–2 × tägl. Schmierseife- oder Kernseife-Bäder; mit Schachtelhalm-, Kamillenblüten- oder Ringelblumenblütentee oder (nach Vorschrift verdünnter) Ringelblumen-, Arnika- oder Equisetum-Tinktur.

Nagelgebiet mit Kohlauflagen einwickeln; Heilerde-Kompresse, evtl. mit Kamillen- oder Ringelblumentee angerührt.

**Literatur-Tipps zum Weiterlesen und Vertiefen**

Bienstein, Christel; Fröhlich Andreas: Basale Stimulation® in der Pflege. Huber, Bern 2012.

Bühring, Ursel: Praxis-Lehrbuch der modernen Heilpflanzenkunde. Haug, Stuttgart 2011.

Bühring, Ursel: Alles über Heilpflanzen. Ulmer, Stuttgart 2011.

Bühring, Ursel: Schuppenflechte: So gut helfen die richtigen Heilpflanzen. Heilpraxis-Magazin 2 (2003): 6–10.

Glaser, Hermann: Alte und neue Hausmittel zur äußeren Anwendung. Gesundheitspflege iniativ. 2007.

Glaser, Hermann: Erfolgreiche Wundbehandlung. Aus der Praxis der anthroposophisch erweiterten Krankenpflege. Verlag Urachhaus, Stuttgart 2000. *(Kohl/ Honig)*

Gottschalck, Thomas: Mundhygiene und spezielle Mundpflege. Huber, Bern 2007.

Hess, Pia: Naturkosmetik. Zu bestellen über Pia Hess, Falkenriedweg 5, CH 3032, Hinterkappelen.

Kraft, Karin: Checkliste Phytotherapie. Thieme, Stuttgart 2011.

Ott, Anneliese: Haut und Pflanzen. Allergien, phototoxische Reaktionen und andere Schadwirkungen. Fischer, Stuttgart/Jena/New York 1991.

Peyrefitte, Gérard: Anatomie und Physiologie der Haut. Huber, Bern 2012.

Schürer, N.; Kresken, J.: Die Trockene Haut. WVG, Stuttgart 2000.

Sitzmann, Franz: Hygiene kompakt. Huber, Bern 2012.

Sonn, Annegret: Körperpflege – aber natürlich. Forum Sozialstation, 20 (1996) 83: 39–41.

Sonn, Annegret: Körperfrisch auf sanfte Art. Forum Sozialstation, 21 (1997) 84: 50–52.

Sonn, Annegret: Heilendes aus Küche und Kräutergarten. Forum Sozialstation, 21 (1997) 85: 51–53.

Sonn, Annegret: Mit heiler Haut davongekommen – pflanzliche Anwendungen für die Pflege verletzter Haut. Forum Sozialstation, 25 (2001) 111: 44–47 (Teil 1).

Sonn, Annegret: Mit heiler Haut davongekommen – pflanzliche Anwendungen für die Pflege verletzter Haut. Forum Sozialstation, 25 (2001) 112: 44–47 (Teil 2).

Thio, Bing et al.: Praxishandbuch Pruritus. Hautjucken einschätzen, erkennen und behandeln. Huber, Bern 2013.

WALA/Hauschka: Heilpflanzen in Haut- und Massageölen. Broschüre.
*Werbe-Informationsbroschüre der Firma, die von Zeit zu Zeit neu aufgelegt wird.* Bezugsadresse: WALA-Heilmittel GmbH, 73085 Bad Boll/Eckwälden.

WALA/Hauschka: Präparate für eine Therapie über die Haut. Broschüre.
*Werbe-Informationsbroschüre der Firma, die von Zeit zu Zeit neu aufgelegt wird.* Bezugsadresse: WALA-Heilmittel GmbH, 73085 Bad Boll/Eckwälden.

Zimmermann, Eliane: Aromatherapie für Pflege- und Heilberufe. Haug, Stuttgart 2011.

Zylicz, Zbingniew; Twycross, Robert; Jones, Anthony: Pruritus. Huber, Bern 2009.

## 7.2 Pflegetipps in Bezug auf die Augen

### 7.2.1 Gesunderhaltung/Funktionsunterstützung

Sehen ist nicht nur eine physikalisch-optische Funktion sondern ein Vorgang, der z. B. durch wohltuende Anreize beeinflusst wird – z. B. eine ansprechende, abwechslungsreiche Farbgestaltung, eine augenfreundliche Beleuchtung, eine Raumgestaltung, die neugierig macht zu schauen. Augenübungen und ein gezieltes Sehtraining können sogar eine verminderte Sehkraft verbessern (s. Literaturtipps). Eine gute Entspannung und Durchwärmung des ganzen Körpers (einschließlich der Füße) wirkt sich auf die Funktion der Augen günstig aus.

Augen können sehr empfindlich gegenüber Zugluft sein, aber auch gegen blendendes (Sonnen-) Licht (Sonnenbrille tragen oder Raum abdunkeln). Durch entspannte Lagerung können Nackenverspannungen gemildert werden, welche die Sehfunktion erheblich beeinflussen können.

#### 7.2.1.1 Ernährung

Denken Sie daran, dass beim Essen auch die Augen mit einbezogen werden (Farbigkeit; schön angerichtet – Wohltat, es anzuschauen); insbesondere Vitamin A ist notwendig für die Reproduktion und Regeneration der Sehzellen. Vitamin-A-haltige Gemüse (Karotten, Spinat, Grünkohl – am besten frisch und roh gegessen – oder Feldsalat) sollten auf dem Speisezettel nicht fehlen. Für zu Hause lässt sich dies noch durch Wildkräuter mit hohem Vitamin-A-Gehalt ergänzen: Rotkleeblüten über den Salat gestreut, einige junge Löwenzahnblättchen unter die Salatkräuter gemischt, eine Brennnessel-Giersch-Suppe, Heidelbeeren oder Sanddorn-Elixier. Vor allem die anthozyanhaltigen Heidelbeerfrüchte sind «Augenpflege pur». Sie verbessern die Nachtsehleistung und mindern altersbedingte Augenhintergrundveränderungen.

*Beachte:* Augenkompressen mit Tees sind in der Klinik umstritten (wegen fehlender Positiv-Monographie). Wer sie dennoch bei Patientinnen anwenden möchte, sollte dies vorher mit der ärztlichen Seite abklären.

## 7.2.2 Müde Augen

### Äußerliche Anwendung

 Gekühltes, mit Amaranth oder Hirse gefülltes Augenkissen; die geschlossenen Augen mit rohen Kartoffelscheibchen bedecken.

Zur Selbstpflege oder für den Hausgebrauch: Augenkompressen (kühl oder warm nach Belieben) mit Fenchel-, Malven- oder Augentrosttee; warme Leinsamen-Kompressen über Augen und/oder Umgebung; (intensiv warme) Kartoffelauflage in den Nacken oder Rücken.

Entspannendes, durchwärmendes Fußbad, evtl. mit Lavendel-Zusatz.

## 7.2.3 Trockene Augen/mangelnder Lidschlag

### Äußerliche Anwendung

Gekühltes, mit Amaranth oder Hirse gefülltes Augenkissen; die geschlossenen Augen mit rohen Kartoffelscheibchen bedecken.

Zur Selbstpflege oder für den Hausgebrauch: Augenkompressen (kühl oder warm nach Belieben) mit Fenchel- oder Malventee.

Mercurialis-Augentropfen (WALA) (Bingelkraut); Chelidonium-Augentropfen (WALA) (Schöllkraut).

Entspannendes, durchwärmendes Fußbad, evtl. mit Lavendel-Zusatz.

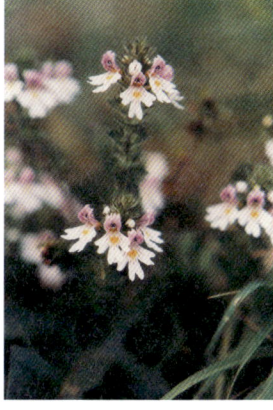

a)

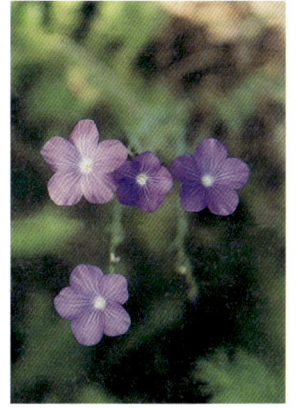

b)

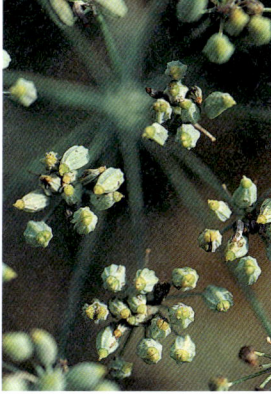

c)

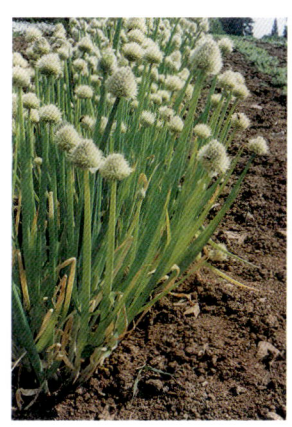

d)

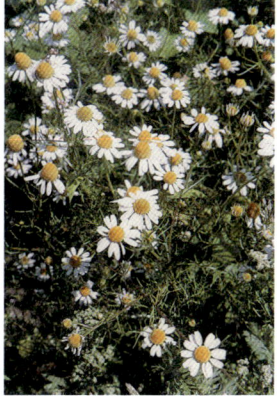

e)

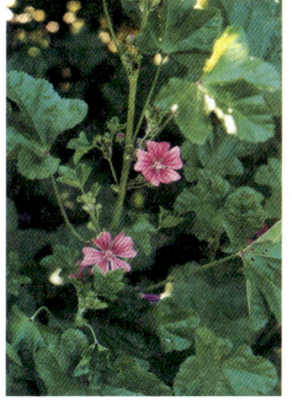

f)

Abbildung 7-2: a) Augentrost, b) Lein, c) Fenchel, d) Zwiebel, e) Kamille, f) Malve. *Fotos: A. Sonn, U. Bühring.*

### 7.2.4 Entzündete Augen

**Äußerliche Anwendung**

Gekühltes, mit Amaranth oder Hirse gefülltes Augenkissen; die geschlossenen Augen mit rohen Kartoffelscheibchen bedecken.

Zur Selbstpflege oder für den Hausgebrauch: Augenkompressen (kühl oder warm nach Belieben) mit Augenrosttee oder Rosentee.

Euphrasia- oder Echinacea-Augentropfen (WALA).

Augen auswaschen mit einem mit physiologischer Kochsalzlösung getränkten Wattebausch, die Lidränder von oben außen nach innen und weiter nach unten außen wischen (in einem Zug, dann Wattebausch wegwerfen und frischen benutzen); entspannendes, durchwärmendes Fußbad, evtl. mit Lavendel-Zusatz.

### 7.2.5 Tränende, brennende Augen (z. B. allergische Reaktion)

Bei Allergieneigung: Stoffwechsel- und Ausscheidungsvorgänge unterstützen, sparsamer Konsum oder Meiden von tierischem Eiweiß und Zucker; Leberfunktionsunterstützende Tees (s. S. 271 ff.).

Bei Beteiligung der Nasenschleimhaut auch diese in die lindernden Maßnahmen einbeziehen (s. S. 118).

**Äußerliche Anwendung**

gekühltes, mit Amaranth oder Hirse gefülltes Augenkissen; die geschlossenen Augen mit rohen Kartoffelscheibchen bedecken.

Zur Selbstpflege oder für den Hausgebrauch: Augenkompressen (kühl oder warm nach Belieben) mit Augenrosttee.

Euphrasia Augentropfen (WALA oder WELEDA).

Periphere Durchblutung anregen: Wechselfußbäder; warmes Fußbad mit Rosmarin-Zusatz.

### 7.2.6 Gerstenkorn

Warme Leinsamen-Kompressen oder mit warmem Fencheltee getränkte Kompressen auflegen.

Euphrasia (Augentrost) Augentropfen (WALA oder WELEDA).

## 7.3 Pflegetipps in Bezug auf die Ohren

### 7.3.1 Gesunderhaltung/Funktionsunterstützung

Ohren warm halten und vor Zugluft schützen; bei Schnupfen die Nase nur sanft schnäuzen bzw. ein Nasenloch nach dem anderen ausblasen, da jeder zu starke Druck entzündliche Prozesse verstärkt in die Ohrtrompete (aber auch Nasennebenhöhlen) treibt. Empfindliche Personen und Kinder sollten bei kaltem, windigem Wetter die Ohren geschützt bekommen (Mütze oder Stirnband). Wärmestau jedoch vermeiden, da ein verschwitzter Kopf die Anfälligkeit verstärkt. Möglichst nichts in den Gehörgang stopfen (Watte, Rohwolle), da dies zu Luftabschluss, Feuchtigkeitsstau und damit zu einem idealen Nährboden für Gehörgangsinfektionen führen kann.

### 7.3.2 Jucken im Gehörgang

**Äußerliche Anwendung**

Wenn Gehörgang belegt oder verstopft ist: Spülung – nach vorheriger ärztlicher Absprache – mit warmem Ringelblumentee.

1–2 Tr. Johannisöl oder ein wenig Ringelblumen-Salbe auf einem Wattestäbchen behutsam an das Ohr einbringen (nur ganz wenig, so dass Gehörgang noch belüftet bleibt!).

### 7.3.3 Ohrenweh

Ohrenweh entsteht häufig als Folge eines Schnupfens, deshalb mehrmals täglich (Kochsalz-) Nasentropfen.

Wenn die angebotenen innerlichen und äußerlichen Maßnahmen nicht innerhalb eines Tages zu deutlicher Besserung führen, muss ärztlicher Rat gesucht und das Ohr genau angeschaut werden (Ohrspiegel).

#### Innerliche Anwendung

Holunderblütentee (2–3 Tassen täglich, solange Schmerzen) lindert die Schmerzen (und eventuelles Fieber) und fördert den Sekretabfluss.

#### Äußerliche Anwendung

1–2 Tropfen warmes Johannisöl in den Gehörgang tropfen.

Feucht-warme Kamillen-Kompresse (über Wasserdampf erwärmt); trocken-warmes Kamillenkissen (z. B. auf Heizung erwärmt); Zwiebel-Ohrenauflage (bei starken Schmerzen: mit 2–3 lokalanästhetisch wirkenden Gewürznelken gemischt); Kohlauflage; Zwiebelauflagen auf die Fußsohlen.

Fußbäder mit oder ohne Zusatz zum Durchwärmen der Peripherie.

Die Umgebung des Ohrs behutsam mit ein paar Tropfen Johannisöl einreiben; Fußeinreibung (für warme Füße) mit Rosmarinöl (nur erste Tageshälfte), Johannisöl oder einfachem Pflanzenöl.

Ohrkerzen (sie enthalten spezifische Kräutermischungen) können ebenfalls lindern, sie sollten jedoch korrekt angewendet werden (s. Packungsbeilage). Nasenspülung mit physiologischer Kochsalzlösung (0,9 %).

## 7.4 Pflegetipps in Bezug auf die Atmung

### 7.4.1 Gesunderhaltung/Funktionsunterstützung

Das Atmen lässt sich mit verschiedenen pflegerischen Mitteln unterstützen und beeinflussen:

Eine (dem Gesundheitszustand der Person) angemessene Mobilisierung, ein förderliches Raumklima (Belüftung und Luftfeuchtigkeit) und eine gute Durchwärmung des ganzen Körpers (dabei schweißtreibende Wärmestaus vermeiden). Jegliches «Ansprechen» über die Haut durch Wickel, Auflagen, Teilbäder oder Einreibungen hat immer seine Auswirkung auf Atemtiefe und -frequenz! So eignen sich zur Prophylaxe von Atemwegserkrankungen bei atemgefährdeten Personen z. B. feucht-heiße Brustauflagen (mit oder ohne Thymiantee), Öl-Kompressen (mit oder ohne Zusatz ätherischer Öle) oder eine Senfauflage; Fußbäder (mit oder ohne Zusatz) unterstützen eine bessere periphere Durchblutung und Regulierung der Atemfunktion; Einreibungen (z. B. die Atemstimulierende Einreibung aus der Basalen Stimulation) vertiefen ebenfalls die Atmung. Die verwendete Substanz ist dabei zweitrangig: Eine patienteneigene Körperlotion kann genauso verwendet werden wie eine (Pflanzen-) Ölmischung mit Rosmarin- oder Melissenöl. Vorsichtig und nur «aromatherapeutisch geschult» sollte man mit ätherischen Ölen umgehen – sie können mancher Person erst richtig «die Luft nehmen». Kinder unter 2 Jahren sollten erst gar nicht damit in Berührung kommen.

#### 7.4.1.1 Ernährung

Leichte Kost und ein ausreichendes Flüssigkeitsangebot wirken sich ebenfalls förderlich auf die Atmung aus.

### 7.4.2 Schnupfen (einfacher/festsitzender)

So lästig ein Schnupfen ist – er hat eine wichtige Ausscheidungs- und Ventilfunktion und sollte nicht unterdrückt werden. Die im Folgenden ge-

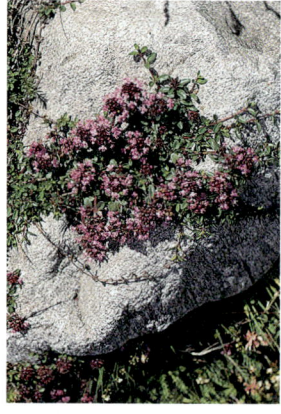

a)

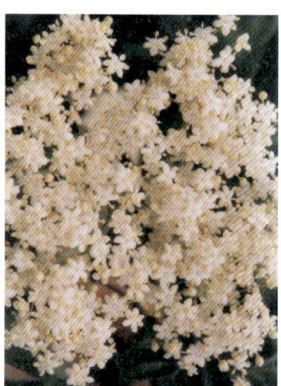

c)

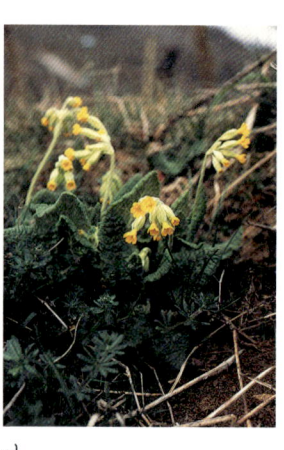

e)

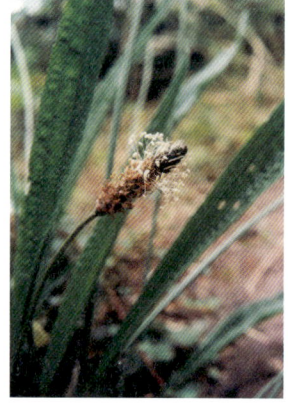

b)

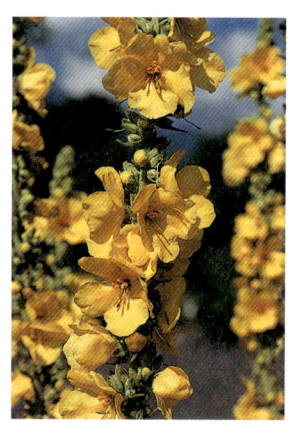

d)

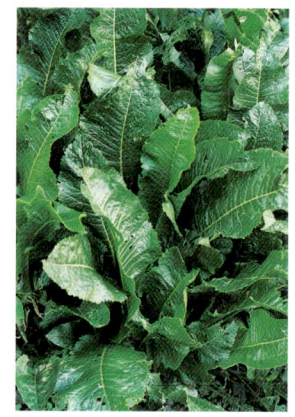

f)

nannten Linderungsmöglichkeiten unterstützen den physiologischen Verflüssigungs- und Ausscheidungs-Prozess und beschleunigen so ein Abheilen.

Inhalieren (Kopfdampf) mit Salz, Kamillenblüten-Salbeiblätter-Mischung (1:1), nur Salbeiblätter, Pfefferminzblätter, Majoran- oder Thymiankraut als Teeaufguss, 1–2 mal täglich; Senffußbad 1–2 mal tägl. während 2 bis 3 Tagen; wärmende Fußbäder mit Rosmarin-Zusatz (nur erste Tageshälfte) oder Lavendel.

*Beachte:* Bei einem Kopfdampf das Durchnässen der Haare vermeiden, indem das Handtuch nur um das Gesicht gelegt oder ein spezielles Gefäß mit Masken-Aufsatz benutzt wird.

*Beachte:* Bei Kindern unter 2 Jahren sollten – zur Vermeidung reflektorischer Atemstörungen – keine Substanzen, die reine ätherische Öle enthalten, angewendet werden. Die Anwendung ätherischer Öle, wie sie in getrockneten Kräutern vorkommen, ist wesentlich sicherer.

Zwiebel-Fußsohlenauflage bei festsitzendem Schnupfen oder Nasennebenhöhlenbeteiligung: kleine Meerrettich- (oder Senfmehl-) Kompresse in den Nacken, 1 × täglich, nach 5 Tagen 1 bis 2 Tage pausieren; Leinsamen-Kompressen auf die Stirn oder über den Nasenrücken.

Eine halbe, kleingeschnittene Zwiebel auf einem Teller ans Bett stellen, hält die Nase frei (nur für zu Hause geeignet).

## 7.4.3 Nasenbluten

Einen kalten Waschlappen oder ein gefrorenes (Trocken-) Erbsen-Säckchen in den Nacken legen; lang anhaltender Druck auf den blutenden Nasenflügel.

Abbildung 7-3: a)Thymian, b) Spitzwegerich, c) Holunder, d) Königskerze, e) Schlüsselblume, f) Meerrettich. *Fotos: A. Sonn, U. Bühring.*

### Innerliche Anwendung

Bei wiederholter Neigung: Hirtentäschel-tee (Infus), trägt möglicherweise zur besseren Gefäßabdichtung bei.

### Äußerliche Anwendung

Blutwurztee oder -Tinktur mit Wattestäb-chen vorsichtig auf die Nasenschleimhaut tup-fen.

Blutwurz-Salbe mit Watteträger vorsichtig auftragen.

Hirtentäscheltee behutsam in die Nasen-öffnung hochschnupfen.

## 7.4.4 Heiserkeit

Stimme schonen, wenig sprechen, nicht flüstern, möglichst nicht husten und räuspern.

### Innerliche Anwendung

Odermennig-Tee, damit mehrmals täglich gurgeln oder in kleinen Schlückchen trinken (wenn möglich mit 2 EL Brombeersaft ver-stärkt). Tee mit: (blauen) Malvenblüten oder Eibischwurzel, Königskerzenblüten (Mazerat); Huflattichblättern, Spitzwegerichblättern (Infus).

### Äußerliche Anwendung

Zitronen- oder Quark- oder Heilerde-Halswickel (nach Belieben leicht warm oder Zimmertemperatur).

Bei entzündlich **geschwollenen** Schleim-häuten: Salbei-Pastillen lutschen; bei trockenen, schmerzhaften Schleimhäuten: Isländisch-Moos-Pastillen (aufteilen in kleine Stückchen, damit die Schleimhäute kontinuierlich benetzt blei-ben) oder Gerthers Lutschpastillen; zu Hause kann auch ein frisches Salbeiblatt aus dem Gar-ten gekaut und gelutscht werden.

## 7.4.5 Halsschmerzen

Bei akut entzündlichen Halsschmerzen sind Anwendungen mit eher kühlendem (nicht eis-kaltem!) Effekt angebracht, bei bereits eitrigen Mandeln oder bei chronischem Halsweh eher warme Tees oder Wickel. Im Zweifelsfall auspro-bieren lassen, was wohl tut.

### Innerliche Anwendung

Zum Gurgeln und Trinken: Eibischwurzel-oder Malventee (Mazerat) bei sehr wundem, trockenem Halsweh. Bei entzündlichem, ge-schwollenem Hals Blutwurztee (Dekokt), Oder-mennig-Tee (Infus).

Teemischung: (Infus) 2–3 Tassen täglich
- Holunderblüten 20,0
- Huflattichblätter 20,0
- Spitzwegerich 20,0

### Äußerliche Anwendung

Zitronen- oder Quark-Halswickel (nach Belieben leicht warm oder Zimmertemperatur); Kohl-Halswickel; Halswickel mit gut warmen Kartoffeln oder Leinsamen-Kompressen. Salben-wickel (oder Einreibung) mit Archangelika-Salbe (insbesondere bei geschwollenen Lymph-knoten).

Durchwärmende Fußbäder (einfach Was-ser oder Senfmehlfußbad).

Bei entzündlich geschwollenen Schleim-häuten: Salbei-Pastillen lutschen; zu Hause kann auch ein frisches Salbeiblatt gekaut und gelutscht werden. Bei trockenen, schmerzhaften Schleimhäuten: Isländisch-Moos-Pastillen (auf-teilen in kleine Stückchen, damit die Schleim-häute kontinuierlich benetzt bleiben).

## 7.4.6 Husten

Grundsätzlich hat Husten die wichtige Aufgabe, den Schleim, der sich durch die Entzündung der unteren Atemwege bildet, herauszutransportie-ren. Husten ist also Teil des Heilungsprozesses und kann durch schleimlösende, verflüssigende, entkrampfende Heilpflanzen unterstützt werden. Wenn ein Husten zu sehr den Schlaf raubt, er trocken-gereizt und nicht «produktiv» ist und entzündete Atemwege weh tun, können spezifische Heilpflanzen diese Zustände lindern, ohne den Husten zu unterdrücken.

### 7.4.6.1 Trockener Hustenreiz

**Innerliche Anwendung**

(Blaue) Malvenblüten oder Eibischwurzel (Mazerat) 2–3 Tassen täglich schluckweise.

Teemischung: (Infus) 2–3 Tassen täglich, schluckweise trinken
- Huflattich 20,0
- Spitzwegerich 20,0
- Königskerzenblüten 10,0
- (blaue) Malvenblüten 10,0

1 EL Johannisöl innerlich eingenommen kann Hustenreiz lindern, bei Bedarf mit etwas Imker-Honig vermischt und 1 Tr. Sanddorn-Fruchtfleischöl.

**Äußerliche Anwendung**

Brustauflagen: feucht-heiße Dampf-Kompresse (mit oder ohne Thymiantee); warme Kartoffelauflage (bei Kindern besser Leinsamen-Kompresse); Öl-Kompresse mit oder ohne ätherischem Öl-Zusatz (z. B. Lavendel oder Melisse); Salbenauflage mit Plantago-Bronchialbalsam (WALA); warme Quark-Brustauflage.

Inhalieren: Kopfdampf zur Befeuchtung der oberen Atemwege als reflektorische Anregung zum Schleimlösen mit Salzwasser.

### 7.4.6.2 Nicht abhusten können (zäher, festsitzender Husten)

**Innerliche Anwendung**

Schlüsselblumen-, Anis-Fenchel-Samen (zerquetscht), Königskerzenblüten (Infus).

Teemischung: (Infus) 2–3 Tassen täglich
- Schlüsselblumenwurzel 20,0
- Thymiankraut 20,0
- Spitzwegerichblätter 20,0

Teemischung für ältere Menschen: (Infus) 2–3 Tassen täglich
- Schlüsselblumenwurzel 30,0
- Weißdornblüten 20,0
- Anisfrüchte (zerquetscht) 10,0
- Fenchelfrüchte (zerquetscht) 10,0
- Spitzwegerichblätter 10,0

Zwiebel-Honig: 1 Zwiebel klein schneiden, in einem Schraubglas mit 1 EL eines guten Imker-Honigs vermischen, den sich bildenden Saft löffelchenweise einnehmen. Schwarzer Rettich-Hustensaft: Einen schwarzen Rettich zu $1/4$ aushöhlen, ein Loch nach unten durchbohren (z. B. mit einer dicken Stricknadel), mit Kandiszucker füllen, auf ein Schnapsglas setzen und den nach und nach heraustropfenden Saft einnehmen.

**Äußerliche Anwendung**

Zwiebel-Brustauflage; feucht-heiße Dampf-Kompresse (mit oder ohne Thymiantee); warme Kartoffelauflage; Öl-Kompresse mit oder ohne ätherischem Öl-Zusatz (z. B. Lavendel oder Melisse).

Inhalieren: Kopfdampf zur Befeuchtung der oberen Atemwege als reflektorische Anregung zum Schleimlösen mit Salzwasser oder Kamillen-Salbeitee (s. S. 119, Kap. 7.4.4 Heiserkeit).

Atemstimulierende Einreibung (Basale Stimulation) mit einfacher Körperlotion, Körperöl oder einem 1- bis 2-prozentigen Ölgemisch (z. B. Lavendel, Melisse); um gezielt das Abhusten zu unterstützen, sollten Vibrationen bei entsprechender Drainage-Lagerung des Oberkörpers eingesetzt werden.

### 7.4.6.3 Übermäßige Schleimproduktion

Salbei- oder Gänsefingerkrauttee (zum Gurgeln und/oder Trinken).

### 7.4.6.4 Krampfartiger Husten

**Innerliche Anwendung**

 Teemischung: (Infus) 2–3 Tassen täglich

- Thymiankraut 40,0
- Sonnentau 10,0
- Anisfrüchte (zerquetscht) 20,0
- Fenchelfrüchte (zerquetscht) 20,0
- Königskerzenblüten 10,0

**Äußerliche Anwendung**

Temperierte Lavendel- oder Melissenöl-Kompresse (0,5- bis 1-prozentig; alle warmen Brustauflagen (s. o.); bei asthmatoidem Husten auch Senf-Brustauflage.

Bei spastischem Husten hat sich die Atemstimulierende Einreibung (1–2 mal täglich) gut bewährt – z. B. mit 0,5-prozentigem Lavendelöl-Gemisch oder anderen, möglichst wärmenden Ölen.

Zwiebel-Honig (siehe «nicht abhusten können»); Fertigpräparat Prospan® (aus Efeu).
*Beachte:* Vor Anwendung eines ätherischen Öls (Ölmischung) abklären, ob dies von der betreffenden Person auch vertragen und gewünscht wird.

### 7.4.6.5 Krupphusten (Pseudokrupp)

Bei Kindern, die bekanntermaßen zu Krupp-Anfällen neigen, möglichst schon bei den ersten Erkältungsanzeichen aktiv werden, um eine Eskalation zu vermeiden. Wichtig: Körperperipherie (Arme und Beine) gut durchwärmen mit Arm- und/oder Fußbädern. Schleimhäute der oberen Atemwege feucht halten (Kopfdampf mit Majoran- oder Fencheltee oder Salzlösung).

**Innerliche Anwendung**

Siehe krampfartiger Husten; oft werden kühle bis kalte Getränke besser vertragen als warme Tees.

Hals kühlen (Quarkhalswickel, Heilerde-, Thymianöl-Wickel).

**Äußerliche Anwendung**

Feuchte Raumluft: feuchte Tücher aufhängen, heißes Wasser in die Badewanne einlaufen lassen, Wasser kochen, damit sich reichlich Dampf entwickelt, dabei für kühlen Raum sorgen (Fenster kippen). Eher Vorsicht mit ätherischen Öl-Zusätzen!

## 7.4.7 Kurzatmigkeit/oberflächliche Atmung

(Ursachen sollten medizinisch abgeklärt sein)

**Äußerliche Anwendung**

Feucht-heiße (Dampf-) Kompresse (mit oder ohne Zusatz); Senfauflage; heiße Kartoffelauflage (bei Kindern besser Leinsamenauflage); Lavendel- oder Melissenöl-Kompresse (jeweils ca. 2–5%).

Atemstimulierende Einreibung mit (Pflanzen-) Öl mit oder ohne Zusatz ätherischer Öle wie Lavendel oder Melisse (0,5–2%).

## 7.4.8 Schluckauf

**Innerliche Anwendung**

 Eine Tasse doppelt starken Pfefferminztee.
*Beachte:* Pfefferminztee bei Personen, die in klassisch homöopathischer Behandlung sind, nicht ohne vorherige Rücksprache mit behandelnder Ärztin oder Heilpraktikerin.

3–5 Mandeln kauen.

**Literatur-Tipps zum Weiterlesen und Vertiefen**
Kasper, Martina; Kraut, Detlef: Atmung und Atemtherapie. Huber, Bern 2000.
Sonn, Annegret: Mit Tee, Luft und Pflege – Pflanzliche Anwendungen zu Atemunterstützung. Forum Sozialstation, 25 (2001) 108: 43–45.

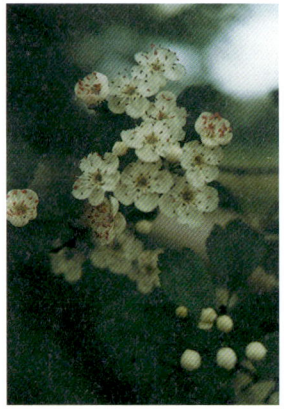

a)

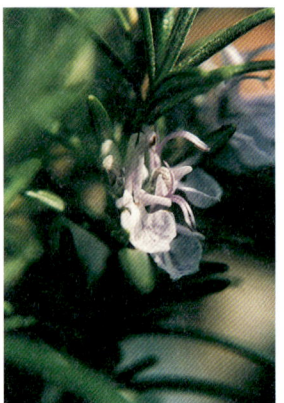

c)

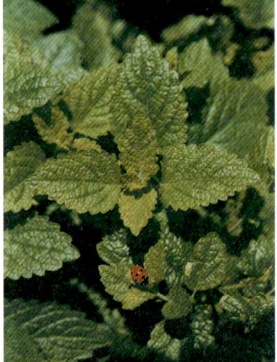

e)

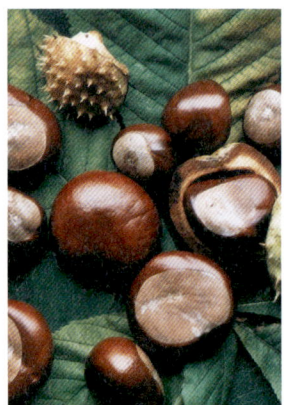

b)

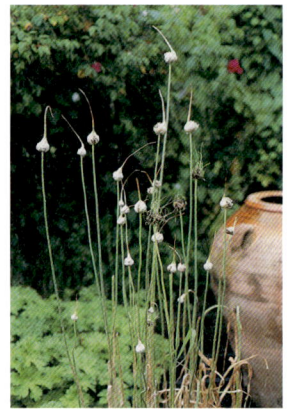

d)

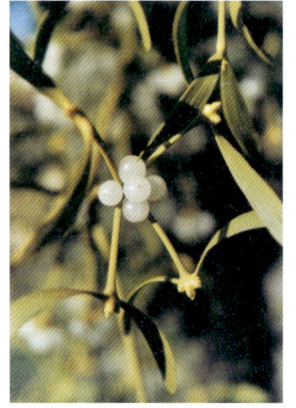

f)

## 7.5 Pflegetipps in Bezug auf Herz, Kreislauf und Gefäße

### 7.5.1 Gesunderhaltung/Funktionsunterstützung

Herz und Kreislauf als ausgesprochen rhythmische Funktion des Körpers lassen sich durch das richtige (rhythmische) Maß an Ruhe und Belastung unterstützen. Dazu gehören Aktivität und Bewegung, die möglichst Sinn und Spaß machen sollte (z. B. Gehübungen oder Spaziergänge in ansprechender Umgebung). Die Herz-Kreislauf-Funktion ist eng verknüpft mit der (ebenfalls rhythmischen) Atemfunktion. Frische Luft ist vielen Herzpatientinnen ein vitales Bedürfnis.

Kneipp'sche Anwendungen (Waschungen, Güsse, Tautreten etc.) können die Herz-Kreislauf-Funktion sehr gut unterstützen, sollten aber vorab medizinisch abgeklärt sein. Äußere Anwendungen wie z. B. Waschungen oder Teilbäder sollten abends eher beruhigend, morgens eher anregend und Kreislauf tonisierend wirken.

*Beachte:* Intensiv warme bis heiße oder intensiv kalte äußere Anwendungen können bei Patientinnen mit Arteriosklerose zu verstärkter Gefäßverengung führen und müssen deshalb vermieden werden.

#### 7.5.1.1 Ernährung

Kleine, eher häufigere Mahlzeiten, leicht verdauliche und bekömmliche Kost, die ausreichend Vitalstoffe und essenzielle Fettsäuren enthält. In südlichen Ländern, zu deren Essgewohnheiten Zwiebel, Knoblauch (bei uns auch ersetzbar durch Bärlauch) in reichlichem Maße gehören, liegt die Rate der Herz-Kreislauf-Erkrankungen niedriger als bei uns. Bei Wasseransammlung kann ein Reis- oder Kartoffel-Tag ein effektives Ausschwemmen bewirken (vorher medizinisch abklären). Eine faserstoffreiche Kost verhindert

---

Abbildung 7-4: a) Weißdorn, b) Rosskastanie, c) Rosmarin, d) Knoblauch, e) Melisse, f) Mistel. *Fotos: A. Sonn, U. Bühring.*

Verstopfung (bzw. anstrengende Stuhlentleerung), Kümmel-Fenchel-Anis-Tee stoppt Blähungen und Obstipation (s. auch S. 130 f.), genauso wie Tees mit Bitterstoffdrogen, die zudem auch noch die koronare Durchblutung unterstützen.

## 7.5.2 Kreislaufschwäche/niederer Blutdruck/Neigung zu Ohnmacht

### Innerliche Anwendung

 Rosmarin-, Weißdorntee.
Teemischung (Infus) – auch (in Abwechslung mit anderen Rezepturen) als Frühstückstee geeignet –
- Rosmarinblätter 20,0
- Basilikum 10,0
- Melissenblätter 20,0
- Schafgarbe 20,0

### Äußerliche Anwendungen

 Wechsel-Fußbäder; frühmorgens kalte Oberkörper-Waschung (z. B. mit Rosmarin) Fußbad mit Senfmehl oder Rosmarin (eher morgens); kalte (Unter-) Armbäder.

 Pulswickel mit Zitronensaft (lau bis kühl); warme und heiße Wickel immer mit kalter Waschung abschließen.

 Mit Rosmarinöl oder -salbe.

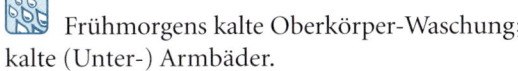 Morgendliches Trockenbürsten.

## 7.5.3 Schwindel/Benommenheit/ Herzklopfen

### Innerliche Anwendung

 Weißdorn-, Mistel-, Melisse-, Rosmarintee.

### Äußerliche Anwendung

 Frühmorgens kalte Oberkörper-Waschung; kalte (Unter-) Armbäder.

Morgendliches Trockenbürsten.

Arnika-Herzkompresse.

## 7.5.4 Erhöhter Blutdruck

Bewegung und (wohl eher für den Hausgebrauch) Knoblauch wohldosiert im Essen (im Frühjahr Bärlauch).

### Innerliche Anwendung

 Teemischung (Infus) 2–3 Tassen täglich
- Weißdornblüten 30,0
- Mistelkraut 20,0
- Melissenblätter 10,0

### Äußerliche Anwendungen

 Warme Fußbäder, Senffußbäder (eher abends).

 Heiße Arnika-Pulswickel.

## 7.5.5 (Herz-) Beklemmungsgefühl, nervöse Unruhe

### Innerliche Anwendungen

 Johanniskraut-, Lavendel-, Melisse-, Baldrian-, Passionsblumentee.
Teemischung (Infus) 2–3 Tassen täglich

- Weißdornblüten 30,0
- Herzgespannkraut 10,0
- Melissenblätter 10,0
- Orangenblüten 5,0

### Äußerliche Anwendungen

Aurum-Lavendel-Rose-Salbenlappen auf die Herzgegend (bevorzugt nachts); Arnika-Herzkompresse; Lavendel-Unterarm- oder -Pulswickel.

Teil- oder Vollbad mit Melisse- oder Lavendel-Bademilch oder Baldrianextrakt.

### 7.5.6 Herzschmerzen

Ursache medizinisch abklären!

**Äußerliche Anwendungen**

Senf-Kompresse am linken Oberarm; Arnika-Herzkompresse; Rosmarin-Armwickel (links, wenn Herzschmerz rechts und rechts, wenn Herzschmerz links).

### 7.5.7 Wadenkrämpfe

Dehnübungen vor dem Zubettgehen beugen nächtlichen Wadenkrämpfen vor.

**Innerliche Anwendungen**

Gänsefingerkrauttee

**Äußerliche Anwendungen**

Kastanienbad (WELEDA)

Schlehenöl, Solum uliginosum oder Moor-Lavendelöl; mit Lavendel- (eher abends) oder Rosmarinöl (eher erste Tageshälfte).

Schmerzen aufgrund einer arteriellen Minderdurchblutung/Verschlusskrankheit können durch behutsame Einreibungen mit Aconitöl gelindert werden.

### 7.5.8 Geschwollene, gestaute Beine

**Innerliche Anwendung**

 Grüner Hafertee, Brennnessel-, Birkenblättertee.

**Äußerliche Anwendungen**

 Mit Tee von Steinklee (eher nicht in der Schwangerschaft) oder Hamamelis; Quarkauflagen.

Rosskastanien-Tinktur oder -Salbe (z.B. Reparil®).

### 7.5.9 Krampfadern (Jucken, Brennen)

siehe auch Ulcus (s. S. 111)

**Äußerliche Anwendungen**

Tee-Kompressen mit Steinklee (eher nicht in der Schwangerschaft), Ringelblume, Hamamelis, Eichenrinde; Quarkauflagen, evtl. mit einigen Tr. Calendula-Urtinktur verrühren; Heilerde-Kompressen (evtl. mit einigen Tropfen Ringelblumenöl).

Ringelblumen-Salbe, Solum uliginosum oder Moor-Lavendelöl; Rosskastanien-Tinktur (1 × täglich)

Für den Hausgebrauch eignet sich auch ein Säckchen (ca. 30 × 30 cm), mit Rosskastanien gefüllt als Fußmassage-Säckchen (täglich mehrmals die Fußsohlen spielerisch darauf massieren).

### 7.5.10 Venenentzündung

**Äußerliche Anwendungen**

Quarkauflagen; Kohlblätterauflagen (Weißkohl); Beinwickel mit Borretsch-Essenz (Borago/WELEDA). Tee-Kompressen mit Steinklee oder Ringelblumen.

**Literatur-Tipp zum Weiterlesen und Vertiefen**
Panfil, Eva-M.; Schröder, G. (Hrsg.). Pflege von Menschen mit chronischen Wunden. Huber, Bern 2013.
Sonn, Annegret: Tinkturen und Kompressen selbst gemacht – bei Herz-Kreislauf-Beschwerden. Forum Sozialstation, 25 (2001): 44–47.

## 7.6 Pflegetipps in Bezug auf Mund und Zähne

### 7.6.1 Gesunderhaltung/Funktionsunterstützung

Alles was die Kautätigkeit anregt (z.B. Kaugummi – aber ohne Zucker – oder feste Speisen, z.B. ein Apfel) oder was den Speichelfluss fördert (z.B. $^1/_4$ oder $^1/_2$ dünne Zitronenscheibe in den

Mund geben, 3–4 Anissamen kauen, aus Zitronenwasser hergestellte kleine Eiskugeln lutschen), bewirkt eine physiologische Befeuchtung und Reinigung der Mundschleimhaut.

Das Angebot, mehrmals täglich – insbesondere nach Mahlzeiten – den Mund spülen zu können, ist nicht nur eine effektive Prophylaxe gegen unangenehme und schmerzhafte Veränderungen im Mundbereich, sondern steigert auch das allgemeine Wohlgefühl. Anstelle scharfer Mundwässer, die möglicherweise die Mundschleimhaut eher schädigen, eignen sich z.B. Mineralwasser mit hohem Natriumgehalt oder ein entsprechender Teeaufguss. Ein Pfefferminztee wirkt z.B. mild reinigend, Frauenmantel oder Schwarztee wirken leicht gerbend, ein beliebiger Kräuterteeaufguss mit etwas Zitronensaft oder von Hibiskusblüten («rote Malve») hat durch den säuerlichen Geschmack eine den Speichelfluss anregende Wirkung.

Der Vorteil von Tees in der Mundpflege ist, dass diese – im Gegensatz zu vielen herkömmlichen Präparaten – auch geschluckt werden können, was bei desorientierten oder sehr geschwächten Personen durchaus passieren kann.

## 7.6.1.1 Ernährung

Alle mit Zucker, Honig, Sirup etc. gesüßten Mittel sind zu meiden, da sie das physiologische Milieu des Mundes stören können, deshalb zur Mundpflege nur ungesüßte Tees. Wenn ein Süßen aus Gründen der Akzeptanz unumgänglich ist, dann mit Süßstoff oder Süßholzwurzel (einige Wurzelstückchen mit dem Tee aufbrühen oder mitkochen). Die Ernährung muss ein ausreichendes Maß an Mineralstoffen, Spurenelementen und Vitaminen enthalten, um die Schleimhaut gesund zu erhalten und einer Demineralisierung der Zähne vorzubeugen. Vorübergehend (z.B. in Schwangerschaft, Stillzeit oder Rekonvaleszenz) kann mit Aufbaukalk (WELEDA) ergänzt werden. Die Mundschleimhaut spiegelt den Allgemein- und Abwehrzu-

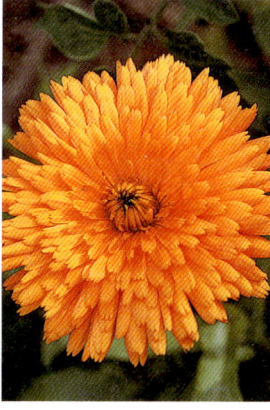

a)

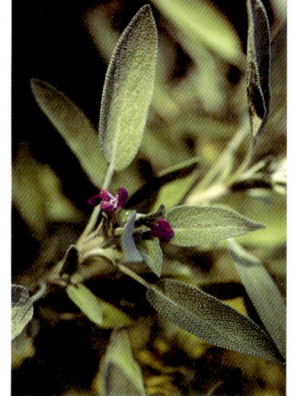

b)

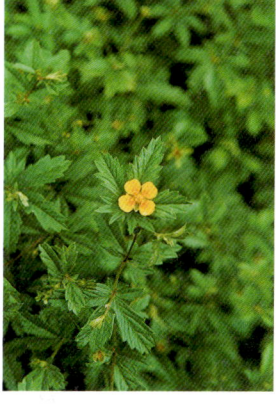

c)

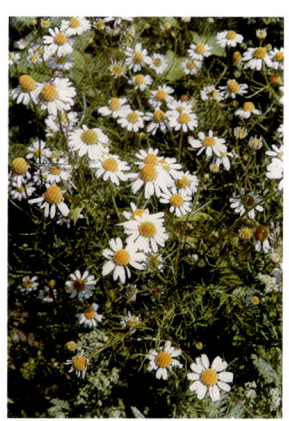

d)

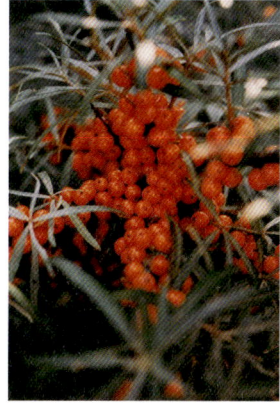

e)

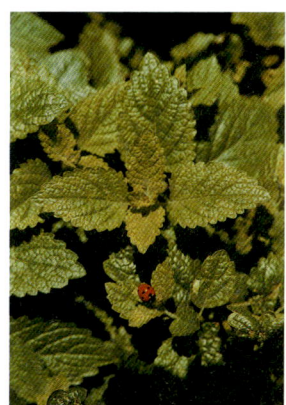

f)

Abbildung 7-5: a) Ringelblume, b) Salbei, c) Blutwurzel, d) Kamille, e) Sanddorn, f) Melisse. *Fotos: A. Sonn, U. Bühring.*

stand eines Menschen wider, lässt aber auch Rückschlüsse auf den Zustand des übrigen Verdauungstraktes zu. Behandlungen mit Antibiotika – aber auch eine indirekte Antibiotika-Belastung durch Rückstände in der Nahrung (Milch, Fleisch etc.) können hier der Auslöser sein.

### 7.6.2 Trockene Mundschleimhaut

Überprüfen, ob trockene Mundschleimhaut medikamentös bedingt und dies veränderbar ist.

Früchtetee oder Hibiskusblütentee (roter Malventee); sonstige Tees mit etwas Zitronensaft; Eiskugeln aus Zitronenwasser lutschen lassen, Anissamen kauen.

Häufig einen kleinen Schluck trinken lassen, kann auch einfach Wasser oder Sprudel sein; ab und zu ein kleines bisschen Butter auf die Zunge geben; Butter löst auch schon vorhandene Borken.

### 7.6.3 Entzündungen von Zahnfleisch und Mundschleimhaut

Regelmäßig den Zustand prüfen (inspizieren).

**Innerliche Anwendung**

Bei sehr starken Entzündungen zunächst für Schmerzlinderung und Schleimhautschutz sorgen durch einen Kaltauszug aus blauen Malvenblüten (Malva sylvestris), Eibischwurzel oder von Leinsamen. Spülungen mit diesen Auszügen wirken kühlend und lindernd. Anschließend kann ein Aufguss von entzündungshemmenden Heilpflanzen wie Ringelblumen, Kamillenblüten (nur 3 min Ziehzeit!), Salbeiblätter, Heilziest- oder Sanikelkraut, Zaubernuss oder Cistrose folgen. Auch Echinacea-, Myrrhe- oder Rathania-Tinktur kann (nach Vorschrift verdünnt) verwendet werden. Saure Flüssigkeiten (Zitronensaft, rote Malve) in diesem Stadium meiden!

Heilerde-innerlich (1 TL auf 1 Glas Wasser oder Kräutertee) zum Spülen bindet Entzündungsstoffe; mehrmals tgl. 1 Tr. Sanddorn-Fruchtfleischöl im Mund zergehen lassen.

**Äußerliche Anwendung**

Für gut durchwärmte Füße sorgen: 1–2 mal täglich ein warmes oder ein ansteigendes Fußbad machen zur allgemeinen Verbesserung der peripheren Durchblutung.

### 7.6.4 Beläge

Borkige Beläge lassen sich mit ein bisschen Butter zunächst lösen und können dann mit Sprudel oder mit entsprechenden Kräutertees (z. B. Ringelblumen) gespült werden.

Bei Neigung zu Soor sollte regelmäßig mit Ringelblumentee oder Calendula-Urtinktur (15 Tr. auf ein Glas Wasser) gespült werden.

### 7.6.5 Blutende Mundschleimhaut und Zahnfleisch

Salbeitee, Frauenmantel- und/oder Blutwurztee (blutstillend), eventuell gemischt mit Ringelblumentee.

Mehrmals tägl. 1 Tr. Sanddorn-Fruchtfleischöl im Mund zergehen lassen.

### 7.6.6 Mundgeruch

Salbeiblätter-, Thymian- oder Ringelblumen-Tee oder -Urtinktur (15 Tr. auf ein Glas Wasser); einige Fenchelfrüchte zerkauen.

### 7.6.7 Zahnschmerzen

Mit Federn gefüllte Kissen meiden – anderes Füllmaterial staut weniger.

**Innerliche Anwendung**

Mit Salbei-, Kamillenblüten- oder (Gewürz-) Nelkentee spülen.

Gewürznelke (vorsichtig lutschen, in die Wangentasche legen).

**Äußerliche Anwendung**

Kamillen-Dampf-Kompresse (1–2 EL Kamillenblüten in eine Mull-Kompresse einpacken, zukleben, über Wasserdampf erwärmen, auflegen); Kamillensäckchen (kleines, mit Kamillenblüten gefülltes Stoffsäckchen) trocken anwärmen, mit schmerzender Stelle daraufliegen.

### 7.6.8 Druckstellen durch Zahnprothesen

s. Entzündungen von Zahnfleisch und Mundschleimhaut, S. 126.

### 7.6.9 Rissige Lippen

Ringelblumen- oder Echinacea-Salbe; mehrmals tägl. mit 1 Tr. Sanddorn-Fruchtfleischöl betupfen.

### 7.6.10 Herpes-Bläschen

Herpesinfektionen weisen auf eine Schwächung des Immunsystems hin und sollten, wenn sie immer wieder auftreten, nicht nur lokal sondern auch systemisch behandelt werden.

**Äußerliche Anwendung**

dünnes Auftragen von: Johannisöl oder Melissenöl-Mischung (10 Tr. 100 % naturreines ätherisches Öl von Melissa officinalis in 30 ml Mandelöl).

Melissen-Salbe (Lomaherpan®, aus der Apotheke), Echinacea-Salbe.

Auch das Auftupfen (nicht zerreiben!) des Saftes einiger zerquetschter Zitronenmelisse-Blättchen hilft.

### 7.6.11 Entzündung/Schwellung der Ohrspeicheldrüse

**Innerliche Anwendung**

Sorgfältige Mundhygiene mit z. B. Salbei- oder Thymiantee (desinfizierende Wirkung).

**Äußerliche Anwendung**

Leinsamen-Kompressen mehrmals täglich; temperierte Quarkauflage.

**Literatur-Tipp zum Weiterlesen und Vertiefen**
Gottschalck, Thomas: Mundhygiene und spezielle Mundpflege. Huber, Bern 2007.

## 7.7 Pflegetipps in Bezug auf Magen/Darm/Verdauungstrakt

### 7.7.1 Gesunderhaltung/Funktionsunterstützung

Eine ausgewogene, vitalstoffreiche, vollwertige Ernährung wäre wünschenswert, doch das Angebot in stationären Einrichtungen bzw. eingefahrene Essgewohnheiten der Patientinnen zeigen häufig eine andere Realität. Beeinträchtigt wird die Verdauungsfunktion zusätzlich noch durch den Bewegungsmangel und einen veränderten Tagesrhythmus, das zugrunde liegende Krankheitsbild oder sonstige Einschränkungen der Patientinnen.

Wann immer möglich, sollte pflegerisch auch Wert auf eine ansprechende Gestaltung der Nahrungsaufnahme gelegt werden. Essen ist nun mal nicht bloß ein Abfüttern und Sättigen, sondern die Verdauungstätigkeit wird durch die Sinne (Schmecken, Riechen, Sehen etc.) angesprochen und beeinflusst.

Die Trinkmenge sollte nicht rigide gehandhabt werden (nach dem Motto: «Man soll mindestens zwei bis drei Liter pro Tag trinken»), sondern attraktiv und abwechslungsreich angeboten werden, entsprechend dem Durstgefühl und der Zusammensetzung der übrigen Nahrung. Dazu gehört auch das Angebot von einfachem Wasser (warm oder kalt), das noch als freie Flüssigkeit zur Verfügung steht, die nicht schon bei Aufnahme mit Stoffen gesättigt ist und so zum Lösen und Ausscheiden von Abbauprodukten des Stoffwechsels zur Verfügung steht.

Nahrung, die reichlich Gemüse und Obst enthält, enthält auch schon viel Flüssigkeit und reduziert die zusätzliche Trinkmenge.

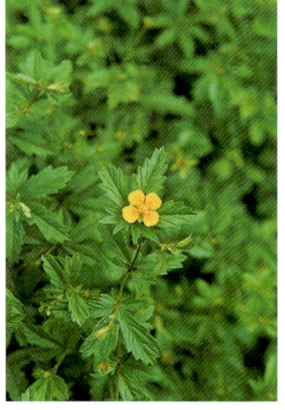

a)

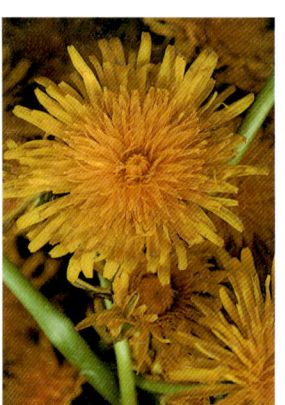

c)

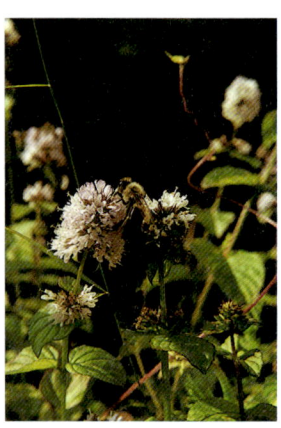

e)

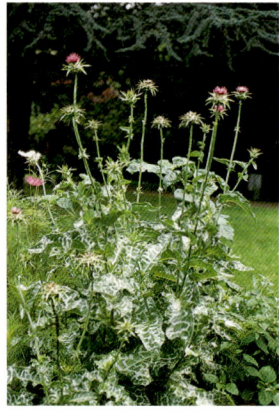

b)

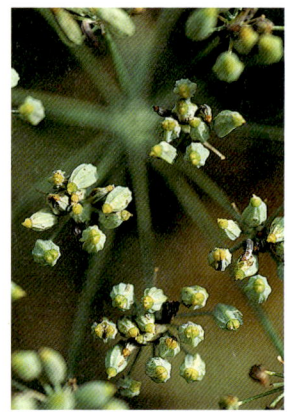

d)

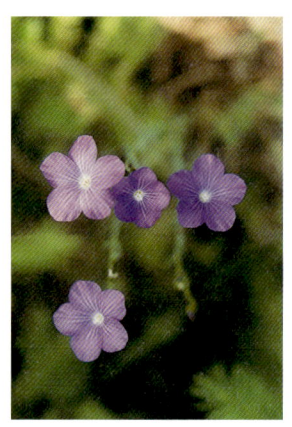

f)

Wer gerne Kräutertee (als Durstlöscher) trinkt, sollte allerdings zu jenen Haustee-Mischungen greifen, deren arzneiliche Wirkung vernachlässigt werden kann (vorwiegend auf der Basis von Brombeer-, Himbeer- und Erdbeerblätter; ein saisonaler Frischkräuter-Aufguss wie z. B. Melisse aus dem Garten). Empfehlenswert ist auch die so genannte «Sekundenüberbrühung»: 1 EL Teekräuter (Mischung) mit 1 l heißem Wasser übergießen und nur 30 s ziehen lassen, abseihen.

### 7.7.1.1 Ernährung

Durch 1 bis 2 Tage Nahrungskarenz regulieren sich so manche vorübergehenden Verdauungsbeschwerden ganz von alleine. Einmal jährlich Heilfasten (am besten in einer Gruppe) oder Saft-, Tee-, Reistage können ebenfalls eine gute Anregung sein – vorausgesetzt, dass medizinisch nichts dagegen spricht. Eine 2–3–6-wöchige Frühjahrskur mit Tees, die Bitterstoffpflanzen enthalten oder das Kochen und Würzen mit Garten- oder Wildkräutern (mit ihrem hohen Gehalt an Vitaminen, Mineralien und Spurenelementen) regen die Tätigkeit der Verdauungsdrüsen und des gesamten Stoffwechsels an.

### 7.7.2 Appetitlosigkeit

**Innerliche Anwendung**

 Teemischung (Infus) 1–3 Tassen täglich

- Tausendgüldenkraut 20,0
- Schafgarbenkraut 20,0
- Pfefferminzblätter 20,0
- Fenchelfrüchte (zerstoßen) 20,0

*Beachte:* Bittertees ganz individuell zubereiten. Er soll zwar bitter schmecken, aber für die Patientin noch tolerierbar sein. Wenn er zu bitter ist, hat er eher eine Umkehrwirkung – in diesem Fall einfach niedriger dosieren!

Teeaufguss von Ingwerpulver oder frischer gehackter Ingwerwurzel oder von Thymian.

---

Abbildung 7-6: a) Blutwurzel, b) Mariendistel, c) Löwenzahn, d) Fenchel, e) Pfefferminze, f) Lein. *Fotos: A. Sonn, U. Bühring, J. Georg.*

Tees aus Enzian-, Löwenzahn-, Engelwurz-Wurzel; Artischockenblätter, Wermut-, Schafgarbenkraut.

Ein Heilwein wird besonders von älteren Menschen geschätzt:

Je ¼ TL sehr klein geschnittene Löwenzahn-, Wegwarten- und Engelwurz-Wurzeln mit 50 ml Likörwein übergießen, bis zu 7 Tage ziehen lassen, abseihen und 2−3 × täglich 1 EL vor dem Essen einnehmen.

Schlehenelixier (gibt's auch ungezuckert).

Mit Kräutern und Gewürzen Speisen appetitlich abschmecken – Ingwer, Thymian, Senf.

Tees aus Bitterstoffpflanzen möglichst nicht süßen, da dies die Wirkung beeinträchtigt (reflektorisch über das Schmecken ausgelöste, vermehrte Sekretion der Verdauungsdrüsen).

### Äußerliche Anwendung

Anwendungen auf die Leberregion: Feucht-heiße oder Dampf-Kompresse (s. S. 191) mit Schafgarbenzusatz.

Allgemein kräftigende Armeinreibung mit Schlehenblütenöl (WALA).

## 7.7.3 Übermäßiger Appetit

Wenn Essen der einzige Genuss ist, der noch möglich ist, kann es leicht zum Übermaß führen. Außerdem kann eine ungünstig zusammengesetzte Nahrung mit dazu beitragen, dass jemand ständig Appetit oder Hunger hat. Kohlenhydrate erhöhen grundsätzlich den Blutzucker und veranlassen die Bauchspeicheldrüse, Insulin auszuschütten. Es kommt darauf an, wie rasch und direkt die Kohlenhydrate der Nahrung den Blutzucker erhöhen (Glykämiepotenzial) – entsprechend heftig ist die Reaktion (und Belastung) der Bauchspeicheldrüse, die dann oft große Mengen Insulin ausschüttet. Häufig ist die Folge dann eine Hypoglykämie, was erneuten Hunger und einen regelrechten Teufelskreis mit ungebremstem Appetit auslöst. Man kann dem entgegensteuern, indem man den glykä-mischen Index von Nahrungsmitteln beachtet (s. Literatur) und damit nur einen geringen Glukose-Anstieg im Blut bewirkt, der eher konstant bleibt, zu einer besseren Sättigung führt und so den Appetit (und häufig auch das Körpergewicht) normalisiert.

### Innerliche Anwendung

 Teemischung (Infus) 2−3 Tassen täglich:

- Mariendistelfrüchte (zerquetscht) 20,0
- Schafgarbenkraut 20,0
- Löwenzahnwurzel und -blätter 20,0
- Fenchelfrüchte (zerquetscht) 20,0

Helianthus tuberosus-Urtinktur (Topinambur).

### Äußerliche Anwendung

Anwendungen auf die Leberregion: feucht-heiße oder Dampf-Kompresse mit Schafgarbentee oder ein Heublumensäckchen.

## 7.7.4 Völlegefühl/Dyspepsie

### Innerliche Anwendung

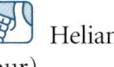 Tee aus Löwenzahnblättern und -wurzel, Pfefferminzblättern oder Schafgarbenkraut (Infus); Wegwartenwurzel- oder Mariendistelfrüchte-Tee (Dekokt). Teemischung (nach Pahlow) 2−3 Tassen täglich (Infus):

- Kamillenblüten 20,0
- Melissenblätter 20,0
- Pfefferminzblätter 20,0
- Angelikawurzel 10,0
- Kümmelfrüchte (zerstoßen) 15,0
- Fenchelfrüchte (zerstoßen) 10,0
- Wermutkraut 5,0

### Äußerliche Anwendung

Heublumensäckchen; feucht-heiße Leberkompresse oder Dampf-Kompresse (eventuell mit Schafgarbentee).

Baucheinreibung mit 1- bis 2-prozentigem Kümmelöl.

### 7.7.5 Sodbrennen/saures Aufstoßen

**Innerliche Anwendung**

 Kaltauszug von (blauer) Malve oder Leinsamen.
Abends *keinen* Pfefferminztee trinken, weil das den Magenpförtner entkrampft und Magensäure vermehrt austreten lässt.

Roher Kartoffelsaft oder Kohl-Frischpresssaft (250 ml/Tag), evtl. mit 1 Tr. Sanddorn-Fruchtfleischöl. Mandeln kauen oder 1–2 EL Haferflocken langsam kauen und schlucken.
Leinsamen-Aprikosen-Aperitif: 2 EL Leinsamenschrot mit 500 ml Wasser 5–10 min köcheln lassen, abseihen, den Sud 1:1 mit einem guten Aprikosen-Nektar verdünnt trinken.

**Äußerliche Anwendung**

Heublumensäckchen; feucht-heiße Leberkompresse oder Dampf-Kompresse (eventuell mit Schafgarbentee).

### 7.7.6 Magen-/Oberbauchschmerzen durch Gastritis/überreizte Magenschleimhaut

**Innerliche Anwendung**

Keine Bitterstoffdrogen als Tees verwenden
Teemischung (Infus) 2–3 Tassen täglich:
je 20,0 Kamille, Pfefferminze, Melisse und je 5,0 Fenchelfrüchte (zerstoßen) und Isländisch Moos
*Kamillentee-Rollkur:* morgens vor dem Aufstehen 1–3 Tassen Kamillenblütentee schluckweise trinken, sich wieder hinlegen, jeweils 5 min erst in Rückenlage, dann auf der linken Seite, in Bauchlage und abschließend auf der rechten Seite entspannen. Kurmäßig für 2–3 Wochen durchführen.

Kohl-Frischpresssaft – bis zu ½ l über den Tag verteilt trinken; bei Neigung zu Blähungen: 1 TL zermahlene Kümmelfrüchte zufügen.
Heidelbeersaft (ungesüßt) trinken.

**Äußerliche Anwendung**

Für warme Füße sorgen z.B. mit Fußbädern (evtl. mit Lavendel oder Rosmarinzusatz).

Feucht-heiße Kompresse oder Dampf-Kompresse (eventuell mit Kamillentee) auf den Oberbauch.
Öl-Kompressen mit Kamillenöl (-auszug) oder mit 2- bis 5-prozentigem Kümmelöl (-gemisch).

Fuß-/Beineinreibung mit Lavendel (eher abends) oder Rosmarinöl (eher morgens).

### 7.7.7 Übelkeit/Erbrechen

**Innerliche Anwendung**

Tee von Ingwer oder Pfefferminze oder Pfefferminzblätter und Kamillenblüten zu gleichen Teilen gemischt.

 Ein kleiner Schluck Zitronensaft.

**Äußerliche Anwendung**

Wärmende Fußbäder (Rosmarin eher morgens/Lavendel eher abends).

 Feucht-heiße Kompresse oder Dampf-Kompresse (evtl. mit Kamillentee) auf den Oberbauch; bei zusätzlichen Bauchkrämpfen: Gänsefingerkrautkissen; warmes Kirschkernsäckchen.

Wärmende Fuß-/Beineinreibungen.

Frische Luft, Fenster öffnen.

### 7.7.8 Blähungen

(s. S. 160 Neugeborenes: Koliken/Blähungen)

**Innerliche Anwendung**

Teemischung (Infus) 2–3 Tassen täglich:
Je 30,0 zerstoßene Kümmel-, Fenchel-, Anisfrüchte.
Tee von Pfefferminzblättern oder Gänsefingerkraut (Infus).

Teemischung (R. Weiss) bei Magen-Darm-Katarrh mit Blähungen 2–3 Tassen täglich (Infus):

- Kümmelfrüchte (zerstoßen) 10,0
- Fenchelfrüchte (zerstoßen) 10,0
- Kamillenblüten 80,0
- Weißdornblüten 20,0 noch dazumischen bei sehr starken Blähungen (Roemheld-Syndrom)

Tees gegen Blähungen nicht süßen, da Zucker, Honig, Sirup etc. Gärungsprozesse im Darm noch verstärken können.

### Äußerliche Anwendung

Bei Neigung zu kalten Füßen: wärmende Fußbäder.

Heublumensäckchen (Leber); feucht-heiße oder Dampf-Kompresse auf den Bauch (evtl. mit Kamillenzusatz); Johannis- oder Kamillenölauflage auf den Bauch; warmes Kirschkernsäckchen; Gänsefingerkrautkissen. Bei starker Berührungsempfindlichkeit der Bauchdecke können Auflagen stattdessen in der Kreuzbeinregion angelegt werden. Diese Öl-Kompressen sind auch für Säuglinge mit Dreimonatskoliken geeignet (evtl. während des Trinkens).

Wärmende Fußeinreibung mit Lavendelöl (abends) oder Rosmarinöl (morgens) oder Johannisöl.

Kreuzbeinregion mit Johannisöl einreiben.

Füße wärmend massieren. Säuglinge sprechen gut auf viel Hautkontakt an: Das Kind mit nacktem Bäuchlein immer wieder auf den (nackten) Bauch oder Oberkörper von Vater oder Mutter legen.

## 7.7.9 (Gallen-) Kolikschmerzen

### Innerliche Anwendung

 Vorbeugend bei bereits diagnostizierten Gallensteinen: Tee von Löwenzahnwurzel und -kraut.

Teemischung (M. Pahlow) 1–2 Tassen täglich (Infus):

- je 10,0 Kamillenblüten, Wermutkraut, Kümmelfrüchte (zerstoßen), Pfefferminz- und Melissenblätter, Erdrauchkraut

Vorsicht: Es darf kein (Gallengang-) Abflussstau vorliegen, sonst werden die Kolikschmerzen durch vermehrte Gallenproduktion nur verschlimmert!

### Äußerliche Anwendung

Melissen-Vollbad oder Teilbad (Füße).

Auf Leber-Gallen-Region: Heublumensäckchen; Gänsefingerkrautkissen; feucht-heiße Kompresse oder Dampf-Kompresse auf den rechten Oberbauch (evtl. mit Schafgarbe); warmes Kirschkernsäckchen.

*Beachte:* Keine Wärmeanwendung bei Gallenblasenentzündung.

Wärmende Fußeinreibung mit Johannisöl.

## 7.7.10 Verstopfung

### Innerliche Anwendung

 Mariendistel-Früchte kauen oder Tee davon kochen (auch für Schwangere geeignet); Tees von Löwenzahnblättern und -wurzel u.a. Bitterdrogen fördern die Verdauungssäftesekretion, regen die Verdauungstätigkeit an und sind eine gute Obstipationsprophylaxe.

Teemischung (Infus) 2–3 Tassen täglich:

- je 30 g Pfefferminzblätter, Schafgarbenkraut, Kamillenblüten

Ausgesprochene Abführdrogen (Sennesblätter, Faulbaumrinde etc.) eher meiden, da sie die Darmperistaltik zu sehr reizen, langfristig die Darmträgheit eher verstärken und häufig durch zu heftige Reaktion eine Elektrolytverschiebung bewirken. Ihre Einnahme ist in der Schwangerschaft verboten und auch sonst maximal für nur 7 bis 10 Tage erlaubt.

1–2 EL Lein- oder Flohsamen in etwas Naturjoghurt einnehmen, viel Flüssigkeit nachtrinken (pro EL $^1/_4$ l).

Dörrpflaumen morgens in Wasser einweichen, abends essen, Einweichwasser trinken; 1–2 Gläser Pflaumensaft täglich trinken. Wenn irgend möglich, auf faserstoffreiche Kost, Flüssigkeitszufuhr (30 ml/kg/KG) und angemessene Körperaktivität achten. Ballaststoffreiche Kost nur zur Vorbeugung einer Verstopfung, nicht zur Behandlung einer bestehenden Verstopfung. Körperliche Bewegung fördern.

### Äußerliche Anwendung

Wärmende Fußbäder (morgens mit Rosmarin); kalte Leibwaschung im Uhrzeigersinn (nach Kneipp).

Feucht-heiße Bauchauflage oder Dampf-Kompresse (mit oder ohne Schafgarben- oder Kamillentee); Kartoffelauflage; Heublumensäckchen; kalter Lendenwickel nach Kneipp; insbesondere bei kleinen Kindern und alten Menschen auch Kümmel- oder Kamillenöl-Kompresse; Bei starker Berührungsempfindlichkeit der Bauchdecke können die Auflagen stattdessen in der Kreuzbeinregion angelegt werden.

Baucheinreibung (evtl. mit Kümmelöl, 1- bis 2-prozentig, oder Johannisöl).

## 7.7.11 Durchfall

Die Ursache sollte zunächst abgeklärt werden – Magen-Darm-Infekt? Folge von Antibiotikatherapie oder sonstigen Medikamenten? Die Faktoren Lebensalter und Allgemeinzustand müssen im Auge behalten werden, um eine Gefährdung durch Dehydratation und Elektrolytverschiebungen zu vermeiden.

### Innerliche Anwendung

Blutwurztee (nur befristet auf 1 – max. 7 Tage, weil stark austrocknend) insbesondere bei blutigen, kolikartigen Durchfällen, Colitis ulcerosa oder M. Crohn; Tee von Frauenmantelkraut, Odermennigkraut, Brombeerblätter- oder Schwarztee (10 min ziehen lassen); Tee von getrockneten Heidelbeeren, insbesondere bei Säuglingen.

Teemischung für Erwachsene:
- Blutwurz 20,0
- Pfefferminze 10,0
- Kamille 10,0

Teemischung für Kinder:
- Melisse 10,0
- Kamille 10,0
- getrocknete Heidelbeeren 20,0

Birkenkohlekapseln, Heilerde (ultra/innerlich).

Besonders für Kinder geeignet: auf der Glasreibe geriebener Apfel, geschlagene (eher noch feste) Banane oder gekochte Karotten(-suppe), Reisschleim.

Bei Durchfällen infolge Antibiotikum-Therapie (Dysbiose) kann die Regenerierung der physiologischen Darmflora unterstützt werden durch: Naturjoghurt und Milchzucker; Molke; milchsauer vergorene Produkte (z.B. Sauerkraut); Ingwertee; Knoblauch.

### Äußerliche Anwendung

Wärmende Fußbäder (Rosmarinzusatz morgens – Lavendelzusatz abends).

Feucht-heiße Bauchauflage oder Dampf-Kompresse (mit oder ohne Kamillentee); Heublumensäckchen; insbesondere bei kleinen Kindern, alten oder geschwächten Menschen auch Kümmel- oder Kamillenöl-Kompresse.

Bei starker Berührungsempfindlichkeit der Bauchdecke können Auflagen stattdessen in der Kreuzbeinregion angelegt werden.

Wärmende Fußeinreibung mit Lavendelöl (abends) oder Rosmarinöl (morgens) oder Johannisöl.

## 7.7.12 Beschwerden durch Hämorrhoiden

### Innerliche Anwendung

Hämorrhoiden rühren meist von einem venösen Rückstau im Pfortader-Bereich her. Deshalb ist eine begleitende Leber-Funktionsunterstützung sinnvoll, zumal sie auch für weichen Stuhlgang sorgen kann.

Teemischung (Infus) 2–3 Tassen täglich:
- Löwenzahnwurzel und -kraut 20,0
- Mariendistelfrüchte (zerstoßen) 20,0
- Hirtentäschelkraut 20,0
- Ringelblumenblüten 20,0
- Pfefferminzblätter 20,0

### Äußerliche Anwendung

Evtl. Sitzbäder mit Kamillenblüten- oder Schafgarbentee – jedoch nur ganz kurz wegen der lokalen Wärme, die zusätzlich für venösen Stau sorgen kann (besser Kompressen).

Je nach Belieben körperwarme bis kühle Kompressen mit Tee von Kamillen-, Ringelblumen- oder blauen Malvenblüten (wund und entzündet), Schafgarbe, Blutwurz, Hirtentäschel, Eichenrinde oder Hamamelis (blutend), Quark oder Heilerde (heiß und gestaut). Die Kompressen können auf Wunsch auch unmittelbar vor Anwendung gekühlt werden.

Ringelblumen-, Hametum-Salbe.

 Quark und Salben können in ca. 2 cm langen Stücken z. B. in leeren Kunststoff-Form-Verpackungen für Ampullen kurz eingefroren und als «Eis-Zäpfchen» verabreicht werden.

### 7.7.13 Patientinnen mit Sondennahrung

Es ist eine unsinnige Angewohnheit, dass Nahrungssonden routinemäßig mit Heilkräutertees (meist Kamillentee, der dazu noch eine viel zu lange Ziehzeit hatte) durchgespült werden. Heilkräutertees sollten nur eingesetzt werden, wenn es dafür eine Indikation gibt. Sie können sonst die Verdauung eher stören. Besser wird die Sonde mit (abgekochtem) Wasser oder mit einer Sekundenüberbrühung (1 EL Teemischung mit 1 l heißem Wasser überbrühen, 30 s ziehen lassen, abseihen) durchgespült.

**Literatur-Tipps zum Weiterlesen und Vertiefen**

Eicher, Manuela; Marquard, Sara (Hrsg.): Brustkrebs – Lehrbuch für Breast Care Nurses, Pflegende und Gesundheitsberufe. Huber, Bern 2008.

Finck, Hans: Die Montignac-Methode. Natur & Heilen, (2001) 10: S. 28–35.

Haas, Ute (Hrsg.): Pflege von Menschen mit Querschnittlähmung Probleme, Bedürfnisse, Ressourcen und Interventionen. Huber, Bern 2012.

Montignac, Michel: Die Montignac-Methode. Essen und dabei abnehmen. Artulen, Offenburg, 5. dt. Auflage, 2002.

## 7.8 Pflegetipps in Bezug auf Knochen, Muskeln und Gelenke

### 7.8.1 Gesunderhaltung/Funktionsunterstützung (z.B. Kontrakturenprophylaxe)

Regelmäßige Bewegung und Muskelaktivität wirken sich direkt auf den Aufbau von Knochensubstanz aus. Berührung und Einreiben fördern eine gesunde «Wohlfühlspannung» (Eutonie), Stabilität und Reaktionsfähigkeit der Muskulatur. Darüber hinaus führen Einreibungen (z. B. mit Johannis- oder Rosmarinöl) und Wickelanwendungen (z. B. Heublumensäckchen) zu einer guten Durchwärmung und Entspannung und können so Muskelschmerzen und Kontrakturen vermeiden helfen, Aufstehversuche von bettlägerigen Personen erleichtern und eine Mobilisierung unterstützen.

Ein Vollbad durchwärmt den ganzen Körper (z. B. mit Wacholder- oder Heublumenextrakt), aber auch ein Teilbad (z. B. Fußbad) und nachfolgendes Warmhalten der Körperperipherie sorgen für eine gute Durchblutung der gesamten Muskulatur. Nach einer durchwärmenden Anwendung Zugluft vermeiden.

Äußerliche Maßnahmen können durch Heilpflanzentees ergänzt werden (z. B. der kieselsäurereiche Schachtelhalm). Eine Wacholderbeer-Kur nach Sebastian Kneipp bringt Stoffwechsel-Abbauprodukte zur besseren Ausscheidung und entlastet damit das Bindegewebe. Voraussetzung ist eine intakte Nierenfunktion. Man beginnt am 1. Tag mit 3 × 1 getrockneten Wacholderbeere und steigert dies täglich um (3 ×) 1 Beere bis

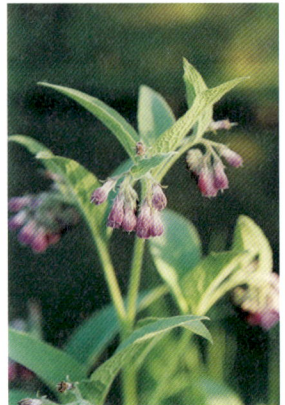

a)

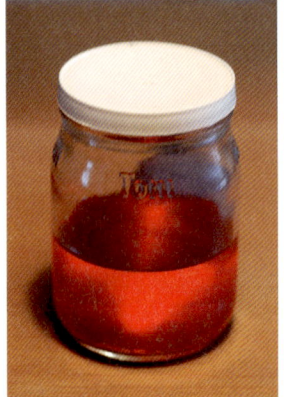

c)

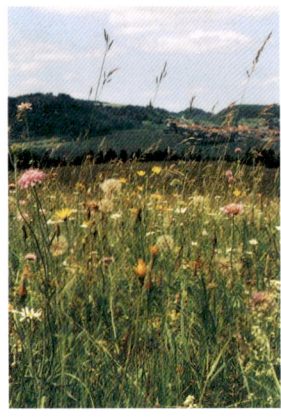

e)

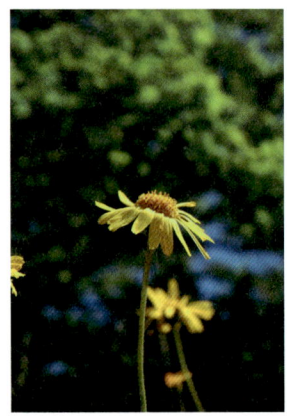

b)

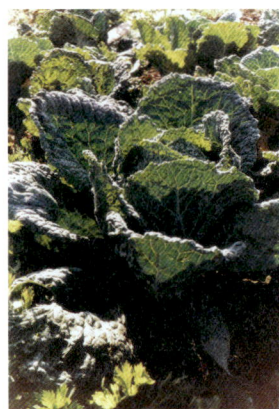

d)

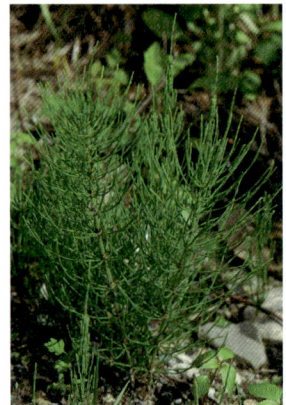

f)

auf 3 × 15 Beeren. Ab dem 16. Tag wird täglich um (3 ×) 1 Beere reduziert bis man wieder bei 0 angelangt ist.

Eine Frühjahrs- und/oder Herbstkur mit Brennnessel- oder Löwenzahn-Tee (täglich 2–3 Tassen während 3–4 Wochen) trägt zur Ausscheidung abgelagerter Stoffwechselprodukte bei und soll Knorpel und Bindegewebe schützen.

### 7.8.1.1 Ernährung

Frisches Gemüse, Obst, Vollkorn- und Milchprodukte und ein mäßiger Fleischkonsum liefern die entsprechenden Nähr- und Vitalstoffe, die zur Erhaltung und erst recht zum Wiedererlangen der Stabilität unserer Knochen nötig sind. Wildkräuter wie Brennnessel, Giersch oder Bärlauch enthalten übrigens ein Vielfaches an Mineralstoffen (u.a. auch Kalzium) im Vergleich zu unseren Kulturgemüse-Sorten. Man kann – für den Hausgebrauch – mit Wildkräutern die gewohnte Kost gut ergänzen und bereichern (z.B. Kräuterrahmsuppe aus Brennnessel, Giersch; Wildkräuter wie Vogelmiere, Bärlauch u.a. unter die Salatkräuter mischen). Voraussetzung ist, dass man diese essbaren Wildkräuter sicher bestimmen und von giftigen Artgenossen unterscheiden kann.

Das komplexe Zusammenspiel zwischen den aufgenommenen Nähr- und Vitalstoffen und vom Körper produzierten Hormonen (u.a. Calcitonin oder Östrogen) ist ein Faktor, der den Knochen ihre nötige Stabilität gibt. Neben dem Vitamin-B-Komplex ist auch Vitamin E (u.a. in Getreidekeimen, Brennnesselsamen, Blütenpollen) am Aufbau von Östrogen beteiligt. In Pflanzen vorkommende Phytoöstrogene (u.a. in Salbei, Rotklee, Himbeeren, schwarzen Johannisbeeren etc.) können den abnehmenden Östrogenspiegel z.B. in den Wechseljahren etwas ausgleichen.

So belastend Übergewicht für Knochen und Gelenke sein kann, so sehr laufen ständige

Abbildung 7-7: a) Beinwell, b) Arnika, c) Johannisöl d) Kohl, e) Heublumen, f) Schachtelhalm. *Fotos: A. Sonn, U. Bühring.*

Schlankheitsdiäten einer Skelettstabilität zuwider – denn auch das Unterhautfettgewebe produziert ein gewisses Maß an Östrogenen, welche den Einbau von Kalzium in die Knochen begünstigen. (Über-) Reichlicher Kaffee-, Nikotin- oder Alkoholkonsum gilt im Übrigen als Vitamin-D-Räuber, während der hohe Phosphorgehalt mancher Nahrungsmittel und Getränke (z. B. Colagetränke) als Kalziumantagonist wirkt, also den Kalzium-Einbau ebenfalls behindert.

## 7.8.2 Muskelverspannungen von Nacken und Rücken

Ein Tipp für zu Hause: Statt einem üblichen Kopfkissen ein kleines Dinkelspreukissen (z. B. 40 × 60 cm) als Nackenstütze, die sich den Bewegungen und veränderten Lage-Erfordernissen im Schlaf anpasst und die Nackenmuskulatur so optimal stützt. Gleichzeitig schafft Dinkelspreu ein angenehmes Klima (nicht zu warm, nicht zu kalt, gut durchlüftet). Eine mit getrockneten Wurmfarnblättern gefüllte Nackenrolle kann ebenfalls Linderung bei Nackenschmerzen verschaffen. Gesammelt werden dazu Farnblätter im Sommer, wenn sie an ihrer Unterseite die braunen Sporen angesetzt haben.

### Innerliche Anwendung

Zur Verbesserung der Stoffwechselaktivität im Bindegewebe und besseren Ausscheidung:
- Brennnesselblätter 20,0
- Birkenblätter 10,0
- Löwenzahnwurzel und -kraut 10,0
- Schafgarbenkraut 10,0
- Pfefferminzblätter 10,0

Präparate wie Rheuma-Hek® (Brennnessel) oder Assalix® (Weidenrinde) können bei chronischen Rückenschmerzen Linderung verschaffen.

### Äußerliche Anwendungen

Mit Rosmarin- oder Wacholderöl (auf 30 ml Pflanzenöl 6 Tr. eines 100 % naturreinen ätherischen Öls), Moor-Lavendelöl (WALA), Aconitöl (Schmerzöl von Wala).

Heißes Bad mit Wacholder-, Heublumenextrakt; bei starken Nackenverspannungen ist ein Fußbad oft schonender und effektiver als ein Vollbad.

Temperierte Johannisöl-Kompresse; über Wasserdampf erwärmtes Heublumensäckchen; Leinsamen-Kartoffelauflage; Senfauflage.

Heiße Anwendungen sind im Stadium der Muskelverspannung unbedenklich einsetzbar; es darf aber noch keine Nervenwurzelreizung vorliegen (akute Entzündung) – spürbar durch Intensivierung der Verspannung und des Schmerzes: heiße Anwendungen dann sofort abbrechen.

In diesem Fall kann kurzzeitig (3–4 min) eine schmerzdämpfende, gefrorene Salzwasser-Kompresse aufgelegt werden (z. B. Waschlappen mit Salzwasser befeuchten und in Plastiktüte ins Gefrierfach legen, bleibt durch Salzgehalt auch im gefrorenen Zustand modellierbar).

Im Zweifelsfall mit einer nur temperierten Johannisöl-Kompresse beginnen, um zu starken Reiz zu vermeiden.

## 7.8.3 Muskelkrämpfe und Muskelkater

Wärme hilft meist gut bei Muskelkrämpfen und Muskelkater. Mögliche Kontraindikationen (z. B. ausgeprägte Krampfadern, Thrombophlebitis) sollten jedoch zuvor abgeklärt sein.

Auslöser für Muskelkrämpfe können auch Medikamente sein, die z. B. Elektrolyt-Verschiebungen verursachen.

Ein verminderter Kalium-Spiegel kann z. B. mit Bananen oder getrockneten Aprikosen erhöht werden. Huflattich oder Vogelmiere sind kaliumreiche Wildkräuter aus dem eigenen Garten – ein Tipp für zu Hause.

Bei Muskelverkrampfungen oder -spasmen, die durch neurologische Erkrankungen bedingt sind, sollten extreme Temperaturen bei äußerlichen Anwendungen eher gemieden werden (besser nur temperiert).

### Äußerliche Anwendungen

Vollbad mit Heublumenaufguss oder -extrakt. Rosmarinaufguss oder -bademilch eignen sich als Zusatz für Voll- und Teilbäder (nicht in der 2. Tageshälfte). Der Tendenz zum Spasmus bei Multipler Sklerose (MS) kann man z.B. mit Lavendel-(Teil-)Bädern oder Beineinreibungen begegnen. Bei muskulärer Starre bei der Parkinson-Erkrankung werden belebende und lösende Einreibungen oder Waschungen (z.B. mit Rosmarin) bevorzugt. In der anthroposophisch orientierten Pflege macht man gute Erfahrungen mit Schachtelhalmbädern bei Parkinson (pro Vollbad: Decoct von 1 Tasse Schachtelhalmkraut auf 1 l Wasser 40−45 min köcheln).

Moor-Lavendelöl (WALA), Aconit-Schmerzöl (WALA), Beinwell-Salbe (Kytta®), Beifußöl-Auszug; Equisetum-Öl (bei Parkinson, anstelle von Schachtelhalm-Bädern).

Bei Spasmen, die durch eine neurologische Grunderkrankung bedingt sind (z.B. bei MS), muss durch die Art der Berührung ein Auslösen von Spasmen vermieden werden (keine flüchtigen oder punktuellen, sondern klare, ruhige, wärmende Berührungen).

Kompressen mit Johannis-, Aconit-Schmerzöl, Equisetum-Öl.

### 7.8.4 Gelenkschmerzen und -schwellungen (akut/chronisch)

Insbesondere für die Wahl einer äußerlichen Anwendung ist hier entscheidend, ob es eine akute oder eine chronische Entzündung ist. Akut entzündete Gelenke (auch bei Gicht) sind in der Regel heiß, sehr schmerzhaft bis berührungsempfindlich, eventuell gerötet und geschwollen. Ein Mensch mit akut entzündetem Gelenk verlangt eher nach kühlenden Anwendungen. Menschen mit chronischen Gelenksentzündungen sind meist eher sehr wärmebedürftig, tragen deshalb z.B. gerne Kniewärmer und mehrere, wärmende Kleidungsschichten. Sie verlangen spontan eher nach wärmenden Anwendungen.

#### Innerliche Anwendung

Die Ernährung sollte möglichst arm – oder gar frei – von tierischem Eiweiß sein (jedoch zur Vermeidung von Mangelzuständen dies nicht nur weglassen, sondern durch pflanzliche Alter-

nativen ersetzen – evtl. Vollwert-Kochkurs besuchen). Tees können Entgiftungsfunktionen des Stoffwechsels (s. u.) wirkungsvoll unterstützen, jedoch sollte auch ausreichend (Leitungs-) Wasser – also noch ungesättigte Flüssigkeit – getrunken werden, damit der Organismus die Abbauprodukte gut ausscheiden kann.

Zur Unterstützung der Stoffwechsel- und Ausscheidungsfunktionen (auch bei Gicht):
- Birkenblätter 10,0
- Brennnesselblätter 10,0
- Holunderblüten 10,0
- Löwenzahnwurzel und -kraut 10,0 oder:
- Löwenzahnwurzel und -kraut 20,0
- Tausendgüldenkraut 10,0
- Mariendistelfrüchte (zerstoßen) 10,0
- Pfefferminzblätter 10,0
- Fenchelsamen (zerstoßen) 10,0
jeweils Kur über 3−4 Wochen tägl. 2 Tassen, 2−3 × jährlich
zur Schmerzlinderung:
- Weidenrinde und Mädesüßkraut zu gleichen Teilen gemischt, 2−3 Tassen täglich, nach spätestens 3−4 Wochen pausieren.

#### Äußerliche Anwendungen

Johannisöl, Solum uliginosum oder Moor-Lavendel-Massageöl (WALA), Wacholderöl-Mischung (2-prozentig), Arnikaöl, -salbe oder -Schmerzfluid.

Heublumen-, Rosmarin-, Schachtelhalm-, Beifuß-Aufguss oder -Fertigextrakt aus der Apotheke.

Bei chronisch-entzündlichen, degenerativen Gelenksbeschwerden: feucht-heiße Gelenkswickel mit Heublumenaufguss; temperierte Öl-Kompressen mit Johannisöl, Solum uliginosum oder Moor-Lavendelöl; Bockshornklee-Wickel; temperierte Quarkwickel; Beinwell-Salbenauflagen (Kytta®-Plasma).

Bei akuter Gelenksentzündung: kühlende Quarkauflagen (zimmerwarmer Quark!), Arnika- oder Essigsaure-Tonerde-Wickel, gefrorenes Trockenerbsen- oder Kirschkernsäckchen.

## 7.8.5 Stumpfe Verletzungen (Prellungen/Zerrungen/Verstauchungen)

### Innerliche Anwendung

Bei allen Arten von Unfällen und Verletzungen empfiehlt es sich, Arnika C 30 als Globuli einzunehmen: 5 Globuli im Mund zergehen lassen, 5 weitere Gl in 1 Glas (Leitungs-) Wasser auflösen, mit Löffel (nicht Metall) verrühren und davon 1–2-stdl. 1 Teelöffelchen einnehmen. Wenn dies unmittelbar nach der Verletzung nicht möglich war, kann es auch noch 1 bis 2 Tage hinterher mit einer einmaligen Gabe von 5 Globuli nachgeholt werden und so Schmerzen lindern, das Abklingen einer Schwellung oder eines Hämatoms unterstützen und so auch helfen, eventuell notwendige chirurgische Maßnahmen gut vorzubereiten und zu begleiten.

### Äußerliche Anwendungen

Zur Erstversorgung nach einer Verletzung wird immer eine eher kühlende, damit schwellungs- und schmerzlindernde Anwendung gemacht. Bei anhaltender Funktionseinschränkung und Schmerzen können einige Tage später warme bis heiße Anwendungen folgen. Diese verbessern dann deutlich die Funktionseinschränkung (Beweglichkeit), lindern Schmerzen und beschleunigen die Resorption eines Hämatoms. Postoperativ ist der Zustand der Wunde oder Naht ausschlaggebend dafür, wann mit warmen oder heißen Anwendungen begonnen werden kann.

Arnika-Salbe oder -Schmerzfluid, Beinwell-Salbe; nach Entfernen eines Gipsverbands kann mit Rosmarin-Salbe oder -Öl, Johannisöl, Moor-Lavendel-Massageöl oder Beinwell-Salbe die Funktion und der Hautzustand unterstützt bzw. verbessert werden.

Wickel oder Auflagen mit nach Vorschrift verdünnter Essenz von Arnika, Calendula oder Symphytum.

Kohlauflagen; Quark-Kompressen oder -wickel; gefrorenes Trockenerbsen- oder Kirschkernsäckchen tragen alle zum Abschwellen und zur Schmerzlinderung bei.

**Literatur-Tipps zum Weiterlesen und Vertiefen**

AID Verbraucherinformation «Wildgemüse» Faltblatt Nr. 2521. Bezugsadresse: AID-Verbraucherdienst, Konstantinstr. 124, 53179 Bonn.

Bühring, Ursel: Kochen mit Wildkräutern. Heft 1–4. Edition Achillea, Stegen 1992. Bezugsadresse: Freiburger Heilpflanzenschule, info@heilpflanzenschule.de.

Bühring, Ursel: Heilpflanzen bei Rheuma. Naturarzt 9 (2003): 36–38.

Grünwald, Jörg; Jänicke, Christof: Grüne Apotheke – Selbstbehandlung mit pflanzlichen Heilmitteln und -tees. G&U, München 2005.

Haas, Ute (Hrsg.): Pflege von Menschen mit Querschnittlähmung – Probleme, Bedürfnisse, Ressourcen und Interventionen. Huber, Bern 2012.

Mathys, Rosemarie; Straub Jan: Spastizität – Pflegerische Interventionen aus der Sicht der Basalen Stimulation® und Ortho-Bionomy®. Bern, Huber 2011.

Sonn, Annegret: Starke Tipps für schwache Stellen – Anwendungen gegen Muskelverspannungen etc. Forum Sozialstation, 26 (2002) 116: 44–46.

# 7.9 Pflegetipps in Bezug auf Nieren und Harnwege

## 7.9.1 Gesunderhaltung/Funktionsunterstützung

Die Nieren sind, neben der Atmung, ein wichtiger Regulator für den pH-Wert des Blutes. Dies spiegelt sich im unterschiedlichen pH-Wert des Urins im Laufe eines Tages, entsprechend der Körperaktivität, dem Sauerstoffumsatz und dem Nahrungsangebot. Ausreichend Bewegung, entsprechende Sauerstoffaufnahme und eine entsprechende Ernährung erleichtern den Nieren die Regulierung des Blut-pH-Werts. Im Übrigen stehen die Nieren und Harnwege unter dem starken Einfluss des vegetativen Nervensystems und reagieren empfindlich auf (Dauer-)Stress – was der Volksmund in der Feststellung ausdrückt, dass «einem etwas an die Nieren geht». In der Folge entspannender Maßnahmen wie z. B. Atemübungen oder Wärmeanwendungen kommt es häufig zu einer verstärkten Harnausscheidung als Zeichen einer gestärkten Nierenfunktion.

Eine mangelnde Wärmeverteilung im Körper bedeutet für die Nieren ebenfalls Stress. Eine warme Peripherie (insbesondere die Füße) und

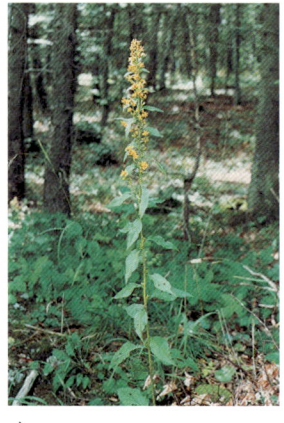

a)

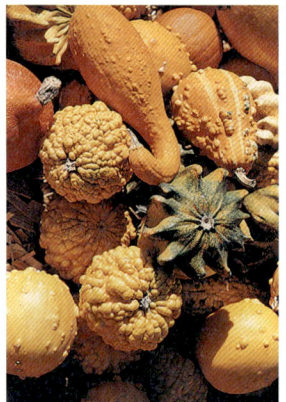

c)

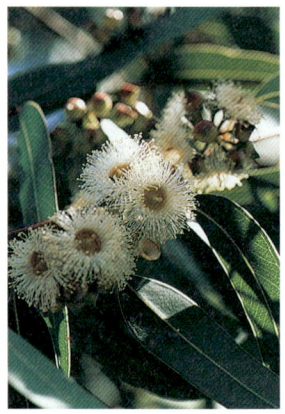

e)

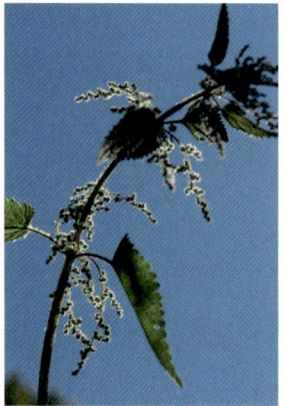

b)

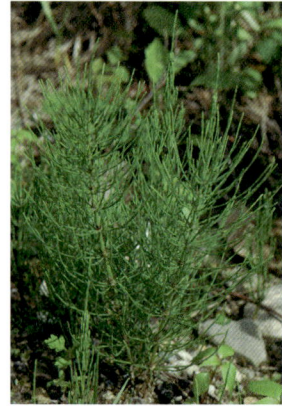

d)

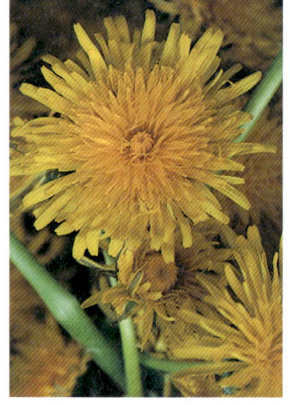

f)

Lendenregion kann z. B. durch Fußbäder oder entsprechende Kleidung gewährleistet werden – Flügel-Nachthemden sind nicht nierenfreundlich. Es sollte aber auch nicht zum Wärmestau und Schwitzen kommen, bzw. die betroffene Person muss dann rasch trockene Wäsche und Kleidung erhalten. Besonders bei Aufsteh- und Mobilisierungsversuchen Strümpfe anziehen und Zugluft vermeiden.

### 7.9.1.1 Ernährung

Eine vorwiegend vegetarische Kost unterstützt die Nierenfunktion, indem sie von vornherein mehr Flüssigkeit anbietet. Außerdem gibt es wassertreibende Gemüse, welche die Ausscheidungsarbeit der Nieren unterstützen (Kartoffeln, Petersilie, Sellerie, Spargel, Lauch). Durch das Würzen mit Kräutern wie Petersilie, Borretsch, Liebstöckel, Rosmarin oder Wacholderbeeren unterstützt man dies ebenso wie durch bestimmte Obstsorten (Hagebutten, Erdbeeren, Birnen, Johannisbeeren). Durch senfölhaltige Gemüse oder Gewürze kann einer Neigung zu Harnwegsinfekten vorgebeugt und durch Vermeiden bestimmter Nahrungsmittel einer wiederholten Steinbildung begegnet werden (s. S. 141).

Als Getränke zum täglichen Gebrauch eignen sich einfaches Trinkwasser (hat noch die volle Kapazität, wasserlösliche Abbauprodukte aufzunehmen und zur Ausscheidung zu bringen), salzarmes Mineralwasser, eine «Sekundenüberbrühung», eine Haustee-, Früchte- oder Hagebuttenteemischung (sofern die Säure vertragen wird). Warme Getränke sind grundsätzlich nierenfreundlicher als kalte.

Genussmittel wie Kaffee, Schwarztee, Alkohol oder Nikotin sollten – wenn überhaupt – dann sparsam und genießerisch verwendet werden, da sie eher Reizmittel für die Nieren sind und dem Körper Flüssigkeit entziehen.

Die landläufige Meinung, täglich mehrere Liter trinken zu müssen, um die Nierenfunktion zu unterstützen, ist mit Vorbehalt zu sehen:

---

Abbildung 7-8: a) Goldrute, b) Brennnessel, c) Kürbis, d) Schachtelhalm, e) Eukalyptus, f) Löwenzahn. *Fotos: A. Sonn, U. Bühring, J. Georg.*

Herz und Kreislauf müssen diese Flüssigkeitsmenge bewältigen können und die Nieren jeden Tropfen Urin filtern – das bedeutet Arbeit.

Wer zu Steinbildung oder Harnwegsinfekten neigt, kann durchaus – zumindest kurmäßig oder z. B. bei heißer Witterung etc. – etwas mehr trinken, sollte aber auch die Nahrungszusammensetzung (s. o.) mit in Betracht ziehen. Unsinnig ist es, aus Gewohnheit literweise (Heil-) Kräutertees zu trinken – dies bedeutet eine ständige Zufuhr von arzneilichen Stoffen.

## 7.9.2 Unkontrollierter Harndrang

(z. B. bei Inkontinenz/Enuresis)

Immer abklären, ob nicht ein versteckter Harnwegsinfekt vorliegt. Blasen- und Nierenregion warm halten (warme Unterwäsche, Nierenwärmer), warme Strümpfe. Bett vorwärmen, zu Hause evtl. Schaffelleinlage; jedoch Hitzestau und Schwitzen bei Nacht vermeiden.

### Innerliche Anwendung

 Tee von Johanniskraut, Hopfenzapfen, Baldrianwurzel, Melissenblätter.

Bei Enuresis: 2 × tägl. 10 Tr. Plantago- (= Breitwegerich)-Urtinktur oder 2 × tgl. Plantago D 2, 3 Globuli im Mund zergehen lassen.

### Äußerliche Anwendung

Fußbäder mit Lavendel (eher abends) oder Rosmarin (eher morgens).

Blasenkompressen mit Johannisöl oder 1- bis 5-prozentigem Eukalyptusöl; Leinsamen- oder Kartoffelauflagen; Heublumensäckchen; warmes Kirschkernsäckchen.

Bein-/Fußeinreibungen mit Johannisöl, Rosmarinöl (eher erste Tageshälfte).

## 7.9.3 Reizblase

Eine Reizblase ist sowohl bei Frauen und Männern eine Störung ohne organischen Befund; Linderungsangebote bezwecken vor allem eine vegetative Entkrampfung und Entspannung

und sind auch bei Prostatahyperplasie (Stadium I und II) geeignet.

### Innerliche Anwendung

Tees aus Johanniskraut, Melissenblättern, Hopfenzapfen und Baldrianwurzel; Brennnesselwurzel. Brennesselwurzel- oder Sägepalmenfrüchte-Präparate.

Kürbissamen kauen.

### Äußerliche Anwendung

Sitz- oder Vollbäder mit Schachtelhalm; Lavendel, Melisse oder Heublumen.

Unterbauchauflagen mit Kamillen- oder Johannisöl; 1- bis 5-prozentigem Eukalyptusöl.

Heublumensäckchen; warmes Kirschkernsäckchen.

Fuß- oder Beineinreibung mit Johannisöl oder Rosmarinöl (eher morgens).

Harmonisierende, atemstimulierende Rückeneinreibung (z. B. mit Massage- oder Lavendelöl).

Cuprum-Öl kann zu Fußeinreibungen oder Blasenkompressen verwendet werden.

## 7.9.4 Blasenentzündung/ Harnwegsinfekt

Prophylaktisch wirken senfölhaltige Gemüse und Gewürze im Speiseplan: Kapuzinerkresse (Blätter und Blüten), Brunnenkresse, Meerrettich, Rettiche und Radieschen, Kohl – in frischer Form oder als Frischpresssaft.

### Innerliche Anwendung

Solange der (Blasen-) Infekt sehr akut und schmerzhaft ist (die ersten 2–3 h), mengenmäßig eher wenig (aber: wirkungsvollen!) Blasentee trinken; sobald die Schmerzen sich bessern (z. B. durch lokale Wärmeanwendung) – viel trinken.

Tees aus: Goldrutenkraut, Orthosiphonblättern, Brennnesselkraut, Löwenzahnwurzel und -kraut, Bruchkraut, Kamillenblüten.

Besonders antibakteriell: Bärentraubenblättertee (Mazerat) – wirkt besonders gut in alkalischem Urin (pH-Wert 8,0) – mit Teststreifen prüfen; notfalls vor Tee-Verabreichung ein Glas Wasser mit 2 Messerspitzen Natron trinken.

Preiselbeersaft trinken (antibakteriell).

Teemischung 1–3 Tassen täglich (Infus):
- Goldrutenkraut 20,0
- Birkenblätter 20,0
- Mädesüßkraut 10,0
- Kamillenblüten 10,0

### Äußerliche Anwendung

Dampf-Sitzbad oder Vollbad: Schachtelhalm, Kamillenblüten oder Heublumen.

Wärmende Fußbäder (Senffußbad oder Rosmarin).

Blasenentzündung: Öl-Kompresse auf Blasenregion mit 1- bis 5-prozentigem Eukalyptusöl, Kamillenöl; feucht-heiße oder Dampf-Kompresse (evtl. mit Kamillentee), Heilerdeauflage (evtl. mit Kamillentee angerührt); Heublumensäckchen.

Nierenentzündung: feucht-heiße oder Dampf-Kompresse mit Schachtelhalmtee; Ingwer-Nierenwickel (nicht bei Niereninsuffizienz!).

Fußeinreibung mit Rosmarin (eher morgens).

Fußeinreibungen mit Cuprum-Öl oder -Salbe 0,4 %.

### 7.9.4.1 Spezielle Tipps zur Infektionsprophylaxe bei einem Verweilkatheter

Infektionsprophylaxe über die Ernährung (s. o.)

### Innerliche Anwendung

Tee aus Hagebuttenschalen und -kernen; Brennnessel (frisch oder getrocknet).

Petersilienwurzel-Abkochung (schmeckt eher wie Suppe) – nicht über längere Zeit anwenden, eher nur z. B. 2- bis 3-mal pro Woche – nicht in der Schwangerschaft.

### Äußerliche Anwendung

Wärmende Fußbäder – evtl. mit Rosmarinzusatz oder Senföl.

Blasenkompressen mit Johannisöl oder 1- bis 5-prozentigem Eukalyptusöl; warmes Kirschkernsäckchen.

Wärmende Dampf-Kompresse auf Kreuzbeinregion (besonders günstig bei suprapubischem Katheter).

Bein-/Fußeinreibungen mit Johannisöl, Rosmarinöl (eher erste Tageshälfte).

### 7.9.5 Kolikschmerzen

Wenn einmal ein Stein abgegangen ist, kann dieser auf seine Zusammensetzung untersucht werden, wodurch sich Möglichkeiten zur Prophylaxe eröffnen:

Bei Kalziumoxalaten auf oxalarme Kost achten (Rhabarber, Tomaten, Rote Beete, Spinat und Kakao meiden); empfehlenswert sind Tees aus Goldrute, Mädesüß, Rose und Ysop, sowie Mineralwasser von Fachinger, Bad Wildungen oder Bad Brückenau.

Bei Uratsteinen meiden: Fleisch- und Wurstprodukte, Schwarztee; empfehlenswert sind Tees aus Goldrute, Geißfuß und Hauhechel, sowie Fachinger und Bad Wildunger Mineralwasser.

Bei Kalziumphosphaten: vitamin- und ballaststoffreiche Vollwertkost bevorzugen; meiden: z. B. Fleisch- und Wurstwaren, Cola, Schwarztee, Schmelzkäse.

### Innerliche Anwendung

Spasmolytische Heilpflanzentees: Pfefferminzblätter, Melissenblätter, Schafgarbenkraut, Kamillenblüten, Bruchkraut, Fenchel.

Teemischung 2–4 Tassen (Infus):
- je 20,0 Tausendgüldenkraut, Pfefferminzblätter, Löwenzahnwurzel und -blätter, Kamillenblüten, Melissenblätter; den Tee heiß trinken und dabei Treppen herunterspringen oder hüpfen.

**Äußerliche Anwendung**

 Heublumenbad zur guten Durchwärmung.

Nierenauflagen: feucht-heiße oder Dampf-Kompresse mit Kamillenblüten; Heublumensäckchen; Kamillenöl-Kompresse.

### 7.9.6 Harnverhaltung

**Äußerliche Anwendung**

Warmes Kirschkernsäckchen; 1- bis 5-prozentige Eukalyptusöl-Kompresse auf die Blasenregion – hat hohe Erfolgsrate und sollte zu den Routinemaßnahmen bei Harnverhaltung gehören, rechtzeitig bevor man an Medikamentengaben oder Katheterisieren denkt. Selbst bei Miktionsstörungen aufgrund einer Prostatahyperplasie wirkt eine wärmende Blasenauflage häufig entkrampfend und reduziert auf diese Weise Restharnmengen.

**Literatur-Tipp zum Weiterlesen und Vertiefen**
Bühring, Ursel: Heilpflanzen, die an die Nieren gehen. Naturarzt 2 (2001): 32–33.
Hayder, Daniela; Kuno, Elke; Müller, Margrit: Kontinenz – Inkontinenz – Kontinenzförderung. Huber, Bern 2012.
Sonn, Annegret: Kein Pippifax – Pflanzliche Anwendungen zur Unterstützung von Nieren und Harnwegen. Forum Sozialstation, 25 (2001) 110: 43–45.

## 7.10 Pflegetipps zur Unterstützung der Körperabwehr/Infektabwehr

### 7.10.1 Gesunderhaltung/Funktionsstärkung

Die beste Infektabwehr besteht aus einer vernünftigen, den eigenen Kräftegrenzen angepassten Lebensgestaltung, einer vitalstoffreichen, natürlichen Ernährung und einem angemes-

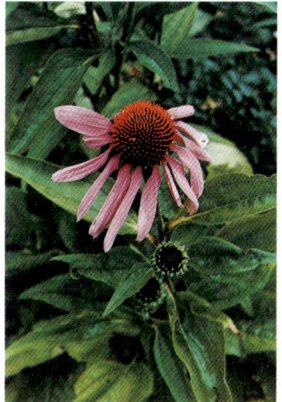

a)

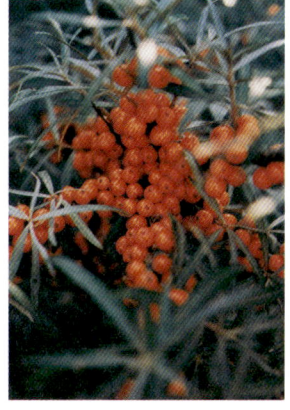

b)

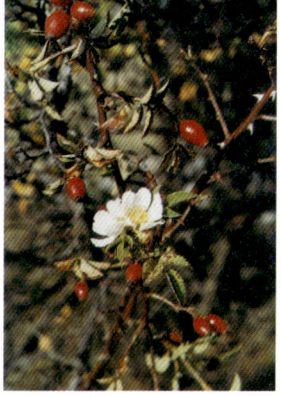

c)

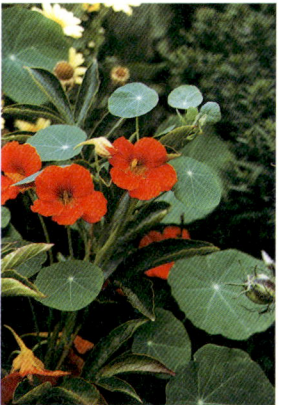

d)

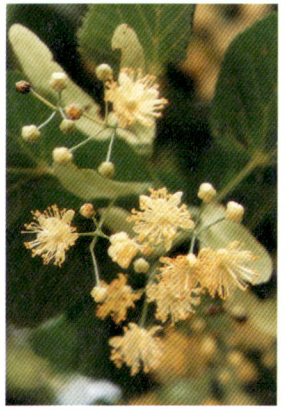

e)

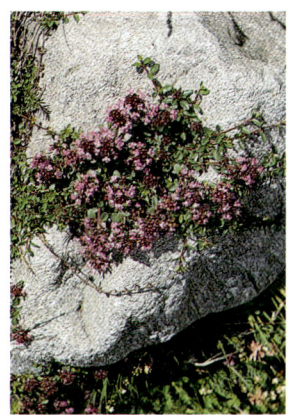

f)

---

**Abbildung 7-9**: a) Sonnenhut, b) Sanddorn, c) Hagebutten, d) Kapuzinerkresse, e) Lindenblüten, f) Thymian. *Fotos: A. Sonn, U. Bühring.*

senen Verhalten bei den ersten Anzeichen eines Infekts. Die prophylaktische Einnahme von Vitamin- oder Mineralstofftabletten und Arzneien wie Echinacin macht keinen Sinn. Die Abwehr kann nicht gegen einen Infekt angekurbelt werden, der noch gar nicht vorliegt – möglicherweise aber eine unerwünschte Reaktion auf die Selbstmedikation auslösen.

Ein regelmäßiger, wohldosierter Kältereiz (z. B. frische Luft, Kneipp'sche Anwendungen wie kalte Armbäder, kalter Gesichtsguss, morgendliche kalte Waschung) bewirkt eine Tonisierung der peripheren Gefäße und damit u. a. eine verbesserte Durchblutung und Abwehrfähigkeit der Schleimhäute. Ähnliches bewirkt das tägliche Trockenbürsten. Gesunde Menschen können sehr von regelmäßigen Saunabesuchen profitieren – oder man kommt durch körperliche Aktivität regelmäßig zum Schwitzen. Eine der individuellen Wärmeregulation angepasste Bekleidung bzw. entsprechendes Bettzeug sorgen für konstante Wärme und vermeiden nach Möglichkeit Schweißausbrüche mit der Gefahr von Durchfeuchtung und Wärmeentzug.

Eine Körperabwehr-bewusste Körperpflege vermeidet die Störung der physiologischen Keimbesiedelung auf Haut und Schleimhäuten durch zu starke Pflegemittel (s. Abschnitt zu Haut, S. 104 ff., Mund/Nase, S. 118 ff.).

Eine intakte Körperabwehr braucht ein gewisses Maß an Training: Für einen gesunden Menschen sind ein bis zwei Infekte jährlich durchaus «gesund» und sollten ohne größeres Eingreifen durchlaufen werden.

Der eigentliche Beginn einer Erkrankung liegt sowieso meist vor ihrem wahrnehmbaren Ausbruch. Unausgeglichenheit, Übermüdung oder eine veränderte Wärmeregulation sind (Stress-) Zeichen einer gestörten Funktion des vegetativen Nervensystems (Sympathikus dominiert), das eine wesentliche Rolle in der Immunabwehr spielt. Wenn die parasympathische, vagotone Gegensteuerung beginnt, man sich so richtig krank, schlapp und elend fühlt, hat man nur noch das Bedürfnis, zur Ruhe zu kommen – und genau das braucht der Organismus, um den Heilungsprozess rasch und komplett zu durchlaufen.

Unter diesem Aspekt wird auch der Nutzen des Fiebers deutlich, das für eine gesteigerte Stoffwechselaktivität, die Bildung spezifischer Abwehrstoffe, die Zerstörung wärmeempfindlicher Erreger und für eine gesteigerte Ausscheidungsfunktion (Nieren und Haut) notwendig ist. Dafür braucht der Organismus jedoch unbedingt (Bett-) Ruhe.

Mit Hilfe pflanzlicher «Antibiotika» (vgl. Literatur-Tipps S. 144) kann ein spezifischer Abwehrprozess unterstützt werden. Pflanzen bilden antimikrobielle Substanzen zu ihrem eigenen Schutz vor Erregern und Krankheiten. Diese sind zum Teil auch für die menschliche Abwehr nutzbar und haben den Vorteil, dass gegen sie keine Resistenzen gebildet werden. So könnte die Wirksamkeit konventioneller Antibiotika (die durch ungezügelten Gebrauch zur Bildung resistenter Keime führen) für wirklich schwere oder lebensbedrohliche Infektionen erhalten bleiben.

*Beachte:* Naturheilkundliche Maßnahmen einschließlich der Gebrauch pflanzlicher antimikrobieller Substanzen haben ihre besondere Stärke im Rahmen einer noch halbwegs intakten Körperabwehr und bei der großen Masse alltäglicher Infekte. Bei (schwer-) kranken Menschen, mit womöglich schon stark eingeschränktem Immunsystem, reichen diese Methoden alleine oftmals nicht aus. Hier ist medizinische Abklärung notwendig.

### 7.10.1.1 Ernährung

Statt Multivitaminpräparate besser auf natürliche Vitamin-Zufuhr (besonders Vitamin C) achten: der Jahreszeit entsprechendes, frisches Gemüse (im Winter z. B. Kohl und Zwiebeln); Hagebutten (enthalten ca. 20 × mehr Vitamin C als Zitronen), Zitrusfrüchte, Sanddorn, Kiwis. Für den Hausgebrauch gibt es im Frühling Garten- und Wildkräuter mit hohem Vitamin C- und Mineralstoffgehalt als Ergänzung und Anreicherung des täglichen Speisezettels. Vom Frühjahr bis über den Winter stehen antibakteriell wirkende, senfölhaltige Gewürze und Gemüse zur Verfügung (z. B. Brunnenkresse, Rettiche und Radieschen, Kapuzinerkresse, Meerrettich, Kohl). Wärmende Gewürze (Ingwer, Koriander, Pfeffer etc.) regen außerdem die Durchblutung der Schleimhäute an.

Vorsicht: Rasch ins Blut gehende Kohlenhydrate aus der Nahrung (Auszugsmehle, Zucker etc.), Süßigkeiten und (meist gesüßte) Säfte und süße Getränke führen zunächst zu einer Hyperglykaemie. Die Folge davon ist, dass es zu einer vorübergehenden Unterzuckerung und damit zu einer meist verstärkten Infektanfälligkeit kommt.

Geeignete Getränke sind einfaches Trinkwasser oder (salzarmes) Mineralwasser, Früchte oder Hagebuttentee (enthält selbst als Tee noch Vitamin C) – solange die Säure vertragen wird, frisch gepresste Obst- und Gemüsesäfte, Getränke-/Hausteemischungen, eine Sekundenüberbrühung.

## 7.10.2 Erhöhte Infektanfälligkeit

### Innerliche Anwendung

Hagebuttentee (-schalen und -kerne) Teemischung (Infus) 2−3 Tasse täglich:

Bei Grippe: je 15,0 g Kamillenblüten, Weidenrinde, Holunder- und Lindenblüten, Pfefferminzblätter und 25 g Weißdornblüten.

Echinacea-Tropfen (Dosierung entsprechend dem Beipackzettel; intermittierende Einnahme! max. 8 Wochen!).

### Äußerliche Anwendung

Je nach Kräftezustand: heißes Voll- oder Teil-(Fuß-)Bad mit Heublumen, Holunderblüten, Rosmarin (eher erste Tageshälfte), Thymian oder Senfmehl-Fußbad.

Fuß-/Beineinreibung mit Johannisöl, Schlehen-Massageöl.

Unter Beachtung der Kreislaufsituation kann ein «Heilschwitzen» sehr hilfreich sein. Nach einem heißen Bad packt man sich warm ins Bett (zuvor trockene Wäsche und Handtuch bereitlegen) und trinkt einen durchwärmenden Tee (z. B. Linden-, Holunderblüten). Nach einiger Zeit kommt es dann zum intensiven Schwitzen. Dabei muss jedoch ein Auskühlen vermieden und rechtzeitig evtl. die Nacht- und Bettwäsche gewechselt werden.

## 7.10.3 Fieber

Der pflegerische Umgang mit Fieber begleitet den Temperaturanstieg ebenso unterstützend wie die Fiebersenkung. Das Ausmaß des Eingreifens richtet sich nach der Belastbarkeit (meist bestimmt durch die Grunderkrankung) und der Befindlichkeit der einzelnen Patientin. Wünschenswert ist ein Zur-Ruhe-Kommen (Vagotonus) der fiebernden Person («Heilschlaf»). Bei den klassischen Kinderkrankheiten mit Hautausschlag (z.B. Masern) darf keine Fiebersenkung von außen erfolgen, sonst steigt das Risiko für Komplikationen.

### Innerliche Anwendung

Im Temperaturanstieg: Holunder- und Lindenblütentee, evtl. mit Mädesüßkraut (besonders bei Gliederschmerzen); Lindenblütentee mit einem Schuss Holunderbeerensaft.

Wenn der Gipfel des Fiebers erreicht ist und während dem Entfiebern: einfach Trinkwasser evtl. mit Zitronensaft oder einem Schuss frisch gepresstem Obstsaft; Hagbuttentee oder Pfefferminztee, evtl. mit einer Prise Enzianwurzel oder Wermutkraut; bei sehr schlappem Kreislauf: Schwarztee.

### Äußerliche Anwendung

Ganz am Beginn des Temperaturanstiegs (wenn man noch richtig fröstelt): heißes Heublumen- oder Thymianvoll- oder -teilbad (je nach Kräftezustand bzw. Kreislaufsituation), passive Wärmezufuhr (Wärmflaschen).

Zur Fiebersenkung: lauwarme Waschung (10 °C unter aktueller Körpertemperatur) mit Pfefferminztee oder einer halben, eingeschnittenen und unter Wasser in der Schüssel ausgedrückten Zitrone (kbA-Qualität).

Im Fieberanstieg: warme Arnikaessenz- oder Zitronen-Pulswickel. Zur Fiebersenkung: lauwarme Wadenwickel, eventuell mit Pfefferminztee, Zitronenzusatz (wie bei Waschung s. o.) oder etwas Obstessig.

Besonders bei sehr geschwächten Personen, alten Menschen, Säuglingen und Kleinkindern, die durch entsprechenden Flüssigkeitsverlust stark ausgetrocknet und apathisch sind, bei welchen das Trinken erschwert ist: Klysma mit physiologischer Salzlösung (für zu Hause: knapp $^1/_2$ TL Salz auf 250 ml körperwarmes Wasser). Bei kleinen Säuglingen mit 80–100 ml beginnen, Kleinkinder und größere entsprechend mehr.

## 7.10.4 Lymphknotenschwellung/ -verhärtung

### Innerliche Anwendung

 Tee aus Steinklee und Ringelblumenblüten.

### Äußerliche Anwendung

Leinsamen-Kompresse; Quarkauflage; Kompresse mit Heilerde (evtl. mit Honigkleetee angerührt); Salben-Kompressen mit Engelwurz-Salbe (Archangelika-Comp.-Salbe/WELEDA).

**Literatur-Tipps zum Weiterlesen und Vertiefen**
Neumayer, Petra: Natürliche Antibiotika. Sanfte Heilung aus dem Pflanzenreich. Econ-und-List-Taschenbuchverlag, München 1999.
Sonn, Annegret: Den Erregern keine Chance – Infektabwehr aus dem Pflanzenreich. Forum Sozialstation, 24 (2000) 107: 43–45.
Sonn, Annegret; Baumgärtner, Ute; Merk, Brigitte: Wickel und Auflagen. Stuttgart, Thieme 2010.
Schewior-Popp, Susanne; Sitzmann, Franz; Ullrich, Lothar (Hrsg.): THIEMEs Pflege. Thieme, Stuttgart: Thieme 2012.

## 7.11 Pflegetipps in Bezug auf Allgemeinbefindlichkeit und Orientiertheit

### 7.11.1 (Gesund-) Erhaltung von Wohlbefinden, Ausgeglichenheit, Vertrauen und Orientierung

Pflege mit Heilpflanzen-Anwendungen bietet Gesunden und Kranken außer den Pflanzenwirkstoffen und physikalischen Wirkprinzipien auch die Erfahrung von Wahrgenommensein, Zuwendung, Berührt-Werden. Man bekommt z. B. einen Tee und kann diesen sehen, riechen, schmecken. Man erlebt, dass etwas am Körper gemacht wird, verbunden mit Zuwendung und Berührung, und man erlebt dabei, dass der dafür nötige Zeitaufwand ein sinnvoller Teil dessen ist, was man zum Genesen benötigt. Solche Faktoren können im Gesundsein und Kranksein Momente des Wohlbefindens vermitteln. Sie können auch prägende Erfahrungen für den weiteren Umgang mit dem eigenen Körper, der eigenen Gesundheit oder Krankheit sein.

Für alte Menschen knüpfen sich an solche Pflegemethoden häufig vertraute (wenn auch nicht immer angenehme!) Erinnerungen an frühere Zeiten an, schaffen eine Verbindung zur eigenen Biografie und dadurch mehr Vertrauen und Orientierung.

Die meisten Kinder lieben das Ungewohnte solcher Anwendungen, die Zuwendung, die ihnen dabei zuteil wird, die Sinneseindrücke – wenn man sie nur kindgerecht und phantasievoll (vielleicht mit einer Geschichte verknüpft) anwendet.

Es gibt Pflegeeinrichtungen (Reha, Psychiatrie, Altenheim), die einen Kräutergarten gestalten und pflegen – teilweise zusammen mit den Patientinnen oder Bewohnerinnen. Für ältere Menschen knüpft dies möglicherweise an eigene Erfahrungen an. (Heil-)Pflanzen können aber auch als Kunstdrucke oder Fotos in eine Station Einzug halten – Motive, die den Einzelnen bekannt und vertraut sind.

### 7.11.1.1 Ernährung

Wild- und Gewürzkräuter mit ihrem hohen Gehalt an Mineralstoffen, Spurenelementen und Vitaminen stärken die Vitalität und sollten bei der Speisezubereitung nicht fehlen. Knoblauch (im Frühjahr Bärlauch) und Zwiebel als regelmäßig verwendeter Bestandteil der Nahrung beugen u. a. degenerativen Prozessen und Arteriosklerose vor. Bitteres und Saures in der Nahrung (im richtigen, nicht zu aufdringlichen Maß!) stärken u. a. die Konzentration und Präsenz eines Menschen.

Kräftigend wirkt auch der Hafer, z. B. als Haferbrei. Nach Belieben kann er süß oder rezent (wie englischer Porridge mit einer Prise Salz und 1 EL Sahne darüber gegeben) oder mit Banane und Curry zubereitet werden.

## 7.11.2 Allgemeine Schwäche, Erschöpfungszustände, Kachexie

### Innerliche Anwendung

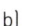 Ein klein wenig Bitterdrogen (z. B. Enzian- oder Engelwurz-Wurzel, Wermutkraut) wirken konzentrations- und orientierungsfördernd.

Teemischung (Infus) 2–3 Tassen täglich:
- Rosmarin 20,0
- Melissenblätter 30,0
- Schafgarbenkraut 20,0
- Herzgespann 20,0

### Äußerliche Anwendung

Rosmarin- oder Melissen-Bad (Voll- oder Teilbad – je nach Kräftezustand); Senf-Fußbad.

Kräftigungsbad: ½ l Kuhmilch anwärmen, 1 EL Honig und 1 Ei hinzugeben, verquirlen und ins einlaufende Badewasser gießen. Danach in vorgewärmte Badetücher von Kopf bis Fuß einwickeln und 1 h Bettruhe. Dieses Bad strengt zunächst ziemlich an – stärkt dann aber sehr; deshalb nur 1–3 × wöchentlich.

Psychovegetative Erschöpfung: Kamillen-ölwickel (Oberbauch/Sonnengeflecht); (Ober-) Armwickel mit Nährbad-Zusatz (s. o.) Täglich oder alle 2 Tage.

Teil- oder Ganzkörpereinreibungen mit Schlehenöl; Lavendel-, Melissen-, Rosmarinöl (je nach Tageszeit); Solum uliginosum oder Moor-Lavendelöl.

## 7.11.3 Nervosität, Reizbarkeit, Unruhe

### Innerliche Anwendung

Tees aus Melissenblättern, Lavendel- oder Passionsblume, Hopfenzapfen, Johanniskraut, Baldrianwurzel.

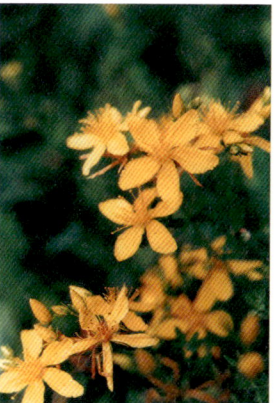

a)

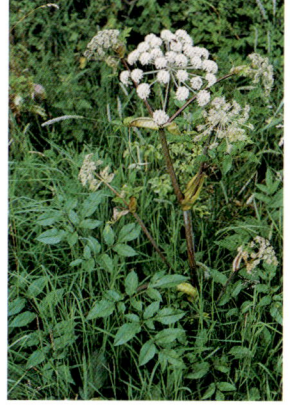

b)

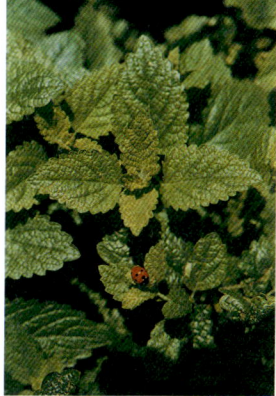

c)

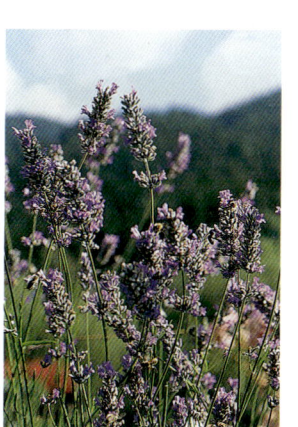

d)

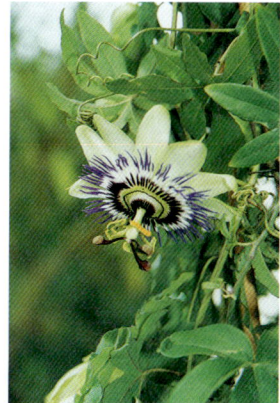

e)

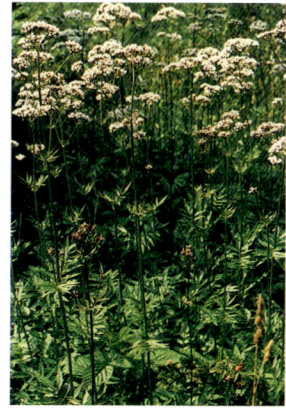

f)

Abbildung 7-10: a) Johanniskraut, b) Engelwurz, c) Melisse, d) Lavendel, e) Passionsblume, f) Baldrian. *Fotos: A. Sonn, U. Bühring.*

### Äußerliche Anwendung

Senf-Fußbad, insbesondere abends (wo es eher beruhigend wirkt) oder Fußbad mit Lavendeltee oder -milch. Besonders für Kinder und alte Menschen geeignet: Lindenblütenbad.

Johannisöl-Kompresse auf das Sonnengeflecht.

Z.B. harmonisierende, atemstimulierende Rückeneinreibung mit Lavendelöl oder Melissenöl (beide 0,5- bis 2-prozentig); Einreibung mit ableitenden Strichen an den Extremitäten mit Solum uliginosum oder Moor-Lavendelöl.

Ein Duftkissen (ca. 15 × 15 cm) mit z.B. getrockneten Melissen- und Rosenblütenblättern, Johanniskraut, Stein- bzw. Honigklee – ein Tipp für zu Hause oder für Angehörige zum Mitbringen.

*Beachte:* Bei erhöhter Reizbarkeit muss man sich vorab vergewissern, dass verwendete Düfte als angenehm empfunden werden und keine die Unruhe verstärkenden Assoziationen auslösen.

### 7.11.4 Wetterfühligkeit

#### Innerliche Anwendung

Teemischung aus je 20 g Passionsblume, Johanniskraut und Melissenblätter.

#### Äußerliche Anwendung

Solum uliginosum oder Moor-Lavendelöl – wenn lokalisierte Symptome, dann an diesen Stellen einreiben, sonst Ganzkörper-Einreibung oder ableitende Einreibung der Extremitäten.

### 7.11.5 Gestörte Wärmeregulation

Kranke Menschen haben häufig kalte Füße und/oder Hände (vegetativer Stress), denen sie aber oft selbst nicht genug Aufmerksamkeit schenken, und von vielen Pflegenden wird es ebenfalls nicht als wichtig genug eingestuft. Je nach Zustand kann durch gezielte (Kneipp'sche) Kältereize oder durch Wärmeanwendungen und an-

gemessene Kleidung (u.a. gestrickte Pulswärmer – ein Tipp für Angehörige!) viel verbessert werden. Es gibt aber auch Patientinnen, die unter einem Übermaß an Wärme (-stau) leiden, die durch erfrischende, kühlende Anwendungen ein gesteigertes Wohlbefinden erfahren können.

(Zum Thema «Schwitzen» s. auch S. 154)

#### Innerliche Anwendung

Wärmemangel: Tees von Holunderblüten, Ingwerwurzel; evtl. mit einer 10–20-prozentigen Beimengung von Bitterdrogen wie Wermut oder Engelwurz.

Wärmeüberschuss: Pfefferminztee, Zitronenwasser; Hagenbuttentee – nach Belieben eher kühl (nicht eisgekühlt, führt sonst zu reaktiver Erwärmung).

#### Äußerliche Anwendung

- Wärmemangel: Kneipp'sche Anwendungen (wenn Patientin nicht zu geschwächt; Kältereize nur bei guter Durchblutung!); warme Voll- oder Teilbäder mit Heublumen oder Rosmarin. Senf-Fußbad.
- Wärmeüberschuss: Eher Waschungen mit Pfefferminz- oder Salbeitee; Zusatz von Zitronensaft, Citrus-Bademilch.

- Wärmemangel: feucht-heiße oder Dampf-Kompresse auf den Bauch; Ingwer-Nierenauflage; warmes Kirschkernsäckchen (Bauch, Füße – oder wo gewünscht).
- Wärmeüberschuss: (tief-) gekühltes Kirschkernsäckchen oder Erbsensäckchen; eventuell mit lauwarmem Pfefferminztee befeuchteten Waschlappen lokal (eher kleinflächig) auflegen.

- Wärmemangel: Lavendel-/Rosmarinöl (je nach Tageszeit). Ingwer-Zimtöl (auf 100 ml Pflanzenöl ein ca. pflaumengroßes Stück frische, geriebene Ingwerwurzel und 1 zerbröselte Zimtstange; 3 Wochen durchziehen lassen, abseihen und Reste auspressen).

 Cuprum-Salbe 0,4 % oder -öl

- Wärmemangel: nach den Einreibungen unbedingt warm eingehüllt nachruhen (am besten im Bett).
- Wärmeüberschuss: eher mit Körperlotion einreiben (z.B. Wildrosen-Körperlotion – Wasseranteil der Emulsion wirkt eher kühlend).

## 7.11.6 Desorientierung/Verwirrtheit

### Innerliche Anwendung

Bitterstofftees – z.B. eine Prise Engelwurz-Wurzel oder Wermut in Melissen-, Pfefferminz- oder Brombeerblätter-Tee.

### Äußerliche Anwendung

Insbesondere bei kalten Extremitäten: Fuß- und Armbäder, evtl. mit Citrus-Zusatz; Senfmehl-Fußbad.

Je nach Grad der Verwirrtheit und dem Maß, das die Person zulassen kann, haben sich Handeinreibungen, Abwärts- bzw. Ausstreichungen an den Beinen oder die harmonisierende, atemstimulierende Rückeneinreibung bewährt. Mögliche Substanzen: Lavendel- oder Melissenöl; Moor-Lavendelöl; Wildrosenöl.

*Beachte:* Bei der Wahl duftender Substanzen/Öle muss man sich vorab vergewissern, dass verwendete Düfte als angenehm empfunden werden und nicht die Verwirrtheit aufgrund unangenehmer Assoziationen noch verstärken.

## 7.11.7 Angst

### Innerliche Anwendung

Tee von Johanniskraut, Melissenblätter, Rosenblütenblätter, Passionsblume, Engelwurz-Wurzel.

Teemischung (M. Pahlow) 2–3 Tassen täglich (Infus):

- Johanniskraut 30,0
- Melissenblätter 20,0
- Hopfenzapfen 10,0
- Lavendelblüten 5,0
- Orangenblüten 5,0

### Äußerliche Anwendung

 Voll- oder Teilbad mit Rose oder Melisse.

 Johannisöl-Kompresse auf den Oberbauch (Sonnengeflecht).

Handeinreibung (z.B. bei schwerkranken, alten oder sterbenden Menschen); harmonisierende, atemstimulierende Rückeneinreibung; mögliche Substanzen: Solum uliginosum oder Moor-Lavendelöl; (Wild-) Rosenöl, Melissenöl.

Duftkissen gefüllt mit Johanniskraut, Rosenblüten, Lavendelblüten, Melissenblätter je zu gleichen Teilen (Tipp für Angehörige zum Mitbringen).

## 7.11.8 Schockfolgen

### Innerliche Anwendung

20–30 Tr. Enzian-Tinktur verabreichen (hilft auch bei Hyperventilation) oder Bachblüten-Rescuetropfen.

### Äußerliche Anwendung

Feucht-heiße Bauchkompresse mit Sauerklee (Oxalis folium, 20 %, WELEDA) – wenn einem der Schreck/Schock noch im Bauch sitzt. Johannisöl-Kompresse auf Oberbauch (Sonnengeflecht).

Bei allen Arten von traumatischen Ereignissen empfiehlt es sich, Arnika C 30 als Globuli einzunehmen: 5 Globuli im Mund zergehen lassen, 5 weitere Gl in 1 Glas (Leitungs-) Wasser auflösen, mit Löffel (nicht Metall) verrühren und davon 1–2-stdl. 1 Teelöffelchen einnehmen. Selbst wenn das Schock auslösende Ereignis (physischer oder psychischer Natur) schon eine Weile zurückliegt, kann eine einmalige Gabe von 5 Globuli auch noch zu einem späteren Zeitpunkt hilfreich sein.

## 7.11.9 Depressive Verstimmung

### Innerliche Anwendung

 Tee von Johanniskraut (stimmungsaufhellend), soll mindestens während 4–6 Wochen verabreicht werden, damit es eine spürbare Wirkung entfalten kann; morgens zum Aufmuntern und Aktivieren: Rosmarin-Tee.

Teemischung (Infus) – davon 2–3 Tassen tägl. für 4–6 Wochen:
- Passionsblume 15,0
- Johanniskraut 15,0
- Orangenblüten 10,0
- Rosmarin (eher belebend) oder Melissenblätter (eher harmonisierend) 15,0
- Weißdorn 15,0

### Äußerliche Anwendung

Senf-Fußbad (vor dem Frühstück – eher anregend).

Öl-Kompressen auf den Oberbauch (Sonnengeflecht) mit Johannisöl oder Solum uliginosum bzw. Moor-Lavendelöl; feucht-heiße oder Dampf-Kompresse mit Schafgarbentee auf die Leber.

Fuß- oder Beineinreibungen oder harmonisierende, atemstimulierende Einreibung mit Johannisöl, (Wild-) Rosenöl, Melissen- oder Rosmarinöl (eher erste Tageshälfte); Solum uliginosum oder Moor-Lavendelöl.

Duftkissen gefüllt mit Johanniskraut, (Stein-) Honigkleeblüten, Melissenblätter und Zitronenverbene je zu gleichen Teilen (Tipp für Angehörige zum Mitbringen). Düfte müssen jedoch für die betreffende Person angenehm sein und dürfen keine belastenden Assoziationen auslösen.

Ausreichende Körperaktivität im Sonnen- oder Tageslicht und in frischer Luft hat deutlich stimmungsaufhellende Wirkung.

## 7.11.10 Schlafstörungen

Kranke Menschen leiden häufig unter Schlafstörungen, und das aus vielen Gründen. Deshalb ist es wichtig, im Hinblick auf eine gesunde Schlafhygiene auch/zusätzlich das Umfeld zu «durchforsten»: kalte Füße?, abends zu viel gegessen?, Falten im Bett?, andere Erkrankungen, Schmerzen, Kummer und Sorgen? u. v. m. können einen erholsamen Schlaf verhindern.

Pflanzliche Schlafhilfen sind keine eigentlichen «Schlafmittel», sie besitzen keine hypnotischen, oder im Fall von Baldrian nur leicht schlafinduzierende Wirkungen und führen dadurch auch nicht zu Abhängigkeiten oder Gewöhnung. Deshalb sind sie – in entsprechender, altersgemäßer Dosierung – auch für Kinder geeignet. Sie bieten auch keine Hilfe bei Durchschlafstörungen oder morgendlichem «Früherwachen», sondern sie aktivieren die uns natürlicherweise mitgegebene Ruheregulation. Und dabei wirken pflanzliche Schlafmittel in erster Linie entspannend und schlafanstoßend, ohne die Schlafphasen negativ zu beeinflussen. Das lässt zur Ruhe kommen und ohne «Kater» wieder aufwachen.

### Innerliche Anwendung

Schlaftees wirken auch durch eine Unterstützung der peripheren Wärmeabgabe einschlaffördernd. Deswegen sollten Tees, die den Schlaf fördern sollen, möglichst heiß getrunken werden.

Schlafteemischung für Kinder (Infus) 1 Tasse vor dem Schlafengehen:
- je 30,0 Melissenblätter und Passionsblume
- je 15,0 Schlüsselblumen- und Orangenblüten
- je 5,0 Kamillenblüten und Fenchel (zerstoßen)

Schlafteemischung für Erwachsene (Infus) 1–2 Tassen vor dem Schlafengehen:
- Lavendelblüten 40,0
- je 20,0 Melissenblätter, Johanniskraut und Hopfenzapfen

Schlafteemischung für alte Menschen (Infus) 1 Tasse vor dem Schlafengehen:
- Weißdornblüten 30,0

- je 20,0 Melissenblätter und Johanniskraut
- Hopfenzapfen 10,0

2 – 3 ml Baldrian (-Tinktur) oder 1 Likörgläschen Baldrianwein (Baldrian muss hoch genug dosiert werden!).

### Äußerliche Anwendung

Voll- oder Teilbad (Fußbad) mit Lavendel, Hopfen, Melisse, bis 2 h vor dem Zubettgehen.

Feucht-heiße oder Dampf-Kompresse auf den Bauch; Lavendel- oder Melissenöl-Kompresse (1- bis 5-prozentig) auf Brustkorb oder Oberbauch (Sonnengeflecht); kühle Wadenwickel (einmalig angelegt), evtl. mit Lavendel-Bademilch.

Harmonisierende, atemstimulierende Rückeneinreibung, eventuell mit Lavendel- oder (Wild-) Rosenöl.

Tipp für Angehörige zum Mitbringen: Schlafkissen (ca. 20 × 20 cm) mit Melissenblättern, Johanniskraut, Hopfen, Kamillenblüten, Lavendelblüten und Stein-/Honigklee – je zu gleichen Teilen. Kann unter das Kopfkissen oder an jeden anderen Platz im Bett gelegt werden.

Für unruhige (Klein-) Kinder eignet sich ein kleines Säckchen, das je zur Hälfte mit Dinkel- oder Hirsespreu und Lavendelblüten gefüllt ist. Mit Dillfrüchten gefüllt, kann ein solches Säckchen Kindern, die immer wieder unter Albträumen leiden, die Angst vor dem Schlafengehen nehmen (eher ein Tipp für zu Hause).

#### Literatur-Tipps zum Weiterlesen und Vertiefen
Brooker, Dawn: Person-zentriert pflegen. Huber, Bern 2008.

Flemmer, Andrea: Demenz natürlich behandeln. Schlütersche, Hannover 2012.

Lindesay, James; MacDonald, Alistair; Rockwood, Kenneth: Akute Verwirrtheit – Delir im Alter. Praxishandbuch für Pflegende und Mediziner. Huber, Bern 2009.

Reif, Karl; de Vries, Ulrike; Petermann, Franz; Görres, Stefan: Wege aus der Erschöpfung – Ratgeber zur tumorbedingten Fatigue. Huber, Bern 2011.

Sauter, Doro; Abderhalden, Chris; Needham, Ian; Wolff, Stephan (Hrsg.). Lehrbuch Psychiatrische Pflege. Huber, Bern 2011.

Sonn, Annegret; Baumgärtner, Ute; Merk, Brigitte: Wickel und Auflagen. Stuttgart, Thieme 2010.

Sonn, Annegret: Warm an Hand und Fuß – pflanzliche und physikalische Maßnahmen bei Unruhe und Nervosität. Forum Sozialstation, 25 (2001) 113: S. 46.

Sonn, Annegret: Was man trinkt, so schläft man – Kräutertee gegen Schlafprobleme. Forum Sozialstation, 26 (2002) 114: 46–47.

Spork, Peter: Das Schlafbuch. Warum wir schlafen und wie es uns am besten gelingt. Rowohlt, Reinbek 2008.

## 7.12 Pflegetipps bei Schmerzen

### 7.12.1 Allgemeines

Akuter Schmerz hat grundsätzlich eine Schutzfunktion und ist ein Hinweis (Warnsignal), dass etwas nicht im Lot ist. Schmerz kann körperliche und/oder seelische Ursachen haben, nicht selten kommt beides zusammen. Schmerz wird von jeder Person individuell erlebt – ein seelisches Erleben, das materiell nicht fassbar und nachweisbar ist. Dabei spielt nicht nur die (körperliche oder seelische) Erkrankung bzw. Ursache eine Rolle, sondern das Ausmaß des Schmerzerlebens wird geprägt von der Vitalität, der Eigenständigkeit und dem Lebensalter dieser Person, von ihren psychosozialen, biografischen und familiären Lebenszusammenhängen.

Schmerz erfordert in hohem Maße ein interdisziplinäres Vorgehen, wobei Pflegekräfte mit ihrer Tätigkeit eine besondere Nähe zu der Schmerz erlebenden Person haben. Dabei sind die Hauptaufgaben der Pflege die Wahrnehmung des Schmerzes und seiner Modalitäten, eine akzeptierende, verständnisvolle Haltung gegenüber der betroffenen Person und angemessene Beratung (evtl. unter Einbeziehung von pflegenden Angehörigen). Das Gestalten einer Umgebung und Atmosphäre, in der sich ein Mensch mit Schmerzen gut aufgehoben fühlt (belastende Sinnesreize eindämmen – z. B. Lärm, grelles Licht, Hektik, belastende Gerüche etc. – Ablenkung, Hilfen zur Orientiertheit, Ansprache bzw. Aussprache anbieten etc.), gehört genauso dazu wie der Einsatz von schmerzlindernden Maßnahmen.

Gerade von Seiten der Pflege mit Heilpflanzen gibt es eine Reihe von lindernden Anwen-

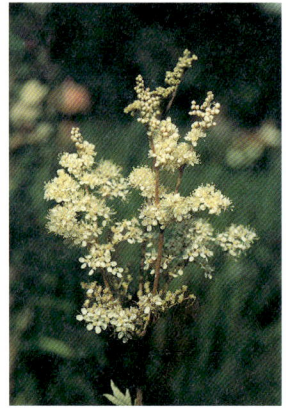

a)

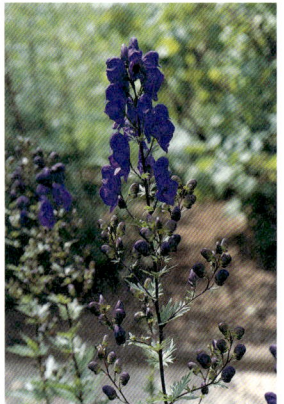

c)

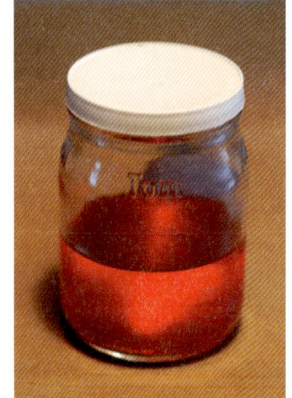

e)

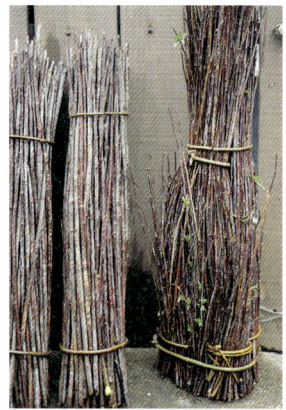

b)

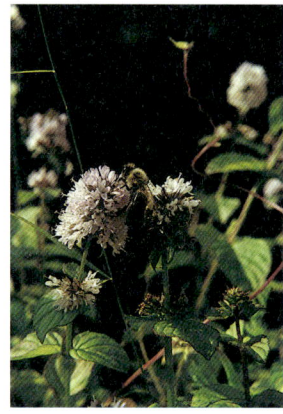

d)

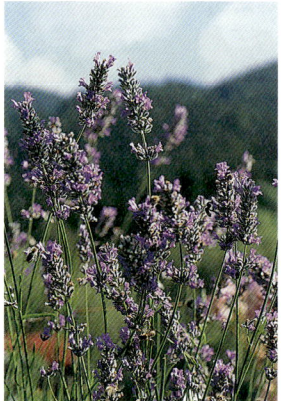

f)

dungen, die leichtere Schmerzzustände erfolgreich beheben und den Gebrauch von Schmerzmedikamenten vermindern können.

Bei schwereren Schmerzen können Heilpflanzen-Anwendungen eine gute Ergänzung zu konventionellen Schmerzmitteln sein (auch «einfach» nur beruhigen oder entspannen), manchmal sogar zu einer sparsameren Dosierung derselben beitragen.

### 7.12.1.1 Ernährung

Menschen, die zu starken Schmerzen neigen, sollten eine leicht-verdauliche Ernährung angeboten bekommen. Eine überlastete Leber, die Abbauprodukte nur schwer der Ausscheidung zuführen kann, sowie ein Mangel an Vitaminen und Spurenelementen verstärken die Empfindlichkeit gegenüber Schmerzen eher.

## 7.12.2 Kopfweh/Migräne

Es gibt kein Patentrezept bei Kopfschmerzen, sondern man muss den Auslöser in Betracht ziehen.

Zu verschiedenen auslösenden Faktoren (wie verspannte Rücken- oder Nackenmuskulatur, Nasenneben- oder Stirnhöhlenprobleme, eine gestörte Leberfunktion, Fieber oder grippale Infekte) finden sich in diesem Kapitel an anderer Stelle entsprechende Hinweise. Anhaltende Kopfschmerzen müssen medizinisch abgeklärt werden, eine Kopfschmerz-Tagebuch hilft aufklären.

**Innerliche Anwendung**
Zur Stoffwechsel-Unterstützung und besseren «Entgiftung»: mehrmals täglich eine Tasse heißes Wasser, evtl. mit frischem Zitronensaft trinken.

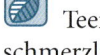 Teemischung (entkrampfend, beruhigend, schmerzlindernd) 2−3 Tassen täglich (Infus):
- Waldmeisterkraut 10,0
- Holunderblüten 20,0
- Mädesüßkraut 20,0
- Melissenblätter 20,0
- Lavendelblüten 20,0

---

Abbildung 7-11: a) Mädesüß, b) Weidenrinde, c) Eisenhut, d) Pfefferminze, e) Johannisöl, f) Lavendel. *Fotos: A. Sonn, U. Bühring, J. Georg.*

### Äußerliche Anwendung

 Häufig haben kopfschmerzgeplagte Menschen (eis-) kalte Füße: wärmende Fußbäder (Senfmehlfußbad, Rosmarin-Fußbad, ansteigendes oder Wechselfußbad oder ein Salz-Fußbad) und anschließend warme Strümpfe anziehen.

Auch warme (Unter-) Armbäder mit Lavendel oder Rosmarin können Spannung aus dem Kopfbereich ableiten.

 Manchmal kann ein kühler/kalter (oder heißer) Waschlappen auf der Stirn spontan erleichtern, ebenso ein (Trocken-) Erbsen- oder Kirschkernsäckchen aus dem Gefrierfach oder eine Pfefferminzöl-Stirnkompresse.

Bei Muskelverspannung: alle muskelentkrampfenden Wickel-Anwendungen (s. S. 190 ff.) – je nach Wärmeverträglichkeit! Anwendungen zur Reizableitung über die Fußsohlen (Zwiebel-, Zitronenauflage); Meerrettich-Kompresse in den Nacken; Senfmehlauflage auf Kreuzbeinregion.

 Nacken und Schläfen mit Solum uliginosum einreiben; Aconit-Schmerzöl-Einreibungen; Schläfen mit Minzöl einreiben (Achtung: Qualität/Verträglichkeit/Wechselwirkung mit homöopathischen Arzneien – s. S. 41).

### 7.12.3 Menstruationsschmerzen

s. Pflegetipps bei Frauenbeschwerden S. 152

### 7.12.4 Nervenschmerzen

#### Innerliche Anwendung

Teemischung (Infus) 2–3 Tassen täglich – aus:
- je 20 g Johanniskraut, Kamillenblüten, Schafgarbenkraut, Mädesüßblüten, Melissenblätter

#### Äußerliche Anwendungen

Johannisöl-, Aconit-Schmerzöl-Kompressen, Capsaicin-Wärmepflaster (ABC-Wärmepflaster).

Aconit-Schmerzöl, Johannisöl; Solum uliginosum oder Moor-Lavendelöl; die betroffene Körperpartie behutsam einreiben, nach Wunsch mit einem vorgewärmten Tuch abdecken oder einhüllen. Capsaicinhaltige Salben bei neuropathischen Schmerzen.

### 7.12.5 Schmerzen aufgrund psychischer Stress-Situation

#### Innerliche Anwendung

Tees von Johanniskraut, Melissenblättern, Passionsblume, evtl. Mädesüßkraut oder Weidenrinde etc.

#### Äußerliche Anwendung

Lavendel- oder Melissenbad.

Nach traumatischen Ereignissen: feuchtheiße oder Dampf-Kompresse mit Oxalis-Essenz 20 %.

Solum uliginosum; Lavendel- oder Rosenöl; wo eingerieben wird, ist individuell unterschiedlich – es kann eine harmonisierende, atemstimulierende Einreibung (ASE) am Rücken sein oder «nur» eine behutsame Handeinreibung.

### 7.12.6 Generalisierte Schmerzen

z. B. bei Schwerstkranken und Sterbenden

#### Innerliche Anwendung

Teemischung (Infus) 2–3 Tassen aus:
je 20 g Lavendel- und Rosen- und Orangenblüten, Melissenblätter und Johanniskraut.

#### Äußerliche Anwendung

Beruhigende Waschung mit Lavendel- oder Melissentee; je nach Situation wärmende oder kühlende Waschungen, evtl. auch Hand- oder Fußbäder.

Abhängig vom Gesamtzustand kann auch ein Vollbad schmerzlindernd und entlastend wirken, dabei Zusätze und Wassertemperatur individuell wählen. Wasser entlastet und vermag Reizzustände abzuleiten.

Solum uliginosum oder Moor-Lavendelöl; Aconitöl; Lavendel- oder Rosenöl; bei sehr geschwächten Patientinnen eher mit Streichungen hin zum Körperzentrum, bei angespannten, unruhigen Patientinnen eher Streichungen hin zur Peripherie.

**Literatur-Tipps zum Weiterlesen und Vertiefen**
Carr, Eloise C. J.; Mann, Eileen M.: Schmerz und Schmerzmanagement. Huber, Bern 2010.
Knipping, Cornelia (Hrsg.): Lehrbuch Palliative Care. Huber, Bern 2007.
Nauck, Friedmann; Klaschik, Eberhard: Schmerztherapie – Kompendium für Ausbildung und Praxis. WVG, Stuttgart 2002.
«Solum uliginosum». WALA-Informationen für Ärzte, Herbst 1997.
Bezugsadresse: WALA-Heilmittel GmbH, 73085 Bad Boll/Eckwälden.
Sonn, Annegret: Schmerzen sanft bekämpfen. Forum Sozialstation, 26 (2002) 117: 45–47 (Teil 1).
Sonn, Annegret: Schmerzen sanft bekämpfen. Forum Sozialstation, 26 (2002) 118: 46–49 (Teil 2).
Thomm, Monika (Hrsg.). Schmerzmanagement in der Pflege. Springer, Berlin 2011.
Van den Berg, Frans: Angewandte Physiologie 4 – Schmerzen verstehen und beeinflussen. Thieme, Stuttgart 2003.

# 7.13 Pflegetipps bei Frauenbeschwerden

## 7.13.1 Allgemeines

Nicht wenige Frauen empfinden ihren Monatszyklus als lästig, einschränkend oder sogar schmerzvoll bis quälend. Geht diese Phase mit den Wechseljahren zu Ende, so wird auch dies von vielen nicht als Eintritt in eine neue und positive Lebensphase, sondern wiederum als Einschränkung und Belastung empfunden. Erschreckend ist, wie viele Frauen im Zusammenhang mit ihrem Frausein zu Medikamenten greifen.

Welche gesellschaftlichen Faktoren beeinflussen Frauen von außen und welche Erwartungen und Ansprüche stellen sie an sich selbst? Auch das ist Pflege: dass Frauen miteinander darüber ins Gespräch kommen (Pflegende mit Patientinnen oder Pflegende mit ihren Kolleginnen), sich verstanden fühlen, besser auf sich selbst achten und sich nicht so sehr von außen bestimmen lassen.

Im Folgenden werden Möglichkeiten aufgezeigt, wie man mit Befindlichkeitsstörungen während des Zyklus oder den Wechseljahren behutsamer, liebevoller und pfleglicher umgehen kann.

### 7.13.1.1 Ernährung

Eine vitalstoffreiche, vollwertige Ernährung versorgt den Körper mit allen notwendigen Vitaminen, Mineralstoffen und Spurenelementen. Der Vitamin-B-Komplex (Vollkorn, Nüsse, Fisch etc.) und Vitamin E (Vollkorn, Blütenpollen, Brennnessel-Samen!) haben sowohl Anteil am Aufbau von Östrogenen als auch an der Entwicklung der Geschlechtsorgane und ihrer Funktion.

Wer in den Wechseljahren den abnehmenden Hormonspiegel etwas ausgleichen möchte, kann die in einigen heimischen Pflanzen und Früchten vorkommenden pflanzlichen Östrogene (Phytoöstrogene) nutzen: Sie stecken in Salbei, Rotklee, Kichererbsen, schwarzen Johannisbeeren, Himbeeren, Blaubeeren und Stachelbeeren. Dass Frauen in Südostasien weniger Wechseljahrsprobleme haben, wird immer wieder auf deren hohen Konsum von Sojaprodukten zurückgeführt. Sie nehmen diese allerdings ihr ganzes Leben schon mit der Nahrung zu sich – nicht erst in den Wechseljahren – und auch nicht als hoch dosierte Fertigpräparate, wie es in unseren Breiten inzwischen angepriesen wird. Wir haben in unserem Kulturraum Entsprechendes (s. o.), wenn wir nur auf eine vielfältige und vollwertige heimische Ernährung achten.

Zu beachten ist auch, dass strenge Fettvermeidung, Light-Produkte und Schlankheitsdiäten (für viele Frauen ein jahrelanger Leidensweg) nicht empfehlenswert sind. Außer der Nebenniere produziert nämlich auch das Unterhautfettgewebe ein gewisses Maß an Östrogen. Und dieses spielt auch eine Rolle zusammen mit Kalzium und Vitamin D für die Knochenstabilität (s. Pflegetipps in Bezug auf Knochen, Muskeln und Gelenke, S. 133 ff.).

Frauen, die unter starken Blutungen leiden und dadurch einen eher niedrigen Hb-Wert haben, können sich ihre Eisenreserven außer mit Kulturgemüse wie Spinat, Topinambur auch mit Wild- und Gartenkräutern etwas aufbessern (Brennnessel, Sauerampfer, Vogelmiere, Franzosenkraut, Petersilie). Eisen ist auch in Hülsenfrüchten, Sesam oder Trockenfrüchten (Aprikosen, Feigen), in Bierhefe, Weizenkeimen, Hirse und natürlich in Innereien (Leber) enthalten.

## 7.13.2 Menstruationskrämpfe (Dysmenorrhoe)

### Innerliche Anwendung

 Teemischung (Infus) 2–3 Tassen täglich, ab ca. 2 bis 3 Tage vor der Menstruation bis diese wieder abklingt, dann pausieren und beim nächsten Mal wieder 2 bis 3 Tage vorher beginnen. Wichtig ist, **vorbeugend** zu lindern: einen verkrampften Uterus zu entspannen ist viel schwieriger!

- Gänsefingerkraut 20,0
- Frauenmantelkraut 20,0
- Melissenblätter 20,0
- Schafgarbenkraut 20,0
- Kamillenblüten 20,0

Gänsefingerkraut in Milch aufgekocht, abgeseiht und warm getrunken.

### Äußerliche Anwendung

Durchwärmendes, entkrampfendes Vollbad z. B. mit Melisse.
Fußbäder mit Melisse bei kalten Füßen.

Feucht-heiße oder Dampf-Kompresse (mit Schafgarbentee) auf Unterbauch oder in Kreuzbeinregion; erwärmtes Gänsefingerkraut-Kissen auf den Unterbauch (z. B. über Nacht); Heublumensäckchen; Kirschkernsäckchen.

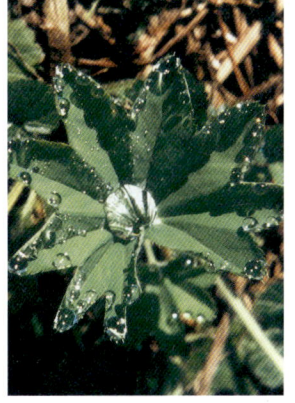

b)

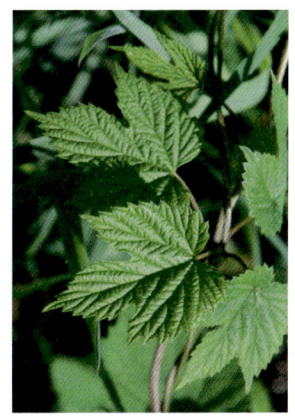

d)

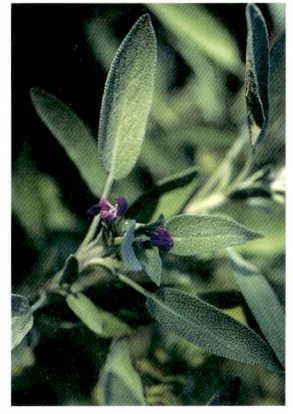

f)

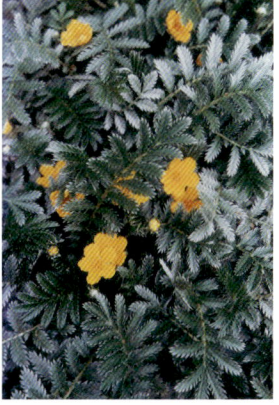

a)

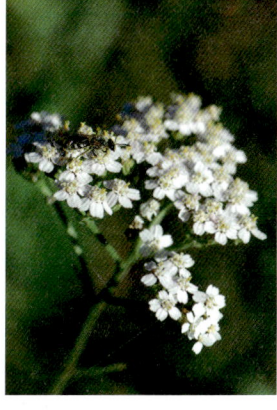

c)

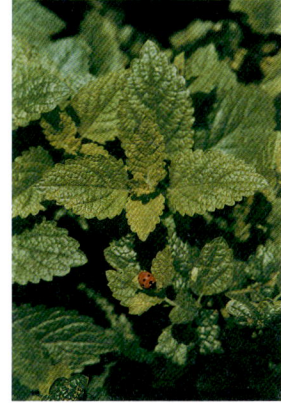

e)

Abbildung 7-12: a) Gänsefingerkraut, b) Frauenmantel, c) Schafgarbe, d) Hopfen, e) Melisse, f) Salbei. *Fotos: A. Sonn, U. Bühring.*

Kreuzbeinregion mit Solum uliginosum oder Moor-Lavendelöl einreiben oder mit Rosen- oder Lavendelöl.

### 7.13.3 Zu starke Blutung

**Innerliche Anwendung**

 Zur Blutstillung: Tee aus Hirtentäschel-, Frauenmantel-, Schafgarbenkraut und Blutwurz.

Zur Blutbildung: Tee aus Brennnessel und Löwenzahn.

### 7.13.4 Zu schwache Blutung

**Innerliche Anwendung**

Tee aus Beifuß, Rosmarin, Eisenkraut, Schafgarbe, Ingwer.

**Äußerliche Anwendung**

Senfmehl-Fußbad.

Senfmehl-Kompresse auf Kreuzbeinregion.

### 7.13.5 Vaginaler Ausfluss

Eine Pilzinfektion – häufig Ursache für vaginalen Ausfluss – wird oft durch eine Ernährung gefördert, die reich an Fabrikzucker und Weißmehlprodukten ist. Deshalb möglichst vollwertige, vitalstoffreiche Kost bevorzugen.

**Äußerliche Anwendung**

Mit Hilfe eines Klistierballons Obstessigspülung (2 EL pro $^1/_2$ l körperwarmem Wasser).

Mit Hilfe einer Injektionsspritze (bitte ohne Kanüle!) ca. 1 ml Bio-/Naturjoghurt (ohne Zusatz- oder Geschmacksstoffe) im Liegen (am besten abends vor dem Einschlafen) in die Vagina instillieren.

Bei starker Rötung oder Reizung im Vulva-Bereich ein wenig Johannisöl (evtl. mit 1 Tr.

Sanddorn-Fruchtfleischöl) oder Ringelblumen-Salbe auftragen.

### 7.13.6 «Wechseljahrsbeschwerden»

Regelmäßige Bewegung an der frischen Luft (Wegstrecken zu Fuß zurücklegen, Walking, Jogging, Wandern) verbessert die allgemeine Stoffwechsellage, hellt die Stimmung auf, stabilisiert den Kreislauf und verschafft ein allgemeines Wohlgefühl.

Kneipp'sche Wasseranwendungen (kalte Waschungen, Wechselfußbäder etc.) stärken den Kreislauf, erleichtern das Einschlafen. Entspannende, ausgleichende Wickelanwendungen (z.B. Melissenöl-Kompresse) wirken harmonisierend.

**Innerliche Anwendung**

Teemischung bei Hitzewallungen/starkem Schwitzen und zur Kreislaufstabilisierung:

je 15,0 Salbei- und Melissenblätter, Johanniskraut, Weißdorn- und Rotkleeblüten sowie Hopfenzapfen.

Weitere Tipps s. S. 108, übermäßiges Schwitzen und S. 122 ff. (Pflegetipps für Herz, Kreislauf und Gefäße).

Teemischung bei Schlafstörungen und zur Stimmungsaufhellung:
- Johanniskraut 20,0
- Melissenblätter 20,0
- Hopfenzapfen 20,0
- Schlüsselblumenwurzel 20,0
- Orangenblüten 5,0

Weitere Tipps s. S. 148 Schlafstörungen und depressive Verstimmung (S. 147.

**Literatur-Tipps zum Weiterlesen und Vertiefen**

Fischer, Heide: Das Frauenheilbuch. Nymphenburger Verlag, München 2006.

Fischer, Heide: Frauenheilpflanzen. Nymphenburger, München 2006.

Gerhard, Ingrid; Feige, Axel (Hrsg.): Geburtshilfe integrativ. Elsevier, München 2005.

Greiner, Karin; Weber, Angelika: Magie und Heilkraft der Frauenkräuter. Altes Wissen neu entdecken und anwenden. Mosaik Verlag, München 1999.

Klein-Gunk, Bernd: Phyto-Östrogene. Die sanfte Alternative während der Wechseljahre. Trias, Stuttgart 2000.

Sonn, Annegret: Wie ausgewechselt. Klimaterium als Chance. Forum Sozialstation, 23 (1999) 5: 52–54.

Stadelmann, Ingeborg: Hebammensprechstunde. Stadelmann, Ermengerst 2005.

Stadelmann, Ingeborg; Wolz, Dietmar: Ganzheitliche Therapien in Schwangerschaft, Wochenbett und Stillzeit. DAV, Stuttgart 2010.

Stiefel, Andrea; Geist, Christine, Harder, Ulrike: Hebammenkunde. Hippokrates, Stuttgart 2012.

# 7.14 Pflegetipps für die Wochenpflege: Die Wöchnerin

## 7.14.1 Allgemeines

Alles, was die Regeneration der Wöchnerin fördert, ist hier willkommen. Dazu können neben der nötigen Ruhe und Zuwendung auch eine Reihe von Frauenkräutern beitragen (z.B. in Form eines Kräuterkissens aus Melissenblättern, Lavendelblüten, Johanniskraut – ein hübsches Mitbringsel für eine Wöchnerin).

Tees zur Leber-Funktionsunterstützung sind angesagt, wenn zur Geburt verschiedene Medikamente oder eine Narkose zum Einsatz kamen oder wenn um den 3. Tag die Stimmung absackt. Eine Leberteemischung hilft diesem Organ dann bei der Regulation bzw. dem Abbau jetzt überflüssiger Hormone – und unterstützt gleichzeitig das Neugeborene (wenn dies gestillt wird) beim Abbau des Bilirubins.

Die Geburtswege haben unter der Geburt zumindest ein gewisses Trauma oder sogar richtige Verletzungen abbekommen. Grundsätzlich wird dies behandelt wie andere Verletzungen von Haut, Schleimhaut, Muskulatur (s. S. 110 und 136). Wenn es bei einer Geburt zu einem Dammriss oder -schnitt oder zu Hämatomen gekommen ist, kann der Frau unmittelbar nach der Geburt Arnika C 30 als Globuli verabreicht werden: 5 Globuli im Mund zergehen lassen, 5 weitere Gl in 1 Glas (Leitungs-) Wasser auflösen, mit Löffel (nicht Metall) verrühren und danach hiervon 1–2-stdl. 1 Teelöffelchen einnehmen.

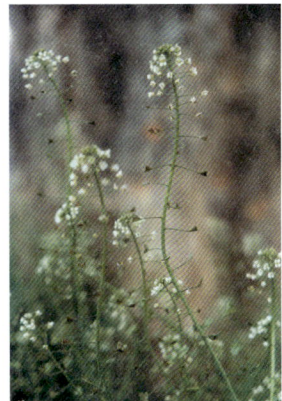
a)

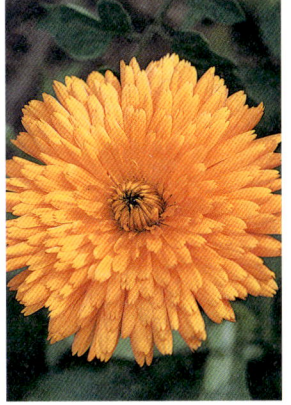
b)

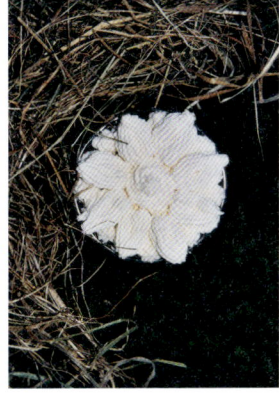
c)

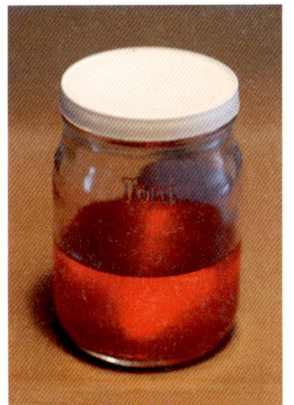
d)

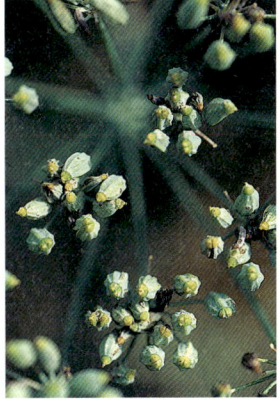
e)

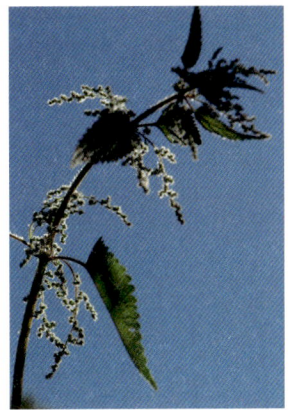
f)

Abbildung 7-13: a) Hirtentäschel, b) Ringelblume, c) Quark, d) Johannisöl, e) Fenchel, f) Brennnessel. *Fotos: A. Sonn, U. Bühring.*

Die meisten Hebammen kennen heutzutage eine Fülle von unkonventionellen, lindernden und wohltuenden Tipps für Wöchnerinnen und können damit in der Nachsorge weiterhelfen. Im Folgenden sollen deshalb nur einige häufig auftretende Probleme im Wochenbett angesprochen werden.

Für Fragen rund um das Stillen gibt es heute an vielen Orten Stillberaterinnen.

### 7.14.2 Pflege der Naht

**Innerliche Anwendung**

Wenn ein Dammriss oder eine -naht sehr tief und schmerzhaft ist oder schlecht heilt, kann der Wöchnerin zur Unterstützung der Wundheilung Calendula C 6 Globuli verabreicht werden: 2 × 5 Globuli tägl. im Mund zergehen lassen während 2 bis 3 Tagen.

**Äußerliche Anwendung**

Spülungen der Vulva (ca. 30 °C/lauwarm) mit Ringelblumentee; Sitzbäder mit Schachtelhalmtee; bei schlecht heilender Naht: Eichenrindetee, verdünnte Hamamelisessenz; Kamillentee (nur 3 min ziehen lassen!), Calendula-Essenz (1 EL pro Liter Wasser), Zistrosentee.

Kleine Quark-Kompressen (dem Quark können einige Tropfen Calendula-Urtinktur oder Equisetum-Essenz untergerührt werden); mit Eiswürfel aus Ringelblumentee oder verdünnter Calendula-Essenz (in zwei sterile Kompressen eingewickelt!) betupfen. Kompresse mit Heilerde (evtl. mit Ringelblumentee angerührt und auf eine sterile Kompresse gestrichen und eingepackt).

*Beachte:* Kompressen mit Arnika-Essenz sollten nicht auf eine frische Wunde gebracht und überhaupt nur dann angewendet werden, wenn ihre Verträglichkeit bei der betreffenden Frau erwiesen ist.

Ringelblumen-Salbe, Johannisöl oder Sanddorn-Fruchtfleischöl (2-prozentig in Mandelöl) behutsam einmassiert, macht die Narbe geschmeidiger.

Auf Hämatome am Damm oder an den Labien kann etwas Beinwell-Salbe (Kytta®) aufgetragen werden.

### 7.14.3 Unterstützung der Rückbildung

Stillen (Saugreiz an den Mamillen) unterstützt die Rückbildung (Kontraktion) der Gebärmutter und hilft so auch Nachblutungen verhindern.

**Innerliche Anwendung**

 zur Tonisierung der Gebärmutter: Tee aus Gänseblümchenblüten, Hirtentäschel- und Frauenmantelkraut. Wenn die Nachwehen hingegen zu schmerzhaft sind, können 1–2 Tassen Gänsefinger- und Schafgarbenkraut antispasmodisch wirken. Bei Lochialstau kann die Teemischung noch zusammen mit einem 2 cm langen, zerbröselten Stück Zimtstange aufgebrüht werden.

**Äußerliche Anwendung**

Senfmehl-Fußbad.

Baucheinreibung oder Einreibung des Kreuzbeinbereichs mit Lavendel-, Melissen- oder Rosenöl.

### 7.14.4 Unterstützung der Milchbildung

Ausreichende Ruhe, Schlaf und Schutz vor Aufregung sind ein nicht zu unterschätzender Faktor für die Milchbildung; der Körper der stillenden Frau sollte auch in der Peripherie genügend durchwärmt sein (Füße, aber auch Schulter-Nackenbereich). Stillgruppen helfen bei Schwierigkeiten weiter.

**Innerliche Anwendung**

Bockshornklee als Teeaufguss (1 TL Bockshornkleepulver pro Tasse, 3 h kalt ausziehen lassen, dann erwärmen), wird auch gerne mit anderen, die Milchbildung fördernden Bestandteilen gemischt.

Teemischung (Infus), 2–3 (!) Tassen täglich: je 40,0 Brennnesselblätter, Kümmel-, Fenchel-, Anisfrüchte (zerquetscht). Der erhöhte Flüssigkeitsbedarf kann durch verschiedene Getränke gedeckt werden (Pfefferminztee meiden, hemmt die Milchbildung!); auch Milchbildungstee sollte (wie jeder arzneiliche Tee) nicht in zu großen Mengen getrunken werden.

### Äußerliche Anwendung

Eine morgendliche, kurze kalte Brustwaschung (auf erwärmter Haut); 1–2 × tägl. warme Armbäder, evtl. mit Rosmarinzusatz; bei Bedarf warme Fußbäder (evtl. mit Rosmarin oder Lavendel).

Mild wärmende Nackenkompressen (Johannisöl-Kompresse, Heublumensäckchen, Leinsamen-Kompresse); feucht-warme Rosmarin-Kompressen auf die Brüste (1 TL Rosmarin-Bademilch pro Tasse heißes Wasser).

Brüste einmassieren mit 2- bis 5-prozentigem Kümmelöl oder Milchbildungsöl (Oleum lactagogum von WELEDA).

## 7.14.5 Reduzieren der Milchproduktion/Unterstützung des Abstillens

Wenn möglich sollten Hormongaben vermieden werden durch folgende Maßnahmen:

### Innerliche Anwendung

Tee aus Salbeiblättern, Hopfenzapfen, Pfefferminz- und Walnussblättern.

### Äußerliche Anwendung

Quarkauflagen oder Heilerdeauflagen jeweils großflächig auf beide Brüste. Straffen BH anziehen, Träger kürzer stellen.

Hauchdünn Kampfer-Vaseline (erhältlich in der Apotheke) auf die Brüste auftragen (kühlend).

*Beachte:* Keinen Pfefferminztee und kein Kampfer-Vaseline, falls das Abstillen gleichzeitig mit homöopathischen Arzneien unterstützt wird.

## 7.14.6 Wunde Mamillen

*Prüfen:* Umfasst das Kind die Mamille ganz? Neigt es nach dem Trinken noch zum Lutschen (vermeiden!)?

Trägt die stillende Frau synthetische Wäsche (BH), Stilleinlagen aus Zellulose? (Besser: Wolle oder Seide-Einlagen); hat das Kind Mund-Soor? (Behandeln!)

Vor dem Anlegen Brust massieren und ausstreichen, bis Milch zu fließen beginnt; unterschiedliche Stillpositionen wählen, damit Saugbelastung unterschiedlich ist.

### Äußerliche Anwendung

Mamillen nach dem Anlegen mit Ringelblumen-Frischpresssaft betupfen (dazu Ringelblumen-Blütenblättchen abzupfen, in einer (Knoblauch-)Presse den Saft ausquetschen und mit einem Watteträger auf die Mamille auftragen); mit Eichenrinde- oder Schwarztee betupfen; mit Muttermilch betupfen; mit Sanddorn-Fruchtfleischöl betupfen; an der Luft trocknen lassen, von der Sonne oder Rotlicht bestrahlen lassen. Schmerzhaft wunde Mamillen erfahren Linderung durch Betupfen mit Eibischwurzel- oder (blaue) Malven-Kaltauszug.

Hand- und Unterarmbäder mit warmen Ringelblumentee.

Sehr sparsam Johannisöl oder Ringelblumen-Salbe auf der Brust auftragen (nach dem Stillen!) und sanft einmassieren, ebenso Sanddorn-Fruchtfleischöl (2-prozentig in Mandelöl).

## 7.14.7 Milchstau

*Prüfen:* Wird die Brust nicht ausreichend leer getrunken? Besteht eine übermäßige Milchproduktion? Entstehen Druckstellen/Staus durch Einschnüren eines Baby-Tragetuchs oder -sacks?

Überschüssige Milch vorsichtig abpumpen – Milchbildung drosseln (s. o.) – keinen Milchbildungstee trinken!

*Vor* dem Anlegen für guten Milchfluss sorgen (wärmende Maßnahmen). *Beim* Stillen: Erst an gesunder Seite anlegen, damit der Milchfluss (beidseitig) gut in Gang kommt, dann an die gestaute Seite anlegen und trinken lassen bis Brust weich wird und entleert ist; evtl. in unterschiedlichen Stillpositionen anlegen.

### Äußerliche Anwendung

Wärmende Arm- und/oder Fußbäder (evtl. mit Rosmarin) – Strümpfe anziehen!

Gut warme Ringelblumenhandbäder durchführen.

Unmittelbar vor dem Stillen: Warme Leinsamen-Kompresse oder heiße Kompresse mit Mercurialis-Essenz (20%) (nach Vorschrift verdünnt) auf die harte Stelle der Brust legen; zwischen dem Anlegen: warme/heiße Nackenauflagen (Heublumensäckchen, Leinsamen-Kompresse); Brüste und Schulter-/Nackenbereich warm halten (Wollschal umlegen, Rohwollauflage).

Brüste behutsam Richtung Mamillen ausstreichen (evtl. mit Johannisöl).
*Beachte:* Bei Milchstau unbedingt Kälteanwendungen (auf der Brust) vermeiden – sie führen sonst garantiert zur Mastitis! Kühle Quarkauflagen sind hier kontraindiziert.

### 7.14.8 (Beginnende) Brustdrüsenentzündung

Wenn zur lokalen Verhärtung noch Hitze, Rötung, Schmerz und allgemeines Krankheitsgefühl sowie evtl. Fieber hinzukommen, liegt eine Brustdrüsenentzündung vor. Diese lässt sich sehr gut nach den Regeln der Klassischen Homöopathie behandeln.

Bei einer fiebrigen Mastitis muss unbedingt Bettruhe eingehalten werden.

Die Brüste sollten durch häufiges Anlegen – möglichst in verschiedenen Stillpositionen – immer wieder entleert werden, evtl. durch Ausstreichen oder Pumpen nachhelfen.

### Äußerliche Anwendung

 Warme Fußbäder.

Unmittelbar vor dem Anlegen kurz eine feucht-warme bis heiße Kompresse mit Mercurialis-Essenz (20%) auflegen, sofort nach dem Anlegen kühlende Quarkauflagen (nicht direkt aus dem Kühlschrank!) evtl. mit einigen Tropfen Mercurialis Essenz verrührt – nach 20 min entfernen oder erneuern; Heilerde-Kompressen; Kohlauflage (Weißkohl); Mercurialis 10%-Salbenauflage.

## 7.15 Pflegetipps für die Wochenpflege: Das Neugeborene

### 7.15.1 Allgemeines

Junge Eltern bevorzugen zunehmend für ihr Neugeborenes sanfte und schonende Pflegemethoden. Dies ist in vielen Bereichen (z. B. Körperpflege) auch möglich und sinnvoll. Bei Situationen wie Neugeborenen-Gelbsucht, Erbrechen, Bauchkrämpfen (Koliken) ist es sinnvoll, wenn eine Fachkraft beratend zur Seite steht, damit mögliche Grenzen und Gefahren richtig eingeschätzt werden. Beim gestillten Neugeborenen ergibt sich auch die Möglichkeit, das Kind über die Mutter zu behandeln, indem die Mutter z. B. einen entsprechenden Tee einnimmt. Doch ist in diesem Zusammenhang auch zu bedenken, dass die Mutter auch andere Dinge, die sie aufnimmt, an ihr Kind über das Stillen weitergeben kann (z. B. Auswirkungen blähender Nahrung).

Weitere mögliche Probleme (z. B. Durchfall, verschiedene Hautprobleme) sind noch an anderen Stellen dieses Pflegetipp-Kapitels zu finden.

### 7.15.2 Neugeborenen-Gelbsucht

Zur Vorbeugung sollte darauf geachtet werden, dass das Neugeborene seine Körperwärme konstant halten kann – d. h. in den ersten Tagen unnötiges Entkleiden vermeiden. Bekam die Mutter unter der Geburt Medikamente oder eine

Narkose, sollte sie schon früh einen Leberfunktions-unterstützenden Tee bekommen (2–3 Tassen täglich), der – sofern das Kind gestillt wird – auch über die Muttermilch auf das Kind wirken kann.

## Innerliche Anwendung

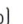 Leberteemischung (Infus) für die Mutter, 2–3 Tassen täglich:

- Löwenzahnkraut und -wurzel 30,0
- Ringelblumenblüten 30,0
- Mariendistelsamen (zerstoßen)30,0
- Schafgarbenkraut 20,0

*Beachte:* Grundsätzlich sollte das Kind ausreichend Flüssigkeit zu trinken bekommen, bevorzugt abgekochtes Wasser oder einen dünnen Fencheltee; Säuglingsdosierung beachten!

## Äußerliche Anwendung

Feucht-warme kleine Dampf-Kompresse (einen feucht-heißen Waschhandschuh in einen trockenen stecken) auf den rechten Oberbauch des Neugeborenen vorsichtig auflegen.

Das Kind kann – vorausgesetzt der Raum ist sehr warm – für 10–15 min nackt in der Wiege liegend am Fenster im (Tages- oder Sonnen-) Licht liegen. Dabei unbedingt Auskühlen vermeiden. Händchen und Füßchen sollten mit Handschuhen und Strümpfen bekleidet sein, das Kind kann auf einem Babyfell liegen oder auch auf dem Schoß bzw. im Arm von Mutter oder Vater.

## 7.15.3 Wundsein

Die Haut des Neugeborenen sollte so weit wie möglich in Ruhe gelassen werden, da sie zunächst noch durch die (angeborene) Käseschmiere geschützt ist und genährt wird. Reste von Ausscheidungen oder wenn das Kind einmal

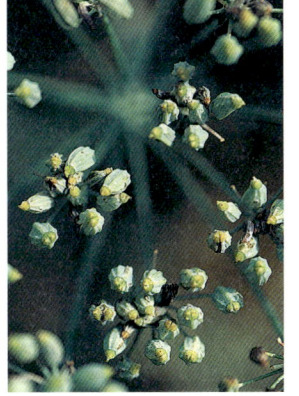

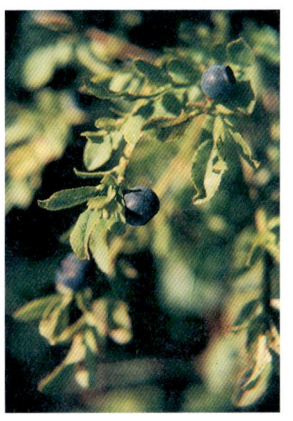

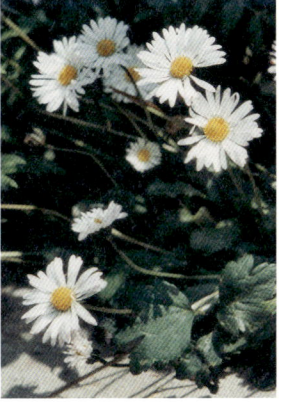

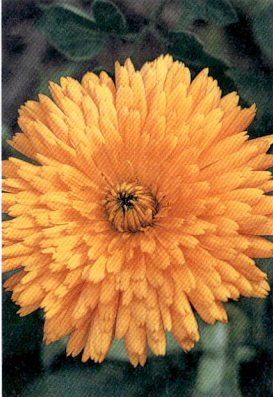

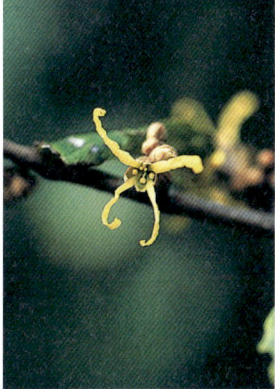

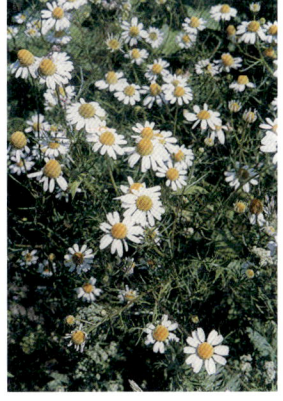

Abbildung 7-14: a) Ringelblume, b) Fenchel, c) Hamamelis, d) Heidelbeere, e) Kamille, f) Gänseblümchen. *Fotos: A. Sonn, U. Bühring.*

gespuckt haben sollte, lassen sich mit warmem, klarem Wasser abwaschen. Sollte ein Kind doch einmal z. B. in den Leistenfalten zum Wundsein neigen, kann man mit einem kleinen bisschen abgezupfter Rohwolle, das in die Hautfalte eingelegt wird, das Wundsein beseitigen.

Wenn das Kind dann ein paar Wochen alt ist und die Umgebungs- bzw. Raumtemperatur warm genug, kann es 1–2 × tägl. ohne Windeln strampeln (Luftbad, evtl. auch wohldosiertes Sonnenbad).

### Äußerliche Anwendung

Baden mit Tee aus blauer Malve (Kraut), Kamillenblüten, Hamamelis- oder Salbeiblätter. Bei ausgeprägtem Wundsein: Baden in Schwarztee, Eichenrindetee oder Hamamelisblätteroder -rinden-Tee.

Sehr dünn und sparsam mit Ringelblumen-Salbe oder Johannisöl; bei ausgeprägtem Wundsein: zunächst Blutwurz-Salbe.

## 7.15.4 Hautveränderungen/ Milchschorf

*Prüfen:* (bei gestillten Kindern) Ernährungsgewohnheiten der Mutter – evtl. den Konsum von Zucker und tierischem Eiweiß reduzieren. Bei nicht gestillten Kindern evtl. auf eine Nahrung, die nicht auf Kuhmilch basiert, umstellen.

### Innerliche Anwendung

Leberfunktionsunterstützender Tee (s. o.) – bei gestillten Kindern über die Mutter, bei nicht gestillten Kindern in der Säuglingsdosierung zu trinken geben oder die Babynahrung mit Stiefmütterchentee (einen knappen $1/2$ TL auf 250 ml Wasser) zubereiten.

### Äußerliche Anwendung

In Tee von Stiefmütterchenkraut, Gänseblümchen, Storchschnabelkraut, Kraut der blauen Malve oder Ringelblumenblüten baden; bei trockener, schuppender Haut einige Tropfen

Johannisöl nach dem Waschen oder Baden in die noch feuchte Haut einreiben.

Heilerde-Kompressen (mit Stiefmütterchentee und ein paar Tropfen Öl angerührt); Quarkauflagen – nicht bei Milcheiweiß-Kontaktallergie – evtl. mit einigen Tropfen Equisetum-Essenz verrührt.

Mit Nachtkerzen oder Borretschsamenöl die betroffenen Hautpartien sparsam einreiben.

## 7.15.5 Koliken/Blähungen

Koliken und Blähungen kommen bei Neugeborenen und kleinen Säuglingen hin und wieder vor; wenn sie allerdings ab der zweiten bis dritten Lebenswoche zur täglichen Qual werden, handelt es sich wahrscheinlich um Dreimonats-Koliken, die bestenfalls nach drei Monaten so spontan verschwinden, wie sie einmal angefangen haben. Bei gestillten Kindern sollte die Ernährung der Mutter überprüft werden: Zucker und Auszugsmehle, sowie blähende Gemüse oder Hülsenfrüchte sollten gemieden werden. Auch bei nicht gestillten Kindern muss die Nahrung überdacht werden.

Kinder mit Dreimonats-Koliken sprechen gut an auf Hautkontakt: Sie beruhigen sich am besten, wenn sie unbekleidet auf dem nackten Bauch oder der Brust von Mutter oder Vater liegen dürfen. Das Massieren der Füßchen während dem Trinken lässt die Kinder auch entspannter sein.

### Innerliche Anwendung

Teemischung aus (zerquetschten) Kümmel-, Fenchel-, Anisfrüchten (je zu gleichen Teilen gemischt); ab und zu ein Tee aus Kamillenblüten, Melissenblättern, Löwenzahnwurzel und -kraut mit Fenchelfrüchten (gequetscht) – Säuglingsdosierung beachten! (s. S. 166).

### Äußerliche Anwendung

Mehrmals täglich warmes Fußbad (z. B. im Waschbecken) mit etwas Lavendel.

Feucht-warme Auflage oder Dampf-Kompresse auf den Bauch (evtl. mit Kamillentee); kleines Heublumensäckchen oder Kamillenblüten- oder Majoransäckchen auf den Bauch. Öl-Kompresse auf den Bauch mit Kamillen- oder Johanniskrautöl-Auszug, evtl. sogar während dem Trinken.

Bauch-Einreibungen im Uhrzeigersinn mit Majoran-Salbe, Johannisöl oder 0,5- bis 1-prozentigem Kümmelöl (nur mit warmen Händen!).

### 7.15.6 Spucken/Erbrechen

Hier muss zunächst sorgfältig beobachtet werden, ob es sich eher um ein durch Spannung, Unruhe oder zu hastiges Trinken verursachtes «Spucken/Speien» handelt (d.h. eher kleine Mengen) oder um richtiges Erbrechen (Magen gibt seinen kompletten Inhalt wieder her um sich zu entlasten, evtl. mit Fieber und Durchfall) – zu Letzterem siehe auch S. 143 und S. 132.

Bei häufigem Spucken/Speien von Neugeborenen und kleinen Säuglingen sollte versucht werden, die Ursache medizinisch abzuklären; der Allgemeinzustand muss sorgfältig beobachtet, die Gewichtszunahme im Auge behalten werden. Wenn die Ursache eine nervöse Unruhe ist, kann mit folgenden Maßnahmen geholfen werden:

#### Innerliche Anwendung

Tee aus Melissenblättern, Kamillenblüten (zu gleichen Teilen gemischt), Säuglingsdosierung beachten!

Bei Brechdurchfall: Tee von getrockneten Heidelbeeren (nimmt Brechreiz).

#### Äußerliche Anwendung

Für warme Füßchen sorgen (Fußbäder im Waschbecken, evtl. mit Lavendel).

Feucht-warme Auflage oder Dampf-Kompresse auf den Bauch (evtl. mit Kamillentee); kleines Heublumensäckchen auf den Bauch;

kleines Stoffsäckchen mit Hirsespreu und Lavendelblüten (zu gleichen Teilen) ins Kinderbett legen.

Bauch-Einreibungen im Uhrzeigersinn mit Majoran-Salbe, Johannisöl oder 0,5- bis 1-prozentigem Kümmelöl (nur mit warmen Händen!). Viel Hautkontakt, Babymassage.

Stilltechnik bzw. Trinken aus der Babyflasche überprüfen, ob zu viel Luft geschluckt wird.

### 7.15.7 Zahnungsschmerzen

#### Innerliche Anwendung

Zur Beruhigung: Kamillen- oder Melissentee (Säuglingsdosierung beachten!); wunde Zahnfleischstellen evtl. mit Salbei- oder Kamillentee (gekühlt) betupfen.

Zum Draufbeißen eignen sich spezielle Beißringe, die vor Gebrauch in den Kühlschrank gelegt werden sollten.

#### Äußerliche Anwendung

Für warme Füße sorgen: bei Bedarf Fußbad.

Zwiebel-Fußsohlenauflage; trockenes Kamillenkissen (evtl. unters Köpfchen legen).

#### Literatur-Tipps zum Weiterlesen und Vertiefen

Adamaszek, Kristin; Bloemeke, Viresha, J.; Brühl, Monika; Bühring, Ursel: Naturheilverfahren in der Hebammenarbeit. MVS Medizinverlage, Stuttgart 2002 [vgr.] *mit Kapitel zu Phytotherapie*

Bühring, Ursel; Ell-Beiser, Helga; Gisch, Michaela: Heilpflanzen in der Kinderheilkunde. Sonntag, Stuttgart 2012.

Egli, Judith; Emmenegger, Julia: Förderung der Eigenheilkräfte. Gesundheits- und Krankenpflege mit natürlichen Anwendungen für groß und klein. Hofstetten 1996.
Bezugsadresse: A. Gschwind-Marbacher, Mariasteinstrasse 17, CH-4114 Hofstetten

Laue, Birgit; Salomon, Angelika: Kinder natürlich heilen. Rowohlt, Reinbek 2003.

Schmidt, Gitta: Sonnenwirbel für den König. Kräutermärchen. Stadelmann, Ermengerst 2010.

Soldner, Georg; Stellmann, Hermann Michael: Individuelle Pädiatrie. WVG, Stuttgart 2011.

Stadelmann, Ingeborg: Hebammensprechstunde. Stadelmann, Ermengerst 2005.

Stadelmann, Ingeborg; Wolz, Dietmar: Ganzheitliche Therapien in Schwangerschaft, Wochenbett und Stillzeit. DAV, Stuttgart 2010.

Stellmann, Michael: Kinderkrankheiten natürlich behandeln. G&U, München 2009.

Weed, Susan: Naturheilkunde für schwangere Frauen und Säuglinge. Ein Handbuch. Aus dem amerikan. Englisch von Bettina Becher. Orlanda Frauenverlag, Berlin 1994.

# 8 Praktische Handlungsanleitungen

## «Gebrauchsanweisung»

Dieses Kapitel beschränkt sich aus Gründen der Übersichtlichkeit auf die Beschreibung der praktischen Durchführung verschiedener Heilpflanzen-Anwendungen. Hier sind die praktischen Beschreibungen als Ergänzung zu den Indikationen (Kap. 7) und den Angaben bei den Heilpflanzen-Steckbriefen (Kap. 9) zu finden. Am besten ist es, wenn Sie sich vor einer ersten Anwendung mit Hilfe dieser drei Kapitel eingehend informieren – damit können Sie die geplante Anwendung gegenüber KollegInnen und der Ärzteschaft besser vertreten und der Patientin ein Gefühl von Kompetenz und Sicherheit geben.

### Literatur-Tipps zum Weiterlesen und Vertiefen

Blaser, Gisela: Juckreizstillende Ganzkörperwäsche mit Stiefmütterchentee. Heilberufe, 53 (2001) 12: 54.

Blaser, Gisela: Fiebersenkende Ganzkörperwäsche mit Pfefferminztee. Heilberufe, 54 (2002) 1: 48.

Blaser, Gisela: Einsatz von Bienenprodukten in der Pflege – Propolis. Heilberufe, 54 (2002) 2: 44–45.

Blaser, Gisela: Einsatz von Naturheilmitteln bei der Pflege von Port-Kathetern. Heilberufe, 54 (2002) 3: 54–55.

Blaser, Gisela: Schweißreduzierende Ganzkörperwäsche mit Salbeitee. Heilberufe, 54 (2002) 4: 54.

Blaser, Gisela: Wundpflege mit Calendula, Teil 1 – Calendula-Teekompresse, Calendulablüten-Tee. Heilberufe, 54 (2002) 5: 52.

Blaser, Gisela: Wundpflege mit Calendula, Teil 2 – Calendula-Tinktur und Tender-Wet-Kompressen. Heilberufe, 54 (2002) 6: 52.

Blaser, Gisela: Wundpflege mit Calendula, Teil 3 – Calendula-Salbe 10%. Heilberufe, 54 (2002) 7: 48.

Blaser, Gisela: Einsatz von Zitronenöl in der Pflege, Teil 1 – Zitronenwickel. Heilberufe, 54 (2002) 8: 50.

Blaser, Gisela: Einsatz von Zitronenöl in der Pflege, Teil 2 – Fiebersenkende Ganzkörperwäsche. Heilberufe, 54 (2002) 9: 54.

Blaser, Gisela: Senfmehl-Fußbad. Heilberufe, 54 (2002) 10: 52.

Blaser, Gisela: Antierkältungsgetränk. Heilberufe, 54 (2002) 11: 56.

Blaser, Gisela: Cajeputöl-Kompresse. Heilberufe, 54 (2002) 12: 54.

Blaser, Gisela: Prophylaxe gegen bestrahlungsindizierte Hautprobleme. Heilberufe, 55 (2003) 1: 50.

Blaser, Gisela: Narbenöl bei Striae. Heilberufe, 55 (2003) 2: 50.

Blaser, Gisela: Thymiantee-Brustwickel. Heilberufe, 55 (2003) 3: 51.

Blaser, Gisela: Weißkohlauflagen. Heilberufe, 55 (2003) 4: 50.

Blaser, Gisela: Lavendelöl-Kompresse. Heilberufe, 55 (2003) 5: 48.

Blaser, Gisela: Ätherische Öle in der Pflege, Teil 1 – Eigelb-Packung. Heilberufe, 55 (2003) 6: 47.
*Die Reihe wird fortgesetzt; bei Redaktionsschluss für das vorliegende Buch waren die Themen noch nicht bekannt.*

Bühring, Ursel: Praxis-Lehrbuch der modernen Heilpflanzenkunde. Haug, Stuttgart 2011.

Fintelmann, Volker: Praktische Tee-Therapie. WVG, Stuttgart 2005.

Glaser, Hermann: Alte u. neue Hausmittel zur äußeren Anwendung. Handbuch Gesundheitspflege. Gesundheitspflege Initiativ, Esslingen 2007.

Pahlow, Mannfried: Heilpflanzen. Sanfte Behandlung von Alltagsbeschwerden. Hirzel Verlag, Stuttgart/Leipzig, 2009.

WALA: Heilmittelverzeichnis. Bad Boll 2002.
Bezugsadresse: WALA-Heilmittel GmbH, 73085 Bad Boll/Eckwälden.

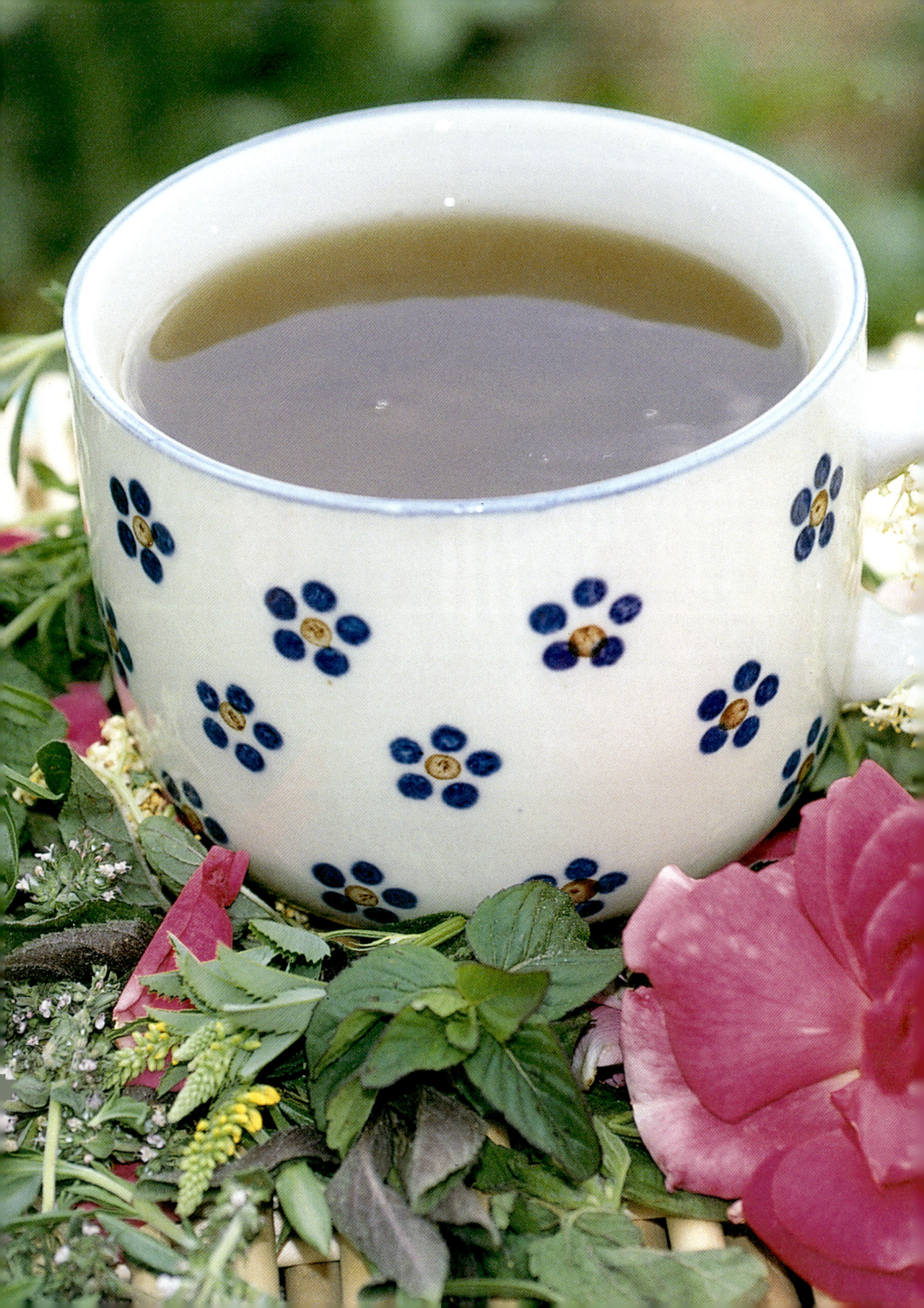

WELEDA: Arzneimittel-Verzeichnis. Schwäbisch Gmünd 2002.
Bezugsadresse: WELEDA AG, 73503 Schwäbisch Gmünd, Postfach 1309.

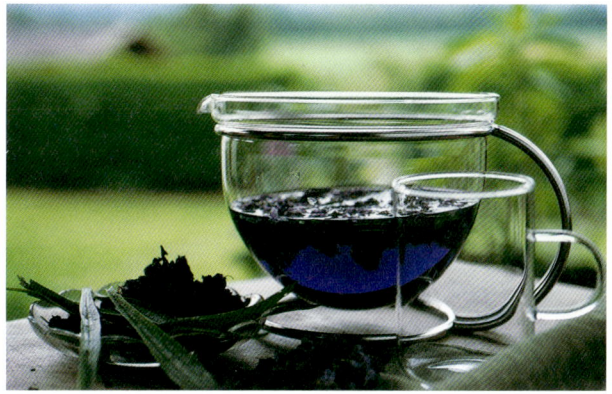

Abbildung 8-2: Kaltauszug (Mazerat): Malventee mit Spitzwegerich. *Foto: U. Bühring.*

# 8.1 Tees und Teezubereitung zur innerlichen Anwendung

## 8.1.1 Zubereitungsarten und Ziehzeit

Die Wirkstoffe einer Heilpflanze sollen bei der Teezubereitung optimal und schonend herausgelöst werden. Deshalb ist die Zubereitung je nach Pflanze und je nach Pflanzenteil, in dem die Wirkstoffe vorkommen, unterschiedlich (siehe auch die Angaben im Kapitel zu den Heilpflanzen-Monografien).

Im Zweifelsfall erkundigt man sich bei der Beschaffung einer Teedroge in der Apotheke, welches für sie die geeignete Zubereitungsart ist.

Ein heißer **Aufguss (Infus)** wird vorwiegend von Blüten- und Blattdrogen gemacht.

Die Teedroge wird mit kochendem Wasser überbrüht; 3–8 min zugedeckt ziehen lassen, dann abseihen.

Für Teedrogen, die ätherische Öle enthalten, lässt man das Wasser nach dem Kochen noch ungefähr eine $1/2$ min stehen, bevor man sie damit übergießt, damit die ätherischen Öle besser erhalten bleiben. Sofort bedecken und nach dem Ziehen die Kondenstropfen (sie sind voll von äth. Ölen) in die Tasse tropfen.

Die **Sekundenüberbrühung** ist ein heißer Aufguss, für den 1 EL Heilkräuter mit 1 l Wasser überbrüht wird, 30 s zugedeckt ziehen lassen, abseihen. Man gewinnt damit einen schonenden, verträglichen Durstlöscher mit sehr milder Heilkräuter-Wirkung, der vor allem für Menschen geeignet ist, die nicht gerne nur Wasser trinken.

Der Begriff **Frischaufguss** wird verwendet, wenn Pflanzenteile frisch verwendet werden (z. B. die Zitronenmelisse oder Pfefferminze aus

dem Garten). Für den Hausgebrauch können die meisten bei uns vorkommenden Kräuter zumindest in der Zeit als Frischaufguss zubereitet werden, in der die entsprechenden Pflanzenteile gerade frisch und aromatisch vorkommen.

Eine **Abkochung (Dekokt)** ist häufig bei harten Rinden, Wurzeln, Hölzern oder Samen nötig.

Man setzt die (möglichst gut zerkleinerte) Droge mit kaltem Wasser auf und bringt sie zum Kochen. Einige wenige lässt man bis zu 30 min leicht köcheln (z. B. Schachtelhalm), andere nur einmal aufwallen, ausschalten und noch wenige Minuten (siehe Angaben bei dem jeweiligen Steckbrief in Kapitel 9) zugedeckt ziehen lassen, dann abseihen.

Einen **Kaltauszug (Mazerat)** (s. Abb. 8-2) macht man von Pflanzen(-bestandteilen), die besonders hitzeempfindliche Wirkstoffe beinhalten (z. B. schleimhaltige Drogen wie Eibischwurzel, Wegmalvenblätter und -blüten) oder um möglichst wenig eines toxischen Bestandteils herauszulösen (wie z. B. das Viscotoxin bei der Mistel). Dazu setzt man die Droge mit kaltem Wasser an und lässt z. B. zarte Blüten und Blätter 1–3 h, Wurzeln (z. B. Eibisch) eher 3–5 h zugedeckt ziehen. Dann den Auszug abseihen und – je nach Vorliebe – kühl trinken oder vorsichtig im Wasserbad auf Trinkwärme anwärmen. Nachteil: bei dieser Zubereitungsart kann es zu einer Keimbelastung des Tees kommen. Deshalb keine größeren Mengen auf Vorrat zu-

◀ Abbildung 8-1: Kräuter und Teetasse. *Foto: U. Bühring.*

bereiten, sondern nur einzelne Portionen. Besonders bei immunsupprimierten Patientinnen sollte dieses Risiko bedacht und das Vorgehen z. B. mit der zuständigen Hygienefachkraft beraten werden.

🖐 Wenn ein Tee frisch aufgebrüht und sofort serviert wird, sollte die Person darauf hingewiesen werden, nach welcher Zeit die Teebeutel herausgenommen werden müssen. Tees, die zu lange ziehen, werden nicht besser sondern eher schlechter: Die Farbe wird unansehnlich, das Aroma herb und bitter und es kann auch zu unerwünschten Wirkungen und Unverträglichkeit kommen.

## 8.1.2 Dosierung

### 8.1.2.1 Dosierung bei der Zubereitung

Säuglinge bis 1 Jahr: $^1/_2$ TL Droge pro 500 ml (d. h. ungefähr $^1/_8$ der Dosierung für Erwachsene)

Kleinkinder bis 3 Jahre: $^1/_2$ TL Droge pro 250 ml Wasser

Kinder zwischen 4 bis 10 Jahre 1 TL auf 250 ml Wasser

Erwachsene: 1 TL auf 150 ml Wasser (entspricht einer üblichen Kaffeetasse)

alte Menschen: 1 TL auf 250 ml Wasser

Von frischen Kräutern nimmt man jeweils die doppelte Menge.

🖐 Die Teedroge wird wesentlich besser ausgenützt, wenn sie erst unmittelbar vor der Zubereitung gut zerkleinert wird. Zum Lagern allerdings dürfen die Bestandteile durchaus gröber sein, dadurch bleiben die Inhaltsstoffe (wie z. B. das Aroma) besser erhalten.

### 8.1.2.2 Tagesdosis

Die übliche Tagesdosis umfasst 1–3 Tassen Tee (d. h. max. $^1/_2$ l). Optimal schmeckt und wirkt ein Heilkräutertee, wenn er jedes Mal frisch zubereitet wird. Soll der Tee schluckweise über einige Stunden verteilt getrunken werden, kann er nach der Zubereitung (Teebeutel müssen entfernt sein) in eine Thermoskanne abgefüllt werden. Diese Methode bietet sich auch für den

Arbeitsablauf im stationären Pflegealltag an (vgl. auch Tab. 8-1 und 8-2; im Anhang finden sich leere Formulare zum Kopieren und Ausfüllen). Tees aus Schleimdrogen (Kaltauszug) sollten – aus hygienischen Gründen – nicht auf Vorrat, sondern in entsprechenden Portionen nur frisch zubereitet und verabreicht werden. Grundsätzlich sollte ein Tee (Aufguss, Abkochung) nicht länger als ca. 5–6 h in der Kanne stehen, sonst verändern sich Geschmack, Farbe und Zusammensetzung bzw. Wirkung, d. h. am besten wird mit Beginn jeder Schicht frischer Tee zubereitet.

### 8.1.2.3 Anwendungsdauer

Im Allgemeinen gilt, dass ein Heilkräutertee nur so lange getrunken wird, bis er seinen Zweck erfüllt hat, d. h. der Husten oder die Blasenentzündung abgeklungen ist. Bei immer wiederkehrenden Beschwerden (z. B. Verstopfung oder Schlafproblemen) kann ein Tee kurmäßig über 3–6 Wochen angewendet, danach für 1 bis 3 Monate pausiert und dann wiederholt werden. Die Einnahme über eine längere Zeit ist bis auf wenige Ausnahmen (Johanniskraut-, Weißdorntee) nicht zu empfehlen.

## 8.1.3 Tageszeit

Tees mit Bitterstoffen werden 15–30 min vor dem Essen ungesüßt getrunken. Tees mit anregenden Bestandteilen (z. B. Rosmarin) möglichst nicht in der 2. Tageshälfte, harntreibende Tees nicht am Abend vor dem Schlafen verabreichen.

## 8.1.4 Qualitätsanforderungen

Untersuchungen haben gezeigt, dass die im Lebensmittelhandel angebotenen Kräutertees einen Wirkstoffgehalt aufweisen, der oftmals weit unter dem für Heilzwecke notwendigen Mindestgehalt liegt. Dies ist im Lebensmittelhandel, der den Lebensmittelgesetzen unterliegt, völlig zulässig, da es hier eher auf Farbe und Geschmack als auf die Heilwirkung ankommt. Anders ist es jedoch bei der Ware, die in Apotheken angeboten wird: Hier müssen die Heilkräuter,

Tabelle 8-1: Muster für eine Tee-Zubereitungstabelle für die fünf (oder mehr) gebräuchlichen Tees auf einer Station (kann z. B. am Schrank in der Teeküche angebracht werden).
*(Eine leere Tabelle zum Herauskopieren und Ausfüllen finden Sie im Anhang.)*

| Tee-Sorte | Pflanzenteil | Wirkung | Dosierung pro Tasse (150 ml) | Zubereitung* | Ziehzeit |
|---|---|---|---|---|---|
| Brennnessel | Blätter | entwässernd, stoffwechselanregend, blutbildend etc. | 1 TL | Aufguss | 5–10 min |
| Frauentee | Mischung | entkrampfend, beruhigend, blutungsregulierend | 1 TL | Aufguss | 5 min |
| Acker-schachtel-halm | Kraut | wassertreibend, gewebefestigend, stoffwechselanregend | 1 TL | Abkochung nach 20–30 min abseihen | 15 min leicht |
| Kümmel-Anis-Fenchel | Mischung (vor Gebrauch zerstoßen!) | entblähend, entkrampfend | 1 TL | Aufguss | 5 min |
| Malve (Malva sylvestris L.) | Blüten und Blätter | reizlindernd | 1 TL | Kaltauszug | 1–2 h |

*Zubereitungsarten:
Aufguss (Infus): mit kochendem Wasser übergießen, wie angegeben zugedeckt ziehen lassen, abseihen
Abkochung (Dekokt): mit kaltem Wasser aufsetzen, zum Kochen bringen, wie angegeben zugedeckt köcheln/ziehen lassen, abseihen
Kaltauszug (Mazerat): mit kaltem Wasser aufsetzen, zudecken, wie angegeben ziehen lassen, abseihen

Tabelle 8-2: Beispiel für eine Verordnungsliste auf einer Station, frische Tee-Zubereitung jeweils zu Beginn einer Schicht.
*(Eine leere Tabelle zum Herauskopieren und Ausfüllen finden Sie im Anhang.)*

| Zimmer | Patientin | Tee | Menge | Beachte |
|---|---|---|---|---|
| 3 | Fr. Blümchen | Frauenteemischung | 1–2 Tassen | nicht süßen (Diab.!) |
| 6 | Hr. Blatt | Kümmel-Anis-Fenchel | 1/2-l-Thermoskanne | |
| 6 | Hr. Wurz | Leberteemischung | 1/2-l-Thermoskanne | nicht süßen |
| 11 | Lisa Früchtle | Heidelbeer-Tee | 1/2-l-Thermoskanne | bis Durchfall aufhört |
| 18 | Fr. Schlapp | Rosmarintee | 1–2 Tassen | nur morgens |
| 18 | Fr. Keuch | Hustenteemischung | 1/2-l-Thermoskanne | mit Honig servieren |
| 15 | Hr. Stein | Ackerschachtelhalmtee | 3/4-l-Kanne | nur vormittags, für Nierenwickel |

ob lose oder im Teebeutel, den Richtlinien des Arzneibuchs (DAB) entsprechen und werden auf ihre Qualität geprüft, damit sie zu Heilzwecken eingesetzt werden können. So sind Teedrogen hier auch als «Arzneitee» gekennzeichnet. Dies erklärt den Preisunterschied zwischen Teebeuteln aus dem Supermarkt und solchen aus der Apotheke. Heiltees, die in der Pflege innerlich oder äußerlich angewendet werden, müssen aus der Apotheke bezogen werden.

Heilpflanzen und Kräutertees, die in speziellen Kräuterläden, dem Naturkosthandel oder den Reformhäusern angeboten werden, unterliegen in der Regel einer freiwilligen Qualitätskontrolle der Produzenten.

Offene Ware – vorausgesetzt Frische, Reinheit, sachgemäße Lagerung und Aufbewahrung stimmen – ist grundsätzlich preiswerter als Teebeutel, und vor allem qualitativ hochwertiger. Der Vorteil von Teebeuteln: Sie sind fertig dosiert und einfach zu handhaben (z.B. in der häuslichen Pflege, für ältere, alleinlebende Menschen oder unterwegs auf Reisen). Inzwischen sind manche Teebeutel zum Aromaschutz jeweils einzeln verpackt, was zwar den Verpackungsaufwand erhöht, aber Wirkstoffe, wie z.B. ätherische Öle, besser erhält. Ausschlaggebend ist in jedem Fall – ob offene Ware oder Teebeutel – die (Arznei-) Qualität der Teedroge.

## 8.1.5 Aufbewahrung und Haltbarkeit

Teedrogen müssen trocken, aromadicht und lichtgeschützt aufbewahrt werden. Die meist doppelwandigen Tüten, in die Teedrogen in der Apotheke abgefüllt werden, sind aus einem speziellen, aromadichten und vor Licht schützenden Papier hergestellt. Sofern sie nach jedem Gebrauch wieder dicht verschlossen werden, sind diese Verpackungen auch zur Lagerung geeignet. Ansonsten sind fest schließende Dosen oder Schraubgläser aus dunklem Glas gut zum Aufbewahren geeignet. Die Behältnisse, in denen Teekräuter aufbewahrt werden, müssen mit dem Namen der Droge, Kauf- und Verfallsdatum sowie mit Angaben zur Zubereitung beschriftet sein.

Teekräuter können – bei sachgemäßer Lagerung – gut ein Jahr lang verwendet werden. Trotzdem ist es ratsam, nur kleine Mengen Tee zu lagern und häufiger frische Ware nachzukaufen bzw. zu bestellen. Nach einem Jahr bietet die Natur wieder eine frische Ernte. Übriggebliebene Kräuter können gut als Zusatz für ein Kräuterbad aufgebraucht werden.

## 8.1.6 Süßen

Tees, die bei Magen-, Darm- sowie Leber-Galle-Beschwerden eingesetzt werden, sollten grundsätzlich nicht gesüßt werden. Diese Tees enthalten oft Bitterstoffe, die die Leberfunktion sowie die Sekretion der übrigen Verdauungsdrüsen anregen sollen, was reflektorisch schon über das Schmecken im Mund ausgelöst wird. Mit Kohlenhydraten gesüßte Heilkräutertees können außerdem Blähungen auslösen oder verstärken.

Bei Husten- oder Erkältungstees kann hingegen ein Löffel guter Imker-Honig (s. Abb. 8-3) die Heilwirkung unterstützen. Die Wirkung eines Schlaftees kann durch Honigzusatz verstärkt werden (Zähne erst danach putzen!). Da die heilungsunterstützenden Inhaltsstoffe des Honigs bei über 40 °C zerstört werden, empfiehlt es sich, den Honig erst dann zuzusetzen, wenn der Tee auf Trinktemperatur abgekühlt ist.

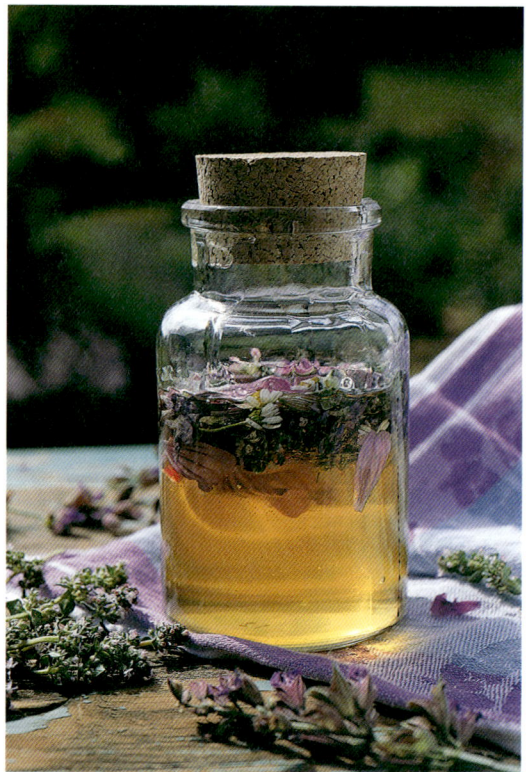

Abbildung 8-3: Blütenhonig zum Süßen.
*Foto: U. Bühring.*

Für Menschen, die nicht mit Zucker süßen dürfen (z. B. Diabetikerinnen), können ein paar kleine Stückchen Süßholzwurzel oder ein paar zerquetschte Anisfrüchte bei der Zubereitung der Teedroge zugegeben werden. Sie machen den Tee milder und leicht süßlich. Einige Tropfen Zitronensaft oder eine Prise Pfefferminze verbessern den Geschmack von so manchem herbem Kräutertee und können bewirken, dass er mit Genuss eingenommen wird.

### 8.1.7 Verabreichen eines Heilkräutertees – eine pflegerische Maßnahme

Man kann das Verabreichen eines Heilkräutertees als eine rein versorgungstechnische Maßnahme sehen (Vorsetzen eines Tees zum Einverleiben von Wirkstoffen) – oder aber als pflegerische Handlung verstehen.

Mit dem Angebot eines Heilkräutertees wird die Patientin in die Behandlung mit eingebunden, sie kann hier etwas selbst mitgestalten und handhaben (z.B. auf die Ziehzeit achten, Teebeutel selbst rechtzeitig aus dem Kännchen nehmen und so die Wirkung und Genießbarkeit steuern). Die Pflegefachkraft kann ein paar Informationen zu den verwendeten Heilkräutern weitergeben oder Bildmaterial zu den verabreichten Pflanzen zeigen. Ältere Menschen knüpfen hier häufig an Kindheitserinnerungen an (vom eigenen Kräutersammeln; Erinnerungen an eigenes Wissen, wie und für was diese Kräuter früher verabreicht wurden). Ein Heilkräutertee bietet Sinneseindrücke wie Riechen und Schmecken. Eine Tasse warmen Tee schlückchenweise genießen verbinden viele mit Geborgenheit oder Gemütlichkeit. In der häuslichen Pflege sind Heilkräutertees eine Methode, bei der Angehörige einbezogen werden können und das Gefühl bekommen, «etwas tun oder zur Pflege beitragen zu können».

**Literatur-Tipps zum Weiterlesen und Vertiefen**
Bühring, Ursel: Praxis-Lehrbuch der modernen Heilpflanzenkunde. Haug, Stuttgart 2011.
Kläui, Margrit: Heilkräutertees für Säuglinge und Kleinkinder. Selbstverlag 1996.
Bezugsadresse: Salstr. 55, CH-8400 Winterthur.
Meyer, Egbert: Tee-Rezepturen. Ein Handbuch für Apotheker und Ärzte. Arzneitee-Rezepturen für 19 Indikationsbereiche bewertet und ausgearbeitet für die Information des Patienten und als Kopiervorlage für die Etikettierung von Tee-Beuteln. Dt. Apotheker-Verlag, Stuttgart 1995.
Schunk, Rainer: Heilkraft aus Heilpflanzen. Kuhfuß Verlag. Abtswind 2002.
Wichtl, Max (Hrsg.): Teedrogen und Phytopharmaka – Ein Handbuch für die Praxis auf wissenschaftlicher Grundlage. WVG, Stuttgart 2009.

## 8.2 Heilkräuter-Frischpresssaft (Frischpflanzensaft)

Frischpresssäfte (aus Blättern, Wildfrüchten oder Wurzeln ausgepresster frischer Saft) sind sehr mühsam selbst herzustellen. Man muss im Allgemeinen sehr viel Pflanzenmaterial sammeln, um ein kleines Gläschen Presssaft zu erhalten, insbesondere von Blättern. Mit einem Kalt-Entsafter geht das Auspressen etwas einfacher, als wenn man von Hand die Blätter, Fruchtfleisch oder Wurzeln zerkleinern bzw. raspeln muss und dann – eventuell unter Zugabe von ganz wenig Wasser – mit einem Mulltuch ausquetschen.

Braucht man nur ganz kleine Mengen – wie z.B. vom Ringelblumen-Frischpresssaft (zur Behandlung wunder Mamillen) –, so kann man ausgezupfte Ringelblumenblütenblättchen auch mit einer Knoblauchpresse ausquetschen, mit ein oder zwei Wattestäbchen die (geringe) Saftmenge aufsaugen und direkt auf die wunden Stellen auftupfen.

Frischpresssäfte enthalten Mineralstoffe, Spurenelemente und Vitamine in hoher Konzentration. Da diese Stoffe sehr sauerstoffempfindlich sind, sollten sie sofort nach dem Zubereiten verbraucht werden. Der Geschmack von Frischpresssäften ist meist sehr herb. Sie sollten nie unverdünnt, sondern im Mischungsverhältnis 1:5 verdünnt werden – z.B. mit einem guten Gemüse- oder Fruchtsaft, Sauer- oder Buttermilch.

In Apotheken und Reformhäusern bekommt man fertige Pflanzenfrischpresssäfte (von Blatt- und Wurzelpflanzen) oder Ursäfte (von Früchten), die nur durch Sterilisieren nach dem Abfüllen auf schonende Weise haltbar gemacht wurden. Eine angebrochene Flasche muss allerdings zügig aufgebraucht werden.

## 8.3 Alkoholische Pflanzenauszüge

Wenn man Heilpflanzen (frisch oder getrocknet) mit Alkohol ansetzt (übergießt), gehen die Wirkstoffe in den Alkohol über. So sind sie lange halt- und mit Wasser gut mischbar. In dieser Form können sie (mit Wasser verdünnt) innerlich und äußerlich angewendet werden.

### 8.3.1 Definitionen

- *Tinkturen:* (nach dem DAB 9, dem Deutschen Arzneibuch) sind Auszüge aus Drogen, die mit Ethanol (Weingeist, meist 70-prozentig/ als Konservierungs- und Extraktionsmittel) entweder durch Mazeration (Standextraktion) oder Perkolation (Durchlaufextraktion) hergestellt werden. Neuere Vorgaben gehen inzwischen (je nach Droge und Wirkstoffen) von genauer differenzierten Prozentigkeiten des Ethanols aus. Das Mengenverhältnis Heilpflanze (Droge) und Alkohol ist dabei meist 1:5. Die Lagerzeit fertiger Tinkturen ist (nach dem DAB) auf ein Jahr begrenzt.
  Standextraktion bedeutet das Ansetzen zerkleinerter Drogen mit Ethanol. Der Ansatz wird täglich mehrmals aufgeschüttelt, nach einer bestimmten Frist werden Reste ausgepresst. Nach einer bestimmten Lagerungszeit wird der Auszug filtriert und auf den geforderten Gehalt eingestellt. In der pharmazeutischen Herstellung ist die Extraktionszeit und die Lagerzeit genau vorgeschrieben.
  Durchlaufextraktion bedeutet ein langsames Durchströmen von Ethanol durch die zerkleinerte Droge, um durch unbehinderte Diffusion eine ca. 95-prozentige Ausbeute an Inhaltsstoffen zu ermöglichen.
- (Pflanzliche) *Urtinkturen* sind homöopathische Zubereitungen nach dem HAB, dem Homöopathischen Arzneibuch. Verwendet werden 86-prozentiges Ethanol, das im Verhältnis 1:1 mit dem entsprechenden Frischpflanzen-Presssaft gemischt wird, welcher zuvor aus fein zerkleinerten Pflanzenteilen hergestellt wurde. Dieser Ansatz wird verschlossen und für eine vorgeschriebene Dauer bei weniger als 20 °C gelagert und dann fil-

triert. Urtinkturen können (außer solche von Giftpflanzen) direkt eingesetzt werden (z. B. einige Tropfen in etwas Wasser gelöst), oder sie werden zu homöopathischen Arzneimitteln verarbeitet, d. h. stufenweise verdünnt und potenziert.
- Unter *Dilutionen* versteht man alle Verdünnungen, die mit flüssigen Stoffen (z. B. Alkohol, Wasser) zubereitet werden.
- Pflanzen*spiritus:* weingeistiger Auszug von Heilpflanzen
- *Fluidextrakte:* aus 1 Teil Droge werden höchstens 2 Teile Extrakt gewonnen – als Extraktionsmittel wird Ethanol oder ein Gemisch aus Ethanol und gereinigtem Wasser verwendet.
- *Trockenextrakte:* Einengen und Trocknen flüssiger Drogenextrakte bis zu einem Restfeuchtigkeitsgehalt von 3 % (= Vakuum- bzw. Gefriertrocknung)
- *Kräuter-/Arzneiweine* sind Heilpflanzenauszüge in Wein statt Ethanol (s. o.). Für den Hausgebrauch können frische (oder getrocknete) Heilpflanzen z. B. mit einem trockenen Weißwein angesetzt werden (z. B. Baldrianwein).
- *Elixiere* sind weingeistige oder weinige Tinkturen mit Zusätzen von Zucker, Extrakten, ätherischen Ölen etc.
  Einige Hersteller von Pflanzen- oder Frucht-Elixieren stellen diese ohne Alkohol, nur mit Fruchtsaft oder wässrigen Pflanzenauszügen, evtl. unter Hinzufügung von Zucker her.
- *Essenzen* sind konzentrierte, meist alkoholische Pflanzenauszüge bzw. Lösungen von ätherischen Ölen und anderen Duftstoffen. In der Aromatologie werden manchmal auch 100 % naturreine ätherische Öle als Essenzen bezeichnet (gebräuchlich im angelsächsischen Sprachraum).

### 8.3.2 Alkoholische Auszüge zur innerlichen Anwendung

In der (stationären) Pflege werden meist Fertigpräparate verwendet (Beispiel: Baldriantropfen, Melissengeist) und nach ärztlicher Verordnung oder entsprechend den Angaben des Beipackzettels dosiert und in Wasser 1−3 × täglich verabreicht.

### 8.3.3 Alkoholische Auszüge zur äußerlichen Anwendung

In der stationären Pflege werden auch für die äußerliche Anwendung meist Fertigpräparate angewendet (Beispiele: Calendula-Tinktur, Arnika-Essenz, Combudoron). Diese müssen vor Gebrauch entsprechend mit Wasser (Ringer-Lösung) verdünnt werden (siehe Packungsbeilage), damit sie Haut oder Schleimhäute nicht reizen. Sie werden meist für Spülungen oder Umschläge (Kompressen) verwendet.

### 8.3.4 Alkoholische Auszüge selbst herstellen für den Hausgebrauch

Für den Hausgebrauch können Tinkturen auch mit einem Schnaps (z.B. Korn) oder einem auf den gewünschte Prozentgehalt verdünnten Weingeist aus der Apotheke hergestellt werden.

Unterschiedliche Wirkstoffe von Heilpflanzen benötigen einen unterschiedliche Prozentgehalt des Alkohols, damit sie optimal ausgezogen werden.

Weiche und saftige Pflanzenteile und Blüten werden am besten in einem 30- bis 50-prozentigen Alkohol ausgezogen. Für Wurzeln und harte Teile braucht man einen 55- bis 70-prozentigen Alkohol, für Harze sogar noch höherprozentiger: 70- bis 96-prozentigen Alkohol. Möchte man einen Auszug aus einer Mischung verschiedener Heilpflanzen herstellen, so wählt man die passende Prozentigkeit nach dem Hauptwirkstoff des Hauptbestandteils.

#### 8.3.4.1 Selbst gemachte Tinkturen für den Hausgebrauch

**Calendula-Tinktur**

In ein sauberes, helles Schraubdeckelglas füllt man zu einem Drittel frisch ausgezupfte Ringelblumen-Blütenblättchen ein und füllt mit 45-prozentigem Weingeist auf. Verschließen, ans Licht (Fensterbank) stellen und täglich einmal aufschütteln. Nach 3 Wochen durch Gaze abseihen, Blütenreste ausquetschen und die fertige Tinktur in einer dunklen Flasche aufbewahren. Etikett mit Inhaltsangabe und Herstellungsdatum aufkleben.

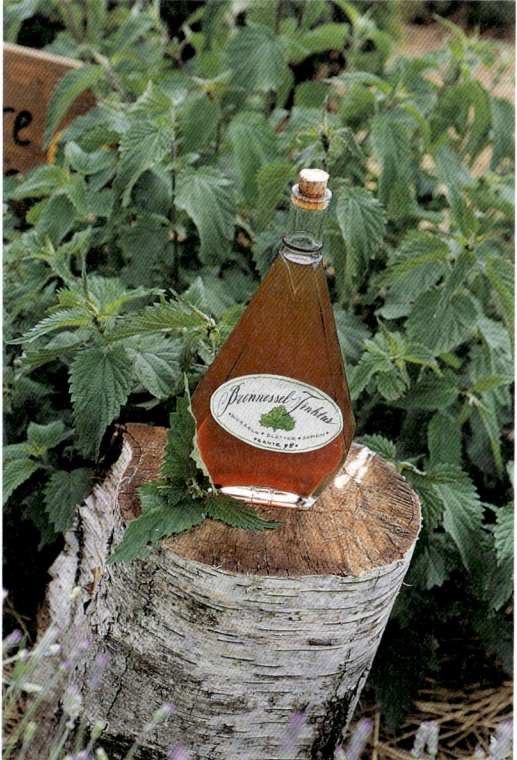

Abbildung 8-4: Selbst gemachte Tinktur (Brennnessel) für den Hausgebrauch. *Foto: U. Bühring.*

**Blutwurz-Tinktur**

In ein sauberes, helles Schraubdeckelglas füllt man zu einem Fünftel getrocknete Blutwurzstückchen (Tormentillae rhizoma aus der Apotheke) und füllt das Glas mit 70-prozentigem Weingeist auf; verschließen, 3 Wochen ans Licht (Fensterbank) stellen und täglich einmal aufschütteln. Dann durch Gaze und ein Kunststoffsieb abseihen und Wurzelreste ausquetschen, in eine dunkle Flasche abfüllen. Etikett mit Inhaltsangabe und Herstellungsdatum aufkleben.

**Rosskastanien-Tinktur**

Frische, gesäuberte Rosskastanien-Früchte (ohne die stachelige Kapsel) klein schneiden (ca. kirschkerngroß), ein helles Schraubglas zu einem Drittel damit füllen, mit 70-prozentigem Alkohol auffüllen, verschließen, ans Licht (Fensterbank) stellen und täglich einmal aufschütteln. Nach 3 Wochen abseihen, Reste ausdrücken und die fertige Tinktur in einer dunklen Flasche aufbewahren. Etikett mit Inhaltsangaben, Herstellungsdatum und Warnhinweis «nur für den äußerlichen Gebrauch» aufkleben.

### 8.3.5 Vor- und Nachteile von wässrigen gegenüber alkoholischen Auszügen

Was ist besser – die Verwendung von (z. B.) Ringelblumen-Tee oder Calendula-Tinktur für Umschläge?

- *Zeitfaktor:* Ein Teeaufguss muss frisch zubereitet werden – eine Tinktur in der Vorratsflasche lässt sich spontan verwenden.
- *Dosierung:* Ein Tee wird nicht so leicht überdosiert wie eine Tinktur (unsachgemäße Dosierung per «Schussmethode»).
- *Verträglichkeit:* Ein Tee wird meist gut vertragen – eine Tinktur kann aufgrund ihres Alkoholgehalts (besonders bei unsachgemäßer Dosierung) eher hautreizend oder austrocknend wirken.
- *Wirkstoffe:* Im Tee finden sich eher wasserlösliche, in der Tinktur eher alkohollösliche Inhaltsstoffe; um den Gesamtkomplex der Wirkstoffe zu erhalten, können z. B. einer Tasse Kamillentee 15 Tr. Kamillentinktur zugegeben werden.

*Fazit:* Man sollte je nach Situation entscheiden, ob ein Tee oder eine Tinktur die geeignetere Anwendungsform ist, und auf eine jeweils sachgemäße Handhabung achten.

Bei der innerlichen Anwendung von alkoholischen Auszügen kann in bestimmten Fällen der Alkohol selbst ein Problem sein.

Hersteller anthroposophischer Arzneimittel stellen u. a. auch Pflanzenauszüge auf wässriger Basis her. Dies geschieht durch spezielle Verfahren, die den rhythmischen Bedingungen in der Natur abgeschaut sind, wodurch die Auszüge eine erstaunliche Haltbarkeit bekommen. Diese Mittel sind dann auch für Kinder oder alkoholgefährdete Personen geeignet.

Im Übrigen sollte die Skepsis gegenüber dem Alkohol auch nicht überbewertet werden: Bei einer Einnahme von täglich 3 × 20 Tr. einer 45-prozentigen Tinktur beträgt der «reine» Alkoholgehalt 1,3 g (200 ml Wein enthalten ca. 15 g).

## 8.4 Öle, Ölmischungen, Ölauszüge und ihre äußerliche Anwendung

### 8.4.1 Öle und ihre Differenzierung

Unter dem unpräzisen Sammelbegriff «Öle» werden unterschiedliche Substanzen verstanden, die hier zunächst genauer differenziert werden sollen:

#### 8.4.1.1 Fette (Pflanzen-) Öle

werden vorwiegend aus Samen (z. B. Mandel- oder Sonnenblumenöl) und dem Fruchtfleisch (z. B. Oliven- oder Sanddornöl) gewonnen. Pflanzliche Öle entstehen nicht nur durch starke Sonneneinwirkung sondern scheinen gleichsam auch die Sonnenwärme in sich zu speichern. Da fette Substanzen dazu neigen, chemische Rückstände an sich zu binden, sollten Pflanzenöle möglichst aus kontrolliert biologischem Anbau stammen (Naturkosthandel) oder zumindest auf Rückstände kontrolliert sein (Apotheke). Außerdem sollten sie schonend gewonnen werden (mechanische Pressung), so dass die natürliche, hochwertige Struktur ihrer Fettsäuren erhalten bleibt (mehrfach ungesättigte Fettsäuren wirken auch perkutan pflegend und regenerierend).

Für die Pflege eignen sich z. B. Olivenöl, Mandelöl, Sonnenblumenöl, bei denen vor allem die Wärmewirkung im Vordergrund steht. Sie sind alle über Apotheken (auch an Krankenhäusern) oder den Lebensmittel- bzw. Naturkosthandel gut zu beziehen. Öle mit mehrfach ungesättigten Fettsäuren (z. B. Nachtkerzen- oder Borretschsamenöl) werden eher als sehr sparsam verwendete, spezifische Wirkstoffe bei besonderen Hautproblemen eingesetzt. Auch das Sanddorn-Fruchtfleischöl wird in ganz geringen Mengen nicht als Basis- sondern als Heilöl benutzt. Es ist reich an Vitaminen (A, E, C) und wirkt besonders auf Haut und Schleimhäute ausgesprochen regenerierend und wundheilungsfördernd – und färbt!

### 8.4.1.2  Wachse

Jojobaöl ist kein Öl im biochemischen Sinne, sondern ein flüssiges Wachs (Jojobanuss). Wachse haben in der Pflanzenwelt eine Schutzfunktion (kommen z.B. auf Blättern oder Früchten vor) und wirken auch auf die menschliche Haut sehr schützend.

### 8.4.1.3  Mineralöl-Abkömmlinge

Viele gebräuchliche Babyöle, Vaselin und Melkfett sind aus Erdöl hergestellte Öle und Fette. Sie haben keinerlei Bezug zum Hautstoffwechsel, können nicht in die Haut einziehen und bilden stattdessen einen isolierenden Film. Sie eignen sich daher nicht für die Hautpflege und auch nicht als Grundlage für pflanzliche Salben oder Ölauszüge.

### 8.4.1.4  Ätherische Öle und Hydrolate

**Ätherische Öle** sind flüssige, leicht flüchtige und fettlösliche Pflanzenwirkstoffe (jeweils bestehend aus einer Vielzahl spezifischer Inhaltsstoffe) mit charakteristischem Geruch und/oder Geschmack. Während fette Öle eher nach innen gerichtet im Körperlichen wirken (z.B. Wärme bewahrend), wirken ätherische Öle auch über die Sinne und das ZNS.

**Hydrolate** sind das «Abfall-» oder Nebenprodukt bei der Wasserdampfdestillation ätherischer Öle – sozusagen destilliertes Wasser, das noch Spuren des ätherischen Öls enthält aber auch weitere, wasserlösliche Wirkstoffe der Pflanze. Dieses Destillat wird meist mehrfach für das Destillationsverfahren verwendet. Hydrolate haben in der Regel die gleiche Wirkung wie das ätherische Öl der entsprechenden Pflanze, nur milder und besser hautverträglich und problemlos mit Wasser mischbar. Hydrolate sind übrigens auch für die Duftlampe geeignet – ohne zusätzliches ätherisches Öl.

Ätherische Öle dürfen nicht unverdünnt angewendet werden (einzige Ausnahme: Lavendelöl – bei kleinflächigen Verbrennungen 1. und 2. Grades).

**Qualitätsanforderungen für ätherische Öle**
Ätherische Öle sollten zur Einschätzung ihrer Qualität mindestens folgende Angaben auf dem Etikett tragen: 100% naturreines ätherisches Öl, botanischer Pflanzenname und -teil, Anbauart, Gewinnungsverfahren, Herkunftsland, Sicherheitshinweise für den Gebrauch.

Sie sollten nach Möglichkeit aus kontrolliert biologischem Anbau (kbA) stammen.

### 8.4.1.5  Ölmischungen selbst herstellen

Ölmischungen sind die gebräuchlichste Form, Fette und ätherische Öle in sinnvoller, sich ergänzender Weise für äußere Anwendungen zu verwenden.

In welchem Verhältnis fette und ätherische Öle gemischt werden, hängt ab von:

- der zu behandelnden *Hautfläche*: Für eine Ganzkörpereinreibung oder einen zirkulären Brustwickel wird ein eher schwächer dosiertes Ölgemisch (z.B. 0,5- bis 1-prozentig) verwendet als für eine nur 10 × 15 cm große Ölkompresse (dann evtl. 2- bis 5-prozentig).
- der *Wirkungsintensität*, der *chemischen Zusammensetzung* und *Verträglichkeit des ätherischen Öls;* ein Thymianöl (Linalool Typ) muss z.B. schwächer dosiert werden als ein Lavendelöl.
- der *Empfindlichkeit bzw. Empfänglichkeit der Person,* welche die Anwendung bekommen soll (die Person vorher riechen lassen; evtl. Hautverträglichkeitsprobe an Ellenbeuge).
- dem *Lebensalter und Allgemeinzustand der Person* (geschwächte Personen, Kinder und alte Menschen bekommen grundsätzlich geringer prozentiges Öl als kräftige, gesunde Erwachsene).

**Öle mischen unter Verwendung von fertigen Ölmischungen (z.B. WELEDA/WALA).**
Man bekommt fertige, 10-prozentige Ölgemische (auf Olivenölbasis) in der Apotheke und muss diese dann noch entsprechend mit Olivenöl verdünnen (von WELEDA oder WALA: Oleum aethereum Eucalypti 10% oder Oleum aethereum Lavendulae 10% oder Oleum aethereum Melissae indicum 10% – alle Ölmischungen auf Olivenölbasis):

- für ein 1,25-prozentiges Ölgemisch: 35 ml Olivenöl plus 5 ml vom 10-prozentigen WELEDA-/WALA-Öl
- für ein 2,5-prozentiges Ölgemisch: 15 ml Olivenöl plus 5 ml vom 10-prozentigen WELEDA-/WALA-Öl
- für ein 5-prozentiges Ölgemisch: 10 ml Olivenöl plus 10 ml vom 10-prozentigen WELEDA-/WALA-Öl.

Weil diese 10-prozentigen Fertigmischungen als Arzneimittel zugelassen sind, sind sie oft für die Krankenhausapotheke einfacher zu beziehen und dann entsprechend auf Anweisung der Stationen zu verdünnen, oder das Verdünnen (mit Olivenöl) wird auf der Station gemacht.

### Öle mischen mit 100% naturreinen (natürlichen, reinen) ätherischen Ölen

Als Pflanzenöl eignet sich für das Mischen z.B. Oliven-, Mandel oder Sonnenblumenöl:

- für ein 0,25-prozentiges Ölgemisch: 50 ml Pflanzenöl plus 0,1 ml ätherisches Öl (= 2 Tr.)
- für ein 0,5-prozentiges Ölgemisch: 50 ml Pflanzenöl plus 0,25 ml ätherisches Öl (= 5 Tr.)
- für ein 1-prozentiges Ölgemisch: 49,5 ml Pflanzenöl plus 0,5 ml ätherisches Öl (= 10 Tr.)
- für ein 2-prozentiges Ölgemisch: 49 ml Pflanzenöl plus 1 ml ätherisches Öl (= 20 Tr.)
- für ein 5-prozentiges Ölgemisch: 47,5 ml Pflanzenöl plus 2,5 ml ätherisches Öl (= 50 Tr.).

Dies sind annähernde Prozentangaben, da das Mischen mit Tropfen nie ganz präzise sein kann, weil die ätherischen Öle eine unterschiedliche Viskosität (also mehr oder weniger flüssig sind) und damit unterschiedliche Tropfengrößen haben. Es ist aber eine praktische und dennoch sichere Methode.

Mit Hilfe der kleinen (Einmal-) Medikamenten-Dosierbecher, die auf den meisten Stationen verfügbar sind, können kleine Mengen gut abgemessen werden. Die kleinen Becher aus weichem Kunststoffmaterial lassen sich auch am oberen Rand zum besseren Umgießen in den engen Flaschenhals der Tropfflasche flachdrücken.

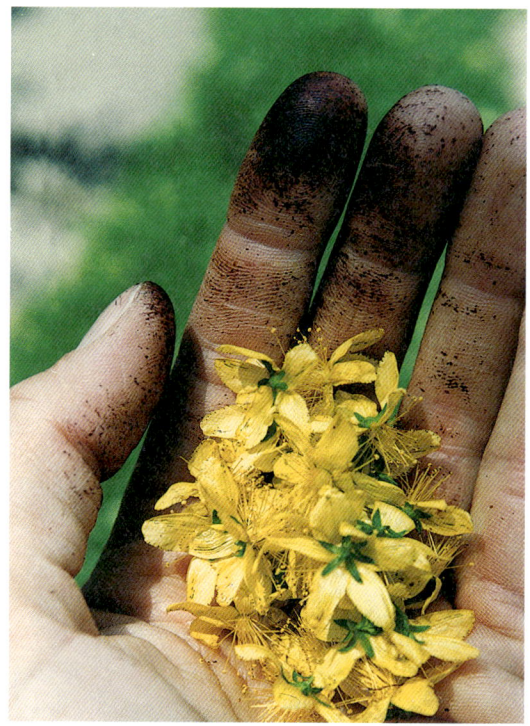

**Abbildung 8-5a**: Johanniskrautblüten – Färbung der Hand durch den Farbstoff Hypericin. *Foto: A. Sonn.*

### 8.4.1.6 Ölauszüge selbst herstellen

Die Entstehung eines Ölauszugs lässt sich am besten am Beispiel des Johannisöls beschreiben:

Frisch aufgeblühte und vom Tau gut abgetrocknete Blüten (s. Abb. 8-5a) und pralle Knospen sowie junge weiche Früchte pflücken und ein helles Schraubglas lose damit füllen.

Die Blüten im Glas zerquetschen (z.B. mit dem Stil eines Kochlöffels), dann mit einem guten Olivenöl aus erster Pressung ganz auffüllen. Das Glas zuschrauben und kräftig durchschütteln. Vier bis sechs Wochen im (Sonnen-)Licht stehen lassen (= Sonnenlichtmazeration), wobei es mehr und mehr eine leuchtend rote Farbe annimmt (s. Abb. 8-5b). Dann durch zwei Lagen Gaze (Mullkompresse) abseihen und die Blütenreste gut auspressen. Das Öl noch ca. 6 h stehen lassen und dann vorsichtig in eine dunkle Flasche abgießen, so dass der trübe Bodensatz, der sich zunächst abgesetzt hat, zurückbleibt.

Die lange Ziehdauer ist notwendig, damit die gesamte Menge an Hypericin in das Öl überge-

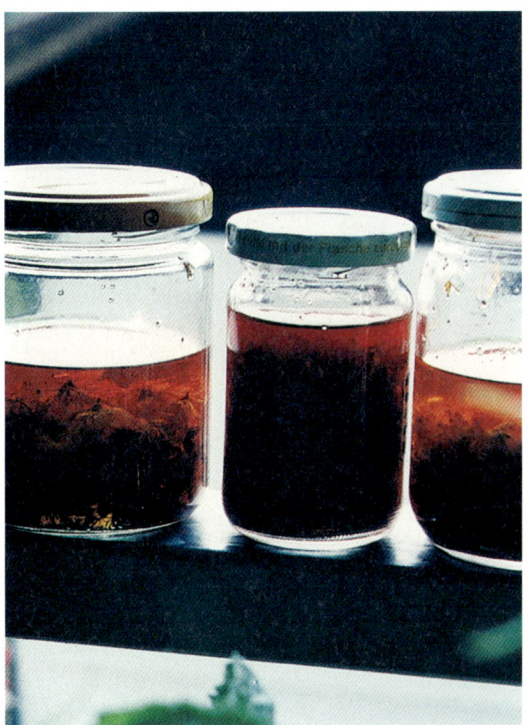

Abbildung 8-5 b: Johannisöl-Ansätze in Gläsern. *Foto: A. Sonn.*

hen kann, da fette Öle an sich wohl nur wenig Hypericin aufnehmen.

Das so gewonnene Johannisöl wird im Allgemeinen unverdünnt verwendet. Sein aromatischer Geruch wird vom Eigengeruch des Olivenöls dominiert. Im Gegensatz zu den Mischungen mit ätherischen Ölen ist das Johannisöl ein Auszug der Pflanzenteile und der darin enthaltenen Wirkstoffe in fettem Öl (Ölauszug). Seine Wirkung beruht vor allem auf den Wirkstoffen Hypericin (ein roter Wirkstoff), Hyperforin und weiterer Inhaltsstoffe und hat nur einen minimalen Gehalt an ätherischem Öl. Laut neuester Forschung (Prof. Dr. Schempp/Uni Freiburg) fördert das Ausziehen im Dunkeln (statt im Sonnenlicht) den Auszug des wundheilungsfördernden Hyperforins.

## 8.4.2 Lagerung und Haltbarkeit

Fette Pflanzenöle sind nur begrenzt haltbar (je nach Art unterschiedlich lange). Sie müssen vor Licht und Verunreinigung geschützt und kühl aufbewahrt werden. Deshalb Ölmischungen und -auszüge grundsätzlich in saubere (= neue) Braunglasfläschchen (Apotheke) füllen lassen und auf einen ölgängigen (!) Tropfaufsatz achten.

Für den täglichen Gebrauch deshalb möglichst kleine (10 oder 20 ml) Fläschchen verwenden, damit der Inhalt wenig Kontakt mit Sauerstoff hat, sonst werden Öle rascher ranzig. Leere Fläschchen nicht nachfüllen sondern besser erneuern. Ranzig gewordene Öle dürfen nicht weiter verwendet werden.

Auch ätherische Öle sollten lichtgeschützt, aromadicht und kühl aufbewahrt werden. Die meisten ätherischen Öle sind deutlich länger haltbar als fette Öle. Dennoch sollten sie im Pflegebereich nicht länger als 3 Jahre aufbewahrt werden. Zitrusöle werden kühl gelagert und nur höchstens 1 Jahr aufbewahrt.

## 8.4.3 Ölanwendungen als Einreibungen – eine pflegerische Behandlung

Einreibungen wirken in erster Linie durch das WIE des Einreibens – sie sind im eigentlichen Sinn des Wortes Be-HAND-lungen. Da auch heute noch die Kunst des Einreibens in den verschiedenen Pflegeausbildungen kaum vermittelt, erfahren und geübt wird, empfiehlt es sich sehr, zu diesem Thema spezielle Fortbildungen zu besuchen. Erst dann kann die Substanz, die verwendet wird, zur wirkungsvollen Ergänzung in der Be-HAND-lung werden.

Öle eignen sich – im Gegensatz zu den meisten Salben – besser zu Einreibungen, weil die Berührungsqualität dabei behutsamer, wahrnehmender, fließender sein kann. Salben müssen – je nach Konsistenz – mit stärkerem Druck verteilt werden, was für die eingeriebene Person eher bedrängend oder eingrenzend wirkt.

Außer dem Können (das WIE des Einreibens) und der entsprechenden Substanz sollte noch auf Folgendes geachtet werden, damit eine Einreibung eine wohltuende Sache sein kann:

● die Patientin über die bevorstehende Einreibung informieren und sich vergewissern, dass sie damit einverstanden ist

- ruhige, ungestörte Umgebung (kein Radio oder Fernsehen nebenher, Telefon abschalten, Besucher evtl. hinausschicken)
- Patientin sollte vorher die Blase entleeren
- entspannte Position/Lagerung für die Patientin, evtl. kleine Kissen zum Unterlegen oder Stützen von Körperpartien oder Gliedmaßen bereithalten
- Material (z.B. Handtücher zum Abdecken oder unterlegen) evtl. vorwärmen
- bei duftenden Substanzen wird die Patientin vorher gefragt, ob sie den Duft überhaupt riechen mag
- Körperwärme bewahren oder verbessern durch angemessenes Zudecken (nur die Körperpartie aufdecken, die gerade eingerieben wird) und evtl. eine Wärmflasche an die Füße legen
- keinen Schmuck an den eigenen Händen, keine langen Ärmel; gegebenenfalls die eigenen Hände vorher anwärmen
- möglichst keine Gespräche nebenher, damit sich beide auf das Tun bzw. Spüren konzentrieren können
- nach Abschluss der Einreibung: 10–15 min Nachruhe.

Hier ein Beispiel für eine gebräuchliche Einreibung:

### 8.4.3.1 Die harmonisierende und atemstimulierende Rückeneinreibung (ASE)

**Position und Lagerung:**
Die einzureibende Person sollte so sitzen, dass sie sich dabei mit den Unterarmen z.B. auf einen Tisch oder die Stuhllehne (dabei rittlings auf einem Stuhl sitzend) vor sich aufstützt und dadurch den Rücken leicht nach vorne gebeugt hat und richtig bequem sitzt.

Die Einreibung kann auch an einer liegenden Person durchgeführt werden. Wenn diese auf dem Bauch liegt, auf eine möglichst entspannte Schulter-Nacken-Partie achten. Die Person kann aber auch in eine 130°-Lage gebracht werden, indem man sie zunächst bittet, auf die Seite zu liegen. Dann wird eine – zu einer dicken Rolle aufgerollte –

Decke an ihrer Körpervorderseite entlanggelegt, auf die sie nun das oben liegende Bein auflegt und die sie so innig umarmt, dass sich dabei der Schultergürtel nach vorne dehnt. So ist der Rücken fast so gut wie in Bauchlage zugänglich.

Die einreibende Person muss darauf achten, dass sie beim Einreiben selbst eine bequeme Position einnehmen kann (selbst dahinter setzen oder -knien bzw. lockerer Stand bei passender Höhenregulierung des Bettes).

Die einzureibende Person sollte so eingehüllt sein, dass nur der Rücken entblößt ist, um unnötigen Wärmeverlust zu vermeiden und ihr ein geschütztes Empfinden zu vermitteln.

**So wird's gemacht:**
Zunächst wird das Öl/die Lotion auf die eigenen Hände aufgebracht und dadurch etwas vorgewärmt, dann mit wenigen ruhigen, klaren Strichen von oben nach unten auf dem Rücken der einzureibenden Person verteilt. Diese erste Berührung ist wichtig und entscheidet bereits, ob die Person das Gefühl bekommt, dass sie mit dieser Berührung gemeint ist und sich ihr anvertrauen möchte oder ob sie erst einmal – noch etwas verspannt und zurückhaltend – abwartet.

Beide Hände nehmen nun gleichzeitig – rechts und links neben der Halswirbelsäule ansetzend –, erst mit den Handwurzeln, dann – langsam abwärtsgleitend – mit der ganzen Handfläche Kontakt zum Rücken auf. Beide Hände beschreiben nun symmetrische Kreise, die von der Mitte zu den «Flanken» nach außen schwingen und nach oben und zur Mitte hin sich wieder schließen. Diese Kreistouren verschieben sich langsam den Rücken abwärts und wahren dabei einen Abstand von ca. 4 cm rechts und links der Wirbelsäule. Gleichzeitig jedoch haben die Hände eine unterschiedlich Akzentuierung: Abwärts – parallel zur Wirbelsäule und nach außen zu den «Flanken» hin – wird ein deutlicher von der ganzen Handfläche ausgehender Druck ausgeübt (um dabei die Ausatmung zu ermutigen), während die Hände beim Aufwärts- und Zur-Mitte-Führen ohne Druck und doch mit einem klaren Kontakt aufliegen (dabei Raum lassend zum Einatmen). Es unterstützt das Empfinden für die Weite und das Atemvolumen des Brustkorbs, wenn die Kreise möglichst weit seitlich in die «Flanken» geführt werden.

Die Kreistouren laufen also im Atemrhythmus ab. Zugrunde gelegt wird von der einreibenden Person der eigene Atemrhythmus, d.h. man atmet selbst, im Rhythmus der durchgeführten Bewegungen mit.

Die «atmenden» Kreise setzt man soweit wie möglich fort, bis man in der Lenden-Sakral-Region angelangt ist. Jedes Mal, wenn man an der Basis des Rückens angekommen ist, setzt man die Hände so um, dass sich zuerst die eine Hand löst und sich wieder oben, seitlich vom Nacken, anlegt, dann folgt etwas zeitversetzt die andere Hand, damit beim Wechseln nicht der Berührungskontakt unterbrochen wird.

Die Person, die eingerieben wird, reagiert auf die ASE vor allem durch die Berührungsqualität (die klare, bewusste Berührung, den rhythmischen Bewegungsfluss und den unterschiedlichen Druck). Keinesfalls sollte die Person dabei aufgefordert werden, in einer bestimmten Weise zu atmen, da sonst die Wirkung über den Kopf läuft und nicht mehr auf der tieferen, spontaneren Ebene durch die Druck- und Berührungsstimulation ausgelöst wird.

**Dauer einer ASE:**
Je nach Zustand der Person wird der Rücken 6- bis 10-mal auf diese Weise von oben nach unten eingerieben. Man schließt dann die ASE mit wenigen ruhigen Abwärtsstrichen neben der Wirbelsäule und entlang der «Flanken» ab und bedeckt den Rücken. Wenn möglich, sollte die Person danach warm eingehüllt und in Ruhe gelassen werden, um die Einreibung nachwirken und den Atem in diesem Rhythmus weiterfließen zu lassen.

**Literatur-Tipps zum Weiterlesen und Vertiefen**

Bender, Sabine: Körperpflegekunde. WVG, Stuttgart 2009.

Bienstein, Christel; Fröhlich Andreas: Basale Stimulation® in der Pflege. – Die Grundlagen. Huber, Bern 2012.

Buchholz, Thomas; Schürenberg, Ansgar: Basale Stimulation in der Pflege alter Menschen. Huber, Bern 2012.

Ellsässer, Sabine: Körperpflegekunde und Kosmetik. Springer, Berlin 2008.

Fingado, Monika: Rhythmische Einreibungen – Handbuch aus der Ita Wegman Klinik. Verlag am Goetheanum, Dornheim 2008.

Fröhlich, Andreas: Basale Stimulation® in der Pflege – Das Arbeitsbuch. Bern, Huber 2010.

Hatz-Casparis, Margrit; Roth Sigrist, Monika: Basale Stimulation® in der Akutpflege. Bern, Huber 2012.

Layer, Monika: Praxishandbuch. Rhythmische Einreibungen nach Wegman/Hauschka. Huber. Bern 2003.

Mathys, Rosemarie: Straub Jan: Spastizität – Pflegerische Interventionen aus der Sicht der Basalen Stimulation® und Ortho-Bionomy®. Bern, Huber 2011.

Price, Shirley, Price, Len: Aromatherapie. Huber, Bern 2009.

Raab, Wolfgang; Kindl, Ursula: Pflegekosmetik. WVG, Stuttgart 2012.

Zimmermann, Eliane: Aromatherapie für Pflege- und Heilberufe. Haug, Stuttgart 2011.

## 8.5  Salben

### 8.5.1  Definitionen

- *Pasten* enthalten einen großen Anteil an feinen unlöslichen Pulvern (20–50%) die in einer flüssigen (z.B. Glycerol) oder salbenartigen (z.B. Vaselin) Trägersubstanz homogen dispergiert sind. Mineralische Substanzen werden vorwiegend zu Pasten (z.B. Zinkpaste) verarbeitet.
- *Balsame* sind pflanzliche Sekrete, die aus Harzen und ätherischen Ölen bestehen. Der Begriff wird auch für Salbenzubereitungen, die Harze und ätherische Öle enthalten, benutzt.
- *Salben* bestehen entweder aus streichfähigen, fetten Bestandteilen (z.B. Butter, Kakaobutter, Lanolin) oder aus einem Öl-Wachs-Gemisch. Pflanzliche Wirkstoffe sind in den Fettanteilen gelöst. Salben enthalten im Allgemeinen kein Wasser und sind dadurch relativ lange haltbar.
- *Cremes* sind Emulsionen; sie bestehen – ähnlich wie das Hautfett – aus Fett/Öl und Was-

ser. Zu ihrer Herstellung werden häufig (bio-) chemische Emulgatoren verwendet, damit sich Fett und Wasser beim Lagern nicht wieder trennen.

Cremes werden als Fett-Wasser-Gemische leichter ranzig als Salben und enthalten daher meist Konservierungsstoffe, damit sie den Weg von der Herstellung über die Lagerung und den Verkauf bis zum Verbraucher gut überstehen.

Für den Hausgebrauch kann man Cremes auch durch sorgfältige Verarbeitung auf mechanischem Weg (rühren) emulgieren (ähnlich wie die Herstellung einer Mayonnaise), sie müssen dann aber kühl gelagert und innerhalb von 2–4 Wochen aufgebraucht werden.

### 8.5.2 Qualitätsanforderungen an Salben und Cremes

- In Bezug auf pflanzliche Wirkstoffe und ätherische Öle:
  Die Pflanzenbestandteile und ätherischen Öle sollten möglichst aus kontrolliert biologischem Anbau stammen und schonend verarbeitet werden. Es sollten nur 100 % naturreine ätherische Öle verwendet werden.

- In Bezug auf die (Fett-)Grundlagen für Salben und Cremes:
  Bei der Herstellung oder dem Kauf von Salben sollte darauf geachtet werden, dass die Salbengrundlage auch von der menschlichen Haut aufgenommen werden kann, d.h. es sollten möglichst hochwertige, organische Fette pflanzlicher oder tierischer Herkunft sein und keine Mineralölabkömmlinge (z.B. Paraffin, Vaselin, Melkfett) – siehe auch Abschnitt zu Ölen S. 172.

Da fette Substanzen dazu neigen, chemische Rückstände an sich zu binden, sollten verwendete Pflanzenöle und -fette möglichst aus kontrolliert biologischem Anbau stammen oder auf Rückstände kontrolliert sein (Apotheke).

Lanolin – eine Zubereitung aus Wasser, Öl und einem hohen Anteil Wollwachs (Adeps Lanae) der Schafe – muss unbedingt rückstandskontrolliert sein. In der Vergangenheit zeigte sich bei Kontrollen, dass das verwendete Wollwachs zum Teil mit Rückständen von Insektizidbädern belastet war, durch die viele Schafe unmittelbar vor der Schur getrieben werden. Deshalb empfiehlt sich der Bezug von Lanolin aus der Apotheke oder speziellen Naturkosmetik-Bezugsquellen.

Das traditionell gebräuchliche (Schweine-) Schmalz als Salbengrundlage bei der Herstellung von Ringelblumen-Salbe für den Eigenbedarf ist nur dann akzeptabel, wenn es aus artgerechter Tierhaltung ohne Medikamentenbelastung stammt (sonst auch hier womöglich hohe Belastung mit chemischen Rückständen).

Cremes sollten nur mit Emulgatoren hergestellt werden, die nicht auch noch das Hautfett angreifen.

### 8.5.3 Lagerung und Haltbarkeit

Salben und Cremes sollten lichtgeschützt, aromadicht und nicht in der Nähe einer Wärmequelle (Lampe, Heizung) aufbewahrt werden; größere Vorräte am besten kühl lagern.

Fertigprodukte müssen mit einem Verfallsdatum versehen sein und sollten, wenn sie erst einmal angebrochen sind, zügig aufgebraucht werden. In Tuben ist der Inhalt besser vor Verunreinigung geschützt als in Tiegeln oder Kruken (Döschen). Es empfiehlt sich, lieber kleine Verpackungseinheiten zu besorgen als größere Vorräte. Wenn diese nicht rechtzeitig aufgebraucht werden, müssen sie – sobald sie ranzig riechen oder nach Ablauf des Verfallsdatums – entsorgt werden.

Für selbst hergestellte Salben und Cremes (im Hausgebrauch) gilt dasselbe. Es empfiehlt sich, kleine Salbendöschen zu wählen, die rasch aufgebraucht werden. Dann sind solche Salben durchaus 12 bis 18 Monate haltbar. Unsachgemäß aufbewahrte Salbenreste können jedoch ein guter Nährboden für Keime sein.

Salbendöschen (Kruken) gibt es preiswert und in Größen ab 10 g in der Apotheke. Selbst gemachte Salben und Cremes sollten nur in absolut saubere Behältnisse abgefüllt werden.

Salben aus Dosen sollten nur mit einem Spatel entnommen werden, um eine Verunreinigung zu vermeiden.

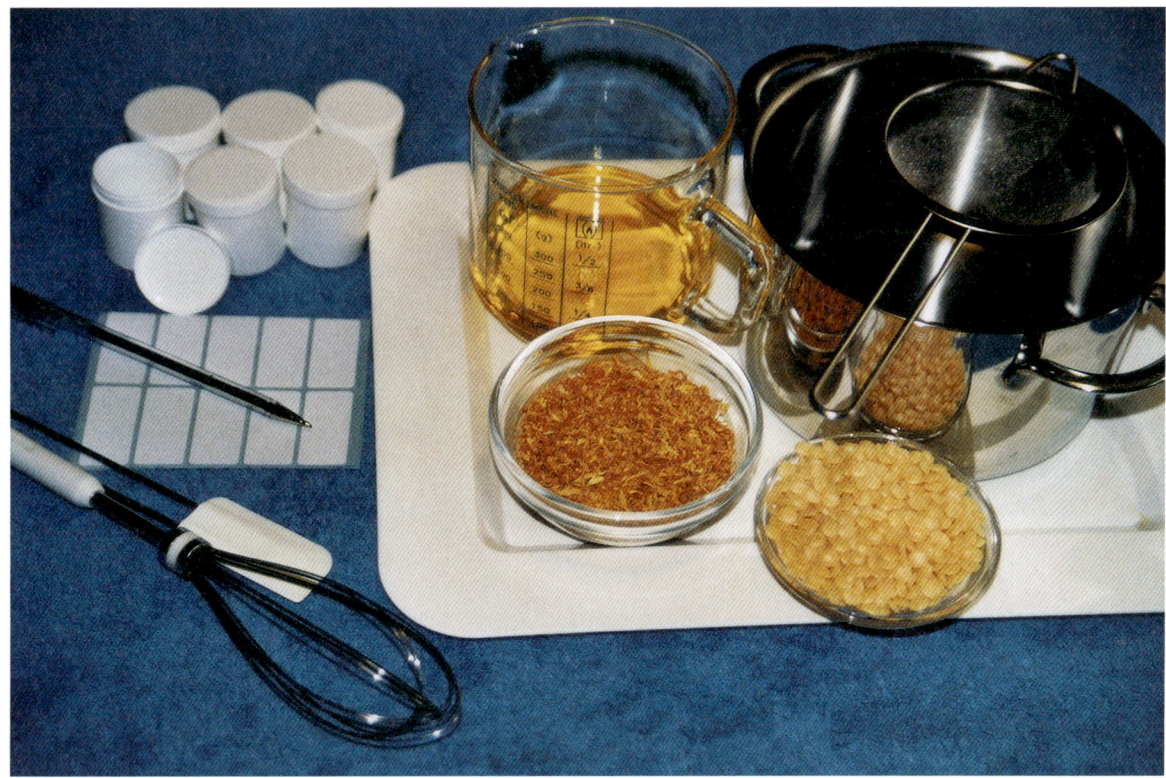

Abbildung 8-6: Material zur Herstellung einer Ringelblumensalbe. *Foto: A. Sonn.*

## 8.5.4 Einfache Rezepte zum selbst Herstellen für den Hausgebrauch
(Abb. 8-6)

### 8.5.4.1 Ringelblumen-Salbe aus frischen Blüten

Eine Handvoll ausgezupfter Ringelblumenblütenblättchen (Calendulae flos), 200 ml Sonnenblumenöl, 30 g gereinigtes Bienenwachs (aus der Apotheke)

Die Ringelblumenblüten werden ca. 20 min lang im Öl erwärmt (Vorsicht: Sie dürfen nicht frittieren, d.h. nicht über 70 °C erhitzen) und dann abgeseiht. In das noch heiße Öl wird das Bienenwachs gegeben. Die Mischung wird gerührt, bis das Wachs vollständig geschmolzen ist. Die Öl-Wachs-Mischung langsam abkühlen lassen, dabei immer wieder gut verrühren (Rührgerät oder Schneebesen). Wenn die Mischung so weit abgekühlt ist, dass sie beginnt, dickflüssig zu werden, kann man noch 2 ml Calendula-Urtinktur einrühren und sie dann in (absolut saubere!) Salbendöschen abfüllen. Döschen beschriften (Inhalt und Herstellungsdatum).

### 8.5.4.2 Ringelblumen-Salbe aus getrockneten Blüten

Ein 250 ml fassendes Schraubglas knapp zur Hälfte mit getrockneten Ringelblumenblütenblättchen (Calendulae flos) füllen und 200 ml Sonnenblumenöl aufgießen; zugedeckt während 3–4 Wochen am Licht stehen lassen, ab und zu aufschütteln. Die Blüten durch ein Sieb abfiltern und den Ringelblumen-Ölauszug im Wasserbad zusammen mit 30 g gereinigtem Bienenwachs (aus der Apotheke) erwärmen, bis das Wachs geschmolzen ist, dann von der Herdplatte nehmen und unter Rühren (Rührgerät oder Schneebesen) die Öl-Wachs-Mischung langsam abkühlen lassen. Wenn die Mischung so weit abgekühlt ist, dass sie beginnt, dickflüssig zu werden, kann man noch 2 ml Calendula-Urtinktur einrühren und sie dann in (absolut saubere!) Salbendöschen abfüllen. Döschen beschriften (Inhalt und Herstellungsdatum).

### 8.5.4.3  Blutwurz-Salbe

25 g getrocknete, kleingehackte Blutwurz (Tormentillae rhizoma) in einem Schraubdeckelglas mit wenig 70-prozentigem Weingeist bedeckt 3 bis 5 Tage durchziehen und quellen lassen (damit die Gerbstoffe in Lösung gehen).

In ein hitzebeständiges Gefäß geben und 50 g Lanolin hinzufügen. Das Ganze wird im Wasserbad unter Rühren mit einem (Holzoder Kunststoff-) Kochlöffel gut erwärmt (darf aber nicht schäumen!). Nach 20 min wird das Blutwurz-Lanolin-Gemisch abgeseiht (durch ein Kunststoff-Sieb) und noch ein paar Mal umgerührt. Dann in Salbenkruken abfüllen und beschriften (Inhalt und Herstellungsdatum).

### 8.5.4.4  Rosencreme

36 g Mandelöl, 10 g Lanolin, 15 g Olivenöl, 13 g Bienenwachs am besten gleich in der Apotheke alles zusammen in ein Schraubglas einwiegen lassen.

Das Fett-Öl-Gemisch im Wasserbad schmelzen. 48 g Rosenwasser ungefähr auf die gleiche Temperatur erwärmen und unter ständigem Rühren (am besten mit einem Schneebesen oder Rührgerät) tropfenweise in die Fettschmelze einrühren und weiterrühren bis das Ganze beginnt, cremig zu werden. Dann 6–10 Tr. ätherisches Öl (Rosenöl oder Rosengeranium) darunter rühren und in saubere Salbendöschen abfüllen. Diese angenehme Pflegecreme für das Gesicht hält ca. 2 bis 3 Monate.

### 8.5.5  Salbenanwendungen als Pflegehandlung

Bei Salben-Anwendungen steht die gewünschte und erwartete Wirkung der Inhaltsstoffe im Vordergrund. In Form einer Salbe können diese intensiver und nachhaltiger auf einen Bereich aufgebracht werden als durch eine flüssige äußerliche Anwendung.

Salben muss man eher ein*reiben* als Öle oder dünnflüssigere Cremes und Lotionen. Die Wirkung der Hände ist hier deutlich anders als bei den im Abschnitt zu den Ölen beschriebenen rhythmisch-fließenden Einreibungen.

Salben können auch als Salbenkompressen angewendet werden (s. S. 197), besonders dann, wenn eine intensivere Wirkung über eine gewisse Zeit gewünscht wird oder wenn das Auftragen oder Einreiben einer Salbe für den Betreffenden zu unangenehm oder schmerzhaft wäre.

#### Literatur-Tipps zum Weiterlesen und Vertiefen

Bellersen Quirini, Cosima: Naturkosmetik einfach selbst gemacht. Ulmer, Stuttgart 2012.

Bender, Sabine: Körperpflegekunde. WVG, Stuttgart 2009.

Ellsässer, Sabine: Körperpflegekunde und Kosmetik. Springer, Berlin 2008.

Hess, Pia: Naturkosmetik: 2011. Zu bestellen über Pia Hess, Falkenriedweg 5, CH 3032, Hinterkapellen.

Monsberger, Christine: Naturkosmetik ganz leicht selber machen. Löwenzahn Verlag, Insbruck 2012.

Price, Shirley, Price, Len: Aromatherapie. Huber, Bern 2009.

Raab, Wolfgang; Kindl, Ursula: Pflegekosmetik. WVG, Stuttgart 2012.

Zimmermann, Eliane: Aromatherapie für Pflege- und Heilberufe. Haug, Stuttgart 2011.

## 8.6  Spülungen (Abb. 8-7)

Für Spülungen (z. B. Mund- und Rachenraum, Nase, Ohren; Wunden) werden Heilkräuter wie für einen Tee (s. S. 165) zubereitet, auf eine entsprechend verträgliche Temperatur abgekühlt und angewendet. Gerade weil es trinkbare Kräutertees sind, ist es hier auch nicht schlimm, wenn z. B. ein verwirrter Mensch die Spülflüssigkeit bei der Mundpflege schluckt, anstatt sie auszuspucken.

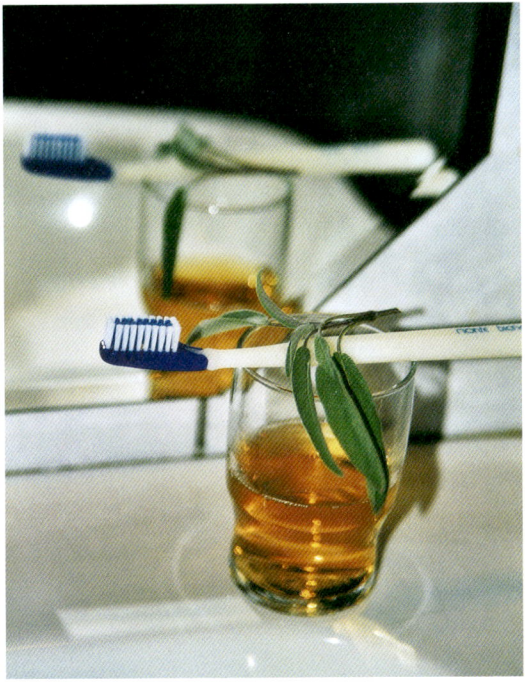

Abbildung 8-7: Salbeitee zur Mundspülung. *Foto: A. Sonn.*

Es können auch Tinkturen/Essenzen (z. B. Calendula) oder Hydrolate, entsprechend der Packungsbeilage mit abgekochtem Wasser oder mit Ringer-Lösung verdünnt, angewendet werden.

In der Wundpflege kann die vorbereitete Flüssigkeit auch in eine Einmalspritze aufgezogen und mit sanftem Strahl über die Wunde, in Nischen und Taschen und über die Wundränder gespült werden.

## 8.7 Voll- und Teilbäder

### 8.7.1 Verwendete Zusätze und ihre Dosierung

#### 8.7.1.1 Heilkräuter-Aufguss oder -abkochung – Mengenangaben für ein Erwachsenen-Vollbad

- Melissenblätter 60 g mit 2 l kochendem Wasser übergießen, 15 min ziehen lassen.
- Hopfenzapfen 50 g mit 2 l kochendem Wasser übergießen, 15 min ziehen lassen.
- Lindenblüten 50 g mit 2 l kochendem Wasser übergießen, 15 min ziehen lassen.
- Lavendelblüten 50 g mit 1 l kochendem Wasser übergießen, 15 min ziehen lassen.
- Rosmarinkraut 50 g mit 1 l kochendem Wasser übergießen, 15 min ziehen lassen.
- Schachtelhalm 100 g in 2 l Wasser 20 min köcheln lassen.
- Baldrianwurzel 100 g mit 2 l kochendem Wasser übergießen, 15 min ziehen lassen.
- Schafgarbenkraut 200 g mit 2 l kochendem Wasser übergießen, 15 min ziehen lassen.
- Heublumen 300 g mit 5 l kochendem Wasser übergießen, 15 min ziehen lassen.

Nach der jeweils genannten Ziehzeit wird der «Badetee» direkt ins Badewasser abgeseiht.

Bei Kindern die Hälfte, bei Säuglingen und für Teilbäder $1/5$ der Erwachsenen-Menge.

Die Haut kann bei einem Vollbad Wasser und die darin gelösten Wirkstoffe nur in geringem Umfang aufnehmen (während eines 20-minütigen Vollbads sind dies ca. 5–7 ml). Dagegen nimmt die Haut ätherische Öle wesentlich intensiver auf: Sie würden in 100-mal größerer Menge aufgenommen – wenn man sich in eine Wanne mit reinem ätherischen Öl legen würde. In Wirklichkeit aber fügt man es ja nur tropfenweise dem Wasser zu.

#### 8.7.1.2 Ätherische Öle

Ätherisches Öl ist nicht wasserlöslich und muss deshalb vor der Zugabe zum Badewasser unbedingt emulgiert werden.

**Geeignete Emulgatoren**
pro Vollbad 30 ml Sahne oder Kondensmilch (nicht fettreduziert!), $1/2$ Tasse Vollmilch, 1–2 EL Honig, oder 2 EL Salz. Für Teilbäder die Menge halbieren.

**Dosierung des ätherischen Öls**
hängt davon ab, welches ätherische Öl verwendet werden soll.
- Pro Vollbad: 10 Tr. eines 100 % reinen, ätherischen Öls.
- Pro Teilbad: 4 Tr. eines 100 % reinen, ätherischen Öls.

- Für Kinder (wir empfehlen Bäder mit ätherischen Ölen für Kinder erst ab 3 Jahren) ein Viertel der o. g. Mengenangaben.

- Man sollte die Indikationen und Kontraindikationen des ätherischen Öls und die Empfindlichkeit (evtl. auch Allergiebereitschaft) und Empfänglichkeit der Patientin kennen und gegebenenfalls bei starken Ölen oder sehr sensiblen Patientinnen die verwendete Tropfenzahl entsprechend reduzieren.
- Ätherische Öle grundsätzlich nur anwenden, wenn geklärt ist, dass die betreffende Person den Duft auch mag!

### 8.7.1.3 Öldispersionsbad (nach Junge)

Dies ist eine eigene Anwendungsform in der anthroposophisch orientierten Medizin und Pflege. Verwendet werden hierzu qualitativ hochwertige 10-prozentige Ölgemische (z. B. *oleum aethereum Lavendulae 10%*) oder Ölauszüge (z. B. *Equisetum arvense 10%*), beide auf Olivenölbasis (WELEDA/WALA). Zur intensiven Durchmischung mit dem Badewasser benötigt man hier eine spezielles Öldispersionsgerät, das an die Badewannenarmatur angeschraubt wird. Beim Einlaufen fließt das Badewasser mit hohem Druck durch eine Düse, reißt dabei eine verhältnismäßig sparsame Menge des Ölgemischs mit und verwirbelt es mit dem Wasser. Die Mischung bleibt über das gesamte Bad konstant. So können Öle ganz ohne Zusatz von (chemischen) Emulgatoren benutzt werden. Dabei kommen sowohl das fette Basisöl zur Wirkung als auch das (mit umgerechnet 2 Tropfen pro Vollbad sehr sparsam eingesetzte) ätherische Öl.

### 8.7.1.4 Fertige Badezusätze

Zum Beispiel verschiedene Sorten Bademilch (WELEDA – flüssige, milchig-weiße Seife, hergestellt aus Pflanzenölen, in der entsprechende ätherische Öle gelöst sind); Badeöle, die sich im Wasser verteilen oder Badegranulat (z. B. Kneipp) oder Kräuter-Fertigextrakte aus der Apotheke. Dosierung: Dosierungsempfehlungen der Packungsbeilage beachten!

### 8.7.1.5 Sonstige Zusätze

- Senfmehl (nur Schwarzen Senf – *Semen sinapis plv.* – aus der Apotheke) für Fußbäder verwenden. Dosierung: 1 Kaffeetasse pro 10 l-Eimer, Kinder: 1 – 2 EL pro 5 l.
- Essig (pro Teilbad 3 – 4 EL eines guten Obstessigs).
- Salz (pro Vollbad 4 – 5 EL, pro Teilbad 2 – 3 EL).
- Schmierseife (pro Teilbad 1 – 2 EL) – als *Sapo kalinus* in der Apotheke erhältlich (aus Leinöl hergestellt).

### 8.7.2 Qualitätsanforderungen an Zusätze zu Bädern

- Heilkräuter sollten Arzneiqualität haben (d. h. in der Apotheke besorgen).
- Ätherische Öle sollten mindestens folgende Angaben auf dem Etikett tragen: 100% naturreines ätherisches Öl; botanischer Pflanzenname und -teil; Anbauart; Gewinnungsverfahren; Herkunftsland.
- Fertige Badezusätze sollten eine Deklaration ihrer Inhaltsstoffe haben und nur aus qualitativ hochwertigen Substanzen hergestellt sein.

### 8.7.3 Temperatur

Je stärker die Wassertemperatur von der Indifferenz-Temperatur abweicht, desto stärker ist ihre Reizwirkung.

- 34 – 35 °C werden weder als warm noch als kalt empfunden = Indifferenztemperatur.
- 36 – 37 °C werden als warm, wohlig, entspannend empfunden – ein eher kleinerer Reiz.
- 38 – 39 °C werden als sehr warm und eher anregend, kräftigend empfunden – ein mittlerer Reiz.
- Über 40 °C werden als sehr heiß und sehr anregend (für Geschwächte aber auch erschöpfend und schädigend) empfunden, ein sehr starker und rasch auch zu starker Reiz.

### 8.7.3.1 Ansteigendes Fußbad

Man beginnt mit einer Wassertemperatur von 36 °C und steigert diese langsam über 10–15 min Badedauer durch stetiges Hinzufügen kleiner Mengen heißen Wassers bis auf 40–41 °C (nicht geeignet bei ausgeprägten Krampfadern).

### 8.7.3.2 Wechselfußbad nach Kneipp

Zwei Eimer (z. B. Fußbadewannen, Putzeimer) am besten in die Bade- oder Duschwanne stellen; einen davon mit 36–38 °C warmem, den anderen mit kaltem Leitungswasser füllen. Patientin sich auf Stuhl oder Badewannensitzauflage setzen lassen; Unterschenkel zuerst 5 min in das warme Wasser halten, dann 10–15 s in den Eimer mit kaltem Wasser tauchen. Das ganze nochmals wiederholen, dann das Wasser von den Beinen abstreifen, warme Strümpfe anziehen und die Patientin auf und ab gehen lassen, bis die Beine wohlig warm sind.

Bei Personen mit Krampfadern darf das Wasser nur knöcheltief sein.

### 8.7.4 Dauer

Die Dauer ist abhängig von der Verfassung der Patientin, der Umgebungstemperatur, dem Zusatz – evtl. medizinische Abklärung erforderlich.

Zehn bis fünfzehn Minuten sind eine gute durchschnittliche Badedauer.

### 8.7.5 Geeignete Tageszeit

(Früh-) morgens wirken Bäder grundsätzlich eher anregend, am späten Nachmittag und Abend eher entspannend. Beispiel: Ein Senfmehl-Fußbad wirkt morgens vor dem Frühstück eher anregend, abends eher entspannend. Zusätze wie Rosmarin oder Lavendel sollten auf die passenden Tageszeiten beschränkt bleiben. Mindestens 30 min Zeitabstand zu Mahlzeiten einhalten; hinterher sollten mindestens 15–30 min zur Nachruhe möglich sein.

### 8.7.6 Umfang des Bades

#### 8.7.6.1 Vollbad

am besten in der Badewanne, bei Bedarf unter Verwendung von Badehilfen zum Ein- und Aussteigen.

#### 8.7.6.2 Teilbad

**Hand- oder Fußbad** (Abb. 8-8)
im Waschbecken oder einer Waschschüssel. Dabei unterschiedliche Füllmengen beachten (Waschbecken ca. 4–6 l, Haushaltseimer ca. 10 l, Fußbadewanne ca. 15 l).

**Sitzbad**
in spezieller Sitzbadewanne oder spezielles Einsatzbidet (aus Kunststoff) zum Auflegen auf WC-Schüssel.

#### 8.7.6.3 Dampfbad

Kopfdampf: heißer Aufguss, dessen Dampf eingeatmet wird und so die Schleimhäute der oberen Atemwege befeuchten kann; dabei ein Überwärmen des Kopfes und Durchnässen der Haare ver-

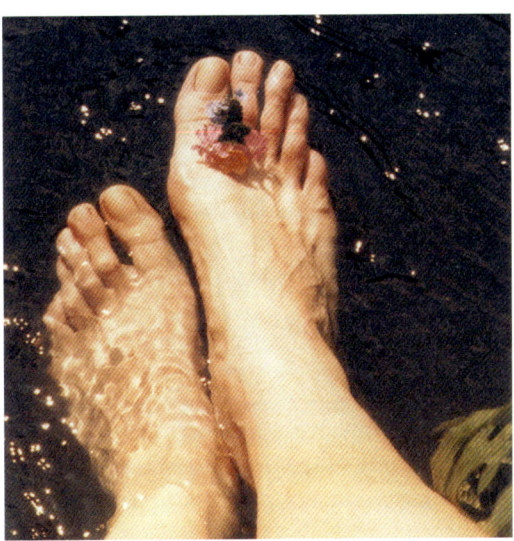

Abbildung 8-8: Fußbad. *Foto: A. Sonn.*

meiden, indem das Handtuch nur um das Gesicht gelegt oder ein spezielles Gefäß (in der Apotheke erhältlich) mit Masken-Aufsatz benutzt wird.

### Dosierung für Kopfdampf
Heilkräuterzusätze und Salz 1 EL pro 500 ml.

Kleinere Kinder dürfen nur unter Aufsicht von und zusammen mit einem Erwachsenen einen Kopfdampf bekommen.

Dampfbad für Urogenitalbereich: mit Hilfe eines Einsatzbidets (aus Kunststoff – über Apotheke oder Sanitätshaus zu beziehen), das auf die WC-Schüssel aufgelegt und in dessen Vertiefung der dampfende Aufguss gegeben wird. Man setzt sich nun (zunächst vorsichtig die Wärme prüfend) mit etwas gespreizten Beinen darüber und hüllt den Unterleib in ein großes Badetuch. Füße dabei warm halten (warme Strümpfe)!

Bei Dampfbädern darf es keinesfalls zu Verbrühungen durch zu heißen Wasserdampf kommen!

## 8.7.7 Bäder oder Teilbäder als pflegetherapeutische Handlung

Ein (Voll-) Bad ist für viele Menschen ein besonderer Genuss und häufig mit angenehmen Erinnerungen an die eigene Kindheit und an gesunde Zeiten verbunden. Wärme, Geborgenheit, die druckentlastende (Auftrieb-)Wirkung des Wassers und ein angenehm duftender Zusatz können ein deutliches Wohlgefühl, Entspannung aber auch Anregung bewirken. Die Aufmerksamkeit der Pflegeperson und der Einsatz von Hilfsgeräten zum Ein- oder Aussteigen können der Patientin oder dem alten Menschen Sicherheit vermitteln. Trotz Einsatz von Hilfsgeräten sollte die Patientin noch ein gewisses Maß an Berührung zu spüren bekommen – sonst wird das Bad leicht zum mechanisch gesteuerten Eintunk-Erlebnis. Eine Hand auf die Schulter oder den Rücken legen, die Beine oder die Füße mit dem Waschlappen massieren, lässt die Patientin die Zuwendung und Aufmerksamkeit spüren.

Wenn am Ende des Bades noch ein Trockenmassieren mit (evtl. vorgewärmten) Frottier-

tüchern und rasches Einhüllen in trockene Badetücher oder einen Bademantel folgen, rundet dies zusammen mit einer entsprechenden Nachruhephase die gute Wirkung ab.

Ein Bad fordert die Reaktion des Organismus (das Vegetativum wird angesprochen) – am stärksten bei einem Vollbad, entsprechend schonender bei Teilbädern. Voll- oder Teilbäder sind eine gute Möglichkeit, auf die Befindlichkeit einer Person positiv einzuwirken (ein Grund, warum Fußbäder bei den meisten Indikationen in Kapitel 7 aufgeführt sind). Pflegefachkräfte sollten umsichtig und kompetent damit umgehen können.

### Literatur-Tipps zum Weiterlesen und Vertiefen
Bachmann, Robert; Schleinkofer, German M.: Natürlich gesund mit Kneipp. Trias, Stuttgart 2012.
Roknic, Marko: Öldispersionsbad (z. B. bei psych. Erkrankungen). Unveröffentlichte Facharbeit. Buchenbach bei Freiburg, o. J.
Bezugsadresse: Verband anthroposophisch orientierter Pflegeberufe e. V., Roggenstr. 82, 70794 Filderstadt.

## 8.8 Waschungen (Abb. 8-9)

Die Wirkstoff-Aufnahme über die Haut ist bei einer Waschung eher gering. Eine Waschung wirkt an der Hautoberfläche über:

- das Medium Wasser, das eine reizableitende und natürlich auch reinigende Wirkung hat
- die Wassertemperatur, welche die Wärme- oder Kälterezeptoren der Haut anspricht und reflektorische Wirkungen auslöst (damit Erfrischung, Belebung oder Beruhigung bewirken kann)
- Inhaltsstoffe, die entsprechende Rezeptoren an der Hautoberfläche reizen können (z. B. Menthol bei Pfefferminz-Waschung, das die Kälterezeptoren der Haut reizt und ein kühles Empfinden verschafft)
- den mechanischen Reiz durch den Waschlappen und die entsprechende Waschrichtung
- die Tageszeit, zu der eine Waschung durchgeführt wird: frühmorgendliche Waschungen wirken eher anregend, am Abend durchgeführte eher harmonisierend und beruhigend.

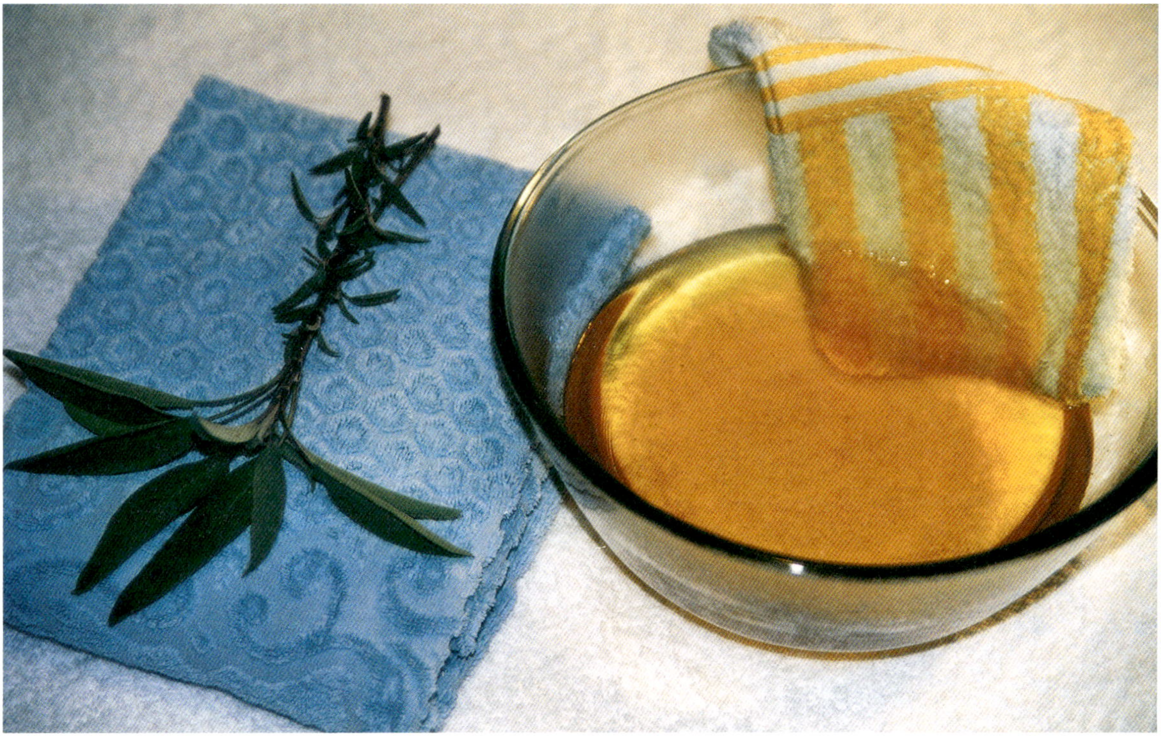

Abbildung 8-9: Körperwaschung mit Salbeilösung. *Foto: A. Sonn.*

- begleitende Faktoren wie den Duft des verwendeten Zusatzes, die konzentrierte Zuwendung und Berührung.

## 8.8.1 Verwendete Zusätze und ihre Dosierung

Heilkräuter-Aufguss oder -abkochung wie für einen Tee zubereiten (s. S. 165). Salbeitee hingegen wird für Waschungen doppelt stark zubereitet.

### 8.8.1.1 Ätherisches Öl

Ätherisches Öl ist nicht wasserlöslich und muss deshalb vor der Zugabe zum Waschwasser emulgiert werden.

**geeignete Emulgatoren/pro Waschschüssel**
Sahne, Kondensmilch (nicht fettreduziert!) oder Kaffeesahne (2 EL), Vollmilch (4 EL), Honig (1 EL), oder Salz (1 EL).

**Dosierung des ätherischen Öls**
pro Waschung 1 bis 3 Tr. eines 100 % naturreinen ätherischen Öls (hängt davon ab, welches ätherische Öl verwendet werden soll).

Für Kinder ab 3 Jahren kann 1 Tr. ätherisches Öl zugesetzt werden, kleinere Kinder sollten noch keinen ätherischen Ölen in dieser Form ausgesetzt werden.

- Man sollte die Indikationen und Kontraindikationen des ätherischen Öls und die Empfindlichkeit (evtl. Allergiebereitschaft) und Empfänglichkeit der Patientin kennen und gegebenenfalls bei starken Ölen oder sehr sensiblen Patientinnen die verwendete Tropfenzahl entsprechend reduzieren.
- Ätherische Öle grundsätzlich nur anwenden, wenn geklärt ist, dass die betreffende Person den Duft auch mag!

### 8.8.1.2 Fertigzusätze

Zum Beispiel verschiedene Sorten Bademilch (WELEDA – flüssige, milchig-weiße Seife, hergestellt aus Pflanzenölen, in der entsprechende ätherische Öle gelöst sind). Dosierung: 1 TL pro Waschschüssel.

### 8.8.1.3 Sonstige Zusätze

- Essig (pro Waschschüssel 2 EL eines guten Obstessigs)
- Zitrone (nur aus kontrolliert biologischem Anbau): pro Waschschüssel $1/2$ Zitrone, unter Wasser sternförmig einschneiden und auf dem Grund der Schüssel auspressen; oder (insbesondere bei Kindern unter 3 Jahren) dem Wasser den Saft einer halben Zitrone zugeben; in heißem Wasser kann die Zitronenhälfte zum Einschneiden mit einer Gabel festgehalten und mit dem Boden eines Trinkglases oder einer Flasche ausgequetscht werden.
- Salz (pro Waschschüssel 1–2 EL)
- Mondamin-Speisestärke (2–3 EL pro Waschschüssel) – ein altbewährtes Mittel bei Juckreiz

### 8.8.2 Qualitätsanforderungen an Zusätze für Waschungen

- Heilkräuter sollten Arzneiqualität haben (d.h. in der Apotheke besorgen).
- Ätherische Öle sollten mindestens folgende Angaben auf dem Etikett tragen: 100% naturreines ätherisches Öl; botanischer Pflanzenname und -teil; Anbauart; Gewinnungsverfahren; Herkunftsland.
- Fertigzusätze sollten eine Deklaration ihrer Inhaltsstoffe haben und nur aus qualitativ hochwertigen Substanzen hergestellt sein.

### 8.8.3 Temperatur

Je stärker die Wassertemperatur von der Indifferenz-Temperatur (34–35 °C) abweicht, desto stärker ist ihre Reizwirkung. Bei Waschungen ist dies jedoch gegenüber Bädern etwas abgemildert:

- 35–36 °C werden nur als lauwarm empfunden – eher erfrischend und belebend.
- 40 °C werden als gut warm empfunden – wärmend und entspannend.
- kaltes Leitungswasser (15–18 °C): für Kneipp'sche Waschungen (s. S. 187)

### 8.8.4 Dauer und Ablauf der Waschung

Für Waschungen wird der Waschlappen gut ausgedrückt, die Haut soll benetzt aber nicht triefnass werden.

Damit die Person möglichst wenig Wärmeverlust hat, die Waschung zügig durchführen, jeweils sorgfältig abtrocknen und wärmeschützend abdecken.

Wenn ein Wärmeentzug gewünscht wird – z. B. bei Fieber oder klimabedingtem Hitzestau – die Haut nach dem Befeuchten eher an der Luft trocknen lassen (aber nur etappenweise einzelne Gliedmaßen und Körperpartien nacheinander, der Rest bleibt solange leicht abgedeckt) um die entstehende Verdunstungskälte zu nutzen. Patientin darf aber nicht frösteln!

Grundsätzlich sollten die einzelnen Schritte und Berührungen einer Waschung der Patientin zuvor angekündigt werden und mit klarer Berührungsqualität und eindeutigen (keinen flüchtigen) und zügigen (nicht hastigen) Bewegungen ausgeführt werden.

Reihenfolge: mit dem Gesicht beginnend, Arme (erst rechts, dann links), Oberkörper-Vorderseite, Bauch, Rücken, Beine, Füße

- Anregende Waschung: insgesamt Bewegungsrichtung eher von der Peripherie zum Zentrum (herzwärts), eher kreisende, rhythmische Bewegungen mit anregend-ansprechender Berührungsqualität, die Körpergrenzen spüren lassen
- Entspannend-beruhigende Waschung: Bewegungsrichtung eher vom Zentrum zur Peripherie, eher lange und langsame, ausstreichende Bewegungen und mit weicher, eher behutsam nach-modellierender Berührungsqualität.

Für Kneipp'sche Waschungen (s. S. 187) gelten eigene Regeln.

## 8.8.5 Geeignete Tageszeit

Anregende Waschungen eher morgens, entspannende eher am späten Nachmittag und Abend; mindestens 30 min Zeitabstand zu Mahlzeiten; hinterher müssen mindestens 15 min zur Nachruhe möglich sein.

## 8.8.6 Umfang der Waschung

Es können Ganzkörperwaschungen oder nur Waschungen z.B. der Gliedmaßen gemacht werden – je nach gewünschter Intensität und Wirkung.

### 8.8.6.1 Kneipp'sche Waschungen

**Oberkörper- oder Unterkörper-Waschung**
Eine Schüssel oder das Waschbecken mit kaltem Wasser füllen; entsprechende Körperpartie der Patientin entblößen (Oberoder Unterkörper) – Haut darf nicht kalt sein! Waschlappen in das kalte Wasser eintauchen, gut ausdrücken – er darf die Haut nur benetzen (Wasser soll nicht vom Waschlappen wegrinnen).

Reihenfolge bei der *Oberkörperwaschung* (am besten frühmorgens): Vom rechten Handgelenk an der Arm-Außenseite bis zur Schulter hoch streichen, dann (Waschlappen kurz drehen, damit kühlere Seite wirken kann) die Arm-Innenseite abwärts zurück zum Handgelenk und an der Innenseite bleibend (herzwärts) bis zu den Achseln wieder hochstreichen (jeder Strich erfolgt zügig ohne Absetzen).

Den Waschlappen erneut in kaltes Wasser tauchen, ausdrücken und auf dieselbe Weise den linken Arm zügig benetzen. Waschlappen wieder ins Wasser tauchen, ausdrücken und dann die Oberkörper-Vorderseite benetzen, danach – nach erneutem Eintauchen und Auswringen des Waschlappens, die Oberkörper-Rückseite. Dauer der Oberkörperwaschung: 1 min.

Danach nicht abtrocknen, sondern nur wieder warm einhüllen und gut zudecken. Patientin muss sich gut erwärmen können.

Reihenfolge bei der *Unterkörperwaschung* (am besten abends vor dem Schlafen): analog zur Oberkörperwaschung, beginnend am rechten Fußgelenk, endend mit der Unterleibsvorder- und -rückseite. Auch hier Strümpfe anziehen und warm zudecken. Kontraindikation: Harnwegsinfekt.

**Leibwaschung**
Patientin sollte sich schon eine Weile im Bett angewärmt haben; sie kann diese Anwendung gut auch selbst durchführen. Eine Schüssel mit kaltem Wasser füllen und ans Bett stellen; Bauch entblößen, Waschlappen in das kalte Wasser eintauchen, gut ausdrücken – er darf die Haut nur benetzen (Wasser soll nicht vom Waschlappen wegrinnen). Mit dem Waschlappen langsame, im Uhrzeigersinn um den Bauchnabel kreisende Streichungen ausführen (auf Höhe des rechten Hüftknochens beginnen). Den Waschlappen immer wieder anfeuchten und ausdrücken, so dass er frisch-kalt bleibt; insgesamt 20- bis 40-mal um den Nabel kreisen. Kontraindikation: Harnwegsinfekt.

## 8.8.7 Waschungen als pflegetherapeutische Handlung

Waschen gehört zu den am häufigsten durchgeführten Pflegemaßnahmen. Leider wird dies oft sehr einseitig als Reinigungsmaßnahme verstanden – mit der Gefahr der «mechanischen» Durchführung und dem Schluss, dass so etwas ja jede Hilfskraft machen kann. Dabei hat die Pflege mit gezielt eingesetzten Waschungen eine wertvolle therapeutische Möglichkeit in der Hand. Der Zweck der Körperpflege (im Sinne von Reinigung) lässt sich durchaus mit dem therapeutischen Aspekt verbinden – eine Maßnahme, die also gar keinen extra Zeitaufwand erfordert, sondern in gewohnte tägliche Pflegeabläufe integriert werden kann.

Für eine pflegetherapeutische Waschung ist eine einfühlsame und aufmerksame Haltung der Pflegeperson gegenüber der Patientin nötig. Sie erkennt, welche Art der Waschung zum ge-

genwärtigen Zeitpunkt notwendig ist, und kann dabei auf ein eigenes Wissen über geeignete Zusätze, die geeignete «Technik», verschiedene Temperaturreize etc. zurückgreifen und diese individuell einsetzen.

Darüber hinaus ist bei einer Waschung ein Maß an Krankenbeobachtung (Haut, Temperatur, Körpergeruch, Beweglichkeit etc.) möglich, wie kaum bei einer anderen pflegerischen Verrichtung.

**Literatur-Tipps zum Weiterlesen und Vertiefen**
Bachmann, Robert; Schleinkofer, German M.: Natürlich gesund mit Kneipp. Trias, Stuttgart 2012.
Bienstein, Christel; Fröhlich Andreas: Basale Stimulation® in der Pflege. – Die Grundlagen. Huber, Bern 2012.
Fialka-Moser, Veronika: Hydrotherapie und Balneotherapie in Theorie und Praxis. Pflaum, München 2009.
Uehleke, Bernhard; Hentschel, Hans-Dieter: Das große Kneipp-Gesundheitsbuch. Trias, Stuttgart, 2006.

## 8.9 Wickel und Auflagen

*Annegret Sonn, überarbeitet und ergänzt von Bernadette Bächle-Helde*

Wickel und Auflagen haben eine jahrhundertelange Tradition. Früher waren solche Anwendungen in den Kliniken ganz normal. Von den Urvätern der Medizin und Naturheilkunde gibt es ausführliche Berichte, die Wickel, Auflagen und Umschläge beschreiben. Vorreiter für diese Heilanwendungen waren vor allem Vinzenz Prießnitz (1799) und Sebastian Kneipp (1821). Nicht zu vergessen die überlieferten gebräuchlichen Hausmittel, die damals in vielen Familien angewandt wurden. Die Entwicklungen der modernen Technik haben diese Pflegemethoden aus den Kliniken verdrängt. Durch die ganzheitliche Pflege erfreuen sich heute alternative, komplementäre Pflegemethoden neuer Beliebtheit. Im praktischen Alltag werden die einzelnen Begriffe Wickel, Auflagen und Kompressen meist nicht unterschieden. Alle Auflagen können kalt, warm oder auch heiß eingesetzt werden. Wickelanwendungen werden meist nach der Körperstelle benannt, an der sie angelegt werden z. B. Wadenwickel oder Brustkompresse. Wickel und Auflagen können hier nur in sehr komprimierter Form dargestellt werden. Die Kunst des Wickelns sollte sich die Pflegekraft

bei speziellen Fortbildungen oder Fachweiterbildungen erwerben. [Pflegerisches Hauptwerk zum Thema ist das von Annegret Sonn begründete Werk «Wickel und Auflagen» (Sonn/Baumgärtner/Merk, 2010) Anm. d. Lek.].

### 8.9.1 Wirkprinzipien

Ein komplexes Zusammenspiel verschiedener Wirkprinzipien wird bei diesen Anwendungen genutzt:

- Die physikalische Wirkung von Wärme und Kälte beeinflusst die Durchblutung der Haut und der darunter liegenden Gewebe
  - Kälte führt zu einer Engstellung der Blutgefäße, dadurch wird der Zellstoffwechsel herabgesetzt, was zur Entzündungshemmung, Schmerzdämmung, Entspannung, zu Wärmeentzug, Abschwellung, Blutstillung und sogar zur Hemmung von Bakterienwachstum führen kann.
  - Wärme erweitert die Blutgefäße und führt somit zur Durchblutungsförderung, Entspannung, Schmerzlinderung, Krampflösung und Stoffwechselförderung.
- reflektorische Wirkung (z. B. von der/n Hautoberfläche/-segmenten via spinaler Reflexleitung hin zu einem inneren Organ)
- Substanzwirkung (im Folgenden vor allem von pflanzlichen Zusätzen in unterschiedlichen Zubereitungsformen)
- Ansprechen der Sinne (Duft, Feuchtigkeit, Wärme)
- Wecken von früh(er)en Erfahrungen (z. B. Geborgenheit, Umhülltwerden, Wohlgefühl)
- Patientin erfährt aktive Zuwendung (sekundärer Krankheitsgewinn) und Aufmerksamkeit
- Berührung, Nähe (durch die Pflegeperson)
- zur Ruhe kommen (d. h. Chance, sich auf sich selbst zu besinnen, den eigenen Körper wahrzunehmen).

### 8.9.2 Wickel und Auflagen als pflegerische Handlung

Wickelanwendungen bieten Pflegenden unzählige Möglichkeiten, alltäglichen Befindlichkeitsstörungen von Patientinnen effektiv und meist auf angenehme und nebenwirkungsarme Weise zu begegnen.

Nicht nur die Substanzwirkung der pflanzlichen Substanzen und die physikalische Wirkung sind ausschlaggebend, sondern auch die zusätzliche aufmerksame Zuwendung, die Berührung, die Nähe und das Ansprechen der Sinne durch angenehme Düfte und Wärme. Das Gefühl von Geborgenheit und das zur Ruhe kommen kann wesentlich zur Genesung beitragen (Bühring, 2005; Sonn, 2004). Es ist ein Zusammenspiel von mehren Faktoren. Zusätzlich lassen sich Wickel und Auflagen mit modernen pflegerischen Ansätzen verbinden, die zur Stärkung der Selbstbestimmung beitragen. Hiermit ist die Selbstbestimmung der Pflegenden in Bezug auf die Auswahl der pflegerischen Intervention, aber auch die Autonomie der Patienten gemeint, die durch Berücksichtigung ihrer individuellen Bedürfnisse gestärkt werden können.

Die Patientinnen und/oder die Angehörigen können dazu angeleitet werden, selbst die Wickelanwendungen durchzuführen, und lernen damit sinnvolle Verhaltensweisen im Umgang mit Gesundheit und Krankheit im Alltag (Stärkung der Selbstpflegekompetenz, Senkung des Medikamentenverbrauchs, Reduzierung der Kosten im Gesundheitswesen). Viele Wickelanwendungen können somit ohne großen Zeitaufwand in den pflegerischen Alltag integriert werden und wesentlich zu Genesung, Gesundheitsbewusstsein und Wohlbefinden beitragen.

### 8.9.3 Grenzen und Gefahren

- unsachgemäße Handhabung (z. B. Verbrühen, Auskühlen)
- Kontraindikationen werden nicht berücksichtigt (Anamnese einsehen, Begleiterkrankungen berücksichtigen)
- bestehende Allergieneigung oder Unverträglichkeit gegenüber Zusätzen wird nicht zur Kenntnis genommen
- medizinische Diagnose und Behandlung wird verschleppt

- zu viele Reize nach dem Motto «viel hilft viel» (belastet oder verschlechtert eher den Zustand)
- Einzelne Anwendungen vertragen sich nicht mit anderen Heilverfahren (z. B. ätherische Öle und Klassische Homöopathie).

### 8.9.4 Material (Abb. 8-10)

Für Wickel und Auflagen geeignetes Grundmaterial steht in jeder stationären Einrichtung und im häuslichen Bereich zur Verfügung:

- Innentuch: Geschirrtuch oder (Baby-) Mullwindel oder Stücke alter Bettwäsche
- Außentuch zum Umhüllen: Frottierhandtuch (für kleinere Kinder oder Gliedmaßen), Badetuch, Moltontuch oder Stecklaken (für Erwachsene auf die gewünschte Breite gelegt); Alternative: Die Patientin benutzt eigene Dinge, die von zu Hause mitgebracht werden, wie z. B. einen breiten, warmen Schal, alte Stola etc. (sinnvoll bei Langzeitpatientinnen oder in der häuslichen Pflege).
- Wärmflaschen: Zum trockenen Anwärmen verschiedener Auflagen und kleinerer Kompressen empfehlen sich Gummiwärmflaschen mit mindestens einer glatten Fläche.
- Zusätze aus der Apotheke: Heilkräuter (inklusive Senfmehl, Leinsamen oder Heilerde etc.), Tinkturen, ätherische und fette Öle, Salben, diverse arzneiliche pflanzliche Fertigpräparate, möglichst in Bioqualität.

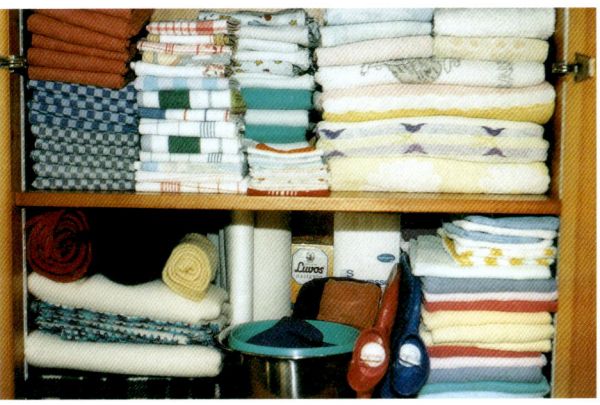

Abbildung 8-10: Wickel-Materialienschrank. *Foto: A. Sonn.*

- Zusätze aus der Küche: Quark, Zwiebeln oder Kohl erhält man meist problemlos über die Küche.
- Kirschkernsäckchen oder Rohwolle können günstig über spezielle Bezugsadressen beschafft werden.

Anwendungen mit Kartoffeln, Zitrone (aus kbA), frischen Heilkräutern (z.B. Melissenblätter) eignen sich eher für die häusliche Pflege als für die stationäre.

### 8.9.5 Die wichtigsten Kontraindikationen

- keine intensiv-heißen Anwendungen bei: Sensibilitätsstörungen, Gefäßschädigungen, Lähmungen; Bewusstlosen, Verwirrten, alten bzw. hochbetagten Menschen, Säuglingen und kleinen Kindern; akut entzündlichen Prozessen; Blutungsneigung; schweren Herz-Kreislauf-Erkrankungen
- keine intensiv-kalten Anwendungen bei: Sensibilitätsstörungen, Gefäßschädigungen, Lähmungen; Bewusstlosen, Verwirrten, alten bzw. hochbetagten Menschen, Säuglingen und kleinen Kindern; Harnwegsinfekt; Wärmemangel
- bei komplexen, multiplen Grunderkrankungen vorher immer ärztliche Abklärung bzw. Abstimmung.

### 8.9.6 Grundsätzliches zur Durchführung

- die gewählte Anwendung vorab mit der ärztlichen Behandlung abstimmen und dies dokumentieren;
- die Patientin über die Maßnahme informieren, ihr Einverständnis hierzu gewinnen (dokumentieren!);
- günstige Tageszeit für die Anwendung wählen (z.B. während der Mittagsruhe oder abends);
- Tücher und Bett eventuell vorwärmen;
- die Patientin vorher zur Toilette schicken, eventuell Kreislaufkontrolle;
- Das Zimmer sollte frisch gelüftet und warm genug sein.
- Material vorbereiten und zügiges Arbeiten um Auskühlung vorzubeugen

- grundsätzlich mit einem Außentuch zirkulär einhüllen und straff befestigen;
- die Patientin gut zudecken und auf warme Füße achten;
- das Befinden der Patientin bestimmt, wie lange der Wickel angelegt bleibt;
- Klingel in Reichweite bereitlegen (Patientin mit Senfwickel nicht allein lassen);
- sich vergewissern, dass Patientin sich bei Missempfindungen sofort meldet (Wickel entfernen);
- für ruhige Umgebung sorgen (kein Fernsehen oder Telefon, evtl. Besucher hinausschicken);
- beim Entfernen eines Wickels rasch arbeiten, gut nachtrocknen, Patientin warm und trocken einhüllen;
- besonders empfindliche Haut bei Bedarf mit wenig Pflegeöl (ohne Zusatz) einreiben;
- mindestens 15 min nachruhen lassen (ist so wichtig wie das Einwirken des Wickels selbst!);

### 8.9.7 Kurzanleitungen

Für alle im Folgenden genannten Wickel und Auflagen gelten die in den Abschnitten «Material» und «Grundsätzliches zur Durchführung» genannten Ausführungen.

*Symbole:*

Für die Anwendung zu Hause bzw. als Selbstpflegemöglichkeit geeignet.

Besonders günstig für die Anwendung auf Station.

Benötigte Materialien.

So wird's gemacht.

Dauer der Anwendung.

Häufigkeit der Anwendung.

### 8.9.7.1 Feucht-heiße Anwendungen mit Kräuterzusatz

Bei Bauchschmerzen durch Blähungen, Gallenkolik, Obstipation, Blasenentzündung, Unterstützung der Leberfunktion beim Heilfasten, bei Menstruationsbeschwerden, Schlafstörungen, Unruhe, schmerzenden Gelenken (chronischer Entzündung, Arthrose), Atemunterstützung, Bronchitis etc.

 Innentuch 4- bis 6-fach gefaltet (Geschirrtuch od. Mullwindel), Auswringtuch (zweites Geschirrtuch), Außentuch (im Bett bereitlegen); bei Bedarf eine Wärmflasche (flach gefüllt mit gut warmem Wasser) oder Kirschkernsäckchen; Schüssel, kochend-heißes Wasser, evtl. ein Paar Haushaltshandschuhe; einen konzentrierten Infus von 2 EL (oder 2 Teebeuteln) der ausgewählten Heilpflanze, zubereitet mit $1/2$ l Wasser

 Teekonzentrat nach entsprechender Ziehzeit in die Schüssel abseihen, mit $1/2$ l kochendem Wasser verdünnen; das vorbereitete Innentuch aufrollen, mit Hilfe des Auswringtuchs in der Schüssel tränken und sehr intensiv auswringen (dazu Haushaltshandschuhe anziehen oder um Wasserhahn wringen); nach sorgfältiger Wärmeverträglichkeitsprüfung (!) das feucht-heiße Innentuch auf die entsprechende Hautfläche satt und faltenfrei auflegen (bzw. Körperteil damit umwickeln), sich vergewissern, dass Wärme gut vertragen wird, sonst nochmals kurz entfernen; dann Außentuch satt darüberwickeln (möglichst zirkulär). Eventuell Wärmflasche oder Kirschkernsäckchen noch auf Außentuch auflegen, Patientin gut zudecken, auf warme Füße achten; sich vergewissern, dass Patientin sich bei Missempfindungen meldet (dann sofort Wickel entfernen).

Patientin bestimmt, wie lange Wickel angelegt bleibt (solange für sie angenehm). Danach mindestens 15 min trocken und warm eingehüllt nachruhen.

1-mal täglich, eventuell über mehrere Tage

- Kontraindikationen für intensive Wärmeanwendungen beachten.
- Fieber allgemeine Schwäche.
- starke Herzkreislaufbeschwerden.
- Wickel darf nicht auskühlen.

Die am häufigsten verwendeten Heilkräuterzusätze für feucht-heiße Wickel
- Infus: Kamillenblüten, Schafgarben-, Thymiankraut, Heublumen
- Dekokt: Schachtelhalm

### 8.9.7.2 Dampfkompresse mit Kräuterzusatz (Abb. 8-11)

Indikation siehe feucht heiße Wickel

 Innentuch 4- bis 6-fach gefaltet (Geschirrtuch od. Mullwindel), Zwischentuch (z. B. dünnes Frottiertuch), Auswringtuch (zweites Geschirrtuch), Außentuch (im Bett bereitlegen), zwei Gummiwärmflaschen; Schüssel, kochendheißes Wasser, evtl. ein Paar Haushaltshand-

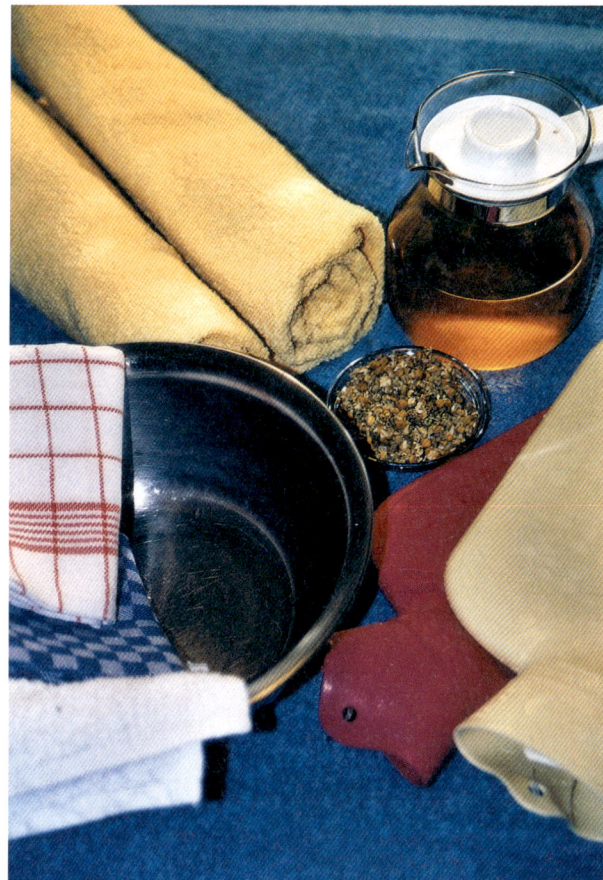

Abbildung 8-11: Dampfkompresse mit Kamillentee-Zusatz.
*Foto: A. Sonn.*

schuhe; einen konzentrierten Infus von 2 EL (oder 2 Teebeuteln) der ausgewählten Heilpflanze mit $^1/_2$ l Wasser zubereitet

Gummiwärmflaschen flach und sehr heiß füllen, Zwischentuch dazwischen legen.

Teekonzentrat nach entsprechender Ziehzeit in die Schüssel abseihen, mit $^1/_2$ l kochendem Wasser verdünnen; das vorbereitete Innentuch aufrollen, mit Hilfe des Auswringtuchs in der Schüssel tränken und sehr intensiv auswringen (dazu Haushaltshandschuhe anziehen oder um Wasserhahn wringen); das Innentuch auspacken, auf das ausgebreitete Zwischentuch legen, in dieses so einpacken, dass Tuchränder alle nach oben gefaltet werden (Unterseite nur von einer Tuchschicht bedeckt, wird von Dampf durchdrungen); das Päckchen zwischen die beiden glatten Seiten der heißen Wärmflaschen legen; nach sorgfältiger Wärmeverträglichkeitsprüfung (!) die Kompresse mit der dampfenden Seite auf die entsprechende Hautfläche satt und faltenfrei auflegen, vergewissern, dass Wärme gut vertragen wird, sonst nochmals kurz entfernen; dann Außentuch satt darüber wickeln (möglichst zirkulär). Eine Wärmflasche (mit Hülle) oder das Kirschkernsäckchen evtl. auf Außentuch auflegen. Patientin gut zudecken, auf warme Füße achten; sich vergewissern, dass Patientin sich bei Missempfindungen meldet (dann sofort Wickel entfernen).

Patientin bestimmt, wie lange Dampfkompresse angelegt bleibt (solange für sie angenehm). Danach mindestens 15 min trocken und warm eingehüllt nachruhen.

 1-mal täglich, eventuell über mehrere Tage

- Kontraindikationen für Wärmeanwendungen beachten.
- Auflage darf nicht auskühlen.

Die am häufigsten verwendeten Heilkräuterzusätze für Dampfkompressen
- Infus: Kamillenblüten, Schafgarben-, Thymiankraut, Heublumen
- Dekokt: Schachtelhalm

- Es eignen sich auch die Zusätze von Bademilch mit Lavendel oder Heublumen

### 8.9.7.3 Kataplasmen = Breiumschläge aus pflanzlichen Substanzen

**Heiße Kartoffelauflage** (Abb. 8-12)
bei chronischen Gelenkbeschwerden, Rückenschmerzen, Verspannungen, im Prinzip überall da wo Wärme gut tut. Die Wärme der Kartoffelauflage hält länger an, wie die bei der feuchtheißen Auflage oder Dampfkompresse.

Innentuch (Geschirrtuch od. Mullwindel), Außentuch (im Bett bereitlegen), zwei Blatt Zellstoff, ca. 500 g heiße Pellkartoffeln

Innentuch ausbreiten, 1 Blatt Zellstoff in die Mitte legen, darauf die Kartoffeln, mit dem zweiten Blatt Zellstoff bedecken, Geschirrtuchränder nach oben zusammenfalten, Kartoffeln gut zerdrücken zu einem kompakten, 2–3 cm dicken Päckchen; mit der unteren, nur von einer Stoffschicht bedeckten Seite – nach sehr sorgfältiger Wärmeverträglichkeitsprüfung – auf die Haut legen; immer wieder entfernen und so lange abwarten, bis Auflage gut vertragen wird – dauert meist eine ganze Weile! – Außentuch satt darüber wickeln (möglichst zirkulär). Nochmals prüfen, ob Auflage nicht doch noch zu heiß ist. Patientin zudecken, auf warme Füße achten; vergewissern, dass Patientin sich bei Missempfindungen meldet (dann sofort Auflage entfernen).

Patientin bestimmt, wie lange Kartoffelauflage angelegt bleibt (solange für sie angenehm). Danach mindestens 15 min trocken und warm eingehüllt nachruhen.

 1-mal täglich, am besten abends zum Einschlafen (bis zum nächsten Aufwachen)

- Kontraindikationen für intensive Wärmeanwendungen beachten.
- Die Kartoffelauflage wird meist nach dem Auflegen nochmals verstärkt heiß, dann muss sie rasch entfernt werden, dies kann sich

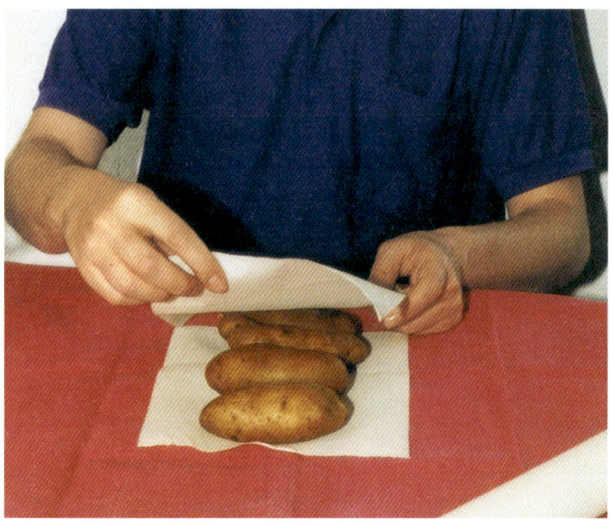

Abbildung 8-12: Kartoffelauflage. *Foto: A. Sonn.*

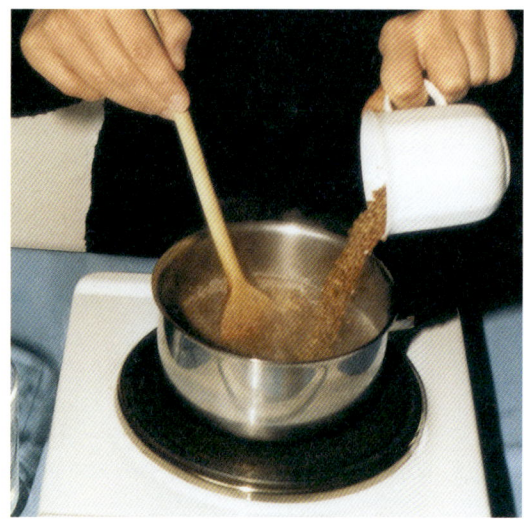

Abbildung 8-13: Leinsamenkompresse. *Foto: A. Sonn.*

mehrmals wiederholen – lange genug zuwarten, bis wirklich verträglich und wohlig.

**Leinsamenkompresse** (Abb. 8-13)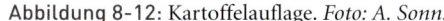
bei Schnupfen, Sinusitis, Kieferhöhlenentzündung, Gerstenkorn, müde und verspannte Augenmuskulatur

 Eine Tasse möglichst frisch geschroteten Leinsamen (kadmiumarm aus der Apotheke/geschrotet maximal 6 Wochen haltbar) mit einer Tasse kochendem Wasser überbrühen, unter Rühren zu einem zähen Brei aufquellen lassen.

Kaffeelöffel, mehrere Papiertaschentücher (oder Mullkompressen), zwei heiß und flach gefüllte Wärmflaschen, Außentuch

Den zähen Brei auf die Taschentuchmitte geben, alle Tuchränder nach oben schlagen (oder mit zweitem Taschentuch bedecken) – so dass an Unterseite nur eine Tuchschicht ist – Päckchen flachdrücken; Leinsamenbrei reicht für mehrere kleine oder ein bis zwei größere Auflagen. Entsprechende Anzahl Leinpäckchen herstellen, zwischen die beiden glatten Seiten der heißen Wärmflaschen legen, Außentuch obendrauf vorwärmen; Leinsamenkompresse zwischen den

Wärmflaschen herausnehmen, auf die Haut legen, zum Warmhalten mit Außentuch bedecken; wenn Wärme abgeklungen ist, ein weiteres Päckchen zwischen Wärmflaschen herausnehmen, auflegen etc. bis Vorrat aufgebraucht. Noch einige Zeit warm halten, nachruhen.

**Alternative Methode**
Geeignet vor allem für den stationären Bereich: 2 – 3 EL Leinsamen (in den auf die passende Größe zugeschnittenen Schlauchverband füllen und verknoten. In einer Schüssel mit kochendem Wasser übergießen und 15 – 20 Minuten quellen lassen. Baumwollzwischentücher zwischen zwei heißen Wärmflaschen vorwärmen. Die gequollenen Leinsamensäckchen zwischen zwei Brettchen ausdrücken, in das Zwischentuch wickeln und auflegen. Mit einem Außentuch bedecken, ggf. mit Wärmflasche oder Kirschkernsäckchen nachwärmen und nachruhen.

 solange Wärme angenehm

 1- bis 2-mal täglich

Leinsamenbrei darf nicht zu feucht sein, sonst platzen die (Papiertaschentuch-) Päckchen!

### Bockshornkleeauflage

Die warme Auflage ist geeignet bei akuten und chronischen Gelenkbeschwerden und Sinusitis, die kühle bei akuter Sehnenscheidenentzündung und Tennisarm.

 eine halbe bis eine ganze Tasse pulverisierten Bockshornkleesamen (Foenugraeci semen plv./Apotheke); Kaffeelöffel, mehrere Papiertaschentücher (oder Mullkompressen), Geschirrtuch oder (Baby-) Mullwindel, Außentuch

Bockshornkleepulver mit heißem (oder kühlem) Wasser zu Brei anrühren, in gewünschter Fläche ca. $1/2$ cm dick auf Taschentuchmitte streichen, alle Tuchränder nach oben schlagen (oder mit zweitem Taschentuch bedecken) – so dass an der Unterseite nur eine Tuchschicht ist; die Bockshornkleeauflage mit der einlagig bedeckten Seite auf die Haut legen, mit Außentuch bedecken, evtl. mit elastischer Binde befestigen (Gelenke).

solange angenehm. Hinterher 15 min nachruhen.

1- bis 2-mal täglich

Vor der Anwendung klären, ob Patientin den Duft mag – erinnert sehr stark an Currygerichte. Auch Mitpatienten (Zimmer) mit einbeziehen – es darf niemandem unangenehm sein.

### 8.9.7.4 Feucht-heiße Kräutersäckchen

### Heublumensäckchen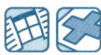

bei Verspannungen, Muskel- und Gelenkbeschwerden, Rückenschmerzen und zur Unterstützung der Leberfunktion

ein fertiger Heublumensack (Apotheke); Geschirrtuch, Außentuch; evtl. zusätzliches Befestigungsmaterial; Dampfdruck-Kochtopf mit Siebeinsatz oder Kochtopf mit aufgelegtem Sieb (s. Abb. 8-14)

 Heublumensäckchen über Wasserdampf erhitzen (Dampfdrucktopf 1–2 min, Kochtopf mit Sieb 15 min), Außentuch im Bett bereitlegen; heißes Heublumensäckchen – nach sehr sorgfältiger Wärmeverträglichkeitsprüfung – auf die Haut auflegen; solange zuwarten und immer wieder entfernen, bis Auflage gut vertragen wird. Doppelt gelegtes Geschirrtuch auf das Säcken legen, dann Außentuch satt darüber wickeln (möglichst zirkulär – je nach Auflagestelle). Nochmals prüfen, ob Auflage nicht doch noch zu heiß ist. Patientin zudecken, auf warme Füße achten; sich vergewissern, dass Patientin sich bei Missempfindungen meldet (dann sofort Auflage entfernen).

Patientin bestimmt, wie lange Heublumensäckchen angelegt bleibt (solange für sie angenehm). Danach mindestens 15 min trocken und warm eingehüllt nachruhen.

1-mal täglich

- Kontraindikationen für intensive Wärmeanwendungen beachten.
- Im Klinikalltag sollte bei jeder Anwendung ein neues Säckchen verwendet werden. Im häuslichen Bereich kann bei patientenbezo-

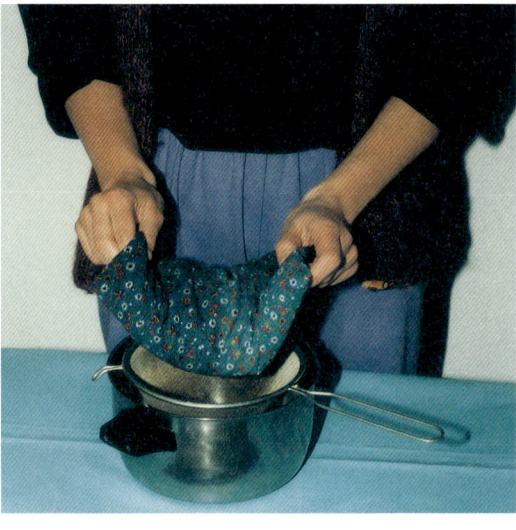

Abbildung 8-14: Heublumensäckchen. *Foto: A. Sonn.*

genem Einsatz ein Heublumensäckchen 3–4 mal benutzt werden.

- Keine Heublumen-Anwendungen bei Personen, die den Heuduft nicht mögen. Auslösen eines Heuschnupfen-Anfalls allerdings eher unwahrscheinlich, da Heublumensäckchen kaum Blüten- oder Gräserpollen enthält und feucht angewendet wird.

 Feucht-heiße Kamillen-(blüten)-auflage bei Ohrenschmerzen, Sinusitis, Zahnschmerzen, Mumps oder Bauchschmerzen

 Mullkompresse (10 × 10 cm) oder dünnes Stofftaschentuch, lose Kamillenblüten (Apotheke), Wasserkocher und Teesieb, Heftpflaster; etwas Baumwollwatte oder Rohwolle, Tuch, Schal oder Mütze zum Befestigen (je nach Auflagestelle)

 Zwei oder mehr Esslöffel Kamillenblüten auf die Mitte der auseinandergefalteten doppellagigen Kompresse geben, Ränder der Kompresse nach oben falten, zukleben; in einem Sieb über einem dampfenden Wasserkocher erhitzen (ca. 5 min). Die Auflage (nach sorgfältigem Wärmeverträglichkeitstest) auf die Haut auflegen, darauf das Watte- oder Wollepolster packen, möglichst zirkulär mit Außentuch (oder Mütze etc.) befestigen. Auf warme Füße achten; vergewissern, dass Patientin sich bei Missempfindungen meldet (dann sofort Auflage entfernen).

Patientin bestimmt, wie lange Kamillenkompresse angelegt bleibt (solange für sie angenehm). Danach mindestens 15 min trocken und warm eingehüllt nachruhen.

1- bis 2-mal täglich

- Kontraindikationen für intensive Wärmeanwendungen beachten.
- Für jede Anwendung frische Kamillenblüten verwenden.

### 8.9.7.5 Trockene (Kräuter-) Säckchen

Einsatz vor allem im häuslichen Bereich

ein Säckchen aus dünnem Baumwoll- oder Leinenstoff oder reißfester Zellulose (z.B. Windel-Vlieseinlagen) in beliebiger Größe, gefüllt mit den entsprechenden, getrockneten Kräutern; eine eher milde Wärmequelle (z.B. Heizkörper, Wärmflasche, Heizkissen) zum Anwärmen; evtl. ein Außentuch

 Trockene Kräutersäckchen werden meist nur leicht angewärmt, damit sich die ätherischen Öle besser verflüchtigen. Sie können – s.u. – auf das Ohr oder den Unterbauch gelegt werden, andere legt man sich beliebig nahe auf oder unter das Kopfkissen um den Duft einzuatmen.

 30 min bis mehrere Stunden, je nach Belieben

nach Belieben

Trockene Kräutersäckchen bewahren ihren natürlichen Duft erstaunlich lange – durch Aufschütteln und Reiben verstärkt sich der Duft immer wieder neu. Sie müssen erneuert werden, wenn sie nicht mehr duften oder verschmutzt und unhygienisch geworden sind.

Kamillensäckchen – meist in der Größe 10 × 10 cm, bei Zahn-, Kopf- und Ohrenschmerzen von Kindern

Gänsefingerkrautkissen – in Bauchgröße (20 × 30 cm, in drei Kammern gesteppt, damit Kräuter flächig verteilt bleiben)

Majorankissen – meist 10 × 10 cm oder 20 × 20 cm groß, bei Bauchweh, Blähungen

Diverse Schlafkissen – in beliebiger Größe

Beliebte Füllungen für kleine Kissen (15 × 15 cm), die auf oder neben das Kopfkissen gelegt werden:

- je ein Teil Melissenblätter, Hopfenzapfen und Lavendelblüten; oder je 1 Teil Melissenblätter, Honigklee und Hopfenzapfen

- je 1 Teil Melissenblätter, Lavendelblüten, Rosenblütenblätter
- Größere Kissen (40 × 40 cm) können mit Hirse- oder Dinkelspreu gefüllt werden und jeweils 1 Tasse Lavendel- oder Honigklee- oder Rosenblütenblätter hinzugefügt werden. Sie eignen sich dann auch als kleines Kopfkissen.

### Kirschkernsäckchen

Kirschkernsäckchen sind eine angenehme, anschmiegsame und ungefährliche Wärme- oder Kältequelle und vor allem geeignet bei Verspannungen oder Schmerzen im Rücken, kalten Füßen, Bauchbeschwerden und überall da wo eine milde Wärmeanwendung gut tut.

Kirschkernsäckchen, Schutzhülle (aus Stoff); Mikrowelle oder Backofen zum Erwärmen bzw. Gefrierfach zum Kühlen

Kirschkernsäckchen anwärmen: in Mikrowelle (bei maximal 600–850 W, 1–2 min; wichtig: 1 Tasse Wasser dazustellen oder im Backofen (150 °C während 10–20 min), vor dem Auflegen evtl. in Schutzbezug stecken.

Kirschkernsäckchen zur schonenden aber effektiven Kühlung z. B. bei Zahnschmerzen 2 h ins Gefrierfach legen; für längerfristige Anwendungen sollte man zwei bis drei Kirschkernsäckchen haben, um sie immer wieder gegen frisch gekühlte austauschen zu können. Als Alternative könnten auch getrocknete Erbsen verwendet werden.

nach Belieben – solange warm oder kalt >8 °C anwenden

Kirschkerne müssen bei der Herstellung gründlich gereinigt worden sein, sonst entsteht nach dem Erhitzen ein aufdringlicher Geruch.

Kirschkernsäckchen können in die Wäsche gegeben werden; hinterher sorgfältig trocknen (Trockner) oder in die Dampfreinigung geben.

## 8.9.7.6 Ölkompressen (Abb. 8-15)

ein- bis max. zweiprozentiges Ölgemisch oder Ölauszug oder ölige Fertigpräparate in einer Flasche mit ölgängigem Tropfaufsatz, Stoffläppchen oder Papiertaschentuch 10 × 20 cm/ 3- bis 4-fach gelegt, fettdichtes Butterbrotpapier, Zwischenauflage (Watte in Gaze od. Frottierwaschhandschuh) ca. 15 × 25 cm, zwei gut warme, flach und luftfrei gefüllte Gummiwärmflaschen, ein Außentuch (z. B. Badetuch auf entsprechende Breite gelegt)

Zwischenauflage und Außentuch auf den Gummiwärmflaschen vorwärmen, Stoffläppchen mit 60–80 Tr. der Ölmischung betropfen, zum Schutz der Wärmflaschen ins Butterbrotpapier einpacken, zwischen den Gummiwärmflaschen (glatte Seiten aneinander) anwärmen.

Außentuch im Bett bereitlegen; sobald die Ölkompresse wohlig warm (nicht zu heiß!) ist, sie aus dem Butterbrotpapier auspacken, auf die Haut legen, darauf das Zwischenpolster, evtl. direkt Unterwäsche darüber glatt ziehen. Außentuch um den Körper wickeln, sorgfältig zudecken, auf warme Füße achten (warme Socken/evtl. Wärmflasche). Hinterher Körper weiter warm halten, nachruhen.

mindestens 20–30 min bis zu mehreren Stunden

1- bis 2-mal täglich, jedoch spätestens nach 5 Tagen 1 bis 2 Tage pausieren.

- Ölkompressen bei Kindern unter 3 Jahren nicht anwenden. Ausnahme ätherisches 0,5 % Massageöl mit ätherischem Lavendel- oder 0,5 % Melissenöl, diese sind auch bei Säuglingen und Kleinkinder unter drei Jahren einsetzbar.
- Nähere Ausführungen zu Ölen und ihrer Dosierung beachten (S. 172).

Alternative Anwärmmethode: Zwei Teller im Mikrowellenherd sehr heiß werden lassen, herausnehmen und Ölkompresse dazwischen

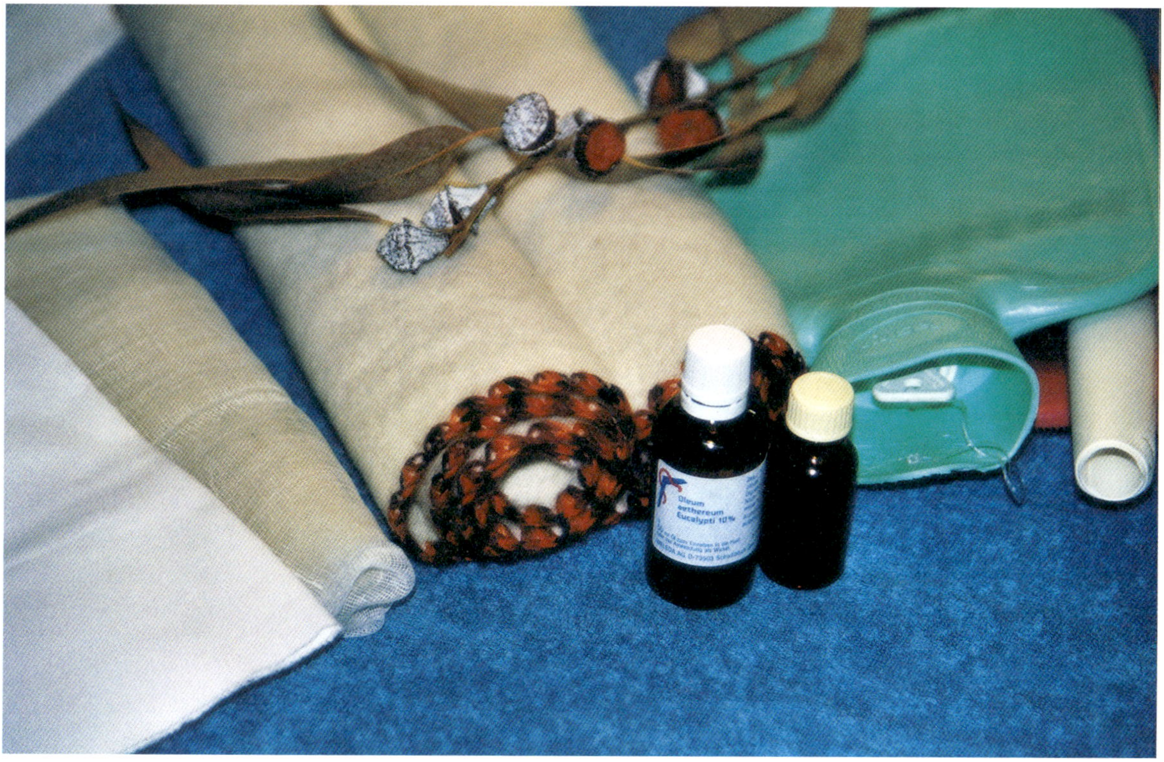

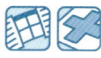

Abbildung 8-15: Ölkompressen, z. B. Eukalyptus-Blasenkompresse. *Foto: A. Sonn.*

anwärmen. (Ölkompresse selbst nie in Mikrowelle legen – verändert Wirkung der ätherischen Öle.)

In der Pflege gebräuchliche Ölkompressen

- Ölmischungen aus Pflanzen- und ätherischem Öl: Eukalyptusöl (Harnverhalt, Blasenentzündung, Husten), Lavendelöl (Bronchitis, Husten, Unruhe, Schlafstörungen), Thymianöl (starker Hustenreiz, Erkältung), Melissenöl (Bronchitis, Blähungen, Stress, Erschöpfung, Übelkeit) und Kümmelöl (Blähungen, Verstopfung).
- Ölauszüge: Johanniskrautöl (Nervenschmerzen, Verspannungen, Ischalgien, Narbenpflege, Neuralgie, Gürtelrose), Arnikaöl (Verspannungen, Hämatome, Gelenkbeschwerden), Calendulaöl (Hautpflege, Narbenpflege, Neurodermitis).
- Fertigpräparate: Solum uliginosum oder Moor-Lavendelöl (Moorextrakt mit Lavendelöl, Schachtelhalm- und Rosskastanienextrakt), Aconit-Schmerzöl

### 8.9.7.7 Salbenauflagen

ein Baumwolllappen in der gewünschten Größe, die entsprechende Pflanzensalbe, Spatel und Befestigungsmaterial

Die Salbe auf den Lappen ausstreichen (glänzend wie ein Butterbrot); evtl. kurz auf einer Wärmflasche oder der Heizung anwärmen (Salbenlappen für Prellung, Verstauchung etc. vorher nicht anwärmen); Salben, die wärmen sollen, werden noch mit einer Lage Watte oder Rohwolle bedeckt; je nach Auflagestelle mit Mullbinde oder Außentuch befestigen.

30–60 min, evtl. auch über Nacht

1- bis 2-mal täglich; Salbenkompressen können 2- bis 3-mal wiederverwendet werden; zwischen den Anwendungen luftig lagern (nicht in Plastiktüte).

Besonders bei arnikahaltigen Salben nach ca. 10 min auf Hautreaktion prüfen: wenn Rötung, dann entfernen und Salbenreste behutsam abwaschen.

In der Pflege gebräuchliche Salbenauflagen

Plantago-Bronchialbalsam (Husten, Erkältung), Arnika (Verstauchungen, Hämatome, Gelenkbeschwerden), Combudoron-Salbe (Verbrennungen, kleine Verletzungen), Archangelika-Salbe (lymphatischen Diathese, Lymphknotenschwellungen), Calendula-Salbe (Wunden, Verbrennungen, Schürfungen)

### 8.9.7.8 Umschläge mit Tinkturen (Essenzen) und kühlen Tees

ein Baumwolllappen (2- bis 4-lagig in der gewünschten Größe), eine kleine Schüssel, die entsprechende (verdünnte) Tinktur (Essenz) oder den zubereiteten, abgekühlten Tee, Messgläschen oder Löffel, Befestigungsmaterial, evtl. Nässeschutz zum Unterlegen

Die Wickellösung in der Schüssel richten (Fertigprodukte entsprechend Beipackzettel mischen, bei intakter Haut mit Wasser, bei offenen Wunden mit abgekochtem Wasser bzw. Ringer-Lösung).

Innentuch eintauchen, auswringen und auf die Körperstelle glatt auflegen; je nach Auflagestelle mit Mullbinde oder Außentuch befestigen. Bett vor Feuchtigkeit schützen.

Oxalis-Leibwickel, die warm angewendet werden, können noch mit einer Lage Rohwolle bedeckt und der Unterleib mit einem Außentuch umwickelt werden.

Kühlende Auflagen wechseln, sobald sie warm werden; Oxaliswickel, solange er sich entkrampfend und wohltuend anfühlt.

ein- bis mehrmals täglich; kühlende Umschläge können auch gut von Patientinnen selbst erneuert werden.

Besonders bei arnikahaltigen Tinkturen nach ca. 10 min auf Hautreaktion prüfen: wenn Rötung, dann Umschlag entfernen, Lösungsreste behutsam abwaschen.

Umschläge mit Tinkturen (Essenzen) sollen nur lokal wirken oder kühlen. Sie dürfen dem Körper nicht insgesamt Wärme entziehen (evtl. übrigen Körper warm halten).

### In der Pflege gebräuchliche Umschläge

- Essenzen oder (Ur-)Tinkturen: Arnika (Verstauchungen, Quetschungen, Hämatome, Gelenkentzündungen, nervöse Herzbeschwerden), Beinwell (Prellungen, Zerrungen, Quetschungen, Hämatome, Knochenbrüche, Gelenkentzündungen), Oxalis 20 %-Essenz (Regulierung der Magen-Darmtätigkeit, Lösen von Krämpfen).
- Kühle Tee-Umschläge aus: Ackerstiefmütterchenkraut (Neurodermitis, Jucken), Salbeiblätter (starkes Schwitzen), Schwarztee (Windeldermatitis, nässende Wunden), Eichenrinde (nässende Wunden, Jucken)

### 8.9.7.9 Wadenwickel bei Fieber
(Abb. 8-16)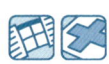

Fiebergipfel muss erreicht sein, Hände und Füße müssen warm sein (sonst erst Füße aufwärmen).

Schüssel mit Wasser auf Wunsch mit Pfefferminztee (maximal 10 °C unter der Körpertemperatur der fiebernden Person), zwei Baumwoll- oder Leinentücher, wadenbreit gelegt, Bade- oder Wolltuch, evtl. Nässeschutz zum Unterlegen

Badetuch und Nässeschutz oder Wolltuch unterlegen, Tücher in Schüssel eintauchen, auswringen, faltenarm um Waden wickeln, lose mit Bade- oder Wolltuch bedecken.

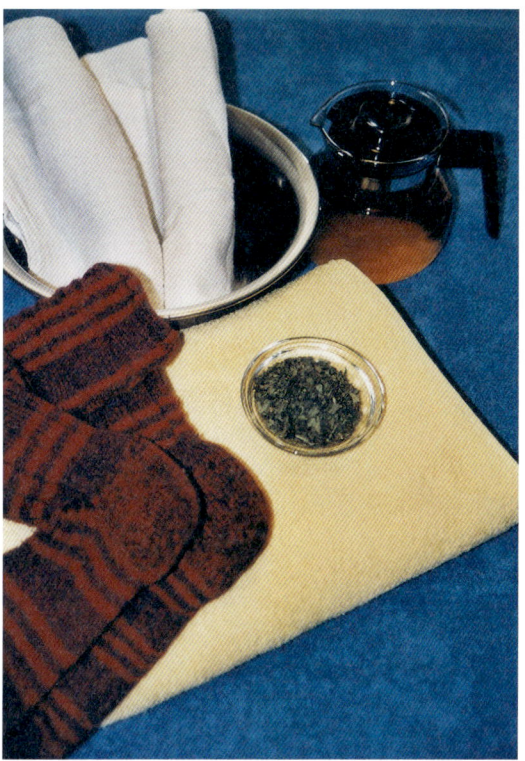

Abbildung 8-16: Wadenwickel mit Pfefferminztee. *Foto: A. Sonn.*

Nach Belieben Patientin mit Decke (Deckenbezug) zudecken, Decke evtl. über Bettbogen oder Fußende hängen.

 Jeweils 3–10 min; Tücher wechseln, sobald sie erwärmt sind (dabei erst unter Wasserhahn auswaschen, dann wieder in Schüssel tränken).

3- bis 4-mal wiederholen; abbrechen, wenn Patientin beim Wadenwickeln einschläft (gutes Zeichen!), dann nur leicht zudecken (Wärmestau vermeiden); frühestens nach 30 min Temperaturkontrolle.

- Eine Temperatursenkung von 0,5 °C ist ein guter Erfolg – zu rasche Fiebersenkung belastet den Organismus und hat oft erneuten Anstieg zur Folge.

- Wärmestau durch zirkuläres Einwickeln in Nässeschutz unbedingt vermeiden!

### 8.9.7.10 Quarkauflage – mit und ohne Zusatz

**Kühlende Quarkauflage**
bei gereizten oder entzündeten Venen bei Infusionstherapie, Prellungen, Gelenkentzündungen, Pflegmone, Sonnenbrand, Insektenstichen, Schwellungen, Halsschmerzen und Mastitis.

Mullkompresse (zweilagig) oder dünner Baumwolllappen oder reißfestes Zellulosematerial (Windel-Vlieseinlage) – groß genug, dass Quarkfläche darin vollständig eingepackt werden kann; naturbelassener Speisequark (Fettstufe unerheblich), Messer oder Spatel; Befestigungsmaterial, evtl. Nässeschutz zum Unterlegen.

Quark ca. messerrückendick aufstreichen, alle Ränder der Kompresse nach oben einschlagen; mit der Unterseite auf die Haut auflegen, je nach Auflagestelle mit Mullbinde befestigen.

 Bei akut entzündlichen Beschwerden: 20 min nicht überschreiten, sonst 30–60 min.

Bei akut entzündlichen Beschwerden: erneuern so oft es vertragen wird (darf dem übrigen Körper keine Wärme entziehen!), ansonsten 1- bis 2-mal täglich bis Linderung erreicht ist.

- Quark nie direkt aus dem Kühlschrank anwenden (bewirkt Kälteschmerz) – vor dem Auflegen die fertige Kompresse bei Zimmertemperatur während ca. 15 min etwas wärmer werden lassen; wenn es der Patientin dann immer noch zu kalt ist, einfach 1/2 min auf einer Wärmflasche anwärmen.
- Quark nie direkt auf die Haut auftragen.
- täglich frische Quarkpackung (nur Tagesmenge bestellen)

- Molkegeruch darf für Patientin nicht lästig werden (benutzte Quarkauflage sofort nach Abnahme im Restmüll entsorgen).
- Spezielle Kontraindikationen: nicht auf offenen Wunden anwenden (hygienisches Risiko), Milcheiweiß-Kontaktallergie.

### Warme Quarkauflage

bei Bronchitis und Husten, bei chronischen Gelenkbeschwerden, Heiserkeit etc.

siehe kühlende Quarkauflage – außerdem eine Geschirrtuch als Zwischentuch sowie ein Außentuch

s.o. Die vorbereitete Quarkauflage wird auf einer Wärmflasche oder einem heißen Teller leicht erwärmt, dann rasch aufgelegt. Zwischentuch zum Aufsaugen überschüssiger Molke darüber wickeln, dann Außentuch zum Warmhalten; auf warme Füße achten.

Eine bis mehrere Stunden; Patientin bestimmt, wie lange die Auflage angelegt bleibt (solange für sie angenehm). Danach mindestens 15 min trocken und warm eingehüllt nachruhen.

1- bis 2-mal täglich

Molkegeruch darf für Patientin nicht lästig werden (benutzte Quarkauflage sofort nach Abnahme im Restmüll entsorgen).
Spezielle Kontraindikation: Milcheiweiß-Kontaktallergie

### 8.9.7.11 Peloide = Brei- oder Pastenumschläge aus mineralischen Substanzen

### Heilerde – mit und ohne Zusatz

bei Lymphknotenschwellungen, Venenentzündung, Akne, Entzündungen der Haut, Insektenstichen, Prellungen, Zerrungen, entzündliche und degenerative Hauterkrankungen etc.

 Mullkompresse (zweilagig) oder dünner Baumwolllappen oder reißfestes Zellulosematerial (Windel-Vlieseinlage) – groß genug, dass die Heilerdeschicht darin vollständig eingepackt werden kann; Heilerde (z. B. Luvos® 2 zur äußerlichen Anwendung), Wasser oder vorbereiteter Tee und/oder evtl. ein paar Tropfen Pflanzenöl. Messer oder Spatel; Befestigungsmaterial, evtl. (Hand-)Tuch zum Unterlegen

Das Heilerdepulver mit wenig Wasser oder Heilpflanzentee klümpchenfrei zu einem streichfähigen Brei verrühren, ca. messerrückendick auf Kompresse oder Läppchen aufstreichen, alle Ränder der Kompresse nach oben einschlagen; mit der dünn bedeckten Unterseite auf die Haut auflegen, je nach Auflagestelle mit Mullbinde befestigen.

Bis Heilerde abgetrocknet ist, bröselt oder kühlende Wirkung nachgelassen hat.

Bei akut entzündlichen Beschwerden: 1-mal täglich, bis Linderung erreicht ist.

Bei regelmäßiger Anwendung trocknet die Haut vermehrt aus – dann Heilerde mit Wasser-Öl-Gemisch (1:1) anrühren oder nach der Anwendung einige Tropfen Öl in die Haut massieren.

### 8.9.7.12 Hautreizende Substanzen

### Senfauflage (Abb. 8-17)

bei Asthma, rheumatischen Beschwerden, Bronchitis, Erkältung, hartnäckigem Husten und zur Atemunterstützung.

Innentuch (Geschirrtuch od. Mullwindel), zwei Blatt Zellstoff, ca. 80 g schwarzes Senfmehl (*Semen sinapis plv.* – nur aus der Apotheke!), kleine Schüssel, körperwarmes Wasser, Rührlöffel, Außentuch, Küchenwecker, Pflanzenöl

Patientin vorab über zu erwartende, heftige Hautreizung informieren; Senfmehl mit körperwarmem Wasser zu streichfähigem Brei anrühren; ein Blatt Zellstoff auf Mitte des Innentuchs legen, Senfbrei darauf messerrückendick ausstreichen, mit zweitem Blatt

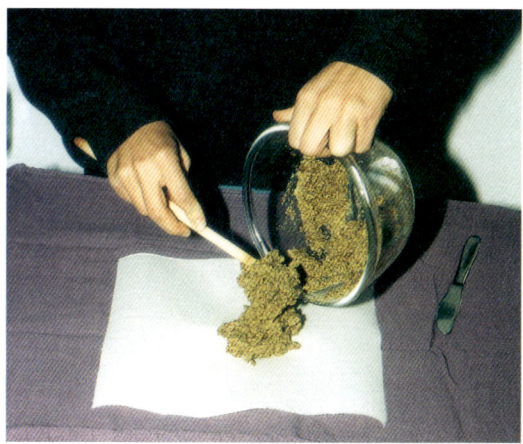

Abbildung 8-17: Senfauflage: Senfmehl zu Brei anrühren.
*Foto: A. Sonn.*

Zellstoff bedecken, Tuchränder alle nach oben falten; Außentuch im Bett bereitlegen; Senfauflage mit der unteren, nur von einer Stoffschicht bedeckten Seite auf die Haut auflegen; Außentuch um den Körper wickeln; Küchenwecker auf 6 min einstellen. Bei der Anwendung nicht alleine lassen. Zwischendurch nach 4 min die Haut überprüfen. Nach dem Entfernen Auflagefläche mit wenigen Tropfen Pflanzenöl sanft einreiben.

 4–6 min (bis aggressives Beißen und Brennen von starkem Wärmeempfinden an der Auflagestelle übertönt wird) bis maximal 10 min; (längere Auflagezeit kann zu Verbrennungsblasen führen!)

1-mal täglich, nach spätestens 5 Tagen 1 bis 2 Tage pausieren.

- Wenn Zweifel wegen Verträglichkeit, erst an der Ellenbeuge testen.
- nicht geeignet für Kinder bis 8 Jahren, bei Unverträglichkeit von Senföl, bei Bewusstlosigkeit oder Verwirrtheit

**Ingwerkompresse**
zur Anregung der Nierenausscheidung, Unterstützung der Atmung, bei Muskelverspannungen- und -schmerzen und bei Gelenkbeschwerden.

Innentuch 4- bis 6-fach gelegt (Geschirrtuch od. Mullwindel), Auswringtuch (zweites Geschirrtuch), Außentuch (im Bett bereitlegen); eine gut warme Gummiwärmflasche (bei kalten Füßen); Ingwerpulver (*Zingiber rhizoma plv.* aus der Apotheke) heißes Wasser, Schüssel, evtl. ein Paar Haushaltshandschuhe

2 EL Ingwerpulver mit 100 ml kochendem Wasser anrühren, zugedeckt 5 min ziehen lassen, in die Schüssel geben und mit 200 ml kochendem Wasser aufgießen. Das vorbereitete Innentuch aufrollen, mit Hilfe des Auswringtuchs in der Schüssel tränken und sehr intensiv auswringen (dazu Haushaltshandschuhe anziehen oder um Wasserhahn wringen); nach sorgfältiger Wärmeverträglichkeitsprüfung (!) das feucht-heiße Innentuch auf die entsprechende Hautfläche satt und faltenfrei auflegen; sich vergewissern, dass Wärme gut vertragen wird, evtl. nochmals kurz entfernen; dann Außentuch satt darüber wickeln (möglichst zirkulär). Patientin gut zudecken, auf warme Füße achten (bei Bedarf Wärmflasche oder Kirschkernsäckchen!); sich vergewissern, dass Patientin sich bei Missempfindungen meldet (dann sofort Wickel entfernen). Zimmer leicht abdunkeln (Vorhänge vorziehen), Sinnes-(über)-reizung vermeiden. Nach Abnahme des Wickels Haut abtrocknen, nochmals trocken-warm einhüllen, nachruhen.

Ingwerauflage nach 20 bis max. 30 min entfernen (hat dann tiefe Wärmewirkung entfaltet); nachruhen – jedoch nicht länger als weitere 20–30 min.

1-mal täglich, nach 5 Tagen 1 bis 2 Tage pausieren.

- nicht bei Unverträglichkeit von Ingwer
- nicht geeignet: für psychisch labile Personen (kann gesteigerte Sinneswahrnehmungen bewirken); bei Niereninsuffizienz

### 8.9.7.13 Frischpflanzenauflagen

**Kohl**

bei Entzündungen der Gelenke, rheumatischen Beschwerden, Gicht, Muskelzerrungen, Mastitis.

 gewaschene und abgetrocknete Kohlblätter (äußere, gesund aussehende Blätter des Kohlkopfs); Küchenmesser, saubere Glasflasche, Resopalunterlage; evtl. auf Wasserkocher aufgelegten Teller; Binde oder Außentuch zum Befestigen, evtl. Bettschutz

 harte Blattadern am Kohlblatt mit dem Messer abtragen, Blatt mit Glasflasche platt rollen bis etwas Saft austritt, evtl. auf einem Teller über kochendem Wasser erwärmen; Kohlblätter dachziegelartig einander überlappend auf die Haut auflegen (bei Wunden genau auf Größe der Wundfläche zuschneiden und in Wunde einlegen, Wundränder mit Ringelblumen-Salbe abdecken), mit Binde befestigen. Bei offenen Wunden genügend saugfähige Kompressen etc., weil verstärktes Wundsekret zu erwarten ist.

- auf intakter Haut: 1–2 h oder länger, evtl. über Nacht
- Bei offenen Wunden nach $1/2$–2 h Wunde mit Ringer-Lösung spülen.

1-mal täglich

Aufgrund von Erfahrungen im Rahmen einer Pflegestudie wählt man:
- eher Wirsing bei: Schmerzen (durch z.B. Gelenkprobleme), nach Operationen, bei Abszessbildung, bei Ohrenweh
- eher Weißkohl bei: schlecht heilenden, unsauberen Wunden; Venenentzündung; Gelenkergüssen; Mastitis; Insektenstichen.

**Zwiebel**

bei Ohrenschmerzen (Ohrenauflage), Husten (Brustauflage), beginnende Erkältung, Schnupfen, Kopfschmerzen (Fußsohlenauflage).

geschälte, halbierte Küchenzwiebel (große Zwiebeln vierteln); Küchenmesser, Stoffläppchen oder reißfestes Zellulosematerial (Windel-Vlieseinlage) als Innentuch; Butterbrotpapier oder Alufolie, zwei gut warme Gummiwärmflaschen. Für Ohrenauflage: eine Lage Watte oder Rohwolle, wärmendes Befestigungsmaterial (Mütze zum Binden, Stirnband, Kopftuch). Für Fußsohlenauflage: Dreieckstuch, Baumwollsocken oder elastischer Schlauchverband zum Befestigen

Zwiebelschichten voneinander ablösen, auf das Innentüchlein legen (mit Wölbung nach oben bzw. Silberhäutchen nach unten, s. Abb. 8-18), alle Tuchränder darüber einfalten, Päckchen flachdrücken; in Butterbrotpapier (bzw. Alufolie) einpacken (zum Schutz der Wärmflaschen vor Zwiebelgeruch), zwischen den Wärmflaschen oder auf dem Wasserkocher anwärmen (s. Abb. 8-19); Watte/Rohwolle und Befestigungsmaterial auf Wärmflaschen wärmen. Vor dem Auflegen aus dem Papier auspacken.

Anlegen am Ohr: Das mild warme Zwiebelpäckchen so aufs Ohr auflegen, dass es mit der nur von einer Stoffschicht bedeckten Seite vor allem auch hinter dem Ohr (Mastoidknochen) aufliegt; Watte (Rohwolle) darauf packen, befestigen.

Anlegen auf Fußsohlen: Die Füße so auf das angewärmte Zwiebelpäckchen stellen, dass die nur von einer Stoffschicht bedeckte Seite an den Sohlen anliegt; befestigen (am besten eng anliegende Baumwollsocken überziehen). Auf Wunsch die Füße (samt Zwiebelpäckchen) auf die Wärmflaschen stellen (ausreichend geruchschützende Butterbrotpapier- oder Aluschicht dazwischenlegen).

Nach Entfernen der Auflage den ganzen Körper warm halten.

 mindestens 30 min

 1- bis 2-mal täglich

Bei Ohrenweh immer auch Kochsalz-Nasentropfen verabreichen

Alternative Anwärmmöglichkeit: auf einem Teller, der über kochendem Wasser erhitzt wird

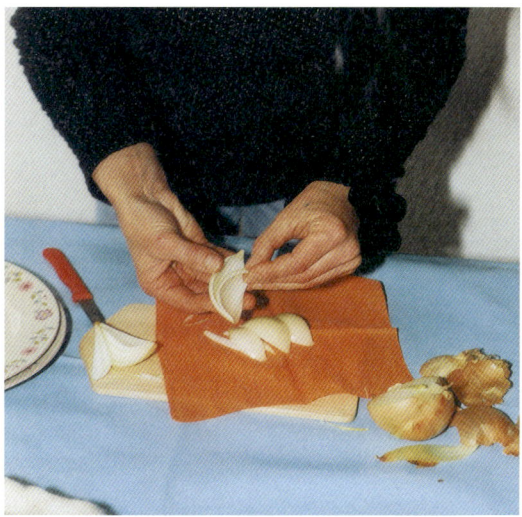

Abbildung 8-18: Zwiebelauflage zubereiten. *Foto: A. Sonn.*

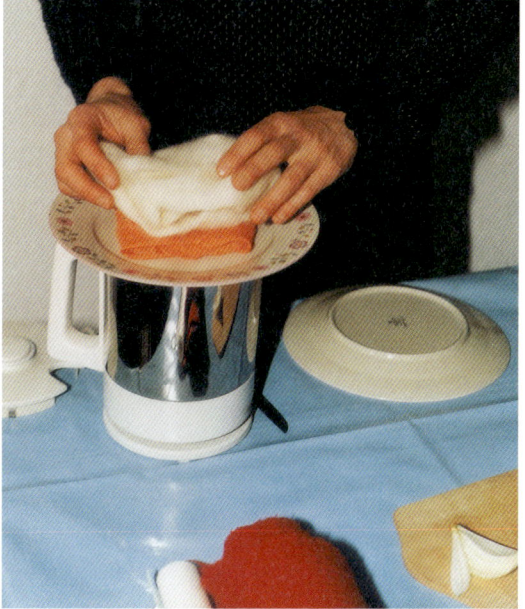

Abbildung 8-19: Zwiebelauflage erwärmen. *Foto: A. Sonn.*

### Zitrone

bei Halsschmerzen und Entzündung der Mandeln (Halswickel), bei Fieber und Kopfschmerzen (Fußsohlenauflage).

 dünne Scheiben einer Zitrone aus kontrolliert biologischem Anbau (kbA); Stoffläppchen

oder reißfestes Zellulosematerial (Windel-Vlieseinlage) als Innentuch; zwei gut warme Gummiwärmflaschen und eine Lage Watte oder Rohwolle, wenn die Auflage warm angewendet werden soll; Befestigungsmaterial (Schal)

Zitronenscheiben auf das Tuch legen, alle Tuchränder darüber nach oben einfalten, leicht pressen; für warme Anwendungen kurz zwischen Wärmflaschen anwärmen; schließlich so auflegen, dass es mit der nur von einer Stoffschicht bedeckten Seite auf der Haut aufliegt.

Befestigung am Hals: mit Schal; an den Fußsohlen: mit Baumwollsocken oder Dreieckstuch (s. Abb. 8-20)

Mindestens 20 min – solange, wie Patientin es als angenehm empfindet.

1- bis 2-mal täglich

- Halswickel nur vorne herum von Ohr bis Ohr anlegen, HWS freihalten (feuchten Kältereiz meiden)

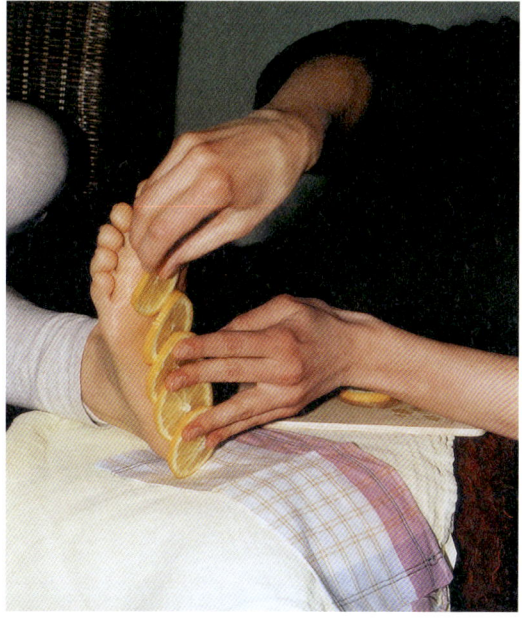

Abbildung 8-20: Zitronenauflage. *Foto: A. Sonn.*

- Zitronenscheiben lösen am Hals möglicherweise Jucken und Kribbeln aus – wenn sehr intensiv: Anwendung abbrechen und stattdessen beim nächsten Mal 1/2 Zitrone auspressen, mit 1 Tasse Wasser verdünnen, Tuch damit tränken und gut auswringen.

### 8.9.7.14 Bienenwachskompresse

Ist eine besonders milde und angenehme warme Auflage, die auch prophylaktisch angewendet werden kann und besonders gut geeignet ist, für Säuglinge, Kleinkinder aber auch für ältere Menschen mit Husten, Bronchitis, Erkältungssymptomatik und Verspannungen.

eine Bienenwachskompresse in Folie oder Butterbrotpapier (über Apotheke oder Bienenwachswerk beziehbar) ein wärmendes Zwischentuch, ggf. Wollauflage mit Rohwolle (für den häuslichen Bereich), ggf. ein Kirschkernsäckchen zum Nachwärmen.

Erwärmt wird die Kompresse mit einem Fön. Die Auflage ca. 2–5 min warm föhnen. Nicht auf die Heizung legen, da sie sonst zerläuft, wenn sie zu warm wird. Die Folie oder das Butterbrotpapier dient zum Schutz und wird vor dem Anlegen entfernt. Wenn die Kompresse die Konsistenz eines Scheibenkäse hat, wird die erwärmte Bienenwachskompresse vorsichtig auf die Brust des Kindes oder der Patientin gelegt (Rücken ist auch möglich). Darauf wird das Zwischentuch gelegt oder auch die Rohwolle zum Nachwärmen.

 beliebig lange idealerweise über Nacht

 1 mal täglich, am besten abends.

Die Bienenwachskompresse muss patientenbezogen eingesetzt werden und kann in einer Erkältungsperiode 4–6-mal verwendet werden.

Bis Linderung eintritt (evtl. nochmals erneuern) – nach Belieben

**Literatur-Tipps zum Weiterlesen und Vertiefen**

Aßman, C.: Pflegeleitfaden: Alternative und komplementäre Methoden. Urban Fischer Verlag, München 1999 [vgr.].

Bachmann, R.; Schleinkofer, G.M.: Natürlich gesund mit Kneipp. Trias, Stuttgart 2012.

Bächle-Helde, B.; Komplementäre Pflegemethoden und Evidenzbasierung: Eine Literaturstudie am Beispiel von Wickel und Auflagen. VDM Verlag Dr. Müller, Saarbrücken, 2010.

Belzner, S.: Eukalyptusölkompresse bei Harnverhalten. Pflege Aktuell, 6 (5), 368 – 387, 1997.

Brumm, V.; Ducommun-Capponi, M.: Wickel und Kompressen. AT, Aarau 2011.

Bühring, U.; Ell-Beiser, H.; Girsch, M.: Heilpflanzen in der Kinderheilkunde. Das Praxis Lehrbuch. Sonntag Verlag, Stuttgart 2013.

Bühring, U.: Praxis Lehrbuch der modernen Heilpflanzenkunde. Grundlagen – Anwendung – Therapie. Sonntag Verlag, Stuttgart 2011.

Buchko, B.L.; Pugh, L.; Bishop, B.; Cochran, J.; Smith, L.; Lerew, D.: Comfort Measures in Breastfeeding, Primiparous Women. Journal of Obstetric Gynecologic and Neonatal Nursing, 22 (1), 46 – 52, 1994.

Codish, S.; Abu-Shakra, M.; Flusser, D.; Friger, M.; Sukenik, S.: Mud compress therapy for the hands of patients with rheumatoid arthritis. Rheumatol International Journal, 25 (1), 49 – 54, 2005.

Eichler, E: Wickel und Auflagen. Gesundheitspflege iniativ, Esslingen 1991.

Fingado, M.: Therapeutische Wickel und Kompressen. Handbuch der Ita-Wegmann-Klinik. Verlag am Goetheanum, Dornach 2011.

Flusser D.; Abu-Shakara, M.; Friger, M.; Codish, S.; Sukenik. S.: Therapy with Mud Compresses for Knee Osteoarthritis. Comparison of Natural Mud Preparations with Mineral-Depleted Mud. Journal Clinical Rheumatology, 8 (4), 197 – 203, 2002.

Glaser, H.; Heine, R.; Sauer, M.; Dinkelacker, C.; Simon, L.: «Ingwerstudie». Praxisintegrierte Studie zur Darstellung der Frühwirkungen von Ingwer (Zingiberis Officinalis) als äußere Anwendung. Filderstadt: Verband anthroposophisch orientierte Pflegeberufe, 2001.

Glaser, H.: Alte und neue Hausmittel zur äußeren Anwendung. Gesundheitspflege iniativ, Esslingen 2007.

Huber, H.: «Kann der Einsatz von Lavendelöl-Kompressen beim Atmungsgestörten Intensivpatienten eine Veränderung der Atmungs-/Beatmungsparameter bewirken?». Unveröffentlichte Facharbeit zum Wickelfachmann, Linum Fachschule, 2001.

Huber, R.; Weisser, S.; Luedtke, R.: Effects of abdominal hot compresses on indocyanine green elimination – a randomized cross over study in healthy subjects. BMC Gastroenterology, 10 (7); 7 – 27, 2007.

Kühn, G.; Bühring, M.: Physical therapy and quality of life: design and results of a study on hydrotherapy. Complementary Therapies in Medicine, 3 (3), 138 – 141, 1995.

Mayer, M.: Natürlich gesund mit Heilerde. AT, Aarau 2008.

Lavergne, NA.: Does application of tea bags to sore nipples while breastfeeding provide effective relief? Journal of Obstetrics Gynecology and Neonatalogy Nursing, 26 (1), 53–8, 1997.

Nikodem, VC.; Danziger, D.; Gebka, N.; Gulmezoglu, AM.; Hofmeyr, GJ.: Do cabbage leaves prevent breast engorgement? A randomized, controlled study. Birth, 20 (2), 61–4, 1993.

Paesler, U.: Pflege zum Einwickeln. Rezepte und Anleitungen für Wickel und Auflagen. DRK-Schwesternschaft, Lübeck 2002 [vgr.]

Roberts, KL.: A Comparison of Chilled Cabbage Leaves and Chilled Gelpaks in Reducing Breast Engorgement. Journal Human Lactaion, 11 (1), 17–20, 1995.

Rutenkröger, A.: Wenn der Rücken schmerzt – Schmerztherapie mit komplementären Pflegemethoden. Klinische Beobachtungsstudie zu Erleben und Verlauf von Rückenschmerzen. Verlag Dr. Kovač, Hamburg 2006.

Sonn, A.: Pflegethema: Wickel und Auflagen. Thieme, Stuttgart 2004.

Sonn, Annegret, Baumgärtner, Ute; Merk, Brigitte. Wickel und Auflagen. Thieme, Stuttgart 2010.

Sukenik, S.; Buskila, D.; Neumann, L.; Kleiner-Baumgarten, A.: Mud Pack Therapy in Rheumatoid Arthritis. Clinical rheumatology, 11, (2), 243–247, 1992.

Thüler, M.: Wohltuende Wickel. Wickel und Kompressen in der Kranken- und Gesundheitspflege. Eigenverlag, Worb 2003.

Uhlemayr, U.: Wickel & Co. Bärenstarke Hausmittel für Kinder. Urs Verlag, München 2011.

Ulmer, E-M.; Höhmann, U.; Linhart, M.; Kohan, D.; Saller, R.: Der Einsatz von interaktionsintensiven pflegetherapeutischen Maßnahmen und von «Hausmitteln» in der Pflege. Eine explorative Studie als Plädoyer für eine integrative Pflegepraxis. Pflege, Hans Huber Verlag, Bern 14:191–205, 2001.

Zegelin-Abt, A.: Alles Quark? Erfahrungen eines klinischen Projektes. Die Schwester/der Pfleger, 36 (3), 188–194, 1997.

Weiterführende Internetseite: www.wickel.biz

**Hinweise zu Fachweiterbildungen und Bezugsadressen für Wickelmaterialien siehe Anhang.**

## 8.10 Sonstiges

### 8.10.1 Trockenbürsten

Trockenbürsten regt den Kreislauf an und pflegt die Haut.

Patienteneigene/r Massagebürste oder -handschuh (durch Testen am Unterarm sollte die Person für sich auswählen, ob eher weiche oder härtere Borsten oder Gewebe den gewünschten leichten, spürbaren aber nicht schmerzhaften Reiz geben). Bei sehr empfindlichen Personen kann ein raues Frottiertuch oder ein Waschhandschuh benutzt werden.

Auf dem rechten Fußrücken beginnend, die Fußsohle nicht vergessend, kleine kreisende Massagebewegungen nach oben, erst an der Beinaußen-, dann an der Innenseite, über Knie und Oberschenkel (hier nur Vorder- und Außenseite) zur Hüfte. Der Aufwärtsstrich ist bei den kreisenden Bewegungen betont. Der Druck kann nach Belieben variiert werden. Dann das linke Bein auf dieselbe Weise, anschließend das Gesäß. Dann folgen analog die Arme – erst rechts, dann links. Dann wird die Brust zum Brustbein hin gebürstet, der Bauch um den Nabel in spiralig sich vergrößernden Kreisen im Uhrzeigersinn, der Nacken zu den Schultern hin und abschließend der Rücken von oben nach unten bis zum Gesäß.

 Solange es wohl tut – bis eine leichte Rötung der Haut eintritt.

täglich – z.B. vor dem Duschen/Waschen

Kontraindikationen: oberflächliche Krampfadern, Besenreiser, Thrombophlebitis, Hautdefekte

## 8.11 Heilpflanzen sammeln und trocknen: Tipps für zu Hause und den persönlichen Gebrauch

Wer einen eigenen Garten hat oder sich gerne draußen in der Natur aufhält, kann Heilkräuter auch selbst sammeln, ernten und frisch verarbeiten oder trocknen. Die im Folgenden genannten Tipps sind jedoch vor allem für den privaten Gebrauch gedacht. Wer sich allerdings mit dem Sammeln von Kräutern befasst, kann dabei auch eine genauere Beobachtung der Natur und einen größeren Respekt im Umgang mit Kräutern und ihren Heilwirkungen entwickeln. Es ist ratsam, durch die Teilnahme an Kräuterführungen und -kursen sich ausreichend Sicherheit bei der Pflanzenbestimmung und -verarbeitung anzueignen.

### 8.11.1 Das Sammeln von Heilkräutern (Abb. 8-21)

#### 8.11.1.1 Wann?

Bei trockenem, möglichst sonnigem Wetter, eher am späten Vormittag noch vor dem höchsten Stand der Sonne (wenn der Tau abgetrocknet ist, aber die Pflanze noch nicht allen Duft und alle Kraft verströmt hat).

- Blätter: dann, wenn sie noch frisch grün sind und die meiste Kraft haben: Frühjahr bis Frühsommer

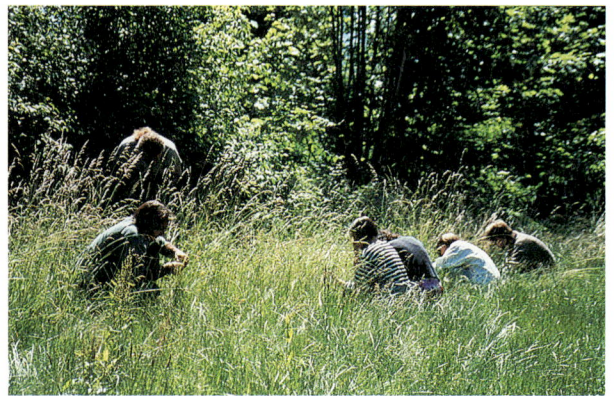

Abbildung 8-21: Sammeln von Heilkräutern bei Kräuterexkursion. *Foto: U. Bühring.*

- Blüten: dann, wenn sie gerade frisch aufgeblüht und voller Kraft und Duft sind (Frühjahr bis Sommer)
- Wurzeln: dann, wenn die ganze Pflanzenkraft sich unter die Erde zurückgezogen hat: Herbst oder zeitiger Frühling. Wurzeln sehr sparsam sammeln, da Pflanzen sonst nicht mehr nachwachsen können

#### 8.11.1.2 Wo?

- gut geeignet: der eigene Garten oder in der Natur (an Wegrändern, Brachland, Waldrand, ungedüngte Wiesen)
- ungeeignet: Wegstrecken, an denen viele Hunde ausgeführt werden; entlang befahrenen Straßen; neben frisch gedüngten Äckern oder Wiesen und überall, wo unmittelbar mit Insektiziden oder Pestiziden gearbeitet wird; Naturschutzgebiet

#### 8.11.1.3 Wie viel?

Nur so viel, wie man bis zur nächsten Ernte braucht; von einem Standort nur so viel, dass noch etwas stehen bleibt zum Erhalt der Pflanze

#### 8.11.1.4 Sammelbehältnisse

- für Kräuter, die getrocknet werden sollen: luftige Behältnisse (Korb, s. Abb. 8-22, Stofftaschen oder -beutel)
- für Kräuter, die frisch verarbeitet werden sollen: Tüten und Dosen oder Eimer mit Deckel aus Kunststoffmaterial – sollten rasch verarbeitet werden

#### 8.11.1.5 Weitere Faktoren

gute Pflanzenkenntnisse: sicheres Bestimmen der Pflanzen (Differenzieren von Giftpflanzen und geschützten Pflanzen)

### 8.11.2 Heilkräuter weiterverarbeiten

#### 8.11.2.1 Trocknen

Heilkräuter dürfen nach dem Sammeln auf keinen Fall gewaschen werden! Sie müssen trocken, luftig, schattig und möglichst rasch trocknen

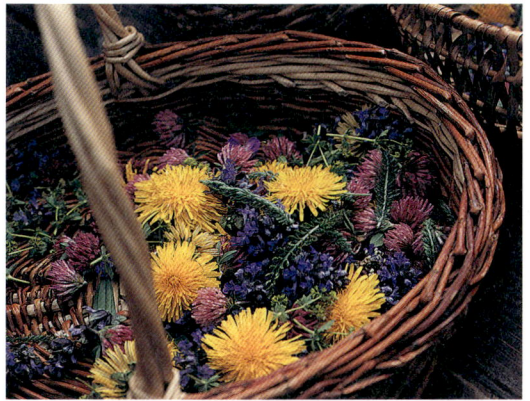

Abbildung 8-22: Sammeln in einen Korb. *Foto: U. Bühring.*

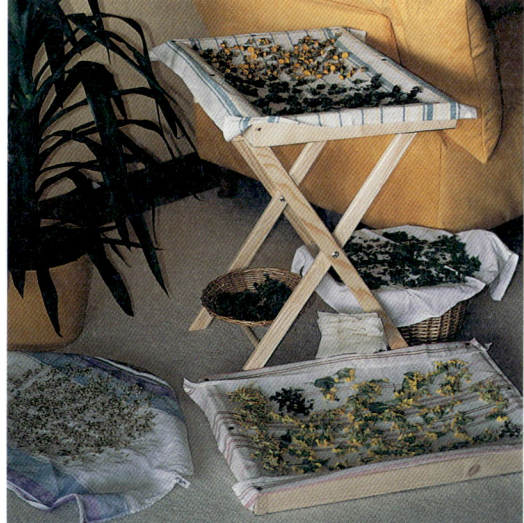

Abbildung 8-23: Trocknen von Heilkräutern: auf einem Trockenständer. *Foto: U. Bühring.*

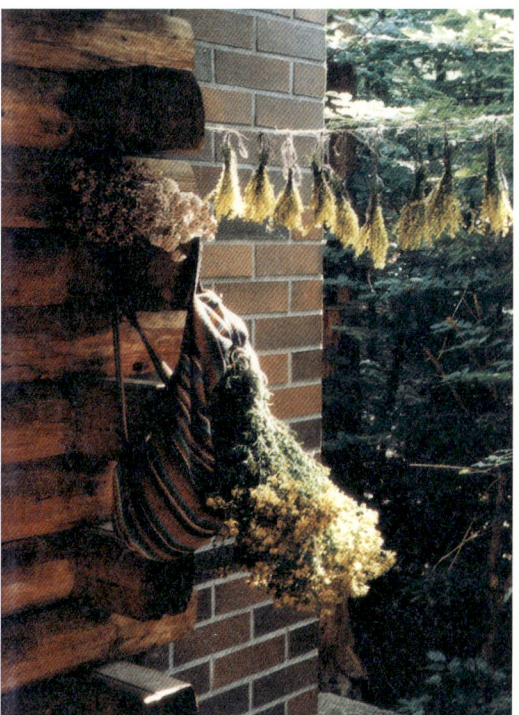

Abbildung 8-24: Trocknen von Heilkräutern: als Sträußchen aufgehängt. *Foto: A. Sonn.*

mer die Umgebungstemperatur, desto rascher sind sie trocken. Dann die getrockneten Heilpflanzen möglichst unzerkleinert lagern, dann werden das spezifische Aroma und die Wirkstoffe beim Lagern besser erhalten.

### 8.11.2.2 Frisch verarbeiten

Heilpflanzen zum frisch Verarbeiten dürfen bei Bedarf kurz gewaschen werden.

**Literatur-Tipps zum Weiterlesen und Vertiefen**
Bühring, Ursel: Praxis-Lehrbuch der modernen Heilpflanzenkunde. Haug, Stuttgart 2011.
Bühring, Ursel: Alles über Heilpflanzen. Ulmer, Stuttgart 2011.
Bühring, Ursel: Blütenküche. Ulmer, Stuttgart 2012.
Bühring, Ursel: Kochen mit Wildkräutern, Heft 1–4. Edition Achillea.
Bezugsadresse: Freiburger Heilpflanzenschule info@heilpflanzenschule.de
*Detaillierte Informationen zu den einzelnen Heften finden Sie auf der Homepage der Freiburger Heilpflanzenschule, http://www.heilpflanzenschule.de.*

können. Dazu am besten auf Korbteller, mit Gaze bespannten Rahmen (s. Abb. 8-23), ausgelegtem Packpapier (einzelne Blätter und Blüten) oder als kleines Kräuterbündel, (wenn *herba,* das Kraut, verwendet wird), aufgehängt trocknen (s. Abb. 8-24). Der Backofen ist – bei niedrigster Einstellung und mit spaltbreit geöffneter Backofentür – höchstens für Wildfrüchte und Wurzeln zum raschen Trocknen geeignet, für alles andere ist er zu heiß.

Die Dauer wird durch die Wärme und Luftfeuchtigkeit bestimmt – je trockener und wär-

Bühring, Ursel; Schneider, Jutta: Blütenrezeptpostkarten (als Postkartenbuch oder einzeln)
Bezugsadresse: www.ursel-buehring.de und www.heilpflanzenschule.de

Bühring, Ursel: Freiburger Heilpflanzenblätter. Sammelband 1–4. Edition Achillea.
Bezugsadresse: www.ursel-buehring.de und www.heilpflanzenschule.de

Klemme, Brigitte: Delikatessen am Wegesrand. Das Begleitbuch zu Radio WDR 5 «Öko  Der Wirtschafts und Umweltreport». (Hrsg. Wilfried Bommert im Auftrag des WDR.) Rau, Düsseldorf, 1995. [vgr.]

Klemme, Brigitte: Un-Kräuter zum Genießen. Noch mehr Delikatessen am Wegesrand. Das Begleitbuch zu Radio WDR-5 «Öko – Der Wirtschafts- und Umweltreport». (Hrsg. Wilfried Bommert im Auftrag des WDR.) Rau, Düsseldorf 1996. [vgr.]

Klemme, Brigitte: Baumblättersalat. Neue Delikatessen vom Waldesrand. Das Begleitbuch zu Radio WDR-5 «Lebensmittelreport». (Hrsg. Wilfried Bommert im Auftrag des WDR.) Rau, Düsseldorf 1999. [vgr.]

Scherf, Gertrud: Wildkräuter & Wildfrüchte für die Küche. Erkennen, sammeln, genießen. BLV, München 2009.

# 9 Heilpflanzen-Monographien

## 9.1 Gebrauchsanweisung

In diesem Kapitel möchten wir 36 Heilpflanzen etwas genauer vorstellen (Abb. 9-1). Dass sich dabei mit dem Quark noch eine weitere Substanz unter die Steckbriefe gemischt hat (aus Eifersucht? aus Wichtigtuerei?), konnten wir leider nicht verhindern, und wir bitten die Leserinnen um schmunzelnde Nachsicht.

Die Heilpflanzen-Steckbriefe vertiefen die Informationen in den Kapiteln 7 und 8. Hier kann man sich ein genaueres Bild machen, warum diese oder jene Heilpflanze in einer bestimmten Teemischung vorkommt oder für äußerliche Anwendungen genutzt wird. Hier kann man auch das nötige Hintergrundwissen nachlesen, um z.B. die Wahl einer Teemischung fundierter begründen zu können oder um die Patientin bei Bedarf kompetent zu beraten.

Alle Heilpflanzen-Steckbriefe sind nach einem bestimmten Raster dargestellt:

- *deutscher Name der Pflanze/botanischer Name* (der immer auch international gültig ist)
- die *Pflanzenfamilie,* zu der diese Heilpflanze gehört
- die *arzneilich verwendeten Bestandteile* der Heilpflanze (deutsch) – interessant für all jene, die für den Eigengebrauch gerne selbst Heilkräuter sammeln wollen (s. S. 206 f.), direkt dahinter steht die offizielle *Drogenbezeich-*

*nung,* d.h. unter welcher Bezeichnung die getrockneten Heilpflanzenteile rezeptiert werden und wie sie aus der Apotheke bezogen werden können.

- Die *Hauptinhaltsstoffe*; was die einzelnen Inhaltsstoffe genauer bewirken, kann in **Kapitel 4** nachgelesen werden.
- Die *Hauptwirkungen* zum Teil mit kurzen Erläuterungen (interessant zum Nachlesen in Bezug auf **Kapitel 7**).
- Die möglichen *Nebenwirkungen* – sollten vor der Anwendung zur Kenntnis genommen und abgewogen werden.
- Die *Gegenanzeigen* – sollten schon bei der Wahl einer Methode mit bedacht werden.
- Die *Indikationen* bestätigen und vertiefen die einzelnen Tipps aus **Kapitel 7**.

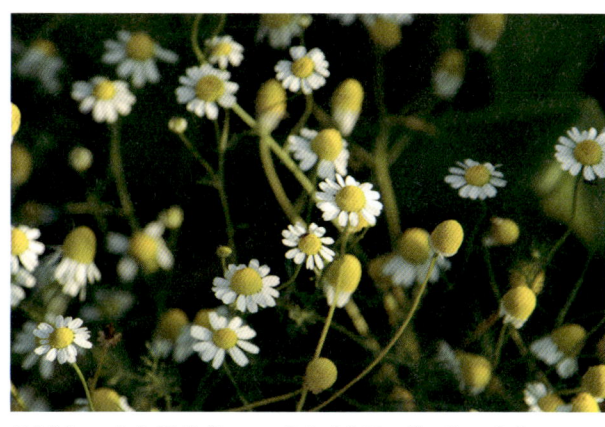

Abbildung 9-1: Heilpflanzen, Beispiel: Kamille. *Foto: J. Georg*

- Die *Anwendungsarten* zählen die Arten der Anwendung auf – detailliertere praktische Anleitungen dazu können Sie in **Kapitel 8** nachlesen. In dieser Rubrik gehen wir von unseren eigenen Erfahrungen aus, die sich zum Teil von den Empfehlungen der Kommission E unterscheiden. So halten wir die Dosierungsangaben für Tees der Kommission E des Öfteren für zu hoch. Auch die Ziehzeit setzen wir häufig kürzer an.
- Die *Anwendungsempfehlung der Kommission E* ist im Wortlaut aus deren offiziellen Monographien übernommen und spiegelt den derzeitigen Wissensstand dieser Sachverständigen-Kommission wider (näheres dazu in **Kapitel 6.2**). Gegenüber Ärztinnen und Ärzten kann dies möglicherweise als Argumentationshilfe dienen.
- *Der letzte Abschnitt* enthält Wissenswertes z. B. über die Geschichte, Mythologie oder botanische Besonderheiten der Pflanze und soll die Heilpflanzen ein klein wenig als «Persönlichkeiten» sichtbar werden lassen.

**Literatur-Tipps zum Weiterlesen und Vertiefen**

Bachmann, Robert; Schleinkofer, German M.: Natürlich gesund mit Kneipp. Trias, Stuttgart 2012.

Bühring, Ursel: Praxis-Lehrbuch der modernen Heilpflanzenkunde. Haug, Stuttgart 2011.

Bühring, Ursel: Alles über Heilpflanzen. Ulmer, Stuttgart 2011.

Fintelmann, Volker; Weiss, Rudolf F.: Lehrbuch Phytotherapie. Hippokrates, Stuttgart 2009.

Fischer, Heide: Frauenheilpflanzen. Nymphenburger, München 2006.

Glaser, Hermann: Alte und neue Hausmittel zur äußeren Anwendung. Gesundheitspflege iniativ. 2007.

Grünwald, Jörg; Jänicke, Christof: Grüne Apotheke – Selbstbehandlung mit pflanzlichen Heilmitteln und -tees. G&U, München 2005.

Kraft, Karin: Checkliste Phytotherapie. Thieme, Stuttgart 2011.

Scherf, Gertrud: Wildkräuter & Wildfrüchte für die Küche. Erkennen, sammeln, genießen. BLV, München 2009.

Schilcher, Heinz; Kammerer, Susanne; Wegener, Tankred: Leitfaden Phytotherapie. München, Elsevier 2010.

Schilcher, Heinz; Dorsch, Walter: Phytotherapie in der Kinderheilkunde. WVG, Stuttgart 2006.

Schilcher, Heinz; Frank, Bruno: Kleines Heilkräuter-Lexikon. Hädecke, Weil der Stadt 2008.

Schulz, Volker; Hensel, Rudolf: Rationale Phytotherapie. Springer, Heidelberg 2005.

Schunk, Rainer: Heilkraft aus Heilpflanzen. Kuhfuß Verlag, Abtswind 2002.

Stellmann, Michael: Kinderkrankheiten natürlich behandeln. G&U, München 2009.

Wichtl, Max: Handbuch der Teedrogen, WVG, Stuttgart 2009.

Wagner, Hildebert; Wiesenauer, Markus: Phytotherapie. WVG, Stuttgart 2003.

# 9.2 Ackerschachtelhalm/ Equisetum arvense L. (Abb. 9-2)

Schachtelhalmgewächse, Equisetaceae

▶ **Arzneilich verwendete Pflanzenteile**
Schachtelhalmkraut, Equiseti herba

▶ **Hauptinhaltsstoffe**
Bis zu 10 % Kieselsäure mit großem Anteil wasserlöslicher Kieselsäure, Flavonoide, phenolische Substanzen und reichlich Mineralien (Kalium)

▶ **Hauptwirkungen**
schwach harntreibend (aquaretisch), fördert Ausscheidung harnpflichtiger Stoffwechselsubstanzen. *Äußerlich* (haut)stoffwechselanregend, (binde)gewebsfestigend, wundheilungsfördernd

▶ **Nebenwirkungen/Gegenanzeigen**
keine bekannt
*Hinweis:* Keine Durchspülungstherapie bei Ödemen infolge eingeschränkter Herz- oder Nierentätigkeit. Bei einer Durchspülungstherapie ist auf reichlich zusätzliche Flüssigkeitszufuhr zu achten.

▶ **Indikationen**
*Innerlich:* als harntreibendes Mittel bei Erkrankungen der ableitenden Harnwege und bei Nierengrieß, zur Ausschwemmung posttraumatischer und statischer Ödeme
*Äußerlich:* Teilbäder zur Anregung des Hautstoffwechsels, bei Frostbeulen, Durchblutungsstörungen. Unterstützende Behandlung schlecht heilender Ekzeme und Wunden, Dekubitus und Ulcus cruris. Unterstützt den Heilungsprozess nach Knöchelbruch/-verrenkung
*Traditionell angewendet:* zur Therapieunterstützung von Lungenerkrankungen und bei chronischem Husten, bei rheumatischen Beschwerden und Hautleiden, als Gurgelmittel bei Entzündungen des Mund- und Rachenraumes, zur Blutstillung bei Nasenbluten (Tee hochschnupfen) und bei brüchigen Fingernägeln und Haaren
*Kosmetik:* bei schlaffer, unreiner Haut, geschwollenen oder geröteten Augen

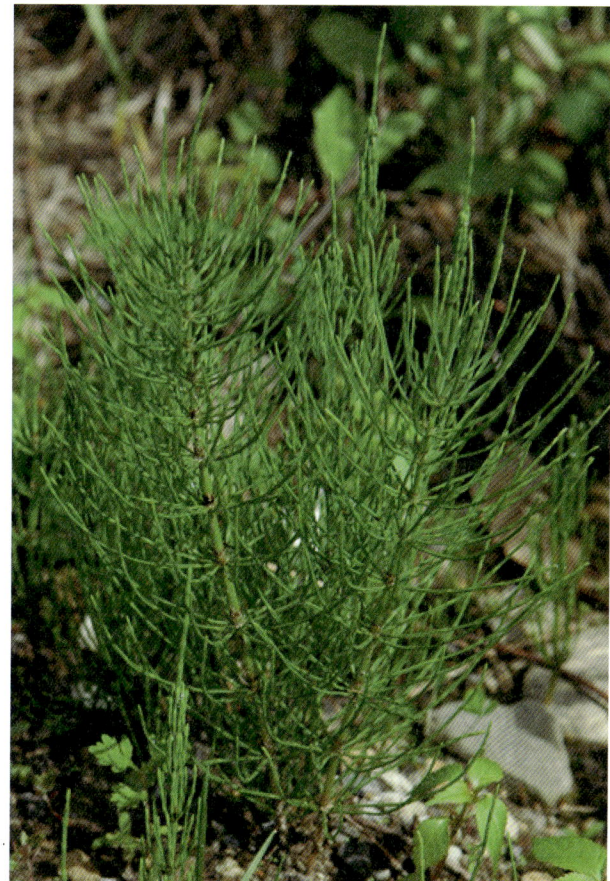

Abbildung 9-2 a: Ackerschachtelhalm. *Foto: U. Bühring.*

▶ **Anwendungsarten**
*Innerlich:* Tee, Frischpflanzenpresssaft, Fertigpräparate
*Äußerlich:* Bad, Gurgelmittel, Umschlag (10 g Schachtelhalm auf 1 l Wasser geben, über Nacht einweichen, danach 30 min kochen.)
*Teezubereitung:* 1 EL (2 g) Droge in 150 ml Wasser geben, 15 min kochen, nach 20–30 min abgießen, oder 5 EL Droge über Nacht in 1 l Wasser einweichen, am nächsten Tag 30 min kochen und abgießen. 3–5-mal täglich 1 Tasse zwischen den Mahlzeiten zu sich nehmen.

▶ **Anwendungsempfehlung laut Kommission E**
*Innerlich: Posttraumatisches und statisches Ödem. Zur Durchspülung bei bakteriellen und entzünd-*

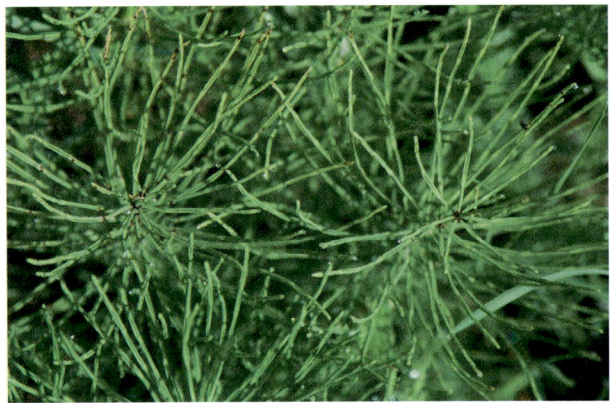

Abbildung 9-2 b: Ackerschachtelhalm. *Foto: U. Bühring*

wenn alle Bedingungen stimmen, entsteht eine neue Schachtelhalmpflanze: der grüne sterile *Sommertrieb*. Dieser ähnelt einem kleinen Tannenbäumchen, ist rau gefurcht und trägt quirlständig abstehende Ästchen mit schachtelartig ineinander gesteckten Stängelgliedern, die sich leicht auseinander nehmen lassen – so erklärt sich die deutsche Namensbezeichnung.

Durch seine starke Kieselsäurestruktur eignet sich Schachtelhalm als feines Schmirgelpapier. Schonend wurden damit früher Zinngeschirr («Zinnkraut») und Behälter aus Aluminium und Kupfer auf matten Glanz poliert und Instrumentenbauer verliehen ihren kostbaren Instrumenten einen matten zarten Glanz.

*lichen Erkrankungen der ableitenden Harnwege und bei Nierengrieß*
*Dosierung: mittlere Tagesdosis 6 g Droge*
**Äußerlich:** *unterstützende Behandlung schlecht heilender Wunden*
*Dosierung: für Umschläge 10 g Droge auf 1 l Wasser*

Vor Millionen von Jahren bedeckten archaische Gewächse den Boden. Im Karbon, dem Altertum der Erdgeschichte, entwickelten sich aus riesigen Schachtelhalmbäumen, Bärlappgewächsen und Farnen unsere heutigen Steinkohlevorkommen. Es sind Gewächse ohne Blüten, denn damals gab es noch keine bestäubenden Insekten; bis heute vermehren sich die Pflanzen ungeschlechtlich durch Sporen. Das kann man im Frühjahr gut erkennen, wenn sich Ende März auf den Wiesen plötzlich eigenartige blassbeige Gewächse zeigen, die aussehen wie überschlanke Pilze: die *Frühjahrstriebe* des Schachtelhalms, die noch kein Chlorophyll enthalten. Sie sind innerhalb ihres umfangreichen Wurzelwerks mit kleinen, stärkereichen Knöllchen ausgestattet – eine Eigenschaft, die nicht unbedingt Freude unter Gärtnern hervorruft, denn die Pflanze durchwandert alsbald den gesamten Garten. Die walzenförmige «Ähre» des Frühjahrstriebes ist mit vielen kleinen sechseckigen weißen Sporensäckchen gefüllt, die nach der Sporenreife als sichtbare blassgrüne Staubwolke vom Wind davongetragen werden; dann entwickeln sie sich zum weiblichen oder männlichen Vorkeim und,

Ackerschachtelhalm ist *die Kieselsäuredroge Nummer eins!* Zubereitungen daraus setzt man bei Nierenerkrankungen, Ödemen und vor allem bei schlecht heilenden Wunden oder Hautkrankheiten mit Erfolg ein. Kieselsäure aktiviert als ein wichtiges Strukturelement den (Bindegewebs-)Stoffwechsel von Haut und Unterhaut, von Sehnen und Bändern, von Knochen, Knorpel, Bindegewebe, Nägeln, Haut und Haaren und fördert die Wundheilung. Der hohe Kaliumgehalt regt die Nierentätigkeit an, wirkt harntreibend und fördert die Ausscheidung von harnpflichtigen Stoffwechselsubstanzen bei Nierenerkrankungen, rheumatischen Beschwerden und Hauterkrankungen. Durch seine säurepuffernden Eigenschaften lindert der Tee Magenschleimhautreizungen und Sodbrennen. Da der Siliziumgehalt des Körpers mit dem Alter abnimmt, ist der Einsatz in der Geriatrie besonders sinnvoll.

▸ **Bewährte Ackerschachtelhalm-Rezepte**
**Umschläge für schlecht heilende Wunden**
10 g Schachtelhalm in 1 l Wasser über Nacht einweichen, am nächsten Morgen 30 min mit dem Einweichwasser zusammen kochen, abgießen und abkühlen lassen.

Ein Tuch/Kompresse in die Lösung tauchen, auswringen und auf die Wunde legen; öfter erneuern.

Diese Anwendung hat sich besonders bewährt nach einem Knöchelbruch, bei Knöchelverrenkungen, schlecht heilenden Wunden wie Ulcus cruris, lokalen Durchblutungsstörungen, chronischen Ekzemen und Neurodermitis oder bei Frostbeulen. Für die Wirksamkeit scheint die lokale Aktivierung des Bindegewebsstoffwechsels verantwortlich zu sein.

In der **Kosmetik** hilft ein Zinnkrautumschlag bei schlaffer, unreiner Haut und bei geschwollenen oder geröteten Augen, schuppigen, fetten Haaren und, als Teilbad und Teekur, zur Stärkung von Haut, Haar und Nägel.

[Bei Patienten mit COLE, die infolge langjähriger Kortisontherapie eine dünne «Geldscheinhaut» entwickelt haben, macht eine leicht auftragbare Lotion aus Ackerschachtelhalmöl und einer fetthaltigen Salbe die Haut etwas geschmeidiger und weniger anfällig für Scherkräfte. Anm. d. Lek.]

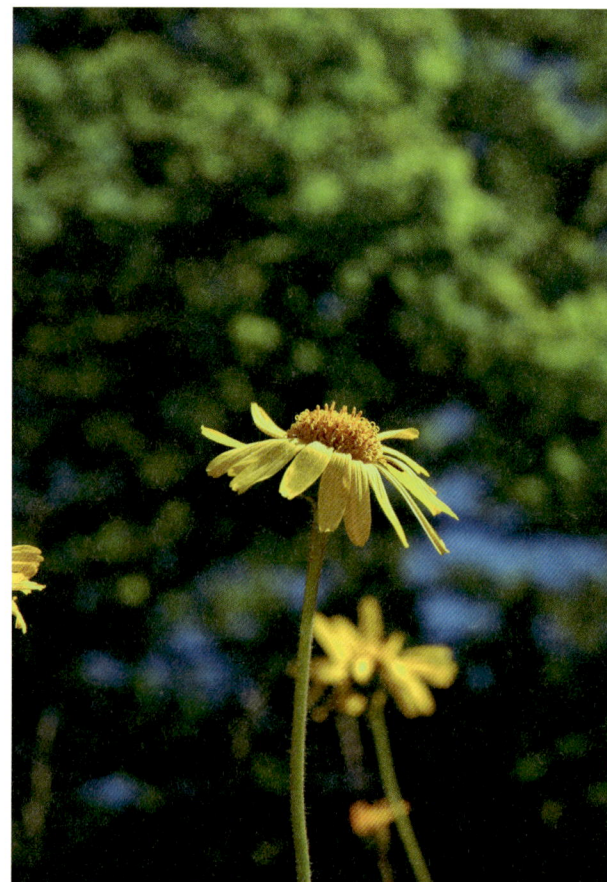

Abbildung 9-3 a: Arnika. *Foto: J. Georg.*

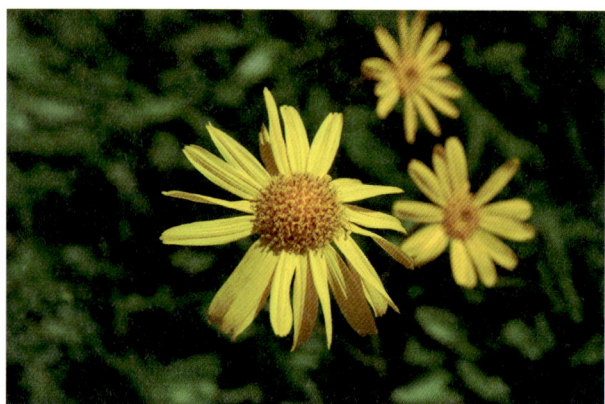

Abbildung 9-3 b: Arnika. *Foto: J. Georg.*

## 9.3 **Arnika**/Arnika montana L.

(Abb. 9-3)

Korbblütlergewächse, Asteraceae

▸ **Arzneilich verwendete Pflanzenteile**
Arnikablüten, Arnicae flos

▸ **Hauptinhaltsstoffe**
Sesquiterpenlaktone, Flavonoide, ätherisches Öl, Phenylcarbonsäuren.

▸ **Hauptwirkungen**
*Äußerlich:* entzündungshemmend, schmerzlindernd, antiseptisch, keim- und pilzwidrig und durchblutungsfördernd, abschwellend auf Ödeme und Hämatome lindert Venenleiden (Ödeme, Schweregefühl in den Beinen, Jucken) und reduziert bei rheumatischen oder neuralgischen Schmerzzuständen deutlich Schmerz und Gelenksteifigkeit.

▸ **Leichte Neben- und Reizwirkungen/ Gegenanzeigen**
Allergie-Gefahr; offene Wunden dürfen nicht mit Arnikazubereitungen behandelt werden! Arnica-montana-Sorten spanischer Herkunft (Hersteller fragen; sind in Salben verschiedener Hersteller enthalten) besitzen eine wesentlich geringere bis keine allergene Potenz. Sie sind nach heutigem Kenntnisstand sogar eher antiallergisch als allergisierend, denn sie enthalten wenig allergieauslösendes Helenalin. Bei Kindern sollte aus Gründen der Nutzen-Risikoabwägung Arnika-Tinktur nicht oder höchstens solche aus spanischen Arnikablüten angewendet werden.
*Hinweise:* Arnika-Auflagen nur äußerlich, kurzfristig und verdünnt (1 : 10) anwenden. Unverdünnte Arnikatinktur nur zu kleinstflächigen Pinselungen. Nicht auf vorgeschädigter Haut, sonst sind schwere Hautreizungen möglich. Nicht bei Korbblütler-Allergie.

▸ **Indikationen**
*Innerlich:* nicht anwenden!
*Äußerlich:* bei Schwellungen, Quetschungen, Blutergüssen, Verstauchungen, Muskel- und Gelenkschmerzen, entzündlichen Prozessen wie

Furunkel, Panaritium, Phlegmone, infizierten geschlossenen Wunden, entzündlich-geschwollenen schmerzhaften rheumatischen Beschwerden (Arthritis). Oberflächliche Venenentzündungen, beginnende Lymphangitis, entzündliche Schwellung nach Insektenstichen
*Traditionell angewendet*: bei Menstruationsbeschwerden, Rheuma, Frostbeulen; feuchtwarme Arnika-Kompressen auf die Herzgegend bei leichten pektanginösen Beschwerden

▶ Anwendungsarten
*Äußerlich*: Umschläge aus Tee oder verdünnter Tinktur (1 EL Tinktur auf $^1/_4$ l Wasser), Salben, Öl.
*Teezubereitung* (für Umschläge): 1 – 2 TL (2 – 3 g Droge), Arnikablüten mit 1 Tasse kochendem Wasser überbrühen u. 5 – 10 Min. ziehen lassen.

▶ Anwendungsempfehlung
  laut Kommission E
*Zur äußerlichen Anwendung bei Verletzungs- und Unfallfolgen, z. B. bei Hämatomen, Distorsionen, Prellungen, Quetschungen, Frakturödemen, bei rheumatischen Muskel- und Gelenkbeschwerden. Entzündungen der Schleimhäute von Mund und Rachen, Furunkulose und Entzündungen als Folge von Insektenstichen; Oberflächenphlebitis*
*Dosierung: Aufguss 2 g Droge auf 100 ml Wasser. Tinktur: für Umschläge die Tinktur 3 – 10fach mit Wasser verdünnen. Salben mit 20 – 25 % Tinktur. Arnikaöl: Auszug aus 1 Teil Droge und 5 Teilen fettem Pflanzenöl; Salben mit max. 15 % Arnikaöl.*

Arnika montana ist eine Tochter der Berge und wächst bevorzugt auf mageren Bergwiesen. Ihr goldgelber Blütenkopf sieht immer ein wenig vom Bergwind zerzaust aus, daran ist sie gut zu erkennen. Sie ist geschützt und darf nicht gesammelt werden.

Geheimrat Goethe schätzte die Arnika sehr. Er litt im Alter an koronaren Durchblutungsstörungen und nahm regelmäßig Arnikatropfen ein. Aufgrund zahlreicher Nebenwirkungen wie z. B. Herzrhythmusstörungen hat Arnika allerdings keine positive Monographie für die innerliche Einnahme bekommen.

Ihre große Heilkraft hat sich dafür vielfach bei Wunden und Traumen bewährt und ist hier unbestritten und unübertroffen; sie galt als ein «Panacea lapsorum», ein Allheilmittel. Pfarrer Kneipp stellte sie an die erste Stelle der Heilmittel bei Verwundungen. Dieser Anwendungsbereich gilt bis heute. Arnika sorgt für eine schnelle Heilung bei stumpfen Traumen, Wunden und Verletzungen, fördert die Durchblutung, lindert Rheumaschmerzen und Venenleiden. Im Jahr 2001 wurde Arnica montana zur *Heilpflanze des Jahres* gekürt, nachdem neue Forschungsergebnisse cortisonähnliche, entzündungshemmende Eigenschaften aufzeigen konnten.

▶ Bewährte Arnika-Rezepte
**Arnikagel** bei Nagelbettentzündung (Panaritium) dünn auftragen

**Gekühltes Arnikagel** (im Kühlschrank) lindert zuverlässig die Schmerzen und wirkt abschwellend bei entzündlich-schmerzhaften (rheumatischen) Zuständen, ebenso wirkt 1 EL Arnikagel mit 250 g Magerquark vermischt. Bei Fingerpolyarthrose wiesen neuere Forschungen nach, dass Arnika cortisonähnliche entzündungshemmende Eigenschaften besitzt: schon in kleinsten Konzentrationen hemmen die Sesquiterpenlaktone das so genannte NF-kappaB, einen zentralen Entzündungsmediator, worauf die entzündlichen Vorgänge gleich ganz zu Beginn blockiert werden – wie es dem bekanntesten Entzündungshemmer, dem Cortison, entspricht.

**Arnika-Fingerbäder** lindern bei Panaritium die Schmerzen: 2 EL Schmierseife in $^1/_4$ l Arnikatee (oder in 1 EL Arnikatinktur mit $^1/_4$ l heißem Wasser vermengt) auflösen. 10 – 15 min lang so heiß wie möglich den betroffenen Finger darin baden.

**Arnikatee** als Auflage: Bei unblutigen Verletzungen (Bluterguss, Prellung, Zerrung oder Quetschung) oder bei Schwellungen nach Knochenbrüchen, bei Venenleiden, oberflächlichen Venenentzündungen und beginnender Lymphangitis.

**Arnikatinktur** bei entzündlich-schmerzhaften (rheumatischen) Zuständen: 1 EL Arnikatinktur mit $^1/_4$ bis $^1/_2$ l Wasser vermengen, auftragen.

Oder ein Leinentuch mit Tinktur oder Tee tränken und mit einem trockenen Wolltuch umhüllt, max. 30 min auf dem Gelenk belassen. Wenn sich das Tuch zu erwärmen beginnt ($^1/_4$ bis $^1/_2$ Std.) abnehmen. Die durchblutungsfördernden, entzündungs- und schwellungshemmenden Eigenschaften lindern rasch die entzündeten schmerzhaften Stellen im Gelenk oder Muskel.

Bei **Abszess, Furunkel** oder **Insektenstich** Arnikatinktur (pur oder leicht verdünnt) direkt auf die betroffene Stelle, (aber nicht zusätzlich auf die umliegende Haut!) aufgebracht, wirkt intensiv entzündungshemmend. Bei entzündeten Insektenstichen einen Umschlag mit verdünnter Arnikatinktur (1:10, evtl. mit Quark gemischt) anlegen.

# 9.4 **Beinwell**/Symphytum officinale L. (Abb. 9-4)

Borretschgewächse, Boraginaceae

▸ **Arzneilich verwendete Pflanzenteile**
Wurzelstock

▸ **Drogenbezeichnung**
Beinwellwurzel(stock), Symphyti radix

▸ **Hauptinhaltsstoffe**
Beinwell ist die Pflanze mit dem höchsten Allantoingehalt: in der Wurzel von Januar bis März 3 %, ab April in den Blättern mit 0,15 %, während der Blütezeit bis 1,3 % Allantoin. Beinwell enthält 5 % Gerbstoffe, reichlich Schleim, Phytosterine, Cholin, Harze, Spuren ätherischer Öle, Kieselsäure, (unerwünschte) Pyrrolizidinalkaloide. Seit 1996 gibt es pyrrolizidinalkaloidfreie (P.A.-freie) Zuchtsorten.

▸ **Hauptwirkungen**
schnell schmerzlindernd, entzündungshemmend, abschwellend, fördert rasche Beweglichkeit nach stumpfen Traumen (manchmal innerhalb weniger Minuten, wie jüngste wissenschaftliche Forschungsarbeiten belegen).

   Allantoin fördert die Zellneubildung, Regeneration und Granulation von Gewebe und entzündeter Schleim- und Knochenhaut, besonders die Kallusbildung. Cholin erweitert die Arteriolen und führt zu einer besseren Durchblutung, wodurch Abbauprodukte schneller abtransportiert werden. Schleim und Gerbstoffe fördern die Wundheilung, wirken wundreinigend und lokal reizmildernd.

▸ **Nebenwirkungen/Gegenanzeigen**
Nicht bekannt. Die Anwendung darf nur äußerlich und auf intakter Haut erfolgen. Nicht länger als 4 – 6 Wochen im Jahr. (Obwohl P.A. bei topischer Anwendung nicht in den Blutkreislauf gelangen, wurden Anwendungsdauer und tägliche Applikationsmenge vorsorglich durch die Kommission E eingeschränkt). P.A.-freie Zubereitungen unterliegen diesen Begrenzungen nicht.

   Anwendung in der Schwangerschaft nur nach Rücksprache mit dem Arzt.

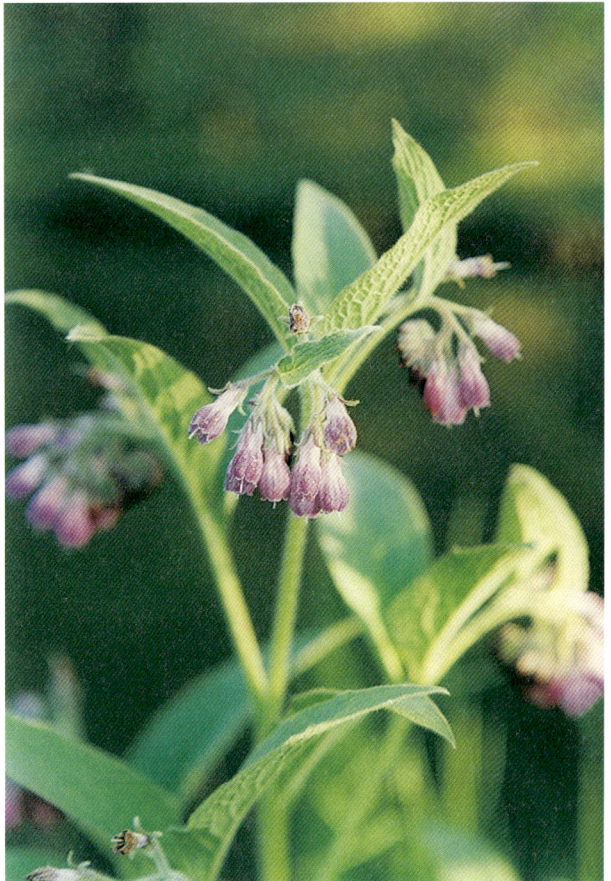

Abbildung 9-4: Beinwell. *Foto: A. Sonn.*

▸ **Anwendungen**
Beinwell gilt als «Arnika der Knochen, Gelenke und Sehnen» und gehört in jede Sporttasche, Haus- und Reiseapotheke sowie in Alters- und Pflegeheime, wo Stürze häufig vorkommen und auf orthopädische, chirurgische und geburtsheilkundliche Stationen. Bei schlecht heilenden unblutigen, stumpfen Verletzungen wie Verstauchungen, Verrenkungen, Zerrungen, Prellungen, Quetschungen, Schwellungen und Blutergüssen. Bei (Sport)Unfällen, Knochenbrüchen, Gelenk- und Muskelschmerzen, Sehnenscheiden- und Schleimbeutelentzündung, Nagelbettentzündung, Furunkel und Venenentzündung. Ischiasbeschwerden, Nerven- und Gelenkschmerzen, Thrombophlebitis und Lymphknotenschwellungen. Ulcus cruris, Fersenriss, Neurodermitis und Schuppenflechte. Bei schlecht heilenden

Dammschnittwunden – wenn die Wunde nicht mehr offen ist – zeigt sich Beinwellsalbe als besonders heilungsfördernd, weil sie das Gewebe elastisch hält und eine gute Vernarbung fördert.

In einer prospektiven Multizenterstudie konnte gezeigt werden, dass Beinwell nicht nur bei stumpfen Traumen des Bewegungsapparates geeignet ist, sondern auch schmerzhafte muskuläre Verspannungen (Myogelosen) rasch lindert: Rücken-, Ruhe- und Bewegungsschmerz sowie die Druckdolenz besserten sich um etwa die Hälfte, und die Dauer der Morgensteifigkeit ging von 20 auf 3 min zurück.

▸ Anwendungsarten

**Innerlich:** die Kommission E befürwortet die Einnahme aufgrund der karzinogenen Pyrrolizidinalkaloide nicht.

**Äußerlich:** Salben, Pasten und Umschläge, nur auf intakter Haut.

▸ Anwendungsempfehlung
  laut Kommission E

**Äußere Anwendung:** *Prellungen, Zerrungen, Verstauchungen.*

**Dosierung:** *Salben oder andere Zubereitungen zur äußeren Anwendung mit 5–20 % getrockneter Droge.*

*Die pro Tag applizierte Dosis darf nicht mehr als 100 µg Pyrrolizidinalkaloide mit 1,2 ungesättigtem Necingerüst einschließlich ihrer N-oxide enthalten.*

**Tagesdosis:** Salben mit 5–20 % getrockneter Droge

Beinwell hat sich als «Knochen-Heilerin» ihren Namen gemacht: «Bein» von althochdeutsch «Gebeine, Knochen» und «well» von «wallen, zusammenwachsen»; deshalb auch der Volksname Wallwurz. Ihre regenerationsfördernden Eigenschaften ließen den Apotheker ZWINGER im 18. Jahrhundert folgende Empfehlung schreiben: «Wenn man diß Kraut sammt der Wurzel im Wasser zu einem Bade wohl siedet und bißweilen die jungen Wittweiber, welche gerne wieder heyrathen wollen, darinnen badet, so werden sie wieder gleich als die Jungfrauen.»

«Die Wurzel zerstoßen und übergelegt heilet die brüch», wie Leonhadt Fuchs 1543 in seinem New Kreutterbuch berichtete. Die wundheilenden, granulations- und regenerationsfördernden Eigenschaften schätzt man heute besonders in der Sportmedizin. Klinische Daten über die kallusfördernde Wirkung bei Frakturen existieren zwar noch nicht, aber die Erfahrungsmedizin beschreibt ausgesprochen viele positive Ergebnisse. Die Wirksamkeit und Verträglichkeit von Beinwellwurzelextrakt (Kytta-Salbe) bei Sprunggelenksdistorsionen wurde kürzlich in einer Studie untersucht: Hier stellte man vor allem den schnellen Rückgang von Schmerzen und Schwellung fest sowie die rasche Gelenkmobilität. Auch bei dem eher schwierig zu behandelnden Ulcus cruris haben sich Beinwellanwendungen als Fußbad oder Breiauflage bewährt [sind aber gängigen Hydrokolloidverbänden in ihrer Wirkung unterlegen. Anm. d. Lek.].

▸ Bewährte Beinwell-Rezepte für die
  Hausapotheke

**Beinwellsalbe.** 100 g gereinigte und zerkleinerte frische Wurzeln in einen Topf geben, mit 500 ml kalt gepresstem Olivenöl auffüllen und unter stetem Rühren die Masse 30 min lang bis maximal 70 °C erwärmen. Danach absieben, das heiße Auszugsöl gleich wieder in den Topf geben, 50 g Bienenwachs (Apotheke) zufügen und schmelzen lassen. Anschließend den Topf vom Herd nehmen und die noch flüssige Salbe in kleine Salbendöschen (Apotheke) füllen; nach dem Erkalten den Deckel schließen und die Salbe beschriften; sie ist 1 Jahr haltbar.

**Beinwell-Tinktur.** Ein Weißglas mit gereinigten und zerkleinerten frischen Wurzeln füllen und bis an den Rand mit 45 %-igem Alkohol bedecken. Vier Wochen stehen lassen und regelmäßig schütteln. Danach die braune, gelartige Flüssigkeit in dunkle Tropffläschchen abfüllen und etikettieren. Nur äußerlich anwenden für Einreibungen und Umschläge.

# 9.5 **Birke**/Betula pendula ROTH
(Abb. 9-5)

Birkengewächse, Betulaceae

▶ **Arzneilich verwendete Pflanzenteile**
Blätter

▶ **Drogenbezeichnung**
Birkenblätter, Betulae folium

▶ **Hauptinhaltsstoffe**
etwa 2% Flavonglykoside, Saponine, 0,05–0,1% ätherisches Öl, Harze, Gerbstoffe, Bitterstoffe, Salizylate, Ascorbinsäure und Mineralien wie Kalium und Calcium

▶ **Hauptwirkungen**
harntreibend (entwässernd) mit sogenanntem aquaretischen Effekt; stoffwechselfördernd

▶ **Nebenwirkungen/Gegenanzeigen**
keine Durchspülungstherapie bei Ödemen infolge eingeschränkter Herz- oder Nierentätigkeit.
*Hinweis:* Bei einer Durchspülungstherapie auf reichliche (zusätzliche) Flüssigkeitszufuhr achten, um die gelösten Giftstoffe auch in Lösung bringen und ausscheiden zu können: zusätzlich zu den 3–5 Tassen Birkenblättertee/Tag 2 l dünne Flüssigkeit (verdünnte Gemüse- oder Obstsäfte, dünne Brühen, dünne Kräutertees, heißes Wasser) trinken.

▶ **Anwendungen**
*Innerlich:* zur Durchspülungstherapie bei Blasenentzündung und Bakteriurie, rezidivierende Harnwegsinfekte, Reizblase sowie bei Nierengrieß und zur Verhütung von Harnsteinbildung (der verdünnte Harn und die verkürzte Verweildauer verhindern eine Vermehrung der Keime und erleichtern dadurch die Ausscheidung von Keimen und Harngries); zur unterstützenden Behandlung rheumatischer Erkrankungen und Hautleiden und für die Frühjahrskur
*Äußerlich:* bei Haarausfall und Schuppen.
*Volksmedizin:* als stoffwechselfördernde Frühjahrskur («Blutreinigungsmittel») bei rheumatischen Erkrankungen, Gicht und Hautkrank-

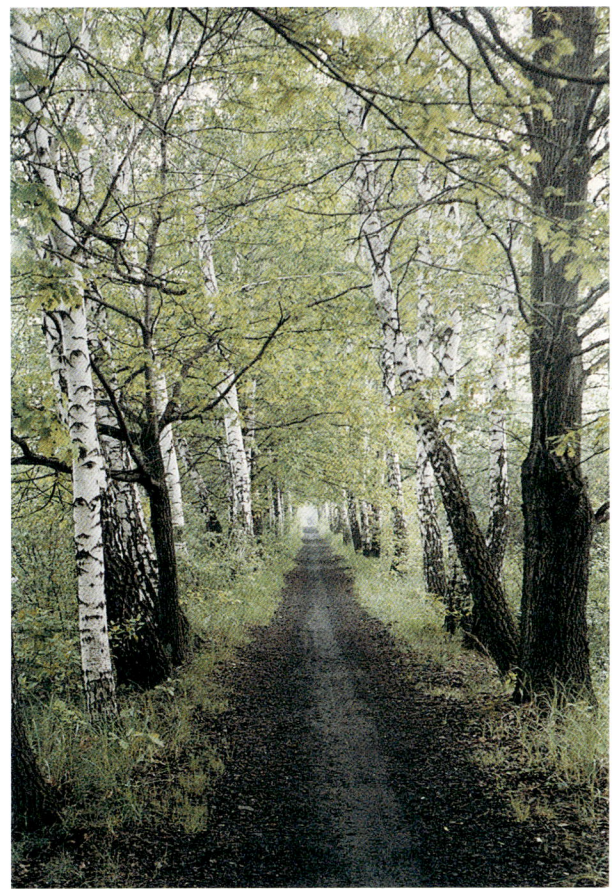

Abbildung 9-5a: Birke. *Foto: A. Sonn.*

heiten. Weil Birkenblätter den Stoffwechsel anregen und dadurch körpereigene Entgiftungsfunktionen unterstützen, bessern sich rheumatische Beschwerden und Hautleiden, weil auch im Bindegewebe abgelagerte Stoffwechselendprodukte und Toxine mobilisiert und vermehrt über die Nieren ausgeschieden werden.

▶ **Anwendungsarten**
*Innerlich:* Tee, Frischpflanzenpresssäfte, Fertigpräparate
*Äußerlich:* Haarwasser, Shampoo
*Teezubereitung:* 2 TL Droge (2 g) mit 1 Tasse heißem Wasser übergießen, 15 min ziehen lassen; mehrmals täglich 1 Tasse bis zur Gesamtmenge von 1 l trinken

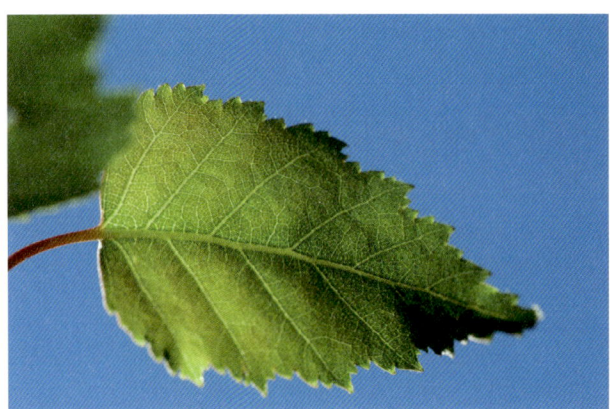

Abbildung 9-5b: Birkenblatt. *Foto: J. Georg.*

▶ **Anwendungsempfehlung
   laut Kommission E**

*Zur Durchspülung bei bakteriellen und entzünd-
lichen Erkrankungen der ableitenden Harnwege
und bei Nierengrieß; zur unterstützenden Behandlung rheumatischer Beschwerden*
**Dosierung:** *mittlere Tagesdosis mehrmals täglich
2 – 3 g Droge*

Die Birke ist das Symbol des wiedererwa-
chenden Lebens, des Frühlings und der Jugend-
lichkeit. Dieser Baum mit seinem leuchtend weißen, schwarzborkigen Stamm hatte sich schon
kurz nach der Eiszeit im Norden angesiedelt. Er
war Römern und Griechen unbekannt – die
Birke ist ein Baum der indogermanischen Völker. Der älteste Kaugummi der Weltgeschichte
mit dem 9000 Jahre alten Zahnabdruck eines
Steinzeitmenschen zeugt davon – er ist aus Bir-
kenharz und wurde in Schweden gefunden.

Die luftgepolsterte, Wasser abweisende, vor
Fäulnis und Verwesung geschützte *Birkenrinde*
ist ein guter Kälteschutz und in Lappland gebräuchlich zur Dachisolierung. Aus der Rinde,
weich wie Leder, fertigen die Lappen Umhänge,
Matten oder Taschen an, und die Indianer
Nordamerikas ihre federleichten Kanus. Aus
dem weichen Kambium bereiteten sie in Notzeiten essbare, Vitamin-C-reiche Nahrung, die sogenannten «Trapperspaghetti». Die zarte weiße
Innenrinde dient als «Baumpapier» und manchmal auch als Pflaster zur Wundheilung. Dass die
Birkenrinde noch mehr zu bieten hat, wurde

erst neuerdings (in klinischen Studien in Bezug
auf Psoriasis) neu erforscht. Dank ihres Gehaltes
an harzigem kampferartigem «Betulin» ist sie
praktisch unverweslich. Eisige Kälte und intensive Sonneneinstrahlung beantwortet sie mit
Schichten besonders dickwandiger Korkzellen
und dazwischen mit dünnwandigen Zellen,
die, wenn man die Rinde vom Stamm abzieht,
aufreißen und ein weißes staubfeines, leicht
harziges Pulver freilegen, das Betulin (bis zu
22 %). Betulin wirkt gegen Bakterien, Pilze und
Viren, entzündungshemmend, wundheilend,
zellwachstumshemmend, antitumoral und fördert die Differenzierung von Hautzellen. Betulin, mit Wasser und Öl zu einer «Birkencreme»
verarbeitet (Imlan, ohne Konservierungsmittel
und Emulgatoren!) wird neuerdings bei Schädigungen der Haut durch Sonnenlicht, bei Ekzemen, als Basispflege bei Neurodermitis und Psoriasis und zur Wundheilung eingesetzt. Beste
Erfahrungen konnte man schon (in der Uni-
Hautklinik in Freiburg/Prof. Dr. Schempp) bei
aktinischen Keratosen sowie bei selbst ausge-
dehnter Intertrigo machen.

Im 16. Jahrhundert wurde die Birke «Nieren-
baum» genannt. Mit ihren harntreibenden, entzündungshemmenden Inhaltsstoffen regt sie die
Nierenfunktion an und führt zu einer vermehrten Wasser- und Salzausscheidung. Birkenblättertee wird als Durchspülungstherapie eingesetzt und zur unterstützenden Behandlung
rheumatischer Erkrankungen, bei Hautleiden
und für die Frühjahrskur. Der wässrige Extrakt,
also der Tee, zeigt gegenüber alkoholischen Auszügen die bessere Wirkung. Birkentee wirkt übrigens vor allem bei mangelnder Harnausscheidung, bei Gesunden lässt sich nur ein geringer
harntreibender Effekt erzielen.

▶ **Bewährte Birken-Rezepte**
**Frühjahrskur mit Birke.** Eine Frühjahrskur
wird zur Aktivierung der Stoffwechsel- und Entgiftungsfunktionen durchgeführt, bevorzugt bei
rheumatischen Erkrankungen und Hautleiden.
Für das Ausscheiden von Giften und Stoffwech-
selendprodukten sind die Ausscheidungsorgane
Niere, Leber, Darm und Haut zuständig. Die
Ausscheidungsorgane werden angeregt durch
den Stoffwechsel anregende Teemischungen. Sie

regen den Stoffwechsel an durch entsprechende Pflanzenwirkstoffe und die Flüssigkeitszufuhr. Dauer der Kur: 3 bis max. 10 Wochen.

**1 Teekur.** Je 20 g Birke, Brennnessel, Löwenzahn, Pfefferminze, Zitronenmelisse oder

Je 20 g Schafgarbe, Fenchel, Brennnessel, Stiefmütterchen, Goldrute

Zusätzlich 2 l Flüssigkeit trinken: Wasser oder dünne Tees (1 EL Kraut auf 1 Liter Wasser).

**2 Frischpflanzensäfte.** Aus Reformhaus oder Apotheke: Birke, Löwenzahn, Brennnessel, Kartoffel, Bärlauch. Frischpflanzensäfte verdünnt einnehmen im Verhältnis 1:5, d.h. 1 EL Saft und 5 EL Wasser, Apfelsaft oder Buttermilch.

*Dosierung:* mit 1–2 EL Frischsaft pro Tag beginnen und wöchentlich steigern um 1 EL bis zur Tagesgabe von 6 EL.

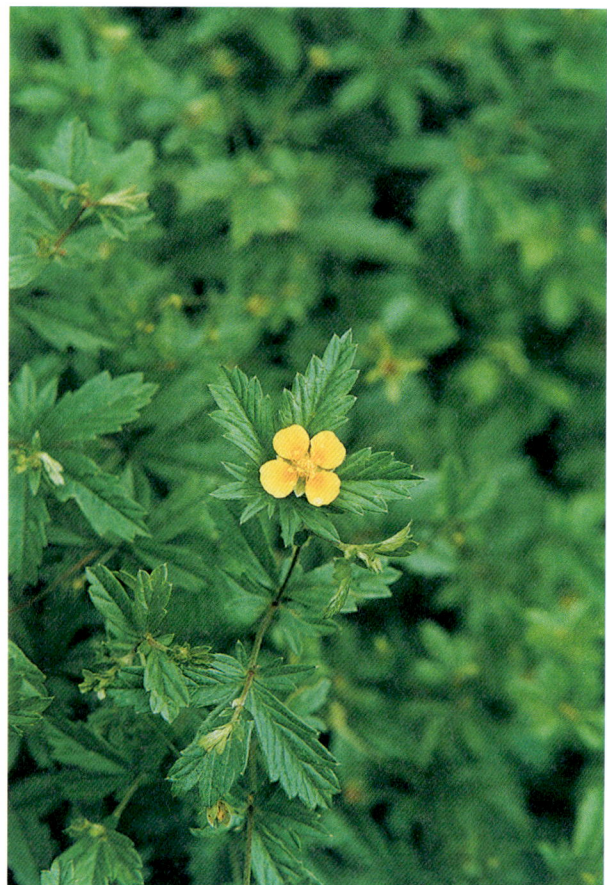

Abbildung 9-6a: Blutwurz. *Foto: A. Sonn.*

## 9.6  **Blutwurz**/Potentilla erecta

(Abb. 9-6)

Rosengewächse, Rosaceae

▶ **Arzneilich verwendete Pflanzenteile**
Wurzelstock

▶ **Drogenbezeichnung**
Tormentillwurzel(stock), Tormentillae rhizoma

▶ **Hauptinhaltsstoffe**
20 % Catechin-Gerbstoffe, Flavonoide, Tormentosid als Leitsubstanz, Phenolcarbonsäuren, Harze, ätherische Öle

▶ **Hauptwirkungen**
zusammenziehend, stopfend, blutstillend, entzündungshemmend, schweißhemmend, keimwidrig, schmerz- und krampflindernd

▶ **Nebenwirkungen/Gegenanzeigen**
Bei empfindlichen Personen können Magenreizungen und Erbrechen auftreten.
   Keine Gegenanzeigen bekannt. Durchfall bei Säuglingen und Kleinkindern bedarf auf alle Fälle ärztlicher Kontrolle.

▶ **Anwendungen**
*Innerlich*: bei Durchfallerkrankungen (auch blutiger, kolikartiger Durchfall)
*Äußerlich*: bei Entzündungen des Mund- und Rachenraumes, Zahnfleischbluten, nässenden Ekzemen, Hämorrhoiden, Fußpilz, Verbrennungen, Frostbeulen, schlecht heilenden Wunden und übermäßiger Schweißbildung

▶ **Anwendungsarten**
*Innerlich:* als Tee, Tinktur, pulverisierte Droge (z. B. in Rotwein), Fertigpräparate
*Äußerlich:* Pinselung, Gurgelmittel, (Teil-) Bäder und Tee-Umschläge (gut als Auflage bei oberflächlichen, blutenden Wunden zur raschen Blutstillung).
*Teezubereitung:* $^1/_2$ TL (1,5−2 g Droge) mit 1 Tasse kaltem Wasser kurz (max. 5 min) aufkochen, sofort abgießen. 3−4-mal täglich 1 Tasse trinken. Bei der Teezubereitung darauf achten, dass Blutwurz nur kurz gekocht wird. Längeres Kochen führt zur Hydrolyse der Gerbstoffe und zu verminderter Gerbwirkung!
*Hinweise:* Sollten Durchfälle länger als 3−4 Tage anhalten, ist ein Arzt aufzusuchen.
   Die Anwendung ist auf 3−7 Tage zu beschränken, da sonst die Schleimhaut des Darmes zu stark austrocknet.

▶ **Anwendungsempfehlung
   laut Kommission E**
*Unspezifische, akute Durchfallerkrankungen; leichte Schleimhautentzündungen im Mund- und Rachenraum*
*Dosierung: Tagesdosis 4−6 g Droge*

Die Blutwurz ist verbreitet von der Ebene bis zum Hochgebirge: sie gedeiht in lichten Wäldern, auf Magerwiesen, aber ebenso in Hoch- und Flachmooren. Alle Rosengewächse, auch das der Blutwurz am nächsten verwandte Gänsefingerkraut und das Fünffingerkraut, haben 5 Blütenblätter. Nur die Blutwurz hat als Ausnahme unter den «Rosenkindern» lediglich 4 kleine gelbe herzförmige Blütenblättchen, wie eine starke Konzentration auf das Wesentliche, auf das Zusammenziehende, das sich im verdickten Wurzelteil, dem Rhizom, fortsetzt. Name und Beiname verweisen auf ihre Heilkraft: die «blutrote» Wurzel (sie läuft erst nach dem Aufschneiden rot an) stillt Blutungen. Ihr Beiname «Tormentill» kommt vom Lateinischen «tormentum», Kolik und weist auf die schmerzlindernde Wirkung bei Koliken hin.

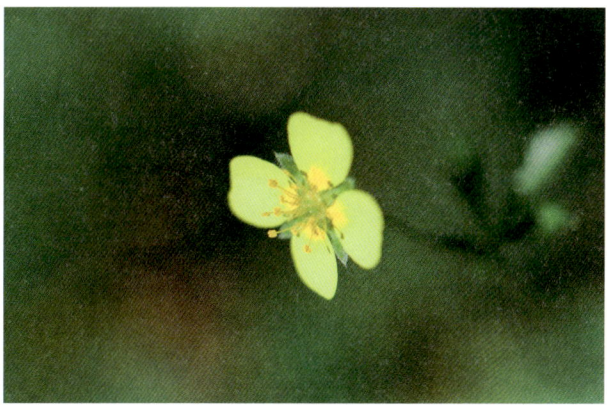

Abbildung 9-6 b: Blutwurz. *Foto J. Georg*

20 % Gerbstoffe lassen die Blutwurz zur «*Gerbstoffdroge Nummer eins* in Deutschland» werden: Mit ihren zusammenziehenden, blutstillenden, antiseptischen und krampflindernden Eigenschaften wird sie vor allem bei blutigem, kolikartigem Durchfall eingesetzt, bei Ruhr, Sommerdiarrhoe und anderen infektiösen Darmerkrankungen sowie für alle Durchfallerkrankungen, die keiner antibiotischen Therapie bedürfen. Die zusammenziehenden Gerbstoffe bilden an der geschädigten Darmschleimhaut eine verdichtete und schützende Membran, so dass Wasserverluste bei Durchfällen vermindert werden und gleichermaßen Toxine weniger gut resorbiert werden können. Außerdem wirken sie entzündungshemmend und antiseptisch (bakteriostatisch, pilzhemmend, antiviral), so dass die verursachenden Keime direkt angegangen werden. Bei Durchfall in Urlaubsländern sollte immer Blutwurztinktur im Reisegepäck dabei sein oder auch das Rhizompulver, von dem mehrmals täglich 1 Mokkalöffel eingenommen wird. Bewährt hat sich auch, vor allem bei Durchfällen im Alter, die löffelweise Anwendung in trockenem (gerbstoffreichem!) Rotwein (2–4 g Pulverdroge aufgeschwemmt auf 100 ml Wein).

Normalerweise kommen Gerbstoffe schon im Magen zur Wirkung und können die Schleimhaut angreifen, so dass es zu Magenbeschwerden kommt. Tormentill-Gerbstoffe sind an Eiweiße gebunden und werden nur langsam, dafür länger anhaltend abgegeben. Sie besitzen also eine Depotwirkung und schädigen die Magenschleimhaut nicht.

2003 wurde eine Blutwurz-Studie bei aktiver *Colitis ulcerosa* an der Ambulanz für Naturheilverfahren in Freiburg durchgeführt. Dabei kam es in 70 % der Fälle unter der Behandlung mit einem Blutwurz-Präparat zu einer Verminderung bzw. Normalisierung der Stuhlfrequenz und Besserung der Beschwerden. In einigen Fällen konnte unter Einsatz des Präparates die Behandlung mit Steroiden (Cortison) reduziert oder vermieden werden. Nach den bisherigen Erfahrungen ist das Blutwurz-Präparat ausgezeichnet verträglich; nur ganz gelegentlich kann es zu Magenbeschwerden kommen. Andere Nebenwirkungen sind bisher nicht bekannt.

▶ **Bewährte Blutwurzel-Rezepte**
**Tinktur für innerlich und äußerlich und für «alle Fälle».** Ein Schraubglas zu einem knappen Drittel mit gesäuberten, ganz klein geschnittenen Wurzeln füllen und mit 50 %igem Alkohol übergießen. Drei Wochen auf dem Fensterbrett stehen lassen. Täglich schütteln, danach in Tropffläschchen abseihen.

Blutwurz-Tinktur sollte in jeder Urlaubs-Notfallapotheke sein, besonders natürlich wenn es in südliche Länder geht, wo «*Montezumas Rache*» in Form von Durchfallbakterien wartet. In solchen Fällen 3–5-mal täglich 10–30 Tropfen Tinktur einnehmen.

Die Tinktur eignet sich auch (verdünnt) zum Gurgeln bei *Mundschleimhautblutungen,* oder zum Spülen bei Druckstellen, wie sie durch Zahnprothesen entstehen sowie bei Aphthen oder Entzündungen am Zahnfleisch oder (unverdünnt) für Pinselungen bei *Fußpilz:* Blutwurz wirkt durch den starken Gerbstoffgehalt fungizid, d.h. gegen Pilze, weil er zusätzlich das feuchte Milieu austrocknet. Bei oberflächlichen Verbrennungen 1. und 2. Grades und bei Sonnenbrand kommt eine 1:1 verdünnte Tinktur zum Einsatz; bei nässenden Wunden eine 1:10 verdünnte Tinktur zur Wundwaschung.

# 9.7 Große Brennnessel/
Urtica dioica L.
## Kleine Brennnessel/Urtica
urens L. (Abb. 9-7)

Brennnesselgewächse, Urticaceae

▶ **Arzneilich verwendete Pflanzenteile**
Blühendes Kraut, Samen, Wurzeln

▶ **Drogenbezeichnung**
Brennnesselkraut, Urticae herba
Brennnesselsamen, Urticae semen
Brennnesselwurzel, Urticae radix

▶ **Hauptinhaltsstoffe**
*Kraut:* Chlorophyll, Mineralstoffe (Kieselsäure, Eisen, Kalium- und Calciumsalze), Vitamin C, organische Säuren (Ameisen- und Essigsäure), biogene Amine (Histamin, Acetylcholin und Serotonin) und Flavonoide
*Wurzeln:* Gerbstoffe, Phytosterole, Urtica-Agglutinine, Polysaccharide
*Samen*: essentielle Fettsäuren, Mineralien, Vitamin E, Phytohormone

▶ **Hauptwirkungen**
*Kraut:* harntreibend, entzündungshemmend, stoffwechselanregend, durchblutungsfördernd, blutbildend, entgiftend, harnsäureabführend, milchbildend und vitalisierend
*Wurzel:* lindert Prostataadenombeschwerden, immunmodulierende Eigenschaften

▶ **Nebenwirkungen/Gegenanzeigen**
Keine bekannt. Gegenanzeigen: Ödeme infolge eingeschränkter Herz- oder Nierenfunktion.

▶ **Anwendungen**
*Innerlich, Kraut:* zur Anregung des Stoffwechsels (zu «Frühjahrskuren» und als Bestandteil sogenannter «Blutreinigungsmittel»), bei entzündlichen rheumatischen Beschwerden und bei Arthroseschmerz mit Gelenksteifigkeit, Gicht und Hautkrankheiten. Bei Erkrankungen der Harnwege, z.B. bei Nieren- und Harngrieß. Bei leichten Anämien (neue Untersuchungen bestätigten

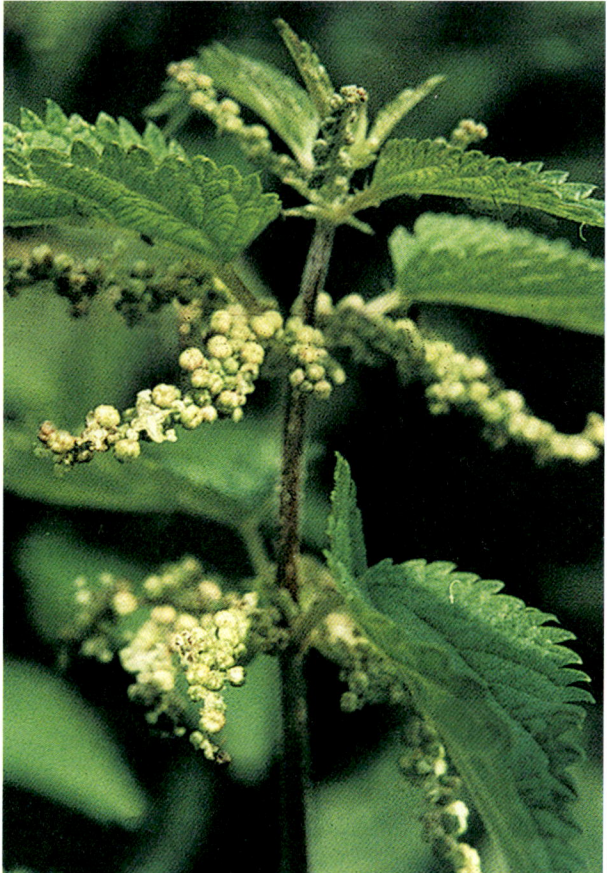

Abbildung 9-7a: Brennnessel. *Foto: U. Bühring.*

eine blutbildende Wirkung), bei Erschöpfungszuständen und in der Rekonvaleszenz.
*Innerlich, Wurzel:* bei Prostatavergrößerung; Urtica verbessert die Symptome der gutartigen Prostatahyperplasie, führt zu einer Erhöhung des Miktionsvolumens sowie zu einer Erniedrigung der Restharnmenge.
*Innerlich, Samen:* als vitalisierende Zutat und als Aphrodisiakum. (Ovid mischte sie damals 1:1 mit schwarzem Pfeffer).
*Äußerlich:* Spiritus bei neuralgischen, arthrotischen und rheumatischen Schmerzen, Lumbago, Ischialgie, Sehnenscheidentzündungen und Zerrungen. Essigaufguss als Haarwuchsmittel und gegen Schuppen.
*Volksmedizin:* zur Anregung der Milchbildung. Frischpflanzenpresssaft oder Tee bei Galle- und Leberbeschwerden; Samen zur Vitalisierung und

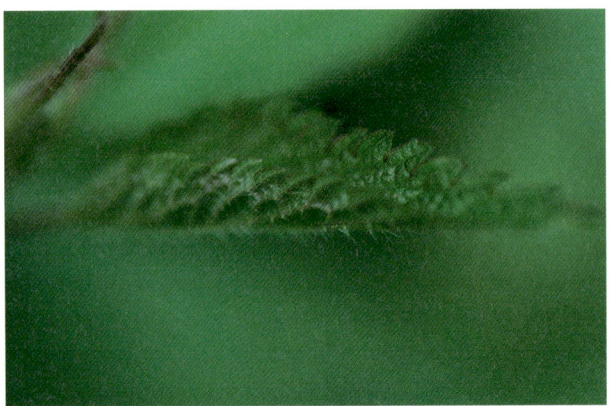

Abbildung 9-7 b: Brennnessel-Brennhaare. *Foto: J. Georg.*

als Aphrodisiakum. Traditionsreich ist die sogenannte «Urtikation», eine Radikalkur, die von schmerzgeplagten, an Arthrose leidenden Menschen gelobt wird. Dabei wird mit Brennnesselkraut auf die betroffenen Regionen geschlagen: 1-mal täglich an 2–3 aufeinanderfolgenden Tagen, danach 2–3 Tage aussetzen. In dieser Zeit sollte man sich nicht waschen, weil sonst das intensive wohltuende, stunden-/tagelang anhaltende Wärmegefühl wieder in Brennen übergeht.

▸ **Anwendungsarten**
*Innerlich:* Tee, Frischpflanzenpresssaft, «Brennnesselwasser», Mus, Wildgemüse, Fertigpräparate
*Äußerlich:* Spiritus, Shampoo, Urtikation
*Teezubereitung:* 1 TL Droge (1,3 g) mit 150 ml siedendem Wasser übergießen und 10–15 min bedeckt stehen lassen. 3–4-mal täglich 1 Tasse Tee.

▸ **Anwendungsempfehlung
   laut Kommission E**
*Kraut: Bei Einnahme und äußerer Anwendung: zur unterstützenden Behandlung rheumatischer Beschwerden*
*Bei Einnahme: zur Durchspülung bei entzündlichen Erkrankungen der ableitenden Harnwege und zur Vorbeugung und Behandlung von Nierengrieß (reichlich trinken!).*
*Dosierung: mittlere Tagesdosis 8–12 g Droge.*
*Wurzeln: Miktionsbeschwerden bei Prostataadenom Stadium I und II.*

Caesars Truppen sollen die Brennnessel in nordische Provinzen eingeführt haben. Noch 1918 zahlte die «Berliner Nesselanbaugesellschaft» hohe Prämien für Anbau und Ernte, denn es ging um die Versorgung des Heeres mit Unterbekleidung aus Nesselfasern.

Mit ihren stoffwechselfördernden, harntreibenden und harnsäureabführenden Wirkungen hat sie sich seit langem bewährt zur Durchspülung bei entzündlichen Erkrankungen der ableitenden Harnwege und bei Hautkrankheiten. Die verstärkte Wasserausscheidung beruht auf einer osmotischen Wirkung durch den hohen Mineralgehalt (K) und kommt nur in Verbindung mit reichlich Flüssigkeit zustande. Mit ihren milchbildungsfördernden, blutbildenden Eigenschaften empfiehlt sie sich besonders während Schwangerschaft und Wochenbett. Untersuchungen konnten auch die blutbildende Wirkung bei leichten Anämien bestätigen; das pflanzlich gebundene Eisen besitzt eine außergewöhnlich hohe Bioverfügbarkeit.

Die Brennnessel ist heute neu entdeckt und erforscht worden: Das blühende Kraut wirkt entzündungshemmend und schmerzlindernd und hat sich laut vielen Studien bewährt zur unterstützenden Behandlung bei rheumatischen Beschwerden – altes «Großmutterwissen», dessen wissenschaftliche Bestätigung immer noch zu wenig bekannt ist: in der Naturheilkunde gilt Brennnessel als wirksames «Phyto-Analgetikum»! Brennnessel bessert die Beweglichkeit, schützt die Gelenkknorpel und verhütet eine fortschreitende Zerstörung der Knorpel, indem sie körpereigene Botenstoffe (Zytokine) blockiert, die entzündliche und Knorpel zerstörende Prozesse auslösen.

Brennnesselwurzelextrakt ist ein bewährtes Mittel gegen Prostataadenom im Stadium I–II. Hier wird eine Langzeitanwendung empfohlen: 3-mal täglich 1 TL grob gepulverte Wurzel als Dekokt. Weniger bekannt ist, dass die krampflösende, entzündungshemmende und immunmodulierende Wurzel auch die Beschwerden einer Reizblase lindert und genauso eine abakterielle Prostatitis. Dieses Kraut gehört zu den großen Heilpflanzen!

Die Samen sind, wie der griechische Dichter Ovid vor 2000 Jahren berichtete, das beste Aphrodisiakum der Welt. Ovid mischte sie damals 1:1 mit schwarzem Pfeffer. Man kann sie auch einfach als vitalisierende Zutat aufs Butterbrot streuen.

Und ganz nebenbei ist die Brenn-Nessel seit Urzeiten bekannt als feines Wildgemüse und als stickstoffreiche Gabe im Biogarten.

### ▶ Brennnesseln «zur rechten Zeit» ernten

Die jungen zarten Blätter für Wildgemüse und harntreibenden Tee von März bis Juni sammeln; das blühende Kraut gegen rheumatische Beschwerden im Hochsommer zur Vollblüte, vormittags bei trockenem Wetter. Die Samen zur vitalisierenden Stärkung bei Erntereife August/September, und die Wurzeln gegen Prostatabeschwerden und Reizblase im März, oder besser noch im Oktober.

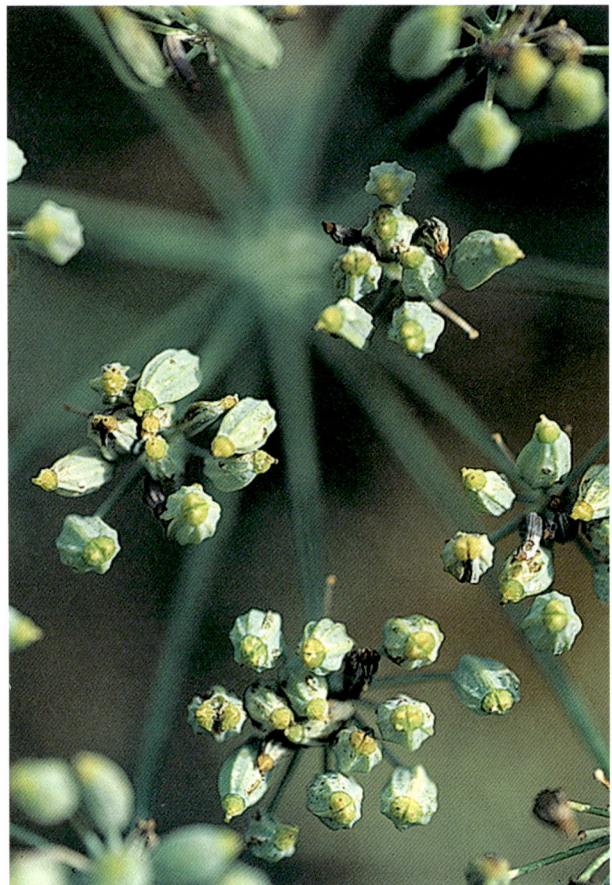

Abbildung 9-8: Fenchel. *Foto: U. Bühring.*

## 9.8 Fenchel/Foeniculum vulgare Mill. (Abb. 9-8)

Doldengewächse, Apiaceae (Umbelliferae)

▶ **Arzneilich verwendete Pflanzenteile**
Reife Frucht

▶ **Drogenbezeichnung**
Fenchelfrüchte, Foeniculi fructus
Fenchelöl, Foeniculi aetheroleum

▶ **Hauptinhaltsstoffe**
Enthält 2–5 % ätherisches Öl mit trans-Anethol und Fenchon, 12–28 % fettes Öl, 20 % Eiweiß, Flavonoide und wenig Cumarine

▶ **Hauptwirkungen**
Auswurf fördernd, schleimlösend, keimhemmend, entkrampfend, blähungshemmend, appetitanregend

▶ **Nebenwirkungen/Gegenanzeigen**
Für die Droge nicht bekannt. Ätherisches Fenchelöl kann in Einzelfällen allergische Haut- und Atemwegsreaktionen hervorrufen und sollte bei Schwangerschaft und für Säuglinge und Kleinkinder nicht angewendet werden.

▶ **Anwendungen**
*Innerlich:* als schleimlösendes Mittel bei Erkältungskrankheiten vor allem bei Kindern (Fenchelhonig), als krampflösendes und blähungshemmendes Mittel insbesondere bei Säuglingen und Kleinkindern, in Abführmischungen, um Gasansammlungen und schmerzhafte Darmkrämpfe zu verhindern. Zur Förderung der Milchbildung, zur Beruhigung, zur Appetitanregung (Aperitif) und als Geschmackskorrigens
*Äußerlich:* als Tee für Augenbäder (bei verklebten Augen oder Gerstenkorn) und Gurgelwässer, Öl, Salbe.
*Volksmedizin:* zusätzlich als Mittel zur Anregung der Milchproduktion und als harntreibendes Mittel; das Kraut als Breiumschlag bei Menstruationsbeschwerden und Brustdrüsenentzündungen

▶ **Anwendungsarten**
*Innerlich:* Tee, Fenchelhonig, Fenchelsirup, Aperitif, Fertigpräparate
*Äußerlich:* Tee, Breiumschläge, Gurgelwasser
*Teezubereitung:* 1 TL frisch gequetschte Fenchelfrüchte (2,5 g) mit 1 Tasse heißem Wasser überbrühen, 5 min bedeckt ziehen lassen. Mehrmals täglich 1–2 Tassen. Es ist wichtig, dass die Fenchelfrüchte immer direkt vor der Zubereitung zerkleinert (gemörsert) werden, sonst werden die wirksamen ätherischen Öle nicht freigesetzt!

▶ **Anwendungsempfehlung laut Kommission E**
*Früchte und ätherisches Öl: Dyspeptische Beschwerden wie leichte, krampfartige Magen-Darm-*

Beschwerden, Völlegefühl, Blähungen. Katarrhe der oberen Luftwege

*Fenchelsirup, Fenchelhonig:* Katarrhe der oberen Luftwege bei Kindern.

**Dosierung Fenchelfrüchte:** *Tagesdosis 5–7 g Droge. 10–20 g Fenchelsirup oder Fenchelhonig.*
**Dosierung Fenchelöl:** *Tagesdosis 0,1–0,6 ml.*

Schon in den alten Hochkulturen in Ägypten, China und Arabien war Fenchel ein geschätztes Heilmittel. Damals verwendete man Fenchel bei Nieren-, Augen- und Lungenleiden, wie von uralten Papyri aus der Pharaonenzeit zu erfahren ist.

Fencheltee hat sich bis heute in der Säuglings- und Kinderheilkunde bewährt. Bei Säuglingsdyspepsie mit Durchfall wird zu Beginn nur Fencheltee gegeben, ansonsten gefastet. Mit dem Tee kann man auch die Milch- oder Breinahrung zubereiten. Stillenden Müttern ist Fenchel besonders anzuraten: er wirkt milchbildungsfördernd und die Babys, die die blähungslindernden ätherischen Öle des Fenchels über die Muttermilch aufnehmen, haben weniger Blähungen. Diese Anwendung empfahl der Stadtarzt von Frankfurt und Kräuterbuchautor Lonicerus (1528–586): «Den Frauen, so Kinder säugen, ist gar gut, dass sie Fenchels essen, denn er vermehrte die Milch. Fenchelsaft mit warmer Milch gemischt, das den säugenden Kindern zu trinken gegeben, ist ihnen gut zu dem schweren Keichen und Athmen. Fenchel gegessen, stärcket den Magen und macht wol dauen».

In der Pädiatrie ist Fenchel aufgrund seines mildsüßlichen Geschmacks besonders beliebt bei «Bauchweh und Husten». Kein Wunder, galt Fenchel früher als Glücksbringer für neugeborene Kinder und als eines der besten Mittel zur Vertreibung von Dämonen jeder Art. In Abführtees vermindert Fenchel Gasansammlungen und schmerzhafte Darmkrämpfe; bei Magen-Darmbeschwerden ist die Beigabe von Kümmel empfehlenswert.

Fenchelsamen beschleunigen an der Bronchialschleimhaut die Schlagfrequenz der Flimmerepithelien (ciliäre Clearance) und wirken dadurch sekretlösend; zur Auswurfförderung hat sich die Beigabe von Anis bewährt.

Die Blätter der Pflanze können laufend geerntet und den Speisen beigegeben werden.

▶ **Bewährte Fenchel-Rezepturen**

**Fenchel-Anismilch.** Ein TL frisch gemörserte Fenchel- und Anissamen (zu gleichen Teilen) in heiße Milch einrühren, 5–10 min stehen lassen und abgießen. Bei Husten und Schlaflosigkeit mit Honig gesüßt, bei Bauchschmerzen ungesüßt trinken.

**Fenchelöl.** Drei EL Fenchelsamen mörsern und in 100 ml kaltgepresstem Sonnenblumenöl drei Wochen am Fensterbrett stehen lassen, öfter schütteln. Danach abfiltern, dunkel und kühl aufbewahren. Bei Blähungen oder Verstopfung 1–2 EL Fenchelöl überm Wasserbad erwärmen und damit behutsam das Babybäuchlein einreiben. Das tut natürlich auch älteren Menschen gut, die unter Blähungen leiden! Gerade in Alters- und Pflegeheimen hat es sich bestens bewährt, zumal es eine angenehme direkte Berührung ist. Bei Husten mit zähem Schleim Brust und Rücken damit einreiben. Wird das Öl medizinisch nicht gebraucht, aromatisiert es Speisen sehr gut.

**Blähungstreibende Windsalbe.** Zwei EL Butter im Wasserbad schmelzen, je $1/2$ TL fein gemahlene Fenchel-, Anis- und Kümmelfrüchte zugeben, 10 min darin ausziehen (nicht zu heiß, also nicht «frittieren»). Anschließend durch ein Mulltuch drücken und fest werden lassen. Damit bei Blähungen die Nabelgegend sanft im Uhrzeigersinn einmassieren und danach am besten die Bauchregion mit einem warmen Tuch oder einem vorgewärmten Kirschkernsäckchen warm halten – das lindert und ist wohltuend.

**Bewährte Teemischungen mit Fenchel.** Wichtig: immer direkt vor der Zubereitung die Samen mörsern (Zubereitung s. o., als Aufguss)!
**Blähungstreibender Tee**
Je 25 g Kümmel, Fenchel, Anis und Schafgarbe (oder Kamille oder Melisse)
**Milchbildungsfördernder Tee**
Je 20 g Fenchel-, Anis-, Dill- und Kümmelfrüchte und 20 g Brennnesselkraut
**Schleimlösender Tee bei Bronchitis**
Je 15 g Fenchel- und Anissamen, Linden-, Schlüsselblumen- und Holunderblüten, Thymiankraut, Süßholz- und Ingwerwurzelstücke.

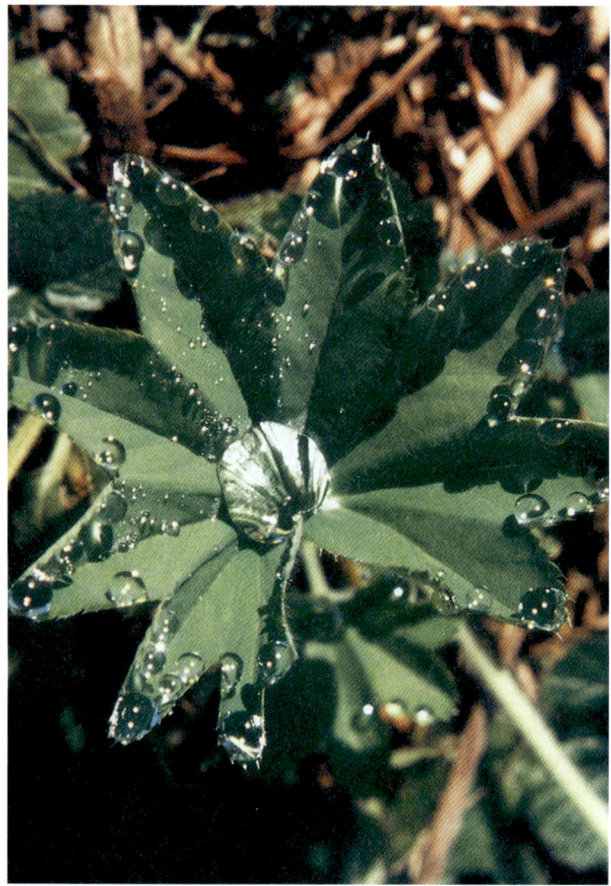

Abbildung 9-9a: Frauenmantel. *Foto: A. Sonn.*

## 9.9 Frauenmantel/Alchemilla vulgaris L. (Abb. 9-9)

Rosengewächse, Rosaceae

### ▸ Arzneilich verwendete Pflanzenteile
Kraut

### ▸ Drogenbezeichnung
Frauenmantelkraut, Alchemillae herba

### ▸ Hauptinhaltsstoffe
Enthält 5–8 % Gerbstoffe, Flavonoide und Karotinoide, Phytosterine, Bitterstoffe, wenig ätherisches Öl (Blüten), Saponine und Spuren von Salicylsäure, Cumarine, Kaffeesäure, Phenolcarbonsäure und Mineralien (Fe, K, Ca, Si und Mg)

### ▸ Hauptwirkungen
entzündungshemmend, schmerzlindernd, zusammenziehend, juckreizlindernd, wundheilungsfördernd und äußerlich blutungshemmend. Außerdem angioprotektiv (gefäßschützend, kapillarabdichtend), keimwidrig (antivirale und antimykotische Wirkung wird diskutiert), antioxidativ und damit zell- und gefäßschützend, krampflösend und gestagenartige Wirkung. Die Cumarine wirken Ödemen entgegen und sind entzündungshemmend

### ▸ Nebenwirkungen/Gegenanzeigen
Keine bekannt

### ▸ Anwendungen
*Innerlich:* unspezifische Durchfallerkrankungen, Tee aufgrund des Bitterstoff- und Gerbstoffgehaltes bei Verdauungsstörungen, leichten Magen-Darm-Katarrhen, Blähungen
*Volksmedizin:* Tee bei Wechseljahrsbeschwerden, Menstruationsstörungen, ausbleibender Regelblutung, vor und nach der Geburt, zur Milchbildungsförderung und bei Brustentzündung. Bei Hautunreinheiten junger Mädchen, bevorzugt als Teemischung mit Stiefmütterchenkraut. Waschungen mit Tee bei eiternden Wunden, entzündeten Augen und nässenden Ekzemen. Anwendung für Scheidenspülungen beim Ausfluss junger Mädchen, für Mundspülungen bei entzündeten Schleimhäuten und als Gurgelmittel bei Halsweh
*Äußerlich:* zur Wundbehandlung, bei Brustentzündung, als hautstraffendes Kosmetikum bei Hautunreinheiten junger Mädchen, entzündete Augen, nässende Ekzeme, Mundschleimhautentzündungen und Angina

### ▸ Anwendungsarten
*Innerlich:* Tee und Fertigpräparate
*Äußerlich:* Waschungen, Spülungen, Gurgelmittel
*Teezubereitung:* 1 EL (1 g) Kraut mit 1 Tasse heißem Wasser aufgießen, 10 min ziehen lassen, abgießen. Täglich 1–3 Tassen

### ▸ Anwendungsempfehlung laut Kommission E
*Leichte unspezifische Durchfallerkrankungen.*

*Dosierung: mittlere Tagesdosis 5–10 g Droge. Sollten die Durchfälle länger als 3–4 Tage anhalten, ist ein Arzt aufzusuchen.*

Des Morgens sieht man Frauenmantelblätter übersät von glitzernden Tropfen. Sie rollen im Laufe des Tages hinunter in den Grund des Blattkelches, verschmelzen zu einer diamantschillernden Wasserperle und verdunsten irgendwann. Die alten Alchemisten, nach denen der «Frauenmantel: Alchemilla» benannt wurde, hatten dies als ein besonderes Geheimnis der Natur erkannt. Es sind keine gewöhnlichen Tautropfen, die die Blätter dieses Rosengewächses schmücken, sondern reiner Pflanzensaft, den Alchemilla aus den Spitzen ihrer Blattzähnchen des Morgens als ‹Guttationstropfen› wieder ausgeschwitzt ausscheidet – kein Wunder, dass solch ein Wasser schön machen soll.

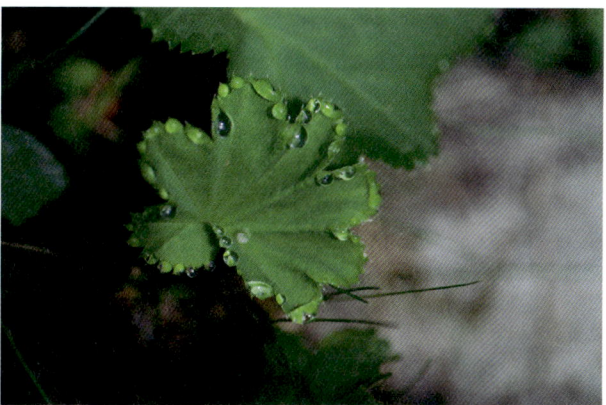

Abbildung 9-9 b: Frauenmantel. *Foto: J. Georg*

Frauenmantel gehört zur großen Familie der Rosengewächse, schon äußerlich erkennbar durch die edle Zähnelung der Blätter und durch kleine Nebenblättchen. Rosengewächse sind bekannt für ihren beachtlichen Anteil an Gerbstoffen, die einen Teil ihrer Wirkung ausmachen – auch beim Frauenmantel. Im Mittelalter glaubte man, dass ein Bad in Frauenmanteltee verloren gegangene Jungfräulichkeit (mittels dieser Gerbstoffe) wieder herstellen könnte. «Dieses Kraut in Regenwasser gesotten und damit die heimlichen Örter der Weiber gewaschen, dringet dieselbigen zusammen als wenn sie Jungfrauen werend.» (Tabernaemontanus). Damals galt Alchemilla als wichtiges Wundmittel bei Haut- und Schleimhauterkrankungen, bei Panaritien, Akne, Unterleibsbeschwerden oder Durchfall. Der Schweizer Kräuterpfarrer Künzli empfahl sie bei vorhergehenden Fehlgeburten ab dem 3. Schwangerschaftsmonat: «Zwei Drittel aller Frauenoperationen werden bei rechtzeitiger und lang dauernder Anwendung dieses Heilkrauts überflüssig», und er riet «jeder ‹Kindbetterin›, 10 Tage lang fleißig Frauenmanteltee zu trinken», und allen gesegneten (schwangeren) Frauen legte er den täglichen Genuss dieses Tees ans Herz, «weil Frauenmanteltee selbst unter schwierigsten Umständen eine leichte Geburt und ein gesundes Kind bringt.»

Seitdem kennt man Frauenmantel als wirksame Wundheilpflanze. In der Volksheilkunde wird Alchemilla vor allem in der Frauenheilkunde verwendet; in der Schulmedizin wird Frauenmantel aufgrund seiner Gerbstoffe bei leichtem Durchfall sowie zur Wundbehandlung empfohlen. Auch wenn die frauenheilkundliche Anwendung in der Schulmedizin als überholt gilt, können Frauen nach wie vor auf die jahrhundertelang bewährte Heilkraft des Frauenmantels vertrauen: vor und nach der Geburt zur Kräftigung der Gebärmutter und zur schnellen Wundheilung der Geburtswege nach der Geburt, bei Brustdrüsenentzündung, Menstruationsstörungen und in den Wechseljahren hat sich Frauenmanteltee bewährt.

Nach neuesten Erkenntnissen wirkt Frauenmantel auch gegen Viren (Lippenherpes) und Bakterien, u.a. gegen Staphylokokkus aureus, der gegen viele Antibiotika inzwischen resistent ist. Laut japanischen Forschern soll der Gerbstoff «Agrimoniin» das Wachstum von Brustkrebs hemmen (helfen), weil er die Bildung von Interleukin anregt, das wiederum das Immunsystem aktiviert.

▶ **Bewährte Frauenmantel-Rezepturen**
**Frauenmantelteekur.** Sechs Wochen vor der Geburt bis 4 Wochen danach sollte Frau eine Frauenmantelteekur durchführen. Das strafft und stärkt die weiblichen Beckenorgane, wirkt entzündungshemmend und kapillarabdichtend.

**Sitzbad.** Bei Unterleibsbeschwerden, Eierstockentzündung, Neigung zu Fehlgeburten, klimakterischen Beschwerden und vor allem bei Fluor (Weißfluss), Trichomonaden oder zur Nachbehandlung einer Antibiotikatherapie haben sich Frauenmantel-Sitzbäder bewährt: entweder nur Frauenmantelkraut oder eine Mischung mit je 50 g Frauenmantel, Majoran, Zinnkraut und Eichenrinde 20 min. Dazu eine Abkochung herstellen und dem Badewasser zugeben. Nach dem Sitzbad nachruhen. 2-mal wöchentlich 6 Wochen lang durchführen.

# 9.10 Gänsefingerkraut/
## Potentilla anserina L. (Abb. 9-10)

Rosengewächse, Rosaceae

▶ **Arzneilich verwendete Pflanzenteile**
Kraut

▶ **Drogenbezeichnung**
Gänsefingerkraut, Anserinae herba

▶ **Hauptinhaltsstoffe**
Gerbstoffe, Flavonoide, Cumarine, Cholin, Phytosterole, Tormentosid und Stoffe unbekannter Struktur, die eine krampflösende Wirkung besitzen

▶ **Hauptwirkungen**
zusammenziehend, leicht stopfend, entzündungshemmend, krampflösend, blutstillend

▶ **Nebenwirkungen/Gegenanzeigen**
Nicht bekannt. Bei Reizmagen können die Beschwerden verstärkt werden

▶ **Anwendungen:**
*Innerlich:* zur unterstützenden Therapie leichter, unspezifischer akuter Durchfallerkrankungen mit Krämpfen und zur Schmerzlinderung bei Menstruationsbeschwerden sowie zur Linderung leichter Magen-, Darm- und Muskelkrämpfe
*Äußerlich:* aufgrund seiner straffenden, blutstillenden und keimwidrigen Gerbstoffe als Gurgelmittel bei Entzündungen des Zahnfleisches und des Rachenraums sowie als Badezusatz bei Entzündungen der Haut, bei Augenentzündungen oder Gerstenkorn als Kompresse
*Volksmedizin:* innerlich als Tee, Tinktur oder Milchzubereitung bei Menstruationskrämpfen, oder äußerlich als Kräuterkissenauflage. Auch bei Muskel- und Wadenkrämpfen.

▶ **Anwendungsarten**
*Innerlich:* Tee und Fertigpräparate (Cefadian)
*Äußerlich:* Gurgelmittel, Bäder
*Teezubereitung:* 1 TL (1 g) Droge mit 1 Tasse siedendem Wasser überbrühen und 10 min ziehen lassen.

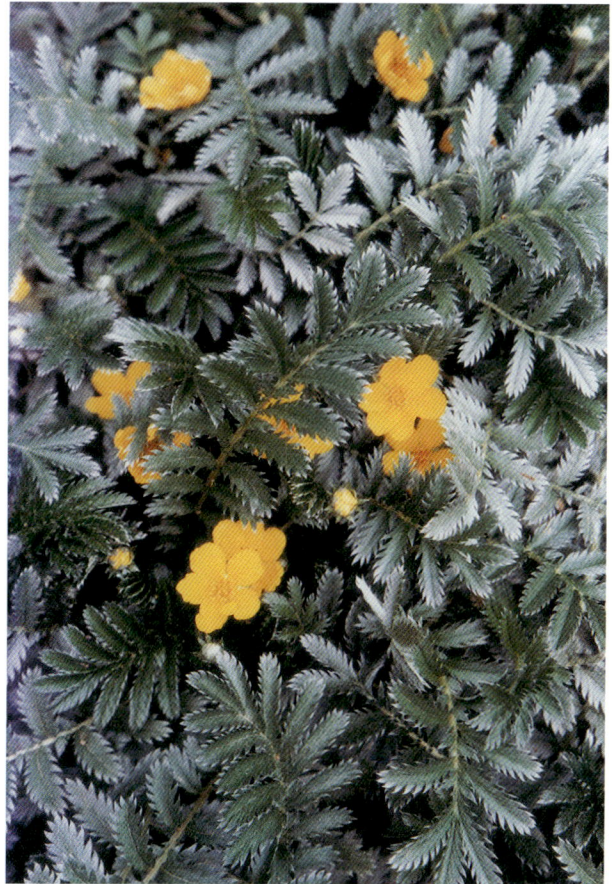

Abbildung 9-10: Gänsefingerkraut. *Foto: A. Sonn.*

▶ **Anwendungsempfehlung**
  **laut Kommission E**
*Leichte dysmenorrhoische Beschwerden; zur unterstützenden Therapie leichter, unspezifischer, akuter Durchfallerkrankungen. Leichte Entzündungen im Bereich der Mund- und Rachenschleimhaut.*
*Dosierung: Tagesdosis 4–6 g Droge*

Die silbrig glänzenden, scharf gesägten Fiederblättchen dieses Rosengewächses leuchten hell an trittfesten Wegen. Seine fünf Blütenblätter schimmern gold aus dem Blätterdickicht – es ist, als begegneten sich Sonne und Mond. Auf der nördlichen Hemisphäre ist dieses Kraut weit verbreitet und bildet mit seinen Ausläufern ganze Teppiche, vor allem auf verdichtetem Boden. Der lateinische Beiname «Anserina» bedeutet

«Gans» und weist darauf hin, dass die Pflanze gerne dort wächst, wo Gänse den Boden festtreten. Der Gattungsname «Potentilla» kommt von «mächtig» und zeugt von ihrer großen Heilkraft.

Schon im Mittelalter war das «Silberkraut» geschätzt. Seitenlange Heilberichte kann man lesen bei LONICERUS, LEONHARD FUCHS oder MATTHIOLUS: «Gänserich heylet und reyniget die alten Schäden und zeycht alte Hitze herauß, so darübergelegt wie ein Pflaster » «Wer aber die Liebe der Menschen gewinnen möchte, gehe am Johannistag vor Sonnenaufgang, grabe die Wurzel der Anserine aus und trage sie stets als Amulett.»

Auch die «Bergdoktoren» Pfarrer *Kneipp* und Pfarrer *Künzle* erzählen von erstaunlichen Heilwirkungen, die bis heute gültig sind: Gänsefingerkraut wird vor allem zur Schmerzlinderung bei Menstruationsbeschwerden eingesetzt. Dort wirkt es zuverlässig und rasch, weshalb sich die Bezeichnung «Krampfkraut» eingebürgert hat. Für die moderne Phytomedizin konnte Professor *Jarich* von der Universität Innsbruck den krampflösenden Effekt nachweisen: «Gänsefingerkraut entspannt, löst Krämpfe, wirkt stopfend und blutstillend». In Tierversuchen wurde aufgezeigt dass Potentilla anserina auf den Tonus und die Kontraktionshäufigkeit der Gebärmuttermuskulatur wirkt. Das macht die traditionelle Anwendung bei schmerzhafter Menstruationsblutung verständlich. Auch bei Wadenkrämpfen kann Gänsefingerkrauttee lindern.

▶ **Bewährte Gänsefingerkraut-Rezepturen**
**Tee bei krampfhafter Menstruation.** 20 g Gänsefingerkraut, 20 g Kamillenblüten, 20 g Schafgarbenblüten, 20 g Melissenblätter und 20 g Frauenmantelkraut vermengen.

3-mal täglich 1 Teelöffel dieser Mischung in einer Tasse mit heißem Wasser überbrühen, 5 Minuten ziehen lassen, abfiltern und ungesüßt oder mit Honig gesüßt nach den Mahlzeiten trinken.

**Tee bei leichtem krampfartigem Durchfall.** Je 20 g Gänsefinger- und Thymiankraut, Kamillenblüten, Fenchelsamen und Rosenblütenblätter mischen. Ein Teelöffel dieser Mischung in einer Tasse mit heißem Wasser überbrühen, 5 Minuten ziehen lassen, abfiltern und 3-mal täglich trinken.

**Gänsefingerkraut in Milch.** Drei TL Gänsefingerkraut in 200 ml kalter Milch kurz zum Kochen bringen und abgießen. Auf Wunsch mit Honig gesüßt bei Menstruationsbeschwerden warm trinken. Kräuter in Milch ausgezogen sind uralte Rezepturen, die überliefert wurden aus der assyrischen, babylonischen und germanischen Medizin; damals legte man anschließend die gekochte Pflanze direkt auf die schmerzende Stelle.

**Gänsefingerkrauttinktur.** Ein helles Schraubglas mit klein geschnittenem Gänsefingekraut locker befüllen und mit 40 %igem Alkohol übergießen. Drei Wochen am Fensterbrett stehen lassen und regelmäßig schütteln. Danach abgießen und in kleine Tropffläschchen füllen. Bei Menstruationskrämpfen 15–30 Tropfen einnehmen.

Beim Gänsefingerkraut ist es besonders vorteilhaft eine Tinktur herzustellen, weil Frau damit stets ein kleines Fläschchen mit krampfstillender Medizin bei sich tragen und entsprechend schnell darauf «zugreifen» kann.

# 9.11 **Goldrute**/Solidago virgaurea L., S. canadensis, S. gigantea (Abb 9-11)

Korbblütengewächse, Asteraceae (Compositae)

▸ **Arzneilich verwendete Pflanzenteile**
Blühendes Kraut (mit nicht mehr als 20 % Stängelanteil), Solidaginis herba

▸ **Hauptinhaltsstoffe**
1 % Flavonoide (u.a. Rutin), Saponine, 10 % Gerbstoffe, 0,5 % ätherisches Öl, Phenylglykoside (Leiocarposid und Virgaureosid), Kaffeesäurederivate und Mineralstoffe.

▸ **Hauptwirkungen**
harntreibend, krampflösend, entzündungshemmend, schmerzlindernd, antibakteriell.

Goldrute bewirkt eine direkte Leistungssteigerung der Nieren, wirkt (Nieren-) steintreibend sowie immunmodulatorisch und antimykotisch. Die das Wachstum von Candidapilzen hemmenden Effekte entstehen aufgrund der Triterpensaponine. Die Saponine zeigen auch eine deutlich ödemhemmende Eigenschaft, unterstützt wird durch osmotisch wirkende Mineralstoffe.

Alle drei Solidago-Arten wirken harntreibend, krampflösend und hemmen das Pilzwachstum insbesondere von Candidapilzen. Der Flavonoid- und Saponingehalt ist zwar bei *S. canadensis* bedeutend höher als bei der *S. virgaurea*. Diese Goldrutenart enthält dagegen die schmerzlindernden und entzündungshemmenden Phenolglykoside Leiocarposid, die bei den anderen Arten fehlen. *Solidago virgaurea* wird daher bei entzündlichen Erkrankungen bevorzugt.

Das Rutin der Goldrute schützt die Gefäßwände der Kapillaren und dichtet sie ab, dadurch werden Ödeme abgebaut und die Zelltransporte normalisiert. Deshalb ist Goldrute in vielen Venenmitteln enthalten.

▸ **Nebenwirkungen**
keine bekannt

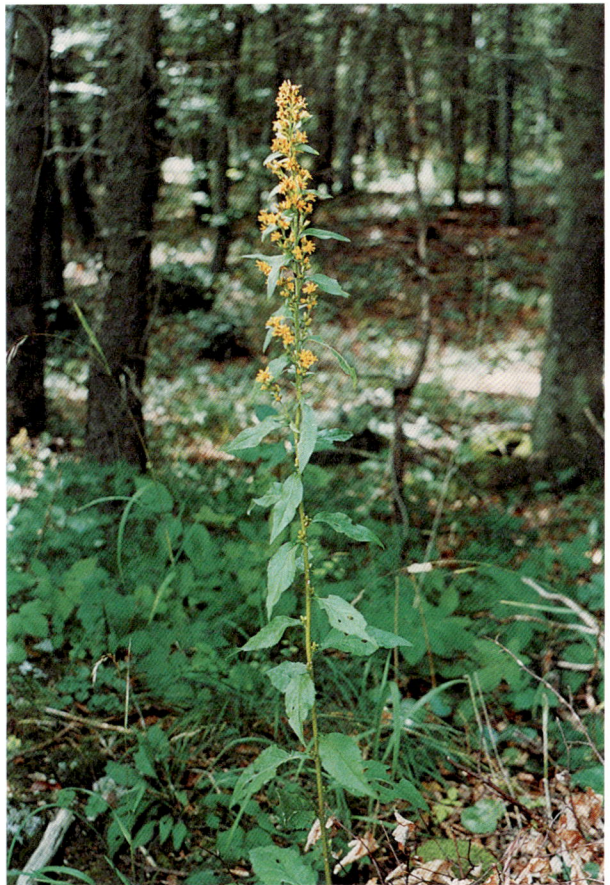

Abbildung 9-11: Goldrute. *Foto: A. Sonn.*

▸ **Gegenanzeigen**
Keine Durchspülungstherapie bei Ödemen infolge eingeschränkter Herz- oder Nierentätigkeit.
*Hinweis:* Bei einer Durchspülungstherapie ist auf reichlich zusätzliche Flüssigkeitszufuhr zu achten. Bei chronischen Nierenerkrankungen soll vor der Anwendung von Goldrute ärztlicher Rat eingeholt werden.

▸ **Indikationen**
*Innerlich:* als harntreibendes Mittel zur Durchspülung der Harnwege bei Nierensteinen, Nierengrieß, Blasen- u. Nierenentzündungen, zur Vorbeugung entzündlicher Erkrankungen der ableitenden Harnwege, bei Reizblase, zur Blasenpflege bei Katheterträgern und bei Harnverhalten und Krämpfen im Urogenitalbereich. Be-

gleittherapie bei rheumatischen Beschwerden und Candida albicans sowie bei chronisch venöser Insuffizienz.

*Traditionelle Anwendung:* das «Heidnisch Wundkraut» wird äußerlich auch als Kompresse bei schlecht heilenden Wunden, Geschwüren, Ekzemen und Hautausschlägen verwendet oder als Gurgellösung bei Entzündungen des Mund- und Rachenraums und bei chronischem allergischen Schnupfen, weil Goldrutentee die Schleimhäute abschwellen lässt. Tinktur bei Herpes labialis.

▸ Anwendungsarten

*Innerlich:* Tee, Fertigpräparate.
*Äußerlich:* Kompressen, Gurgelmittel.
*Teezubereitung:* 1 TL (3 g) Droge mit 150 ml siedendem Wasser übergießen und nach 20 min (so lange ziehen lassen, damit möglichst viele Flavonoide ausgezogen werden) abgießen.
 2–4-mal tgl. 1 Tasse Tee zwischen den Mahlzeiten.

▸ Anwendungsempfehlung
  laut Kommission E
*Zur Durchspülung bei entzündlichen Erkrankungen der ableitenden Harnwege, Harnsteinen und Nierengrieß; zur vorbeugenden Behandlung bei Harnsteinen und Nierengrieß*
*Dosierung:* Tagesdosis 6–12 g Droge.

In lichten Wäldern, auf trockenen Hügeln und auf Heiden wächst das ausdauernde Kraut, das erst durch seine goldfarben leuchtenden Blütenähren am Ende des steifen, aufrechten Stängels auffällt, die in dichten traubig-rispigen Blütenständen gut ¹/₂ Meter über der Erde stehen. Das schöne Blütengold leuchtet bis in den Herbst hinein und hat den Namen der Pflanze geprägt. Seit Jahrhunderten wird das «Heidnisch Wundkraut» bei Nierenleiden verwendet. Tabernaemontanus (1530–1590) schreibt: «diss gülden Wundkraut hat eine sonderliche Krafft und Eigenschafft gegen den Stein und das Nierenwehe.» Der große Naturheilarzt Johann Gottfried *Rademacher* (1722–1850) war überzeugt, dass die Natur für jedes Organ ein spezifisches Heilkraut bereitstellt und erklärte die Goldrute zu der Nierenpflanze schlechthin –

und als solches gilt sie bis heute: das *Nierenmittel Nummer 1.*

Goldrute ist mit der gelungenen Kombination ihrer Wirkungen – ausschwemmend, entzündungshemmend, krampflösend, schmerzlindernd und (Nieren-) steintreibend – eine der großen Heilpflanzen für Nierenerkrankungen, auch bei entzündlichen Erkrankungen der ableitenden Harnwege. Sie kann zur Erhöhung der Harnmenge gut mit anderen aquaretisch wirkenden Pflanzen kombiniert werden.

In den letzten Jahrzehnten breiteten sich zwei weitere Solidago-Arten in großer Anzahl bei uns aus: Solidago canadensis, die Kanadische Goldrute und Solidago gigantea bzw. serotina, die Riesengoldrute. Von Nordamerika als Globetrotter (Neophyten) zu uns gekommen, haben sie sich hier selbständig gemacht. Sie bezaubern durch ihre auffallend großen gelben Blütenstände gegen Sommerende, wobei die Einzelblüten sehr viel kleiner sind als bei Solidago virgaurea; dafür stehen sie in großer Zahl rispig am Stängelende. Die beiden «Fremdlinge» sind nicht überall beliebt, weil sie mit ungebremster Kraft die heimische Flora unterdrücken können. Zu Beginn ihrer Ankunft in der neuen Heimat sprach man ihnen heilsame Wirkungen ab, inzwischen aber werden sie in der Heilkunde ebenfalls verwendet, wenn sie auch nicht so umfassend wirksam sind wie die Virgaurea. Sie haben eine ähnliche Wirkungsweise, besitzen allerdings keine entzündungshemmenden und antibakteriellen Eigenschaften. Durch die begrenzte Verfügbarkeit der seltener vorkommenden Solidago virgaurea werden sie häufig als aquaretisch wirksame Austauschdrogen angeboten. Bei länger währenden Blasen-Nierenleiden empfiehlt es sich, die verschiedenen Goldrutenarten abwechselnd zu trinken; das schließt einen Gewöhnungseffekt aus.

▸ Bewährte Goldruten-Rezepturen
**Goldruten-Tinktur.** In ein 200 ml-Schraubglas 50 g zerkleinertes Goldrutenkraut geben und bis an den Rand mit 40 %igem Alkohol auffüllen. Drei Wochen stehen lassen und regelmäßig schütteln, danach in Tropffläschchen abfiltrieren. Zur Durchspülung der Harnwege 3-mal tgl. 20 Tropfen einnehmen.

# 9.12 **Hamamelis**/Hamamelis virginiana L. (Abb. 9-12)

Zaubernussgewächse, Hamamelidaceae

▶ **Arzneilich verwendete Pflanzenteile**
Hamamelisblätter, Hamamelidis folium
Hamamelisrinde, Hamamelidis cortex

▶ **Hauptinhaltsstoffe**
Enthält 10 % Gerbstoffe, Flavonoide, ätherisches
Öl, Proanthocyanidine, organische Säuren

▶ **Hauptwirkungen**
zusammenziehend, entzündungshemmend, desinfizierend, örtlich betäubend, blutstillend, juckreizlindernd, venentonisierend und gefäßverengend sowie antioxidativ

▶ **Nebenwirkungen/Gegenanzeigen**
Bei empfindlichen Patienten gelegentlich Magenreizungen

▶ **Indikationen**
*Innerlich:* gegen Hämorrhoidal- und Krampfaderbeschwerden
*Äußerlich:* bei Windeldermatitis, Neurodermitis, Psoriasis, Ekzemen, Milchschorf oder Hautpilz. Bei Venenentzündungen und Hämorrhoiden, oberflächlichen Wunden und leichteren Verletzungen, Insektenstichen, Furunkeln, Verbrennungen, Sonnenbrand, Mund- und Zahnfleischentzündungen, zur Mundpflege sowie zur Pflege trockener und rissiger Haut. Lindert die Beschwerden einer trockenen Altershaut (Waschungen, Lotionen)
*Traditionell angewendet:* zur Behandlung von Hauterkrankungen, zur unterstützenden Therapie bei unspezifischen Durchfällen, bei Beschwerden während der Menstruation und in den Wechseljahren
*Kosmetik:* «Hamameliswasser» (Apotheke) beruhigt die gereizte Haut und ist Bestandteil kosmetischer Gesichts- und Rasierwässer, Augenlotionen, Hautcremes und Deodorantien.

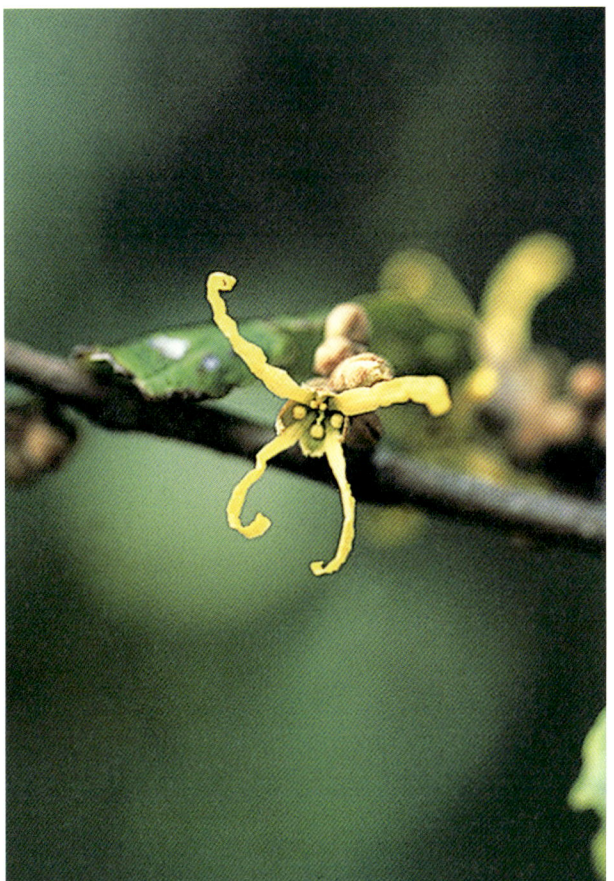

Abbildung 9-12a: Hamamelis. *Foto: U. Bühring.*

▶ **Anwendungsarten**
*Innerlich:* Tee, Extrakte, Zäpfchen, Fertigpräparate
*Äußerlich:* Umschläge, Auflagen, Bäder, Spülungen, Salben, Destillate
*Teezubereitung:* für die äußerliche Anwendung als (Teil-)Bäder, Waschungen, Umschläge und Auflagen eignet sich vor allem ein Tee aus der Rinde: 2 EL (8 – 12 g) Hamamelisrinde (Hamamelidis cortex) in 500 ml Wasser aufkochen, 10 – 15 Min. ziehen lassen und dann abgießen. Damit die betroffenen entzündeten Hautpartien mehrmals täglich 10 min lang mit teegetränkten, noch warmen Tüchern bedecken. Für die innerliche Anwendung bei Durchfallerkrankungen werden Hamamelisblätter (Hamamelidis folium) bevorzugt: 1 TL/150 ml Wasser, 2 – 3 Tassen tgl. trinken.

▶ **Anwendungsempfehlung laut Kommission E**

*Leichte Hautverletzungen, lokale Entzündungen der Haut- und Schleimhäute, Hämorrhoiden, Krampfaderbeschwerden.*

**Dosierung äußerlich:** Wasserdampfdestillat unverdünnt oder im Verhältnis 1:3 mit Wasser verdünnt zu Umschlägen. Droge: Dekokte aus 5–10 g Droge/250 ml Wasser zu Umschlägen und Spülungen.

**Innerlich (auf Schleimhäute):** Zäpfchen 1–3-mal täglich.

Wenn im nebligen November die Natur grau in grau ist und ihre Ruhepause hält, verzaubert die Zaubernuss mit goldgelben Blütenfäden die eintönige Winterlandschaft – sicher einer der Gründe, weshalb die Zaubernuss so heißt, auch wenn sicher die Verwendung der Zweige als Wünschelrute ebenso zur Namensgebung beigetragen haben. Wer an die «im Winter» blühende Zaubernuss denkt, meint meist die Chinesische Zaubernuss: Hamamelis mollis, die im Februar–März ihre Blüten entfaltet, ob Schnee liegt oder nicht. Medizinisch aber wird nur die *Virginische Zaubernuss* verwendet, und sie steht im November in voller Blüte.

Die Indianer Amerikas nutzen seit vielen Jahrhunderten die wertvolle Hamamelis virgi-

niana. Tee aus Blättern verwendeten sie bei Geschwüren oder Brandwunden, frische Zweige kochten sie in einem Kessel über dem Feuer und konservierten den Sud mit Alkohol. Diese Zubereitung wurde unter dem Namen «Golden treasure» zum Allheilmittel Nordamerikas für Verbrennungen und Wunden.

Die wirksamkeitsbestimmenden Polyphenole (Gerbstoffe und Flavonoide) machen die Zaubernuss zu einem äußerst heilkräftigen Wundheilmittel: Die Gerbstoffe dichten die Zellmembranen auf Haut und Schleimhaut ab, erschweren dadurch das Eindringen von Krankheitserregern, vermindern das Keimwachstum und lindern Entzündung, Hautjucken und Schmerz. Durch ihre adstringierenden Eigenschaften bewirken sie eine örtliche Blutstillung; Verletzungen heilen schneller ab und die Nachbildung von neuem Gewebe wird beschleunigt. Die antioxidativen Flavonoide entfalten vor allem gefäßstabilisierende Eigenschaften, sie verhindern Gefäßbrüchigkeit und -durchlässigkeit und hemmen die Histaminfreisetzung im Gewebe, d.h. sie wirken antiallergisch. Zudem gewährleisten sie Schutz vor zellschädigenden Angriffen aggressiver Sauerstoffradikale, die u.a. den Alterungsprozess beschleunigen.

In wissenschaftlichen Studien ist die hervorragende Hautverträglichkeit und die positive Wirksamkeit im dermatologischen Bereich hervorgehoben worden. Vor allem bei akuten und chronisch entzündlichen Hauterkrankungen wie Ekzemen oder Neurodermitis liegen die Therapieerfolge im vergleichbaren Bereich wie leichte Kortikoidgaben. In der Kinderheilkunde hat sich die verträgliche und nebenwirkungsarme Anwendung von Hamamelisbädern oder -auflagen besonders bewährt bei Milchschorf, Neurodermitis und Psoriasis mit hartnäckigem, quälendem Jucken, bei Hautpilzerkrankungen, Windeldermatitis und entzündlichen Ausschlägen. Hamamelis sollte deshalb in einer Kinderklinik nicht fehlen. Auch bei Abszessen, bei Sonnenbrand und Verbrennungen wird die Zaubernuss eingesetzt; am bekanntesten aber ist die Anwendung bei Hämorrhoiden und Krampfaderbeschwerden, wo sie entzündungshemmende und deutlich venentonisierende Effekte entfaltet.

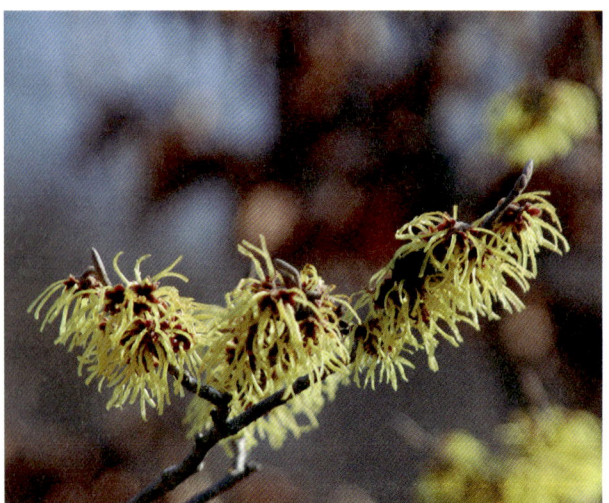

Abbildung 9-12 b: Hamamelis. *Foto: J. Georg*

▶ Bewährte Teemischungen mit
  Zaubernuss

**Waschungen für die trockene Altershaut.** Vierzig (40 g) Zaubernuss mit je 30 g Malve und Ringelblume. 2 EL der Mischung mit 500 ml heißem (nicht mehr kochendem!) Wasser überbrühen, 10–15 min bedeckt ziehen lassen und dann abgießen. Mit lauwarmem Wasser auf eine angenehme Temperatur bringen und als Waschung nutzen – es ist immer wieder erstaunlich wie wohltuend und auch beruhigend das auf ältere Menschen wirkt, gerade wenn sie, u.a. auch durch eine häufig trockene und juckende Haut, «herumnesteln».

**Neurodermitis-Bad.** Je 50 g Kamille, Zaubernuss, Ackerstiefmütterchen, Ringelblume. Für Kinder und/oder Erwachse 50–100 g der Mischung mit 2 l kochendem Wasser überbrühen, bedeckt 10 min ziehen lassen, abgießen und dem (Teil-) Badewasser zugeben.

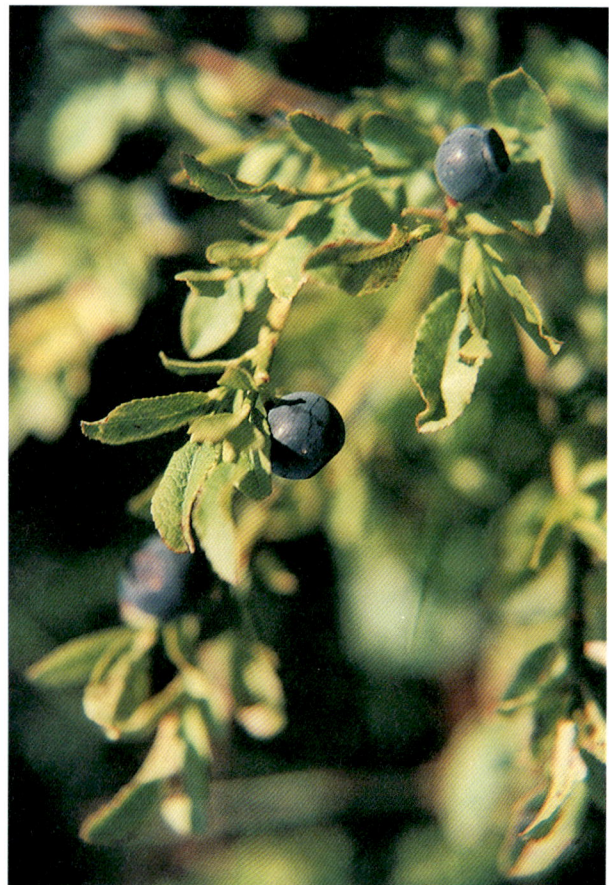

Abbildung 9-13: Heidelbeere. *Foto: U. Bühring.*

## 9.13 **Heidelbeere**/Vaccinium myrtillus L. (Abb. 9-13)

Heidekrautgewächse, Ericaceae

▸ **Arzneilich verwendete Pflanzenteile**
Getrocknete Früchte

▸ **Drogenbezeichnung**
Heidelbeeren, Myrtilli fructus

▸ **Hauptinhaltsstoffe**
Bis zu 10 % Catechingerbstoffe, Anthocyane, Flavonoide, Invertzucker, 30 % Pektine, Fruchtsäuren und Vitamine A, B1, B2, B3, und B5 (Pantothensäure: wesentlich für die Blutzucker-regulierung), B6, B8, B9 und Vitamin C, Mineralien und Zucker (u.a. Sorbit und Xylit, deren Abbau unabhängig vom Insulin erfolgt).

▸ **Hauptwirkungen**
**Getrocknete Früchte:** stopfend, entzündungshemmend, zusammenziehend.
**Frische Früchte:** abführend, wundheilungsfördernd, antioxidativ, lindert Nachtblindheit

▸ **Nebenwirkungen/Gegenanzeigen**
keine bekannt
*Hinweis:* bei Durchfällen, die länger als 3 bis 4 Tage andauern ist ein Arzt aufzusuchen.

▸ **Anwendungen**
*Innerlich:* bei unspezifischen Durchfallerkrankungen mit Brechreiz, Gärungs- und Fäulnisdyspepsien, Magengeschwüre und bei Brüchigkeit und veränderter Durchlässigkeit der Blutkapillaren. Zur Vorbeugung von Augenerkrankungen und Krebs
*Äußerlich:* zur Epithelregenerierung und bei Mundschleimhautentzündungen
*Volksmedizin:* zur Förderung der Vernarbung von Wunden, insbesondere bei der Behandlung von Schorf, Verbrennungen und Ulcus cruris

▸ **Anwendungsarten**
*Innerlich:* getrocknete Beeren, Tee, Heidelbeer-Muttersaft, Fertigpräparate
*Äußerlich:* Umschläge, Waschungen, Gurgelmittel
*Teezubereitung:* 1–2 EL (8–15 g) Droge mit 150 ml kaltem Wasser zum Kochen bringen, 10 min kochen und danach abgießen.
*Hinweis:* Heidelbeerauszug muss relativ hoch dosiert werden, um zur vollen Wirkung zu gelangen. Die Tagesdosis beträgt unter 4 Jahren 20 g (knappe 3 EL) und über 4 Jahren mindestens 30 g (4 EL) Droge.

▸ **Anwendungsempfehlung laut Kommission E**
*Unspezifische akute Durchfallerkrankungen; lokale Therapie leichter Entzündungen der Mund- und Rachenschleimhaut*

*Dosierung: Tagesdosis 20–60 g Droge zur lokalen Anwendung als 10 %iges Dekokt (Abkochung) Heidelbeerblätter erhielten aufgrund nicht belegter Wirksamkeit eine negative Monographie.*

**Frische Heidelbeeren** sind köstlich – das kennt wohl jeder – und gesund, deshalb kursierte im Volk der Spruch: «In der Heidelbeerernte kann der Arzt auf Urlaub gehen». Sie wirken abführend und befördern Spul- und Madenwürmer hinaus: die zellulosehaltigen Schalen und Kerne quellen als Ballaststoffe im Darm und regen die Peristaltik der glatten Muskulatur an. In der Universitätsklinik in Helsinki wurde mit Würmern befallenen Kindern eine **3-Tage-Heidelbeerkur** verordnet: nur frische Heidelbeeren, Mus oder Kompott mit wenig Milch und Wasser. Schon nach dem 1. Tag gingen die Würmer massenhaft ab, und bald darauf waren die Kinder ganz gesund.

Ganz im Gegenteil zu **getrockneten Heidelbeeren,** die ein altes Heilmittel gegen Durchfall sind und bei Entzündungen im Mund und Rachenraum. Die reichlich enthaltenen Gerbstoffe festigen und heilen entzündete und wunde Gewebeoberflächen. Myrtillin (Anthocyane), der blaue Farbstoff der Heidelbeere, verhindert das Anknospen von Bakterien an den Zellen und wirkt somit keimhemmend bei Durchfall, ohne die Darmflora ungünstig zu beeinflussen. Die Pektine adsorbieren die Zersetzungsprodukte des Darminhaltes sowie Bakterien und ihre Toxine und bilden einen Schutzfilm auf den Darmzotten. Schon Hildegard von Bingen kannte die hervorragende Wirkung sorgfältig getrockneter Heidelbeeren als ein stopfendes, zusammenziehendes und kühlendes Mittel, insbesondere bei akuten, unspezifischen Durchfallerkrankungen, wenn zusätzlich Brechreiz vorliegt. Kinder vertragen und mögen diese fein schmeckende, lilafarbene Medizin aus getrockneten Beeren(pulver) besonders. Bei Säuglingsdyspepsie bereitet man für sie einen 3-minütigen Dekokt aus Heidelbeerpulver und gibt das entweder pur oder richtet die Fläschchen oder Breinahrung damit an, z.B. mit etwas Reismehl. Meistens hört bald danach das heftige Erbrechen der Kinder auf. Größere Kinder kauen die

(getrockneten!) Beeren, die allerdings aufgrund ihrer Schalen bei empfindlichen Schleimhäuten Reizungen hervorrufen können.

Die **blauen Farbstoffe** (Anthocyane) sind auch Radikalfänger; sie entfalten eine schützende Wirkung auf die Blutgefäße, beugen damit dem Risiko von Herz-Kreislauferkrankungen vor und wirken einer krankhaft erhöhten Durchlässigkeit der Gefäßwände (Kapillarpermeabilität) entgegen. Wer an Bluthochdruck leidet oder blutgerinnungshemmende Medikamente zu sich nehmen muss profitiert von der erhöhten Widerstandskraft der Kapillaren. Die gefäßschützenden Eigenschaften hemmen auch die Bildung von Ödemen, z.B. durch Sportverletzungen oder nach Zahnextraktionen. 1988 ergaben Studien, dass eingedickter Heidelbeersaft, mehrmals tgl. löffelweise eingenommen, Magengeschwüre lindert und empfehlen das als sinnvolle Zusatzbehandlung. Beim Radikalenfang sind die Anthocyane der Heidelbeeren «Spitzenreiter» (110 g der blauen Beeren wirken doppelt so effektiv wie Erdbeeren und dreimal so gut wie Pflaumen) und fördern auch Gedächtnis- und Lernfähigkeit – so schmeckt Medizin!

Zudem führen die blauen Farbstoffe zu einer verbesserten Nachtsehleistung, das macht sich bei Netzhaut-Gefäßerkrankungen kapillarabdichtend bemerkbar: sie verbessern die Stabilität der Kapillaren und steigern die Aktivität von Netzhautenzymen, die eine schnellere Regeneration des Sehpurpurs bewirken. Das verbessert das Nacht- und Dämmerungssehen, die Blendempfindlichkeit nimmt ab (um 17 %) und die Augen ermüden weniger schnell. Heidelbeeren lindern auch fortschreitende und hochgradige Kurzsichtigkeit, altersbedingte Augenhintergrundveränderungen (Makuladegeneration im Anfangsstadium) sowie diabetische Retinopathie. Bekannt ist, dass Piloten 20 min vor dem Nachtflug Heidelbeerpräparate zu sich nehmen.

Der blaue Farbstoff Myrtillin soll den Blutzucker-Spiegel um ca. 10 % senken, deshalb sagt man Heidelbeeren einen positiven Einfluss auf Diabetes nach.

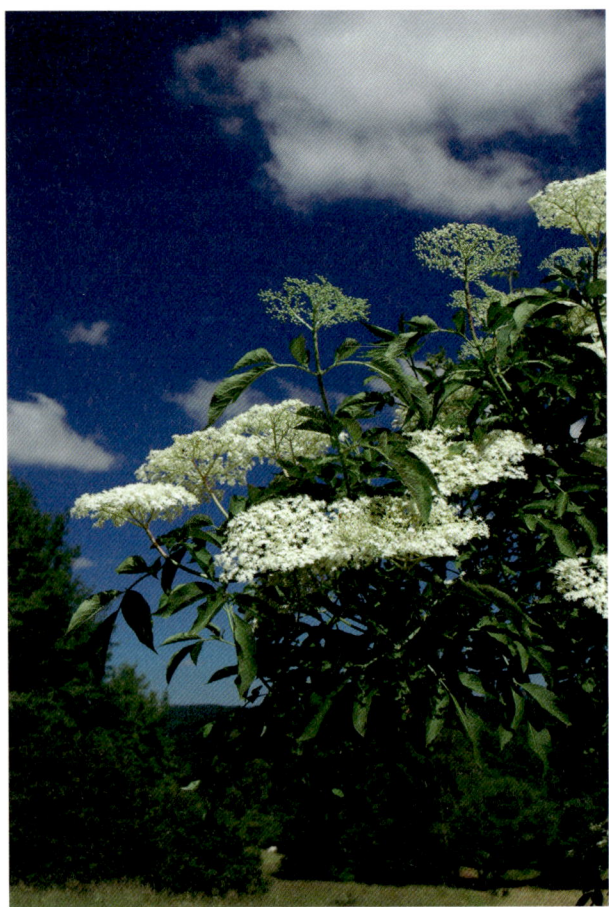

Abbildung 9-14 a: Holunder. *Foto: J. Georg.*

## 9.14 Holunder/Sambucus nigra L. (Abb. 9-14)

Geißblattgewächse, Caprifoliaceae

▸ Arzneilich verwendete Pflanzenteile
Blüten und Früchte

▸ Drogenbezeichnung
Holunderblüten, Sambuci flos
Holunderfrüchte, Sambuci fructus

▸ Hauptinhaltsstoffe
**Blüten**: Flavonoide, bis 0,2 % ätherisches Öl, Chlorogensäure, Kaffeesäureester, Gerbstoffe, Phytosterine, Schleim
**Beeren**: Flavonoide, Anthocyanglykoside, ätherische Öle; Zucker, Fruchtsäuren, Vitamin A, B1, B2, B6 und C, Folsäure, Gerbstoffe, Aminosäuren und Mineralien (Kalium, Kalzium, Phosphor); In unreifen Beeren schwach giftige cyanogene Glykoside (Sambunigrin; baut sich bei Reife/beim Kochen ab). Im **Samen** harzhaltiger, brechreizerregender Stoff (baut sich beim Kochen ab)

▸ Hauptwirkungen
schweißtreibend, verbessert die Bronchialsekretion, schwach harntreibend

▸ Nebenwirkungen/Gegenanzeigen
*Blüten:* keine bekannt
*Beeren:* Bei unreifen, rohen oder ungenügend erhitzten Beeren kann es zu Übelkeit, Erbrechen und Durchfall kommen.

▸ Anwendungen
*Innerlich:* Blüten als schweißtreibendes Mittel bei Erkältungskrankheiten, Fieber, zur Resistenzsteigerung, Bronchitis und Sinusitis
*Äußerlich:* In Kräuterkissen
*Volksmedizin:* Bei Erkältungskrankheiten und Fieber als schweißtreibendes Mittel. Bei Rheuma, Gicht und Hautkrankheiten als harntreibendes Mittel. Den Beerensaft bei Erkältungen, als mildes Abführmittel und zur Schmerzlinderung bei Nervenschmerzen (Vitamin B), Begleittherapie bei Krebsbehandlung (Anthocyane).

▸ Anwendungsarten
*Innerlich:* Tee, Mus, Saft, Fertigpräparate
*Äußerlich:* Bad, Kräuterkissen
*Teezubereitung:* 1 TL Droge (2–3 g) mit 150 ml Wasser überbrühen und 7 min ziehen lassen. Mehrmals täglich möglichst heiß 1–2 Tassen trinken, besonders in der zweiten Tageshälfte.
   Der Tee ist auch zu verwenden bei Bronchitis (mit Thymian und Kamille) oder bei Sinusitis, auch als Inhalat.

▸ Anwendungsempfehlung
   laut Kommission E
*Erkältungskrankheiten*
*Dosierung: mittlere Tagesdosis 10–15 g Droge*

Holunder galt in der Antike als Universalmedizin, darauf weisen prähistorische Funde von

Holundersamen hin. «Rinde, Beere, Blatt und Blüte, jeder Teil ist Kraft und Güte», dieser Volksspruch zeigt, dass früher alle Teile der Pflanze genutzt wurden, kein Wunder galt er als die «Apotheke der armen Menschen». Heutzutage verwenden wir vor allem die schweißtreibende und fiebersenkende Kraft seiner Blüten bei Erkältungskrankheiten und die Stärkung des Immunsystems.

Der «Hollerbusch», durfte an keinem Gehöft fehlen. Er war den Menschen heilig, galt als Lebens- und Sippenbaum und als Sitz des guten Hausgeistes. «Vor dem Holunder zieh den Hut herunter!» – in dieser Redensart fand die Wertschätzung des Strauches ihren Ausdruck. Das Mark des Schwarzen Holunders ist weich und weiß und leicht herauszustoßen, das wissen viele noch aus ihrer Kindheit, als die Eltern daraus Flöten geschnitzt hatten. In der Antike nannte man solch ein Musikinstrument aus Holunderholz, dessen Töne durch Wind hervorgerufen werden, «Sambucus».

**Holunderblüten** steigern die Abwehrkräfte, beeinflussen das Wärmeregulationszentrum im Gehirn und bringen den Körper zum Schwitzen. Diese Eigenschaft macht man sich vor allem bei beginnenden Erkältungen zunutze; das mobilisiert die Entgiftungskräfte des Organismus und führt damit zu einem verkürzten Krankheitsverlauf. Schweißtreibende Tees sind am Nachmittag/Abend besonders wirksam – anschließende Bettruhe gehört dazu. Bei stabilem Kreislauf kann das «Heilschwitzen» die Abwehr zusätzlich anregen durch ein 10-minütiges Fußbad mit Holunderblütentee – Fußbäder unterstützen die periphere Durchblutung und dadurch auch reflektorisch die Atemfunktion.

Holunderblüten wirken auch entzündungshemmend und erhöhen die Widerstandskraft gegen Allergien; sie wirken schleimlösend und verbessern die Bronchialsekretion und lösen bei Nebenhöhlenentzündung das verhockte Sekret. Ebenso werden sie in der Volksmedizin durch ihre stoffwechselfördernden, leicht harntreibenden Eigenschaften therapiebegleitend bei Rheuma und Neuralgien eingesetzt.

Seit altersher wird aus den Blüten Holunderlimonade hergestellt, ein belebendes und erfri-

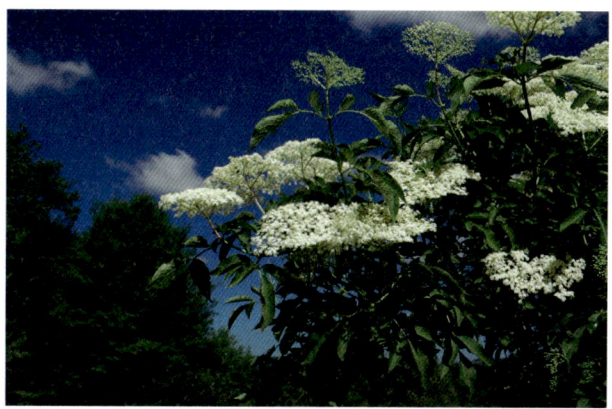

Abbildung 9-14 b: Holunder. *Foto: J. Georg.*

schendes Getränk, das ebenfalls der Abwehrsteigerung dient.

Mus oder Saft aus den wohlschmeckenden **Holunderbeeren** ist in Erkältungszeiten sehr beliebt. Die Beeren wirken immunstärkend und werden mit ihrem hohen Vitamin-C-Gehalt in Erkältungszeiten erhitzt als «Fiebertee» gereicht. Der Beerensaft wirkt außerdem leicht abführend und gilt in der Volksmedizin aufgrund seiner «nervenwirksamen» Vitamine der B-Gruppe als gutes Mittel zur Schmerzlinderung bei rheumatischen- und bei Nervenschmerzen. Zudem ist bekannt dass ihre Farbstoffe die Funktion der Schleimhäute und den Sehpurpur der Augen unterstützen. Die Beeren nur gekocht verwenden.

▶ **Bewährte Rezepte mit Holunder**
**Tee bei Grippe.** Je 20 g Holunder-, Mädesüß- und Lindenblüten, Weißdornblätter und -blüten, Melissenblätter und 5 g Orangenblüten. Zubereitung siehe oben.

**Tee bei Sinusitis.** Je 20 g Holunder-, Kamillen- und Schlüsselblumenblüten und 20 g Thymiankraut. Zubereitung siehe oben, zusammen mit einer 1-Eurostück-großen frischen Ingwerscheibe überbrühen.

**Erkältungstrunk.** 200 ml **Holunderbeersaft** erhitzen mit 2 Gewürznelken, 1 Ingwerscheibe, 1 EL Anissamen und $\frac{1}{4}$ Zimtstange (Gewürze zerkleinern), anschließend $^1/_2$ l heißen **Holunderblütentee** zugeben und mit Honig gesüßt so heiß wie möglich trinken.

**Anti-Erkältungsmilch.** 2 frische Holunderblütendolden in 300 ml kalter Milch erhitzen und 10 min ziehen lassen. Mit Ingwer, Zimt und Anissamen würzen und mit Honig gesüßt trinken.

**Holundersaft.** 2 kg Holunderbeeren und die Zitronenschale einer unbehandelten Zitrone mit $^3/_4$ l Wasser übergießen und zusammen im geschlossenen Topf so lange köcheln, bis die Beeren geplatzt sind. 30 min stehen lassen und danach den Saft durch ein Tuch abtropfen lassen. Mit 200 g Zucker oder Honig erhitzen, 3 min kochen, heiß in vorgewärmte Flaschen füllen und sofort verschließen.

## 9.15 **Huflattich**/Tussilago farfara L. (Abb. 9-15)

Korbblütengewächse, Asteraceae (Compositae)

▶ **Arzneilich verwendete Pflanzenteile**
Blätter

▶ **Drogenbezeichnung**
Huflattichblätter, Farfarae folium

▶ **Hauptinhaltsstoffe**
Schleim, Inulin, Gerbstoffe, Bitterstoffe, Flavonoide, in Spuren (unerwünschte) Pyrrolizidinalkaloide. (Eine spezielle Anbau-Sorte von Salus/Schoenenberger ist frei von Pyrrolizidinalkaloiden)

▶ **Hauptwirkungen**
Reizmildernd auf Bronchialwege, Magen und Darm; schleimverflüssigend, entzündungshemmend, auswurffördernd und keimhemmend

▶ **Nebenwirkungen/Gegenanzeigen**
Nicht bekannt. Huflattich enthält Pyrrolizidin-Alkaloide (P. A.), die in größeren Mengen und über einen längeren Zeitraum eingenommen schädlich für die Leber sind. Deshalb sollte man Huflattichblätter nur 2-mal im Jahr 3 Wochen (4 – 6 Wochen/Jahr) lang einnehmen, nicht aber während Schwangerschaft, Stillzeit und Kindesalter. P. A.-freie Zubereitungen sind von dieser Begrenzung ausgenommen. Die Blüten enthalten zu viel P. A. und werden aus diesem Grund medizinisch nicht mehr eingesetzt.

▶ **Anwendungen**
*Innerlich:* bei Reizhusten, Heiserkeit, chronischen Lungenleiden wie chronische Bronchitis, Emphysembronchitis, Silikosen; Entzündungen der Mund- und Rachenschleimhaut und Magen- und Darmreizungen
*Volksmedizin:* Asthma, Fieber und Entzündungen der Harnwege. Die Blätter *äußerlich* bei Haut- und Venenentzündungen und bei schmerzenden, entzündeten Gelenken zu Bädern, Umschlägen oder als frisch gequetschte Blattauflage

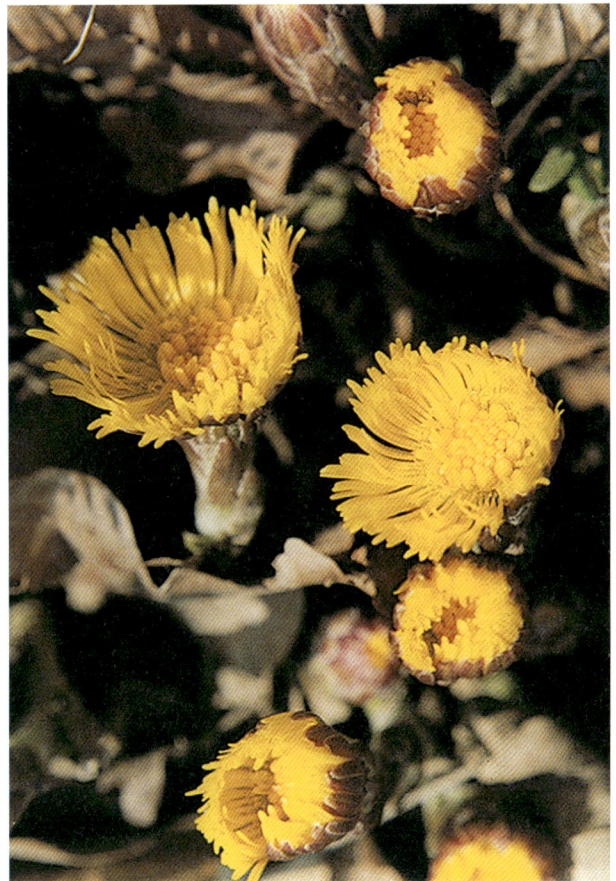

Abbildung 9-15: Huflattich. *Foto: U. Bühring.*

▶ **Anwendungsarten**
*Innerlich:* Tee, Fertigpräparate
*Äußerlich:* Bäder, Umschläge, Frischpflanzensaft
*Teezubereitung:* 1 TL (1 – 1,5 g) Droge mit 1 Tasse heißem Wasser aufbrühen, nach 10 min abgießen und bei Bronchitis 2- bis 3-mal tägl. 1 Tasse trinken. Bei Reizhusten 1 TL getrocknete Blätter mit 1 Tasse lauwarmem Wasser übergießen, nach 60 min (damit die Pflanzenschleime optimal erhalten bleiben) abgießen und 2 – 3-mal täglich max. 4 – 6 Wochen/Jahr trinken, bei Bedarf mit Honig gesüßt.

Huflattichtee kann man auch *äußerlich* einsetzen als straffendes und klärendes Gesichtswasser, das entzündungswidrig und antiseptisch bei Akne wirkt und eine übermäßige Fettproduktion drosselt. Oder als Haarspülung (nach der Haarwäsche einmassieren und nicht ausspülen), die durch den Schwefelgehalt entzündungshemmend, gegen Schuppen und fettiges Haar wirkt und die Talgdrüsenproduktion reguliert.

#### ▶ Anwendungsempfehlung laut Kommission E

*Akute Katarrhe der Luftwege mit Husten und Heiserkeit; akute, leichte Entzündungen der Mund- und Rachenschleimhaut.*

**Dosierung:** *Tagesdosis 4,5–6 g Droge*
Die Tagesdosis von Huflattichtee (Droge) und von Teemischungen darf nicht mehr als 10 µg Pyrrolizidinalkaloide mit 1,2 ungesättigtem Necingerüst einschließlich ihrer N-Oxide enthalten.

Strahlend gelb wie kleine Sonnen zeigen sich die ersten Huflattichblüten zwischen altem Schnee und Vorjahreslaub – die Sonne hat bereits genügend Kraft für den Frühlingsvorboten. «Filius ante patrem: der Sohn vor dem Vater» wird die Pflanze genannt, weil sich die Blüte auf ihrem schuppigen Stängel vorwitzig bereits sechs Wochen vor den Blättern einstellt und an Böschungen, Wegrändern, Schuttplätzen und steinigen Plätzen sich als gelbe Blütentupfer zeigt.

Huflattich gehört zu den bekanntesten Hustenpflanzen, das zeigt schon der Name: Tussilago kommt aus dem lateinischen «tussis: Husten» und «ago: ich vertreibe», Huflattich ist also der «Hustenvertreiber». Früher wurde er auch für Raucher oder solche, die es noch nicht lassen können empfohlen, man stellte aus Huflattich «Asthmazigaretten» her oder, wie Kräuterarzt MATTIOLI im 16. Jh. empfahl, «*es seyend aber unsere Tabakpfeifen bequemer dazu*». Also, die Blätter trocknen und in die Pfeife stopfen. Wie so ein Heilkraut-Pfeifchen schmeckt – der Kenner mag's entscheiden.

Huflattich ist eine ausgezeichnete Heilpflanze bei Erkrankungen der Atemwege: Die Blätter sind aufgrund ihres Schleimgehaltes bestens geeignet zur Reizmilderung bei Schleimhautentzündungen im Bronchial-, Mund- und Rachenraum, sie legen einen dünnen Film über die gereizten Schleimhäute, lindern dadurch Hustenreiz und Schmerz und lassen die Entzündung besser abheilen. Die Gerbstoffe festigen die Schleimhäute und unterstützen die Ausheilung chronischer Bronchialleiden. Der relativ hohe Salpetergehalt entkrampft und löst den zähen Hustenschleim, und die Bitterstoffe kräftigen, tonisieren und unterstützen die Heilung zusätzlich durch die Anregung der körpereigenen Abwehrkräfte. Somit hat sich Huflattich bewährt bei chronischen Bronchitiden wie Emphysembronchitis oder Silikosen oder auch beim Raucherhusten: abends vor dem Schlafengehen und morgens vor dem Aufstehen eine Tasse mit honiggesüßtem Tee getrunken erleichtert das morgendliche Abhusten.

#### ▶ Bewährte Huflattich-Rezepturen

**Therapiebegleitender Asthma-Tee.** Je 20 g Huflattich- und Melissenblätter, Thymiankraut, Weißdornblüten und -blätter, Süßholzwurzel und Fenchelfrüchte. Zubereitung siehe oben, aber die Teemischung jeweils direkt vor der Zubereitung mörsern (wegen Fenchelsamen und Süßholzwurzeln).

**Reizmildernder Tee bei trockenen Schleimhäuten.** (Kaltauszug) 40 g Huflattichblätter mit je 15 g Anisfrüchten, Süßholzwurzel, Isländisch Moos und Eibischwurzel. 1 TL der Mischung mit 1 Tasse kaltem Wasser 1 Stunde lang ausziehen, danach abgießen und schluckweise (und jeden Schluck im Mund erwärmt) trinken. Jede Tasse frisch zubereiten.

**Huflattisch-Deodorant.** Huflattich-Deodorant neutralisiert den Schweißgeruch, aber er behindert die natürliche Schweißabsonderung des Körpers nicht.

30 g getrocknete Huflattichblüten, -blätter und -stängel in einer Porzellanschüssel mit $^1/_2$ l kochendem Obstessig übergießen, abkühlen lassen und in eine Sprühflasche abfiltern.

# 9.16 **Johanniskraut**/Hypericum perforatum L. (Abb. 9-16)

Hartheugewächse, Hypericaceae (Guttiferae)

▶ **Arzneilich verwendete Pflanzenteile**
Kraut

▶ **Drogenbezeichnung**
Johanniskraut, Hyperici herba
Johannisöl, Hyperici oleum

▶ **Hauptinhaltsstoffe**
0,1–0,3 % Hypericine, 2–4 % Phloroglucinde-rivate (vor allem Hyperforin), 2–4 % Flavono-ide, 6–15 % Gerbstoffe, ätherisches Öl

▶ **Hauptwirkungen**
*Innerlich:* stimmungsaufhellend, anxiolytisch, leicht beruhigend, leistungs- und herzkraftför-dernd
*Äußerlich:* antibakteriell, antiviral, antimyko-tisch, zusammenziehend, entzündungshem-mend, wundheilend und schmerzlindernd

▶ **Nebenwirkungen/Gegenanzeigen**
Photosensibilisierung möglich (äußerst selten!), insbesondere bei hellhäutigen Personen. Schwe-re endogene Depressionen
**Wechselwirkungen:** Digoxin, bestimmte Anti-biotika, Ciclosporin (absolut kontraindiziert!), Indinavir u.a. Proteaseinhibitoren in der Anti-HIV-Behandlung, Nefazodon, Amitriptylin, Nor-triptylin, Paroxetin, Dertralin und Theophyllin; abgeschwächte Wirkung von Antikoagulanzien vom Cumarintyp. Das gilt für standardisierte Fertigpräparate bei einer Tagesdosis von 900 mg Gesamtextrakt, wie neue Studien nachweisen konnten; bei den traditionell relativ niedrigen Dosierungen wurden keine Interaktionen be-obachtet. Auswirkungen auf orale Kontrazep-tiva scheinen laut Studien nicht zu bestehen.

▶ **Anwendungen**
*Innerlich:* Depressive Verstimmungszustände, Ängste, Erschöpfung, nervöse Unruhe, Wechsel-jahresbeschwerden, Migräne, Reizblase, Bettnäs-sen, Schlafstörungen und Wetterfühligkeit.

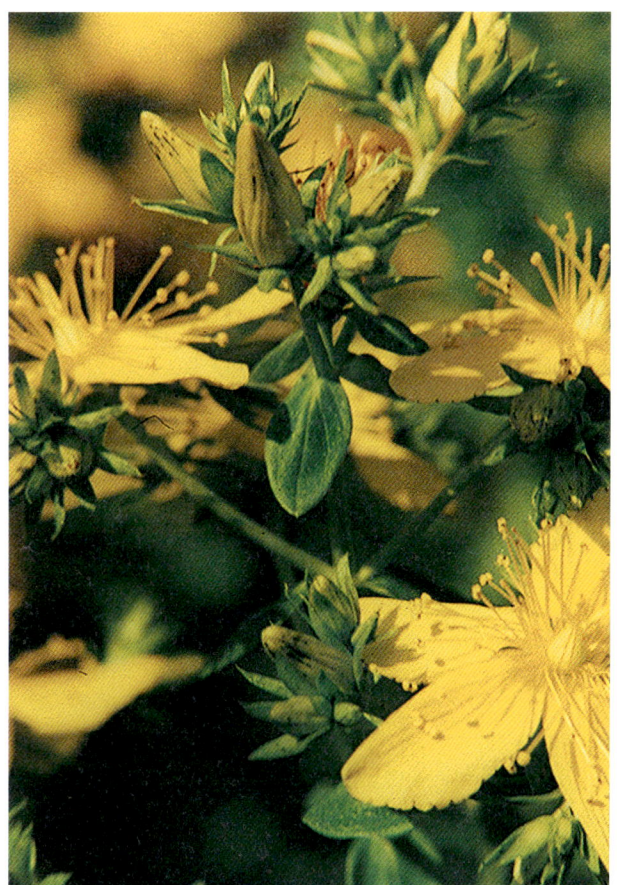

Abbildung 9-16 a: Johanniskraut. *Foto: U. Bühring.*

Volksheilkunde: zur Erhöhung der Leistungs-fähigkeit, als Stärkungsmittel bei Schwächezu-ständen, in der Rekonvaleszenz sowie bei leich-teren Durchfallerkrankungen (Gerbstoffe!).
*Äußerlich:* **Johanniskrautöl** bei Schnitt-, Schürf-wunden, Prellungen, Verstauchungen und Ver-renkungen, zur Nachbehandlung von stumpfen und scharfen Verletzungen, bei Verbrennungen 1. Grades, Sonnenbrand, bei Nervenschmerzen wie Schulter-Arm-Syndrom, Neuralgien, Hexen-schuss, verspannter Muskulatur, Gürtelrose (öl-getränkte Läppchen auflegen oder behutsam damit abtupfen) und bei rheumatischen Be-schwerden. Zur Vorbeugung und Therapie bei Dekubitus, alten Narben und Amputationsbe-schwerden. Gut geeignet zur Pflege spröder und trockener Haut sowie innerlich (3-mal täglich

1 Teelöffel) bei Reizmagen oder zur Ausheilung von Magen-Darmgeschwüren.

**Tagesdosis:** 2–4 g Droge oder 0,2–1,0 mg Gesamthypericin. Bei einer diagnostizierten Depression 900 mg Gesamtextrakt/Tag, bei leichteren depressiven Verstimmungen 300–600 mg 3–6 Monate lang einnehmen und möglichst nicht im Winter absetzen (Lichtmangel!).

▶ **Anwendungsarten**

*Innerlich:* Tee, Fertigpräparate

*Äußerlich:* Öl, Kompresse

*Teezubereitung:* 2 TL Droge (2–4 g) mit 150 ml kochendem Wasser übergießen und 5–10 min ziehen lassen. Zweimal täglich 1–2 Tassen trinken

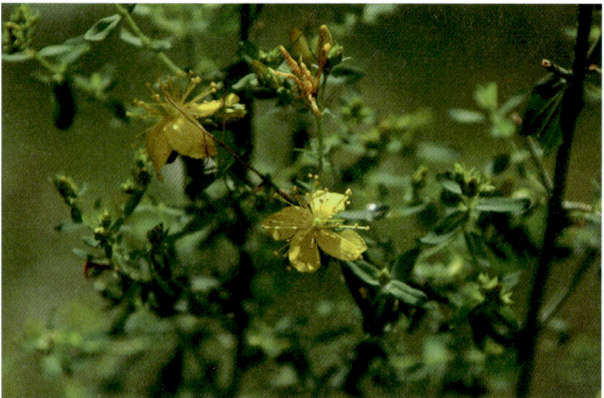

Abbildung 9-16 b: Johanniskraut. *Foto: J. Georg.*

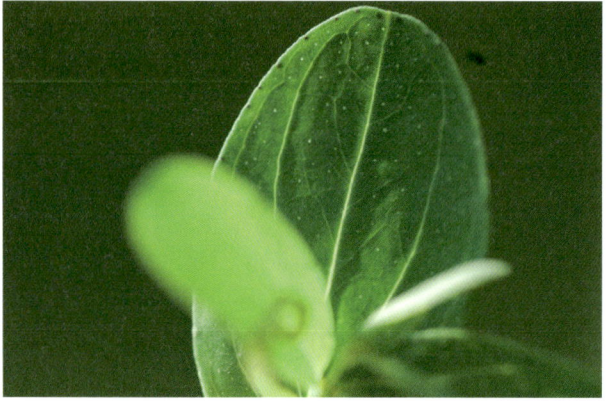

Abbildung 9-16 c: Johanniskrautblatt (perforiert). *Foto: J. Georg.*

▶ **Anwendungsempfehlung laut Kommission E**

*Innerlich:* psychovegetative Störungen, depressive Verstimmungszustände, Angst und/oder nervöse Unruhe

*Äußerlich:* ölige Hypericumzubereitungen zur Behandlung und Nachbehandlung von scharfen und stumpfen Verletzungen, Myalgien und Verbrennungen 1. Grades

*Dosierung:* mittlere Tagesdosis für innerliche Anwendung: 2–4 g Droge oder 0,2–1,0 mg Gesamthypericin in anderen Darreichungsformen

Als Licht liebende Pflanze wächst das Echte Johanniskraut auf sonnendurchfluteten Wiesen und Waldlichtungen. Es unterscheidet sich von anderen Hypericumarten durch seinen zweikantigen Stängel, den roten Saft, der beim Zerreiben der Blüten austritt und an den Blättchen, die gegen Licht gehalten wie perforiert aussehen. Medizinisch verwendet wird nur dieses «Echte Tüpfel-Johanniskraut»: Hypericum perforatum.

Johanniskraut mit seinem warm leuchtenden sonnigen Gelb bringt Sonne ins Herz. Es verbessert im Organismus die Lichtaufnahme und heitert damit das Gemüt auf. Auch in der Schulmedizin wird «Hypericum perforatum» empfohlen bei leichten und mittleren Depressionen sowie bei Winterdepressionen als das Antidepressivum ohne Nebenwirkungen – bis auf eine erhöhte Lichtempfindlichkeit (die allerdings bezweifelt wird). Sicherheitshalber ist während der Einnahme auf erhöhten Sonnenschutz zu achten.

Johanniskraut verfügt über ähnliche molekulare Wirkmechanismen wie synthetische Antidepressiva: es hemmt die Wiederaufnahme von Nervenbotenstoffen wie Serotonin, Noradrenalin und Dopamin. Im Vergleich zu anderen Antidepressiva macht es nicht teilnahms- oder lustlos, sondern es fördert die Leistungsfähigkeit und wirkt herzstärkend. Für die antidepressive Wirkung scheinen Hypericin, Hyperforin und ein synergistischer Effekt aller Inhaltsstoffe gemeinsam verantwortlich zu sein. Vergleichbar mit synthetischen Antidepressiva ist auch der verzögerte Wirkungseintritt erst nach ca. 2-wöchiger Therapie. Deshalb sollte Hypericum kurmäßig 2–3 Monate eingenommen werden, es genügt nicht, ein Tässchen Tee zu trinken … In Praxisstudien hat sich herausgestellt, dass Johanniskraut neben den psychischen Symptomen auch die körperlichen Begleitsymptome wie chronische Rückenschmerzen, Kopfschmerzen, Müdigkeit, Magen- oder Herzbeschwerden deutlich reduziert.

**Äußerlich** ist Johanniskrautöl eines der besten und wichtigsten Wundheilöle und bestens bewährt bei Nervenschmerzen, verspannter Muskulatur, zur Narbenbehandlung und insbesondere bei Dekubitus. Die Arbeitsgruppe Christoph M. Schempp/Dermatologie der Universität Freiburg untersuchte Johanniskrautöl auf das Wachstum verschiedener Bakterien: Während bei gram-negativen Bakterien und bei Candida albicans kein nachweisbarer Effekt festgestellt wurde, zeigten gram-positive Bakterien ab einer Hyperforinkonzentration von 0,1 g/ml eine deutliche Wachstumshemmung. Selbst Staphylokokkus-aureus-Stämme erwiesen sich gegenüber Hyperforin als empfindlich. Hyperforin ähnelt in gewissen Anteilen bekannten Antibiotika. Aufgrund dieser Untersuchungen wurde eine Pflegelotion entwickelt, die sich besonders in der Behandlung Neurodermitis-Kranker mit ihren häufigen Superinfektionen bewährt.

▸ **Rezepte mit Johanniskraut**
**Johanniskrauttinktur.** Die blühenden Triebspitzen samt Knospen in ein helles Schraubglas geben und mit 45 prozentigem Alkohol übergießen. Vier Wochen an der Sonne stehen lassen, abseihen und in dunkle 100 ml-Fläschchen füllen. Bei nervöser Unruhe und seelischen Verstimmungszuständen 3-mal 15- bis 20 Tropfen vor den Mahlzeiten einnehmen.

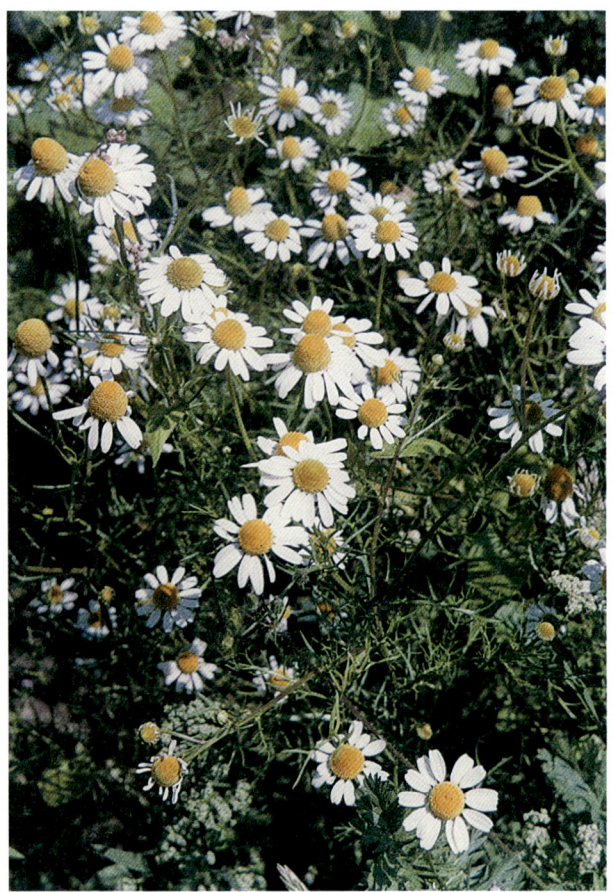

Abbildung 9-17a: Echte Kamille. *Foto: A. Sonn.*

## 9.17 Echte Kamille/Chamomilla recutita/Matricaria chamomilla

(Abb. 9-17)

Korbblütengewächse, Asteraceae (Compositae)

▸ **Arzneilich verwendete Pflanzenteile**
Blüten und das daraus gewonnene ätherische Öl

▸ **Drogenbezeichnung**
Kamillenblüten, Matricariae flos
Kamillenöl, Chamomillae aetheroleum

▸ **Hauptinhaltsstoffe**
0,3 – 1,4 % ätherisches Öl (mit Chamazulen und α-Bisabolol), Cumarine, bis 10 % Schleimstoffe, Flavonoide

▸ **Hauptwirkungen**
*Innerlich:* entzündungshemmend, krampflösend, entblähend, ulkusprotektiv (das α-Bisabolol reduziert konzentrationsabhängig die proteolytische Aktivität von Pepsin im Magen), mild sedativ, reizmildernd, antibakteriell
*Äußerlich:* wundheilend, granulationsfördernd, antibiotisch, antimykotisch, mild schmerzlindernd

▸ **Nebenwirkungen/Gegenanzeigen**
Selten (!) allergische Reaktionen: Allergien rufen nur Anthemis-Arten (Verfälschung!) hervor, nicht Matricaria recutita! Kontaktallergien (Schnupfen, Asthma, Hautirritationen). Überdosierung kann Schwindel, nervöse Unruhe oder Bindehautentzündung verursachen.

▸ **Anwendungen**
*Innerlich:* Magen-Darm-Beschwerden mit Krämpfen, Reizmagen, Blähungen, Brechreiz, Gastritis sowie bei Menstruationsbeschwerden; bei Magengeschwüren Rollkur mit Kamille
*Äußerlich:* entzündete Mund- und Rachenschleimhaut (Gurgeln); bakterielle Infekte wie schlecht heilende Wunden, Abszesse, Furunkel (Kompressen), Dampfinhalationen bei Atemwegserkrankungen; Sitzbäder bei Hämorrhoiden und Frauenkrankheiten
*Volksheilkunde:* als Schlaftrunk und leichtes Beruhigungsmittel, Zahnschmerzen

▸ **Anwendungsarten**
*Innerlich:* Tee, Tinktur, Extrakte
*Äußerlich:* Kompressen (Wundbehandlung), Bäder (Sitz-, Fußbad: 1 Handvoll Droge), 3- bis 10 % Aufgüsse (Abszess/Furunkel), Dampfinhalationen bei Sinusitis, Spülungen, Gurgellösungen, Sitzbäder bei Hämorrhoiden oder Erkrankungen im Genitalbereich (50 g Droge/10 l Wasser).

*Teezubereitung:* pro Tasse 1 EL (3 g) Droge mit heißem Wasser übergießen, zudecken und nach 7 Minuten filtrieren
*Dauer:* die Anwendung im Magen-Darmbereich sollte einige Wochen über die akute Symptomatik hinaus dauern!

*Hinweis*: Eine Kombination von Tee mit Tinktur ist empfehlenswert, um den Gesamtkomplex der Kamillenwirkstoffe zu erhalten: im Tee sind nur etwa 15 % der ätherischen Öle gelöst, dafür Flavonoide und Schleimstoffe nahezu vollständig; in alkoholischen Extrakten dagegen sind die ätherischen Öle und Flavonoide, nicht aber die Schleimstoffe gelöst.

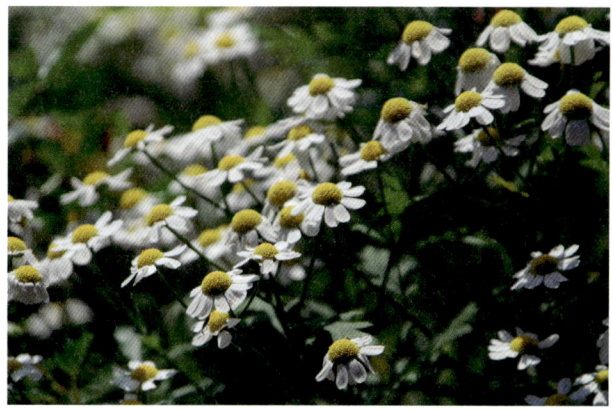

Abbildung 9-17 b: Echte Kamille. *Foto: J. Georg.*

▶ Anwendungsempfehlung
  laut Kommission E

*Äußerlich: Haut- und Schleimhautentzündungen sowie bakterielle Hauterkrankungen einschließlich der Mundhöhle und des Zahnfleischs*
  *Entzündliche Erkrankungen und Reizzustände der Luftwege (Inhalationen)*
  *Erkrankungen im Anal- und Genitalbereich (Bäder und Spülungen)*
*Innerlich: bei Entzündungen im Gastro-Intestinal-Trakt*
*Dosierung: 1 EL Kamillenblüten (3 g) mit 150 ml heißem Wasser übergießen, abdecken und nach 5 bis 10 Minuten filtrieren. Bei Magen-Darm-Erkrankungen 3- bis 4-mal täglich eine Tasse trinken. Bei Schleimhautentzündungen im Mund- und Rachenbereich mehrmals täglich mit Tee spülen oder gurgeln.*
*Äußere Anwendung: 3- bis 10 % Aufgüsse für Umschläge und Spülungen; als Badezusatz 50 g Droge auf 10 l Wasser*

Im alten Ägypten galt die Kamille als heilig und wurde mit ihrem gelben Blütenboden als Blume des Sonnengottes verehrt. Sie ist ein Universalmittel und eines der ältesten und bekanntesten Heilmittel überhaupt. Von der Antike bis heute finden sich unzählige Kamillen-Anwendungen: bei Wunden, Erkältungen oder Magenbeschwerden, als Schlaftrunk oder leichtes Beruhigungsmittel. Der Einsatz von Kamille in der Kinderheilkunde und der Gynäkologie gilt und galt als unabdingbar.

Für die Heilkunde sollte auf einwandfreie (Apotheken-)Ware geachtet werden, Teebeutel aus Lebensmittelläden enthalten oft Kamillenkraut und gelten als minderwertig. Selbst angebaute und selbst gesammelte Ware entspricht meist höchster Qualität.

Kamille innerlich eingesetzt wirkt reizmildernd und heilungsfördernd, sie ist daher ein hervorragendes Heilmittel für alle Schleimhäute. Zudem wirkt sie entzündungshemmend, entblähend und krampflösend auf die glatte Muskulatur und wird mit Erfolg eingesetzt bei allen Magen-Darmstörungen, die mit Krämpfen, Blähungen, Brechreiz oder Durchfall einhergehen; besonders bewährt ist die bekannte Kamillen-Rollkur bei Ulcus ventriculi. Zudem bindet sie auch Bakteriengifte (Strepto-, Staphylokokken) und hat sich bei Darmcandidose bewährt.

**Äußerlich** verwendet man das entzündungshemmende, keim- und pilzhemmende Blütenköpfchen bei Haut- und Schleimhauterkrankungen: bei schlecht heilenden Wunden und Hautinfektionen, bei Abszessen oder Furunkeln als heiße Kompressen, Umschläge oder Teilbäder. Die Kamille kann eine Anregung des Hautstoffwechsels bewirken und einen Heilreiz setzen und ist deshalb weniger geeignet für großflächige, nässende Ekzeme, – und wenn, dann in Abwechslung mit Eichenrindenauflagen –, aber hervorragend bei Ulcus cruris. Bei Hämorrhoiden oder Erkrankungen im Genitalbereich werden Bäder, Einläufe oder Spülungen vorgenommen. Zur Mundspülung nimmt man Kamillentinktur, in warmem Wasser gelöst; bei Bronchitis, Entzündungen im Rachenbereich oder Kehlkopf den Tee für eine Dampfinhalation.

▶ **Rezepte mit Kamille**

**Kamillenbad bei Panaritium.** 1 EL Schmierseife in $^1/_4$ l heißen Kamillentee lösen und den betroffenen Finger 3- bis 5-mal täglich je $^1/_4$ Std. lang darin baden.

**Rollkur mit Kamille bei Magengeschwür.** 5 EL Kamillenblüten mit 1 l heißem Wasser überbrühen, nach 7 min abgießen und mit 15 ml Kamillentinktur verstärken. 2 Tassen davon morgens nüchtern noch im Bett trinken und sich jeweils 5 min auf die rechte Seite, auf den Rücken, die linke Seite und schließlich auf den Bauch «rollen», damit die Magenschleimhaut von allen Seiten benetzt wird. Möglichst eine halbe Stunde nachruhen mit einem warmen Leibwickel, damit der zusätzlich beruhigende Effekt zur Geltung kommen kann. Nachmittags und vor dem Schlafengehen den Rest der Teezubereitung trinken. Die Rollkur mindestens 8 – 10 Tage hintereinander durchführen.

## 9.18 **Königskerze**/Verbascum densiflorum Berlol. (Abb. 9-18)

Braunwurzgewächse, Scrophulariaceae

▶ **Arzneilich verwendete Pflanzenteile**
Blüten

▶ **Drogenbezeichnung**
Wollblumen, Verbasci flos

▶ **Hauptinhaltsstoffe**
Saponine, 3 % Schleime, Flavonoide, wenig ätherisches Öl, Aucubin

▶ **Hauptwirkungen**
Reizlindernd, auswurffördernd, sekretlösend

▶ **Nebenwirkungen/Gegenanzeigen**
keine bekannt

▶ **Anwendungen**
*Innerlich:* bei trockenem Husten, Reizhusten (Ozonbelastung), Heiserkeit bis zum Stimmverlust, Kehlkopfkatarrh und Räuspern, sowie zur Auswurfförderung bei chronischer Bronchitis
*Volksmedizin innerlich:* als harntreibendes Mittel; aufgrund der milden Wirkung und des angenehmen Geschmacks besonders in der Pädiatrie geeignet
*Volksmedizin äußerlich:* Königskerzenöl als Umschlag bei Wunden, Ausschlägen, Neuralgien, Rheuma, bei Ohrenschmerzen, Furunkeln im Ohr, Ekzemen im Gehörgang und bei chronischer Mittelohrvereiterung. Als Sitzbad bei Hämorrhoiden, Afterjucken, Durchfall und Bettnässen

▶ **Anwendungsarten**
*Innerlich:* Tee, Fertigpräparate
*Äußerlich:* Öl, Bad
*Teezubereitung:* 1 TL (0,5 g) Königskerzenblüten mit 150 ml siedendem Wasser übergießen und nach 10–15 min durch ein feines Teesieb/ Papierfilter abgießen. So kommen die auswurffördernden Eigenschaften zur Wirkung. Um die reizmildernden Pflanzenschleime der Blüten für Reizhusten zu nutzen, übergießt man die Blüten mit warmem Wasser und lässt das 1,5 Stunden

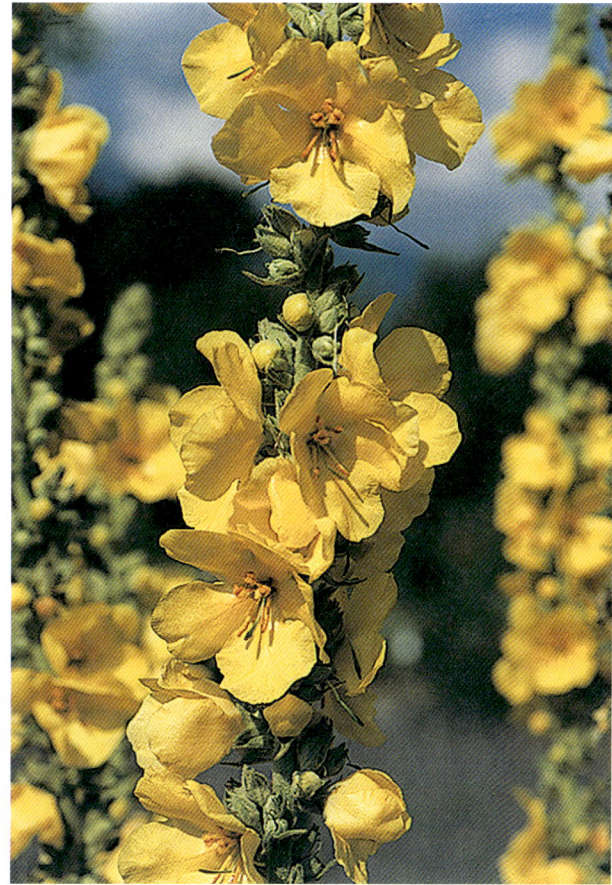

Abbildung 9-18a: Königskerze. *Foto: U. Bühring.*

ziehen. Anschließend durch ein feines Teesieb/ Papierfilter abgießen (wichtig, damit die feinen Härchen der Staubgefäße nicht die vorgeschädigte Rachenschleimhaut reizen!). 2–3 Tassen/ Tag schluckweise trinken

▶ **Anwendungsempfehlung laut Kommission E**
*Katarrhe der Luftwege*
*Dosierung: 3–4 g Droge*

Wahrhaft königlich erhaben steht die bis 2 m hohe Pflanze an sonnigen Böschungen, Bahndämmen und auf Schuttplätzen, ein typischer Kulturbegleiter auch in Bauerngärten und Klostergärten.

In der Antike wurde die Königskerze vielfältig verwendet: der griechische Arzt DIOSKURIDES benutzte Wurzeln und Blätter zur Behandlung von Durchfällen, Augenentzündungen und Wunden. Aristoteles nahm die Samen zum Fischfang – er nutzte die auf Fische nervenlähmende Wirkung der Saponine. Außerdem sollte die Königskerze magische Kräfte besitzen, um böse Geister zu vertreiben. Im Mittelalter tauchte man den stattlichen Fruchtstand in Pech und Harz und verwendete ihn als Fackel – zum Beispiel in Königshäusern – ein weiterer Hinweis dass die Pflanze ihren Namen zu Recht trägt. Aus den getrockneten wolligen Blättern drehte man Lampendochte, und den weichen Flaum der getrockneten Blätter nahm man als schnell entzündbaren Zunder. Hildegard von Bingen empfahl im 12. Jahrhundert die sonnenhaften Blüten gegen Schwermütigkeit, aber auch für die bis heute gültigen Indikationen: *«Wer ein schwaches und trauriges Herz hat, sollte sie essen, dann wird sein Herz gekräftigt und freudig werden, und wer in der Kehle heiser ist und Schmerzen in der Brust hat, koche Königskerze und Fenchel in gutem Wein und trinke es oft, er wird die Stimme wieder erlangen und heilt die Brust».* Lonicerus wendete sie im 16. Jahrhundert bei Brustverschleimung, Herzschwäche und Fieber an.

Im **Kräuterbüschel**, das damals wie auch heute noch an Maria Himmelfahrt, dem 15. August gesammelt und geweiht wurde, war die Königskerze eine besondere Zierde. Der geweihte Strauß wird bis heute an einen besonderen Platz im Haus oder in den Stall gehängt und soll vor bösen Mächten schützen. Bei Krankheiten, beim

Herannahen eines Gewitters oder am Dreikönigstag warf man Kräuter davon ins Herdfeuer, oder man räucherte mit einer Räucherpfanne Haus und Hof damit aus, das versprach Schutz.

Die Königskerze gehört zu den so genannten Brusttee-Pflanzen, den «Species pectoralis», die als bewährte Mischung Husten, Heiserkeit und Erkältung lindern. Außerdem wirken Königskerzenblüten mild fiebersenkend und beruhigend.

Heute verwendet man die Blüten mit ihrem zarten Honig-Rosen-Duft in Hustenteemischungen, oder auch als heilsame leuchtendgelbe Schmuckdroge. Durch ihre reizmildernden Schleimstoffe und auswurffördernden, sekretlösenden Saponine hat sich die Königskerze bei trockenem Husten und bei Heiserkeit bewährt oder, je nach Zubereitung, zur Auswurfförderung bei Bronchitis. Saponine verflüssigen den zähen Bronchialschleim und erleichtern dadurch das Abhusten. Die Pflanzenschleime legen sich wie ein Schutzfilm über die Schleimhäute und lindern das trockene, wunde Gefühl im Hals und das unangenehme Kratzen, wenn trockene, staubige Luft, Autoabgase, Zigarettenrauch oder Ozonsmog Atembeschwerden machen. Pflanzenschleime wehren auch eindringende Bakterien ab.

Wer die Blüten selbst ernten möchte muss das sehr behutsam tun, denn sie sind äußerst druckempfindlich und neigen dazu, Wasser an sich zu binden. An trockenen Vormittagen jeden Morgen zwischen 9 und 11 Uhr sammeln, danach verlieren sie ihre Vitalität, werden schlaff und fallen im Laufe des Tages ab. Zum Trocknen legt man die Blüten behutsam auf ein Leinentuch einzeln nebeneinander und trocknet sie an einem luftigen schattigen Ort. Immer wieder vorsichtig wenden, denn sie können leicht zerdrückt werden und werden dann unansehnlich braun und unbrauchbar. Anschließend gut trocken und dunkel aufbewahren, damit sie nicht schimmeln!

▶ **Rezepte mit Königskerze**
**Reizlindernde Hustenteemischung.** Je 20 g Königskerzenblüten, Huflattichblätter, Malvenblü-

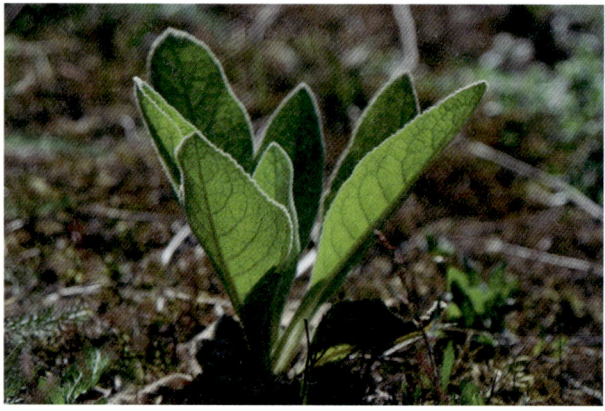

Abbildung 9-18 b: Königskerze. *Foto: J. Georg.*

ten, Spitzwegerichblätter und Fenchelsamen untereinander mischen. 1 TL dieser Mischung zwischen zwei Esslöffeln zerdrücken (damit die ätherischen Öle der Samen freigesetzt werden können) und mit einer Tasse lauwarmem Wasser überbrühen. 1 Stunde ziehen lassen, danach durch einen feinen Teefilter abgießen. Schluckweise trinken.

### Auswurffördernde Hustenteemischung

Je 20 g Königskerzenblüten, Schlüsselblumenblüten mit Kelch, Gänseblümchenblüten, Thymiankraut und Anissamen mischen und vor Zubereitung zerstoßen. 1 TL der Mischung mit 150 ml siedendem Wasser übergießen, bedeckt ziehen lassen und nach 10–15 min durch ein feines Teesieb/Papierfilter abgießen.

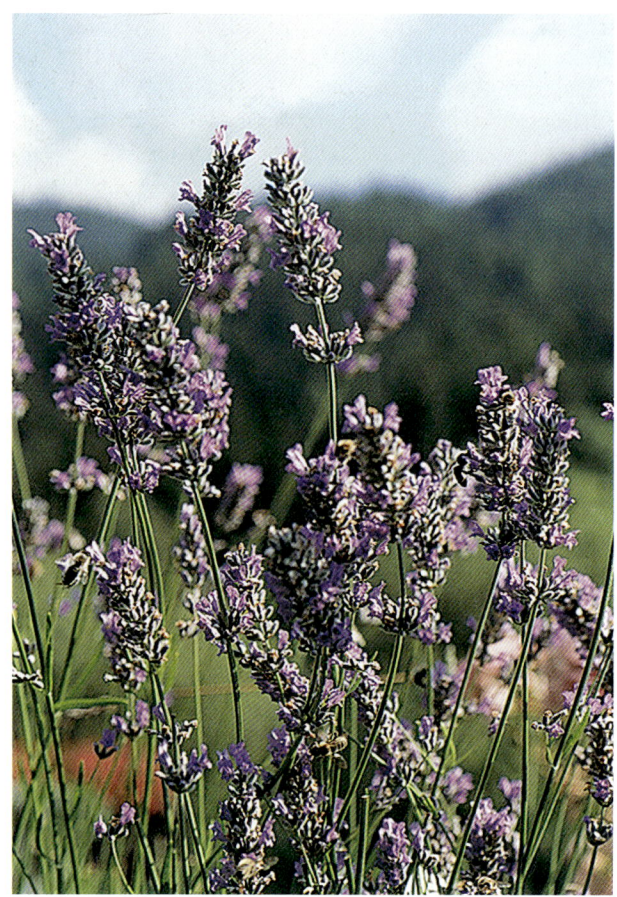

Abbildung 9-19a: Lavendel. *Foto: U. Bühring.*

## 9.19 **Lavendel**/Lavandula angustifolia Mill. (Abb. 9-19)

Lippenblütengewächse, Lamiaceae (Labiatae)

▶ **Arzneilich verwendete Pflanzenteile**
Blüten und das daraus gewonnene ätherische Öl

▶ **Drogenbezeichnung**
Lavendelblüten, Lavandulae flos
Lavendelöl, Lavandulae aetheroleum

▶ **Hauptinhaltsstoffe**
1–3 % ätherisches Öl, Cumarine, Gerbstoffe, Flavonoide, Saponine, Phenolcarbonsäuren

▶ **Hauptwirkungen**
*Blüten:* sedierend, gallefördernd; äußerlich aufgetragen durchblutungsfördernd
*Ätherisches Lavendelöl:* entspannend, angstlösend, keimhemmend (bei Erkältungen oder Wunden); bei Wunden schmerzlindernd, wundheilung- und granulationsfördernd, juckreizlindernd und bei Verbrennungen den Heilungsprozess anregend; außerdem durchblutungsfördernd bei Gicht- und Rheumabeschwerden

▶ **Nebenwirkungen/Gegenanzeigen**
Für *Lavendelblüten* keine bekannt. Bei empfindlichen Personen kann es aufgrund der Cumarinverbindungen zu Kopfschmerzen kommen. Vorsicht bei der innerlichen Anwendung von *Lavendelöl:* ab 1 g kann es neben Reizerscheinungen in Magen und Darm zu Benommenheit und zu Bewusstseinsstörungen kommen.

▶ **Anwendungen**
*Innerlich:* Einschlafstörungen und Unruhezustände (Reizbarkeit, Nervosität, depressive Stimmung), Wetterfühligkeit, Migräne, Spannungs-Kopfweh, Schwindel, Verdauungsbeschwerden (Gallebeschwerden, Appetitlosigkeit, nervöse Darmbeschwerden, Koliken, Krämpfe, Blähungen, Reizmagen oder Reizdarm)
*Äußerlich:* als Bad zur Entspannung gegen Unruhe und Nervosität. Durchblutungsfördernde Einreibung bei rheumatischen Beschwerden oder Neuralgien und bei Kopfweh. Kräuterkissen und Lavendelöl-Brustkompresse zum Beruhigen oder Ausheilen einer Erkältung
*Ätherisches Lavendelöl* (Aromatherapie) wirkt hervorragend bei Verbrennungen, es darf hier ausnahmsweise pur aufgetragen werden: zur Schmerzlinderung, schnellen Granulation guter Narbenheilung und Keimhemmung (Bakterien, Viren und Pilze). Zur Beruhigung, bei Migräne und Asthma (angstlösend und entspannend). Bei Erkältungskrankheiten zur Inhalation oder als Einreibemittel bei Bronchitis und zur Vorbeugung von grippalen Infekten, zur Einreibung bei Gicht- und Rheumabeschwerden. Als Repellent.
*Volksmedizin:* als Tee bei überreizten Nerven, Magen- und Darmbeschwerden, Kopfschmerzen und Schwindel, Gliederschmerzen, Rheuma

und Gicht. In Südfrankreich werden Lavendel-Sträußchen unruhigen Säuglingen über das Kinderbettchen gehängt.

▶ **Anwendungsarten**
*Innerlich:* Tee, Fertigpräparate
*Äußerlich:* Balneotherapie: funktionelle Kreislaufstörungen (100 g/2 l heißes Wasser), Spiritus, Aromatherapie
*Teezubereitung:* 1–2 TL (0,8–1,6 g Droge) mit 1 Tasse siedendem Wasser überbrühen und 5 min abgedeckt ziehen lassen.

▶ **Anwendungsempfehlung laut Kommission E**
*Innerlich: Befindensstörungen wie Unruhezustände, Einschlafstörungen, funktionelle Oberbauchbeschwerden (nervöser Reizmagen, -darm, Roehmheld-Syndrom, Meteorismus)*
*Äußerlich: Balneotherapie bei funktionellen Kreislaufstörungen*
*Dosierung: innerlich als Tee 1–2 TL Droge/Tasse. Lavendelöl 1–4 Tropfen (ca. 20–80 mg) auf Würfelzucker*
*Äußerlich als Badezusatz: 20–100 g Droge auf 20 l Wasser.*

Wer in der Blütezeit des Lavendels den süßen Duft wahrnimmt, atmet unwillkürlich tief ein. Lavandula ist ein Bad für Körper, Seele und Geist. Im 16. Jahrhundert schrieb der Wissenschaftler und Arzt Rembert Dodoen (Rembertus Dodonäus): «Es stärkt dies schön gut und lebendig riechende Kraut die Sinne, den Verstand und das Gedächtnis.» Lavandula kommt von «lavare: baden, waschen» und ist eines der wichtigsten Badekräuter – ein Bad ohne Lavendel war im alten Rom unvorstellbar. Benediktinermönche brachten den Lavendel über die Alpen, von wo aus sich der Duft der zauberhaften blauen Blüten schnell die Herzen der Menschen eroberte. Paracelsus verwendete im 16. Jahrhundert den keimwidrigen Lavendel als Nervenmittel und als Seuchenschutz – zu seiner Zeit ungefähr entdeckte man, dass Lavendelpflücker von der Tuberkulose verschont blieben.

Der Lavendel wird geerntet zur Mittagszeit, wenn sich alle Blütchen entfaltet haben, in sen-

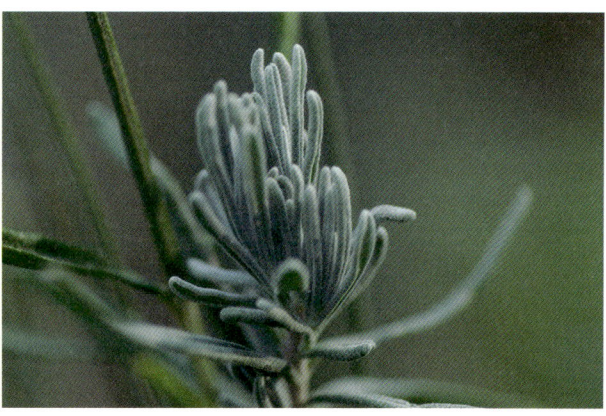

Abbildung 9-19 b: Lavendel. *Foto: J. Georg.*

gender Hitze quasi, dann sind Gehalt, Qualität und Zusammensetzung des ätherischen Öls optimal. Diese wirken zentral beruhigend, gleichzeitig kreislaufstärkend und fördern die Konzentration – in der Ruhe liegt die Kraft. Lavendelblüten werden bei nervöser Erschöpfung, Einschlafstörungen, Übererregbarkeit und Unruhezuständen therapeutisch eingesetzt, bei Stresssymptomen, depressiven Verstimmungen, Spannungskopfschmerzen und Migräne. Bei Magen- und Darmbeschwerden kommt Lavendel dann zum Einsatz, wenn psychische Ursachen eine Rolle spielen. Da Lavendel eine gallensaftfördernde Wirkung besitzt und zugleich beruhigt, werden Beschwerden wie Krämpfe und Kolliken, Appetitlosigkeit und Blähungen schnell und zuverlässig gelindert.

Neuerdings kamen iranische Wissenschaftler zu positiven Ergebnissen in Bezug auf Lavendeltinktur bei Depressionen; sie empfehlen Lavendel als effektives Begleitmittel bei Depressionen.

**Äußerlich** sind Lavendelblüten bekannt als Zusatz zu Bädern oder als Lavendelspiritus. Die bekannten Lavendelkissen fördern das Einschlafen – und vertreiben Motten.

▶ **Rezepte mit Lavendel**
**Lavendelölmischung.** 25 Tr. äth. Lavendelöl mit 50 ml Johanniskraut-Öl mischen und bei Sonnenbrand (1. bis 2. Grades) mehrmals täglich behutsam einreiben. Diese Mischung kann man auch zur Linderung bei Ekzemen, rheumatischen Schmerzen und Neuralgien, Kopfweh

und bei Erkältungskrankheiten (Bronchitis) anwenden.

**Teemischungen (Zubereitungen: Aufguss)**
**Antistresstee.** Je 20 g Blüten von Lavendel, Rose, Linde, Orange und Schafgarbe mit 20 g Zitronenmelissenblättern mischen.

**Teemischung gegen Roemheldsyndrom.** Je 20 g Lavendelblüten, Fenchelsamen, Pfefferminz-

und Melissenblätter und Weißdornblätter mit Blüten sowie 10 g Schafgarbenkraut

**Migränetee.** Je 20 g Lavendel- und Mädesüßblüten, Zitronenmelissen- und Rosmarinblätter und Mutterkraut mischen. 1 TL der Mischung mit 1 Tasse heißem Wasser überbrühen, bedeckt ziehen lassen und nach 7 min abgießen. 3 Wochen lang 3-mal 1 Tasse trinken als vorbeugende Kur.

# 9.20 **Lein**/Linum usitatissimum L.

(Abb. 9-20)

Leingewächse, Linaceae

▶ **Arzneilich verwendete Pflanzenteile**
Leinsamen und das daraus kalt gepresste fette Öl (Leinöl)

▶ **Drogenbezeichnung**
Leinsamen, Lini semen (mit einer Quellzahl von mindestens 6)
Leinöl, Lini oleum

▶ **Hauptinhaltsstoffe**
7 – 19 % Schleim (Epidermis der Samenschale), ca. 40 % fettes Öl mit Linol- und Alpha-Linolensäure, Omega-3-Fettsäuren, 25 % Eiweiß, ca. 4 % Mineralstoffe, Lignane und Spurenelemente, 0,1 – 1,5 % cyanogene Glykoside (Blausäurevergiftungen wurden nie beobachtet!)

▶ **Hauptwirkungen**
abführend, peristaltikanregend (im Sinne einer physiologischen Darmregulierung), schleimhautschützend durch abdeckende Wirkung; Äußerlich: Wärmeträger

▶ **Nebenwirkungen/Gegenanzeigen**
Bei Beachtung der Dosierungsanleitung, d. h. der gleichzeitigen Einnahme von genügend Flüssigkeit (pro EL Leinsamen 150 ml Flüssigkeit), sind keine Nebenwirkungen bekannt; Ileus jeder Genese.
*Wechselwirkungen*: Wie bei jedem Mucilaginosum ist eine negative Beeinflussung der Resorptionsverhältnisse von Arzneistoffen u. a. möglich.

▶ **Anwendungen**
*Innerlich:* Verstopfung, Hämorrhoiden, Magenschleimhautentzündung, Divertikulose, Reizdarm. Durchfall
*Äußerlich:* Gurgelmittel bei Heiserkeit, erweichender Breiumschlag bei Furunkeln, Abszessen und Sinusitis (Leinsamenkompressen siehe Seite 193)
*Volksmedizin:* innerlich bei entzündlichen Prozessen der Verdauungsorgane, Verstopfung;

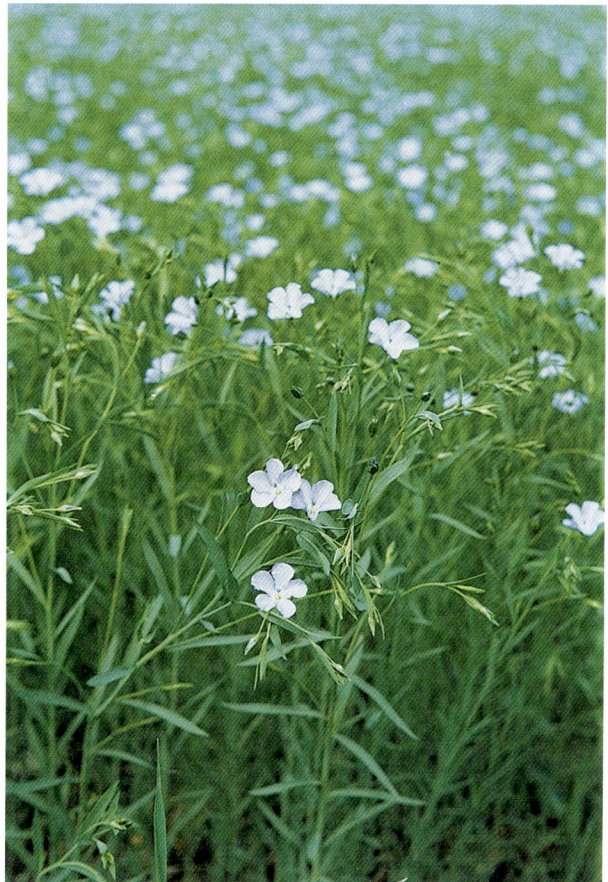

Abbildung 9-20a: Lein. *Foto: A. Sonn.*

äußerlich in Form von heißen Packungen bei Haut- und Augenentzündungen und Geschwüren. Das Öl lindert Verbrühungen/Verbrennungen.

▶ **Anwendungsarten**
*Innerlich:* Tee und Samen (ganz, geschrotet oder «aufgebrochen»), Fertigpräparate
*Äußerlich:* Breiumschlag, Gurgelmittel
*Teezubereitung:* 1 EL ganze Leinsamen mit 150 ml kaltem Wasser übergießen, 60 min stehen lassen und gelegentlich umrühren. Ohne auszupressen die Flüssigkeit abgießen und zur Anwendung (Schleimhautschutz/Gastritis) leicht erwärmen.
*Hinweis:* Leinsamen möglichst nicht geschrotet, sondern als ganze Samen kaufen (Arzneibuchqualität, kadmiumfrei!). Geschrotete Samen

werden schnell ranzig und dürfen dann nicht mehr verwendet werden. Bei so genannten **aufgebrochenen Leinsamen** wurden die Öldrüsen der Leinsamen nicht beschädigt, deshalb sind diese wesentlich haltbarer als geschrotete Leinsamen.

▶ Anwendungsempfehlung
   laut Kommission E

**Innerlich:** *habituelle Obstipation, durch Abführmittelabusus geschädigtes Kolon, Colon irritabile, Divertikulitis; als Schleimzubereitung bei Gastritis und Enteriti*

**Äußerlich:** *als Kataplasma bei lokalen Entzündungen*

**Dosierung:** *Innerlich 2–3-mal tägl. 1 EL unzerkleinerten oder «aufgeschlossenen» (= nicht geschroteten) Leinsamen zusammen mit jeweils ca. 150 ml Flüssigkeit einnehmen.*

*2–3 EL eines geschroteten bzw. zerkleinerten Leinsamens zur Zubereitung eines Leinsamenschleimes*

**Äußerlich:** *30–50 g Leinsamenmehl als feucht-heißes Kataplasma bzw. als feucht-heiße Kompresse*

Schon in Darstellungen altägyptischer Bauwerke und im Alten Testament wurde eine hochwertige Flachskultur betrieben. Lein, auch Flachs genannt, zählt zu den ältesten Kulturpflanzen und wurde zur Herstellung von Geweben (Leinen) gebraucht. Medizinisch verwendete Hip-

pokrates die Samen bei Unterleibsschmerzen und Katarrhen. Hildegard von Bingen nutzte die erweichende, entzündungswidrige und schmerzlindernde Kraft, die auch heute noch als Leinsamenkompresse zum Einsatz kommt.

In der heutigen Medizin werden die schleimhaltigen Leinsamen vielseitig eingesetzt mit unterschiedlichsten Wirkungen – je nach Zubereitungsart.

Bevorzugt werden sie bei **Stuhlträgheit** verwendet. Sie haben hervorragende Gleit- und Quelleigenschaften, die Wasserbindekraft macht den Kot weich und geschmeidig, und infolge der Volumenzunahme der mit Wasser auf das 4- bis 6-fache gequollenen Samen kommt es im Dickdarm zu einem Dehnungsreflex, der die Darmperistaltik anregt und die Kotsäule weitertransportiert. Dazu muss der Leinsamen allerdings «im Darm quellen»: das geschieht, indem die ganzen Samen mit viel Flüssigkeit zusammen eingenommen werden: 1- bis 3-mal täglich je 1–2 EL ganze Samen mit je 150–300 ml Wasser einnehmen. Die lediglich «mechanisch» wirkenden Leinsamen sind zur Langzeitanwendung bestens geeignet, im Gegensatz zu den Anthranoiddrogen Faulbaum, Sennes und Aloe, die nur während max. 10 Tagen eingenommen werden dürfen (weil bei ihnen die abführende Wirkung durch eine nebenwirkungsreiche Schleimhautreizung zustande kommt). Nehmen die Patienten allerdings nicht genügend Wasser dazu auf (Geriatrie), kommt es zu Verstopfung oder, im Extremfall, zu Ileus. Sind die Patientinnen nicht in der Lage genügend Wasser zusätzlich zu trinken, sind Leinsamen kontraindiziert!

Auch bei **Durchfall** sind Leinsamen einzusetzen, in diesem Fall allerdings ohne zusätzliche Flüssigkeit. Dann binden sie überschüssiges Wasser und Bakterientoxine und führen dadurch zu einer Konsistenzsteigerung des Stuhles, Rückgang der Stuhlfrequenz und Verlangsamung der Darmpassage.

Bei *Magenschleimhautentzündung* verwendet man den Leinsamenschleim, der sich ca. 30–60 Minuten nach Einweichen der Samen (1–2 EL in 150 ml kaltem Wasser) gebildet hat. Dieser Schleim wirkt als Säurepuffer. Er kann auch als Gurgelmittel bei Heiserkeit oder äußerlich zur

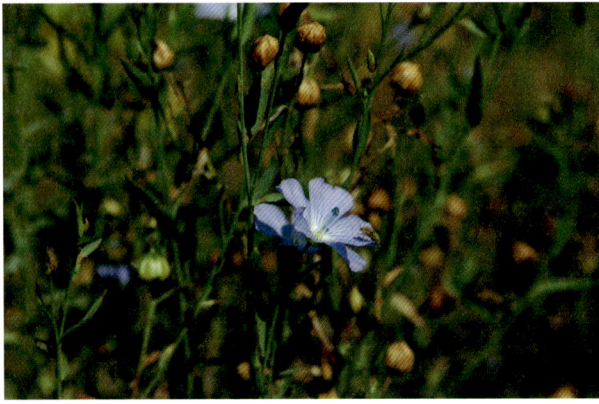

Abbildung 9-20 b: Lein. *Foto: J. Georg.*

Linderung von Hämorrhoidalbeschwerden verwendet werden, oder zum Schutz einer geschädigten Darmschleimhaut, weil u. a. auch Karzinogene an Leinsamen gebunden werden.

Ein *Breiumschlag* mit heißen gekochten Leinsamen bringt Furunkel oder Abszesse schneller zum Reifen und lindert Nasennebenhöhlenentzündungen.

*Leinsamenöl* wird äußerlich zur Linderung von Verbrennungen, Wunden, Ekzemen oder Milchschorf angewendet. Innerlich eingenommen ist Leinöl durch seinen hohen Anteil an ungesättigten Fettsäuren ein hochwertiges Speiseöl.

Die *ganzen Leinsamen* sind durch ihren hohen Lignangehalt phytoöstrogenhaltig und werden in der Frauennaturheilkunde wie Soja zur Ernährung in den Wechseljahren empfohlen.

### Kükaleiwa

500 g rohe, geschälte Kartoffeln mit je 1 – 2 EL Kümmel- oder Fenchelsamen und Leinsamen in 1 l Wasser oder dünner Gemüsebrühe 20 min kochen, dann absieben. Das ergibt einen basenüberschüssigen Gemüsetrank gegen Übersäuerung, der 4 – 6 Wochen lang über den Tag verteilt warm getrunken wird: morgens $1/4$ Stunde vor dem Frühstück, den Rest tagsüber und abends.

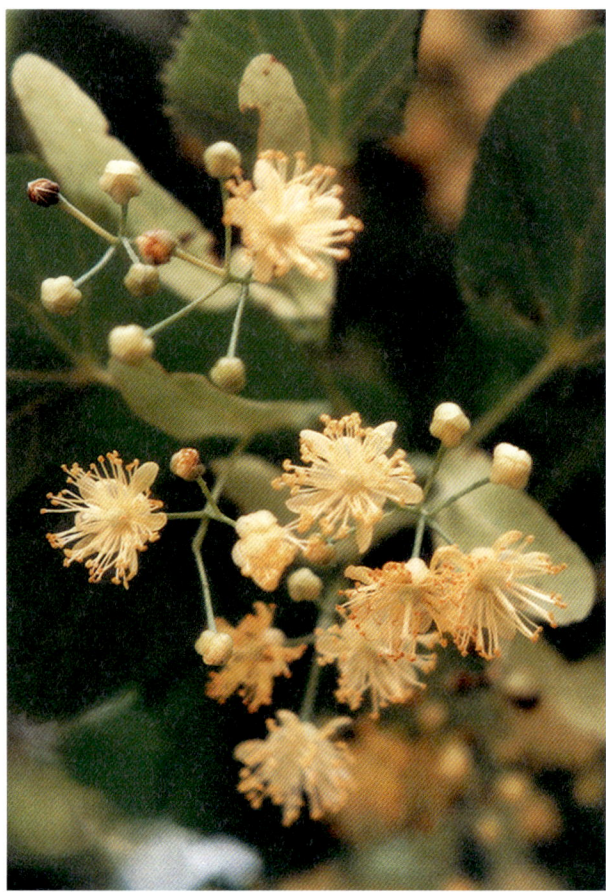

Abbildung 9-21: Linde. *Foto: A. Sonn.*

## 9.21 Linde
**Sommerlinde**/Tilia platyphyllos Scop.
**Winterlinde**/Tilia cordata Mill.
(Abb. 9-21)

Lindengewächse, Tiliaceae

▶ **Arzneilich verwendete Pflanzenteile**
die voll entwickelten Blütenstände mit dem pergamentartigen Hochblatt

▶ **Drogenbezeichnung**
Lindenblüten, Tiliae flos

▶ **Hauptinhaltsstoffe**
Schleime (Arabinogalaktane), bis 2 % Flavonoide, ätherisches Öl (mit Linalool, 1,8-Cineol und Farnesol), Gerbstoffe, Phenylcarbonsäuren und Glykoside

▶ **Hauptwirkungen**
schweißtreibend, fiebersenkend, schwach krampflösend und hustendämpfend. Lindenblüten wirken allgemein abwehrsteigernd; aufgrund des Schleimgehaltes auch reizmildernd, erweichend, wärmend. Beruhigend, harntreibend und mild abführend

▶ **Nebenwirkungen/Gegenanzeigen**
keine bekannt

▶ **Anwendungen**
*Innerlich:* Tee als schweißtreibendes Mittel (möglichst heiß trinken) bei fieberhaften Erkältungen, trockenem Husten, zur Linderung des Hustenreizes und zur Stärkung der allgemeinen Abwehrkräfte
*Volksmedizin:* bei Nervosität und Schlafstörungen, zur Beruhigung besonders bei Säuglingen und älteren Menschen, bei Rheumatischen Beschwerden, Krämpfen oder zum Entwässern, (Teil-)Bäder gegen Migräne und zur Beruhigung
*Volksmedizin äußerlich*: Tee-Kompressen zur Haut- und Gesichtspflege oder als lindernde Auflage bei Brandwunden, Abszessen, Furunkel oder Entzündungen; Augenkompresse bei entzündeten, müden Augen; Mundspülung bei Parodontose

▶ **Anwendungsarten**
*Innerlich:* Tee, Fertigpräparate
*Äußerlich:* Bäder.
*Teezubereitung*: 1 TL (2 g) Droge mit 1 Tasse siedendem Wasser überbrühen und abgedeckt 7 min ziehen lassen

▶ **Anwendungsempfehlung**
**laut Kommission E**
*Erkältungskrankheiten und damit verbundener Husten*
*Dosierung: Tagesdosis 2 – 4 g Droge*

«Sieh das Lindenblatt, Du wirst es wie ein Herz gestaltet finden. Darum sitzen die Verliebten auch am liebsten unter Linden» dichtete einst HEINRICH HEINE. Ja, die Linde galt seit Urzeiten als der Baum der Liebe und Treffpunkt für Verliebte. Früher überreichte der Bräutigam die Geschenke für seine Braut in einer Kiste, ganz mit Lindenblättern ausgelegt, denn das sollte Glück für die Ehe bringen. Bis heute ist der Brauch bekannt, dass glückliche Eltern bei der Geburt eines Kindes, bevorzugt eines Mädchens, einen Lindenbaum pflanzten. Unter dem duftenden Blätter-Baldachin der Linde versammelte sich in alten Zeiten das Volk zu Tanz und Spiel, um Feste zu feiern, Geschichten zu erzählen und auch um Recht zu sprechen. Die Linde war der heilige Schutzbaum der Germanen, unter dem Asyl gewährt, aber auch Thingversammlungen (Gerichte) abgehalten wurden. Es gibt bis zu 1000 Jahre alte Bäume wie die «Wolframslinde», unter der WOLFRAM VON ESCHENBACH seine Balladen dichtete; sein Tandaradei-Lied singen BalladensängerInnen bis heute: «Unter der Linden auf der Heide, da unser zweier Bette war, da mugt ihr finden schone beide gebrochen bluomen unde gras. Vor dem walde in einem tal, tandaradei, schöne sanc diu nahtegal (Nachtigall)».

Aus Antike und Mittelalter sind nur wenig arzneiliche Berichte überliefert, lediglich die Lindenholzkohle war bei Durchfällen und als Wundpulver geläufig, und die Empfehlung von «Hildegard von Bingen»: «Im Sommer soll man sich wenn man schlafen geht, mit frischen Lindenblättern die Augen und das ganze Gesicht bedecken. Das machet die Augen rein und klar». Lindenblüten gegen Erkältungen sind erst seit dem 17. Jahrhundert geläufig.

Dafür diente das weiche, aber zähe und elastische Holz mit seinem seidigen Glanz als «lignum sanctum» vor allem zum Schnitzen heiliger Figuren wie Tilmann Riemenschneider's (1460–1531) Madonna im Rosenkranz. Die Linde hat von allen europäischen Bäumen das leichteste Holz, das zudem nie vom Holzwurm befallen wird. Aus diesem Grund ist es zur Herstellung von Klangböden für Klaviere und Orgeln geläufig.

fragt. Die Rinde ist weich und biegsam und wurde als Bast verwendet, daher stammt unser Begriff «basteln» («lentos, lint» ist indogermanisch und heißt «biegsam»). Die Blätter dienten als Färbemittel und zaubern auch heute noch auf Stoffen schöne Beige-, Ocker- und Brauntöne.

Lindenblütentee ist heutzutage als schweißtreibendes Mittel bei Erkältungskrankheiten bestens bekannt, denn durch Lindenblüten sensibilisierte Schweißdrüsen sprechen auf ganz geringe Wärmereize an und bringen den Körper zum Schwitzen. Das führt zu einem verkürzten Krankheitsverlauf und kann eine Erkältung im Anfangsstadium zum Abklingen bringen. Es ist zwischenzeitlich wissenschaftlich erwiesen, dass Lindenblüten außerdem die körpereigene Abwehrkraft stärken. Wichtig ist dabei, den Tee gleich bei den ersten Erkältungsanzeichen und immer möglichst heiß zu trinken, und am besten zusätzlich zu Beginn der Erkältung Fußbäder mit Lindenblütentee durchzuführen. Häufig bricht dann die Erkrankung erst gar nicht richtig aus, weil sie der Körper quasi «ausschwitzt».

Die häufig geäußerte Aussage, man schwitze auch einfach nur mit heißem Wasser, ohne jegliche Zusätze, konnte in einer Studie (Saller et al.) widerlegt werden: Nach Einnahme von Lindenblütentee schwitzten die Probanden doppelt so viel wie nach Einnahme von heißem Wasser.

Darüber hinaus wirken Lindenblüten aufgrund ihres Schleimgehaltes schmerz- und reizlindernd, wärmend und mild abführend. Als Geheimtipp in der Volksmedizin gilt, dass Lindenblüten beruhigen und den Schlaf fördern, vor allem bei kleinen Kindern und älteren Menschen. Es lohnt sich, das auszuprobieren.

### Erkältungsfußbad

1 Liter doppelt starken Lindenblütentee in eine Schüssel mit heißem Wasser geben. Morgens und abends 10 Minuten lang die Füße darin baden, anschließend dicke Wollsocken anziehen und Bettruhe einhalten. Fußbäder wirken reflektorisch auf den gesamten Organismus, sie fördern die Durchblutung und stabilisieren den Kreislauf – so ein Fußbad tut auch kleinen Kindern gut!

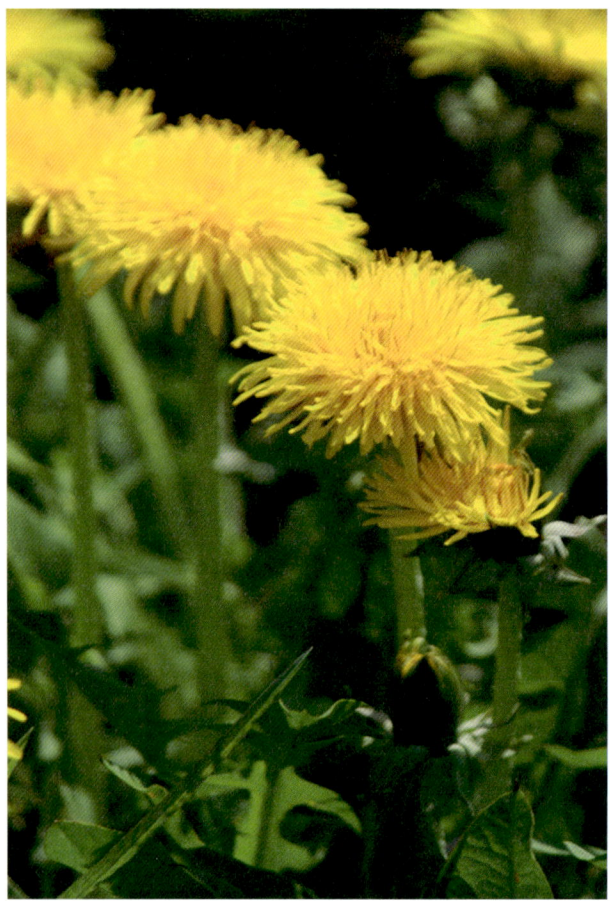

Abbildung 9-22 a: Löwenzahn. *Foto: J. Georg.*

## 9.22 **Löwenzahn**/Taraxacum officinale Web. (Abb. 9-22)

Korbblütengewächse, Cichoriaceae (Compositae)

▶ **Arzneilich verwendete Pflanzenteile**
Kraut mit der Wurzel

▶ **Drogenbezeichnung**
Löwenzahn (Löwenzahn-Ganzpflanze), Taraxaci radix cum herba
Löwenzahnwurzel, Taraxaci radix

▶ **Hauptinhaltsstoffe**
Bitterstoffe (Wurzel im Frühjahr bitterstoffreich, im Herbst bitterstoffarm, dafür reich an

Inulin: bis 40 %!), Vitamine, Mineralstoffe (Kalium bis 5 %!), Schleimstoffe, Triterpene, Phytosterole, Flavonoide, Carotinoide, Cholin und Inulin, Phenylcarbonsäuren, Lactucerol (Alkaloid)

▶ **Hauptwirkungen**
verdauungsfördernd, appetitanregend, gallesekretionsfördernd, stoffwechselanregend, harntreibend und leicht abführend

▶ **Nebenwirkungen/Gegenanzeigen**
Wie bei allen bitterstoffhaltigen Drogen können superazide Magenbeschwerden auftreten. Nicht abends einnehmen (harntreibend). **Hinweis:** Bei einer Durchspülungstherapie auf reichliche (zusätzliche) Flüssigkeitszufuhr achten; Verschluss der Gallenwege, Gallenblasenempyem; Ileus. Bei Gallensteinleiden nur nach Rücksprache mit einem Arzt anwenden.

▶ **Anwendungen**
*Innerlich:* bei Störungen des Gallenflusses, Appetitlosigkeit, Verdauungsbeschwerden mit Völlegefühl und Blähungen, zur stoffwechselunterstützenden Therapie bei chronischen rheumatischen und arthrotischen Beschwerden, Hautleiden und als wassertreibendes und mild abführendes Mittel; wichtiger Bestandteil sog. Frühjahrskuren, auch als Wildkräutersalat
*Volksmedizin:* bei Leber- und Gallenkrankheiten, Gicht und Rheuma, Hautkrankheiten, Durchspülung der Harnwege, Blasen- und Nierenleiden, Nierengrieß und zur Verhütung von Nierensteinen. Zur Unterstützung bei Anämie und zur Resistenz- und Antriebssteigerung.
    Aufgrund des hohen Inulingehaltes wird Löwenzahnwurzel bei Diabetes empfohlen, jedoch ohne einen kausalen Einfluss auf die Zuckerkrankheit zu haben.

▶ **Anwendungsarten**
*Innerlich:* Frischpflanzenpresssaft, Tee, Präparate, Wildgemüse
*Teezubereitung:* 1–2 TL (3–4 g) Droge mit 1 Tasse kaltem Wasser kurz aufkochen, nach 10 Minuten abgießen. 2- bis 3-mal tägl. 4–6 Wochen lang

▶ Anwendungsempfehlung
  laut Kommission E

*Störungen des Gallenflusses. Appetitlosigkeit und dyspeptische Beschwerden wie Völlegefühl und Blähungen.*

*Dosierung: Aufguss: 1 EL der geschnittenen Droge/1 Tasse Wasser*

*Abkochung: 3–4 g der geschnittenen oder gepulverten Droge/1 Tasse Wasser*

*Tinktur: 3-mal täglich 10–15 Tropfen*

*Bei Gallensteinleiden nur nach Rücksprache mit einem Arzt anwenden!*

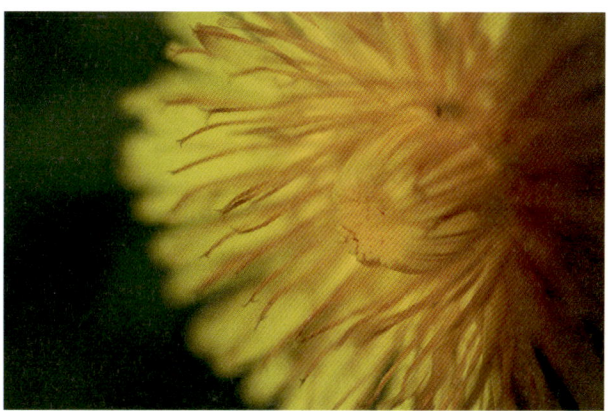

Abbildung 9-22 b: Löwenzahn. *Foto: J. Georg.*

Löwenzahn ist überall bekannt als starke Pflanze – immerhin vermag er mit seiner kräftigen Pfahlwurzel Asphalt zu sprengen. Schön sieht es aus, wenn der hohle Stängel die Blüten der Sonne präsentiert, dann werden satte Wiesen mit leuchtendem Gelb überstreut.

Löwenzahn ist eine Meisterheilpflanze, von der Wurzel bis zur Blüte. Die harntreibenden Auswirkungen des Löwenzahns haben ihm unrühmliche Namen eingebracht wie Bettseicher oder auf französisch «piss en lit». Seine bekannte wassertreibende Wirkung beruht auf einem saluretischen Effekt, d.h. auf der vermehrten Ausscheidung von Natrium, Kalium und Chlorid im Harn und nicht auf einer Nierenreizung. Aufgrund unzureichender bzw. nicht eindeutig belegter Daten wurde die Angabe «zur Anregung der Diurese» in der aktuellen Monographie nicht mehr aufgenommen. Und doch: Löwenzahn kann bei Entzündungen der Harnwege und bei Nierengrieß mit Erfolg eingesetzt werden als «Wasserstoßtherapie», bei der Nierengrieß und kleine Nierensteinchen ausgetrieben werden können: 2 EL Blätter mit $1/2$ l Wasser kalt übergießen, aufkochen, 20 min ziehen lassen, danach mit 1,5 l Wasser verdünnen und innerhalb 20 min austrinken. Löwenzahn wirkt auch mild abführend (wie das alle bitteren Gallemittel tun), denn neben den Bitterstoffen regt auch das enthaltene Cholin die Galle- und Darmtätigkeit an.

Die Hauptwirkung des Löwenzahns liegt im Leber-Galle-Bereich, er gilt neben Artischocke und Mariendistel als wichtigste Pflanze zur Anregung der Leberfunktion und Störung des Gallenflusses, aber auch bei Appetitlosigkeit, Blähungen, Fettunverträglichkeit und Verstopfung. Neuere Forschungsergebnisse bezeugen, dass mit einer 6-wöchigen Löwenzahnkur auch die Gallensteinbildung beeinflusst werden kann, so dass es weniger zur Neubildung von Steinen kommt. Mit seinen Bitterstoffen unterstützt er die Therapie beim chronischen Müdigkeitssyndrom und fördert die Resorption von Nährstoffen und aktiviert den Wärmehaushalt. Davon profitieren schwache, alte, erschöpfte Menschen, wo die Bitterstoffe zusätzlich zum Ausgleich der körperlichen und seelischen Stimmungslage beitragen.

Bewährt hat sich Löwenzahn auch bei chronischen rheumatischen und arthrotischen Leiden, und er begleitet erfolgreich die Therapie bei Fibromyalgie. Wer einmal die erstaunlichen Verbesserungen, wie die Beweglichkeit der Gelenke bzw. das Nachlassen der Steifigkeit miterlebt hat, wird immer wieder zu Löwenzahn greifen. Deshalb sollte Löwenzahn bei keiner Frühjahrskur fehlen.

### Frühjahrskur mit Löwenzahn

Wenn nur alle Kuren so einfach, schmackhaft und angenehm wären! Vier bis sechs Wochen lang möglichst täglich Löwenzahn genießen, in jeglicher Form, am besten abwechselnd als Tee, Salat, Gemüse, Frischsaft, Knospengemüse, Blättersoße, Wurzelsalz oder …

Die jungen *Blätter* für Tee oder Salat (nicht wässern, sondern ein mildes Dressing zubereiten und mildernde «Ingredienzen» klein geschnitten darunter mengen, wie Birnen- Apfel- oder Kartoffelstückchen, Käse, Mais, Nüsse, Brot-, Champignon- oder Avocadowürfelchen).

Die im Frühjahr kräftig bittere *Wurzel* frisch oder getrocknet für heilsamen Tee. Oder frisch geraffelt an den Salat, gekocht wie Schwarzwurzeln und mit feinem Sößchen kredenzt als pikantes Gemüse, oder die Wurzel trocknen und

mahlen für ein gesundes Kräutersalz (1:1 mit Meersalz mischen) oder für den altbekannten «Muckefuck-Kaffee» zusätzlich rösten und als Kaffeeersatz aufbrühen.

Die *Knospen* ergeben ein köstliches Gemüse, das ein bisschen nach Rosenkohl und Spargel schmeckt.

Die essbaren *Blüten* als Dekoration über Salate streuen, aufs Butterbrot oder zu Sirup, Honig, Wein oder Aperitif weiterverarbeiten – Möglichkeiten gibt es viele!

# 9.23 **Malve**/Malva sylvestris L. und **Eibisch**/Althaea officinalis

(Abb. 9-23)

Malvengewächse, Malvaceae

▶ **Arzneilich verwendete Pflanzenteile**
Malve: hauptsächlich die Blüten, aber auch Blätter.
Eibisch: Wurzel und Blätter

▶ **Drogenbezeichnung**
Malvenblüten, Malvae flos
Malvenblätter, Malvae folium
Eibischwurzeln: Althaeae radix
Eibischblätter: Althaeae folium

▶ **Hauptinhaltsstoffe**
**Malve:** Schleimstoffe (Blüten 10 %/Blätter 8 %), wenig Gerbstoffe, in den Blättern Flavonglykoside, in den Blüten das Anthozyanglykosid Malvin, Spuren ätherischer Öle
**Eibisch-Wurzel:** 35 % Schleimstoffe, 11 % Pektin, 37 % Stärke, Zucker, phosphatreiche Minerale, Asparagin, Betain. **Eibisch-Blatt/Blüte:** 5 % Schleime, wenig ätherische Öle und Gerbstoffe, Flavonoide, Cumarine

▶ **Hauptwirkungen**
reiz- und schmerzmildernd, schleimlösend, entzündungshemmend, wundheilend, erweichend und mild abführend; verantwortlich für die reizlindernde Wirkung bei Schleimhautentzündungen im Mund- und Rachenraum und im Magen-Darm-Trakt ist der hohe Schleimgehalt.

▶ **Nebenwirkungen/Gegenanzeigen**
Nicht bekannt. Intermittierendes Trinken von schleimhaltigen Heilpflanzentees empfohlen, weil die Pflanzenschleime einen schützenden Film über die Magenschleimhäute legen und dadurch auch eine optimale Nährstoffaufnahme behindern können: nach 1 Woche Einnahme jeweils 1 Woche Pause einlegen.

▶ **Anwendungen**
*Innerlich:* bei Entzündungen der Mund- und Rachenschleimhaut, bei trockenem, entzündli-

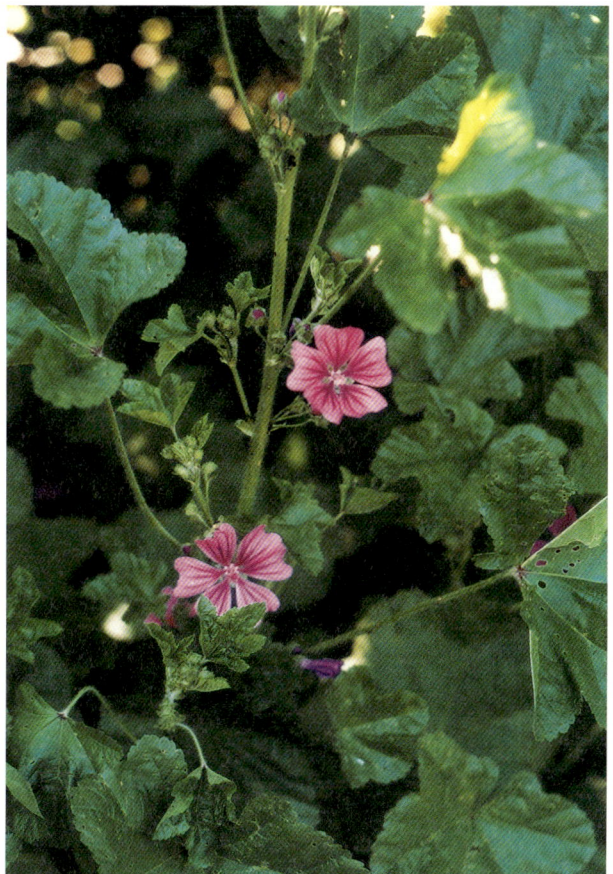

Abbildung 9-23a: Malve. *Foto: A. Sonn.*

chem Husten, Heiserkeit oder Kehlkopfkatarrh, bei Magen-Darmschleimhautentzündungen wie Gastritis oder Colitis ulcerosa und bei Entzündungen der weiblichen Beckenorgane
*Äußerlich:* zum Gurgeln bei Halsschmerzen oder als beruhigende, lindernde Kompresse bei trockener, entzündeter Haut, Pruritus vulvae et ani, bei Ekzemen, Neurodermitis oder Psoriasis. Bäder aus Malvenblüten bei Furunkeln, entzündeten Wunden, Panaritium oder nässenden, eitrigen Ekzemen
*Hinweis:* Da Pflanzenschleime dazu neigen pathogene Keime an sich zu binden, sollte bei superinfizierter Haut anstelle von Wasser Aqua dest. oder Ringerlösung verwendet werden, und sorgfältig darauf achten, dass der Tee stets frisch zubereitet wird!

*Volksmedizin:* als Badezusatz bei Hauterkrankungen, Wunden, Insektenstichen, Furunkeln und Hämorrhoiden

*Kosmetik:* als Waschung bei empfindlicher, trockener Haut

### ▸ Anwendungsarten

*Innerlich:* Tee, Tinktur, Wildgemüse

*Äußerlich:* Umschläge, Kompressen, Bäder, Salben, Gesichtsmasken, als Gurgelmittel, und als Zusatz für Waschungen

*Teezubereitung:* 1–2 TL (0,5–1,5 g) Droge mit 1 Tasse lauwarmen Wasser übergießen, unter gelegentlichem Umrühren 1–2 Stunden (*Eibisch:* 1 TL (3 g) gut zerkleinerte Wurzel oder 1 TL Blätter mit 1 Tasse kaltem Wasser 3 Stunden) ziehen lassen, abgießen und trinken, bei Bedarf erwärmt.

*Hinweis:* Ein (roter) «Malventee» aus dem Lebensmittelhandel ist ein reiner Haustee für den täglichen Gebrauch. Er besteht nicht aus Malven-, sondern aus Hibiskusblüten. Hibiskus gehört zur Familie der Malvengewächse, enthält jedoch keine Pflanzenschleime und hat keinerlei medizinische Bedeutung.

### ▸ Anwendungsempfehlung laut Kommission E

**Malve:** *Schleimhautreizungen im Mund- und Rachenraum und damit verbundener trockener Reizhusten*

**Dosierung:** Tagesdosis 5 g Droge

**Eibisch:** *Schleimhautreizungen im Mund- und Rachenraum und damit verbundener trockener Reizhusten; leichte Entzündung der Magenschleimhaut*

**Dosierung:** *Tagesdosis 6 g Wurzel, 5 g Blätter; Einzeldosis Eibischsirup: 10 g*

Der Gattungsname Malva ist von griechisch «malakos» abgeleitet und bedeutet «weich». Wer einmal Malvenblätter oder -blüten zwischen den Fingern zerreibt, spürt den weichen Pflanzenschleim. Mit diesem Schleimstoff wirkt die Malve reiz- und schmerzmildernd, schleimlösend, entzündungshemmend, wundheilend, erweichend und mild abführend und überzieht wie mit einem Schutzfilm die Schleimhäute der Bronchien und des Magen-, Darm- und Genitaltraktes.

Übrigens, der bekannte Volksname «Käsepappel» stammt vom griechischen Schriftsteller Hesiod um 750 v. Chr., der die unreifen Malvenfrüchte (die wie ein kleiner Briekäse aussehen) als kräftigende Speise erwähnt hatte, die «papp-satt» macht; auch Hildegard von Bingen empfahl die nahrhaften Früchte, um daraus «Babela»; ein schleimiges, breiiges Gemüse, eben einen «Bapp» herzustellen. Malven wurden seit dem 8. Jahrhundert in Klöstern und später in Bauerngärten genutzt als «Omnimorbia», die Heilpflanze für alle Krankheiten. Kein Wunder heißt ein altes Sprichwort «Malve im Gemüsegarten lässt den Doktor draußen warten».

Der unglaublich weichblättrige Eibisch, dessen Wurzel besonders viel Pflanzenschleim enthält, wird auch «Heilwurz» genannt oder «Sammetpappel». Der Gattungsname «Althea» aus dem griechischen «altho: heilen» bezieht sich auf seinen hohen Gehalt an Pflanzenschleimen, dreimal soviel wie die Malve, weshalb er doppelt so wirksam sein sollte. «Dis-Althea» oder «Bis-Malva» wurde er genannt, denn «alles wozu malva dienet dazu dient der Ibusch zweifältig, darum er auch bimalva genennet wird» (Lonitzerus).

Neben der Malve und dem Eibisch dienen auch andere Angehörige der Malvenfamilie der Heilkunde und können entsprechend angewendet werden, wie die Moschus- und die Rosenmalve und die Stockrose.

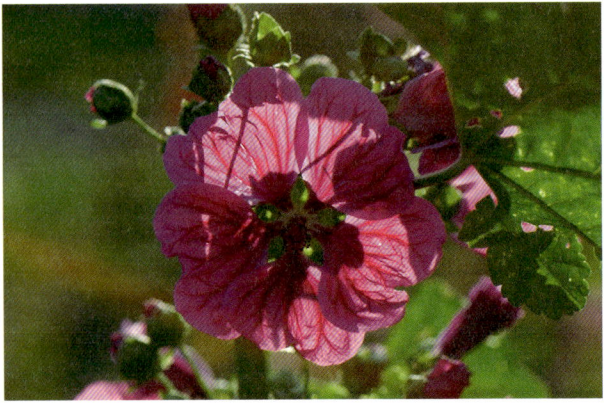

Abbildung 9-23 b: Malve. *Foto: J. Georg.*

### Waschungen bei trockener, gereizter Haut (Geriatrie)

5 EL Malvenblüten mit $1/2$ l kaltem Wasser übergießen, unter gelegentlichem Umrühren 1 Stunde ziehen lassen und abgießen. Mit ca. $1/4$ l heißem Wasser auf angenehme Waschtemperatur bringen und die Patientin behutsam waschen; anschließend nicht «abrubbeln», sondern lediglich trocken tupfen so dass der reizlindernde Pflanzenschleim schützend auf der Haut verbleibt.

Wenn etwas Überraschung auslöst, dann sind es Waschungen mit Malvenblüten, das hat sich in vielen Anwendungsbeobachtungen in der Pflege gezeigt. Häufig sind nach einer Malvenwaschung Patienten, vor allem in der Geriatrie, auffallend ruhig und zufrieden, weil endlich die trockene, gereizte Haut nicht mehr juckt – Linderung kann manchmal so einfach sein!

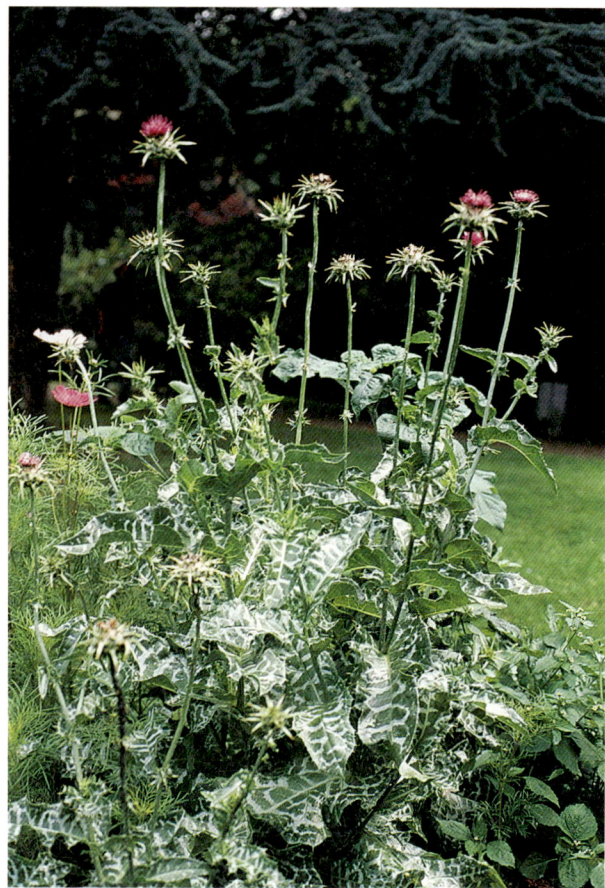

Abbildung 9-24: Mariendistel. *Foto: U. Bühring.*

## 9.24 Mariendistel/Silybum marianum (L.) Gaertn./Carduus marianus L. (Abb. 9-24)

Korbblütengewächse, Asteraceae (Compositae)

▶ **Arzneilich verwendete Pflanzenteile**
Die Frucht (fälschlich als Samen bezeichnet) ohne Pappus (Haarkrone)

▶ **Drogenbezeichnung**
Mariendistelfrüchte, Cardui mariae fructus

▶ **Hauptinhaltsstoffe**
1,5–3 % Silymarin (Silybin, Silychristin, Silydianin), 20–30 % fettes Öl, 25–30 % Eiweiß, Schleim

▶ **Hauptwirkungen**
vorbeugende und heilende Leberwirksamkeit: fördert Regeneration der Leberzellen, fördert die Neubildung von Leberzellen, verhindert das Eindringen lebertoxischer Substanzen in die Leberzelle und wirkt der fibrotischen Umwandlung von Leberzellen entgegen; antioxidativ

▶ **Nebenwirkungen/Gegenanzeigen**
selten Stuhlverflüssigung

▶ **Anwendungen**
*Innerlich:* Carduus marianus wird zur Vorbeugung und zur Therapie eingesetzt: die **Droge** (Samen) wird bei Verdauungsbeschwerden und zur Vorbeugung verwendet. Bei bestehenden Lebererkrankungen werden nur *Zubereitungen* (standardisierte Fertigpräparate) verabreicht: toxische Leberschäden, z.B. durch Alkoholmissbrauch, Fettleber, leberschädigende Arzneimittel oder Umweltgifte. Als Begleittherapie bei chronisch-entzündlichen Lebererkrankungen (Virushepatitiden) sowie zur Aszitesentwässerung bei Leberzirrhose. Prophylaktische Gaben sind meist wirkungsvoller als die therapeutische Gabe nach Eintritt einer Schädigung.
*Volksmedizin:* im Vordergrund steht die Behandlung dyspeptischer Beschwerden, die auf Lebererkrankungen zurückgeführt werden, vielfach kombiniert mit choleretisch wirkenden Pflanzen wie Erdrauch und Gelbwurz. Auch bei Gallensteinen, Koliken, Unterschenkelgeschwüren, Krampfadern, Kopfschmerz und Migräne.

▶ **Anwendungsarten**
*Innerlich:* Tee (nur bei Verdauungsbeschwerden, da sich lediglich 25 % der leberwirksamen Substanzen in Wasser lösen); für die Indikation Leberkrankungen nur Fertigpräparate!
*Teezubereitung:* 1–2 TL (3–5 g) Droge mörsern und mit 1 Tasse siedendem Wasser übergießen, nach 15 Minuten abgießen. 3 bis 4-mal täglich 1 Tasse etwa 1/2 Stunde vor der Mahlzeit.
   Zum vorbeugenden Leberschutz täglich 1–2 EL der (harten!) Früchte kauen. Mariendistel kann und soll über längere Zeit (3–6 Monate) eingenommen werden.

▶ **Anwendungsempfehlung**
  **laut Kommission E**

*Droge:* dyspeptische Beschwerden
*Zubereitungen: Toxische Leberschäden; zur unterstützenden Behandlung bei chronisch-entzündlichen Lebererkrankungen und Leberzirrhose.*
*Dosierung: 12 – 15 g Droge. Zubereitungen: Entsprechend 200 – 400 mg Silymarin, berechnet als Silibinin.*

Die Mariendistel wächst wild in Südeuropa, Westasien und Nordafrika. Ihre großen, auffällig marmorierten, dornig gezackten Blätter sind unverwechselbar; ihre schöne rotviolette Blüte auf dem 150 cm hohen Stängel dagegen erinnert an Artischocken. Die schwarzbraunen Samen (eigentlich Früchte) haben einen seidigen, weiß glänzenden Pappus, der sie wie Löwenzahnsamen durch die Lüfte segeln lässt.

Entstanden sei die Pflanze, als die Jungfrau Maria auf ihrer Flucht vor dem König Herodes das Jesuskind stillen musste (damit es «still ist»): in der Aufregung und Angst fielen ein paar Tropfen der kostbaren Muttermilch auf eine ganz gewöhnliche Distel. Diese wollte auf immer und ewig die Muttermilchtropfen bewahren, und seitdem sind die Blätter der Marien-Distel weiß marmoriert – so erzählt es die Legende, und es wird deutlich, warum die Pflanze auch «Lady's Milk» genannt wird.

Carduus marianus ist die einzige Pflanze, welche die Leberzellregeneration anregen kann und die Neubildung von Leberzellen stimuliert. Die Membranen der Leberzellen werden durch den Wirkstoffkomplex Silymarin stabilisiert, so dass das Eindringen von leberschädigenden Giften oder Arzneimitteln erschwert wird und selbst vorgeschädigte Leberzellen wieder ausheilen können. Außerdem wird die Regenerationsfähigkeit stimuliert, so dass Mariendistel therapiebegleitend eingesetzt wird bei toxischen Leberschäden, bedingt durch Alkohol oder andere Gifte, bei entzündlichen Lebererkrankungen wie der Virus-Hepatitis und bei Leberzirrhose. In der Begleittherapie bei Virushepatitiden wurde eine

signifikante Senkung der Transaminasen festgestellt. Diese Wirkungen konnten in mehreren klinischen Studien (mit Legalon) belegt werden. Eine Langzeitstudie konnte aufzeigen, dass die Überlebenszeit von Patienten mit Leberzirrhose durch Mariendistel tatsächlich verlängert werden konnte, und dass schon nach zwei Therapiewochen eine Besserung des Allgemeinbefindens eintrat: Der Appetit steigerte sich, die Müdigkeit, Übelkeit, Fettintoleranz und der quälende Blähbauch nahmen ab und die körperliche Leistungsfähigkeit wurde zunehmend besser. Neuerdings gewinnt Mariendistel bei Hepatitis C, die in 20 % der Fälle zu einer Leberzirrhose führt, an Aktualität, weil sie den Krankheitsverlauf verzögern kann.

Bei Knollenblätterpilzvergiftung gilt ein Silymarinderivat (Legalon SIL Ampullen), als Infusion innerhalb 24 von Stunden verabreicht, als sicheres Gegenmittel. Es sollte in keiner Notfallklinik fehlen.

Die *Samen* sind auch bei Verdauungsbeschwerden zu empfehlen. Mariendistel regt außerdem die Gallentätigkeit an, unterstützt die Verdauung, lindert Blähungen und Völlegefühl und hat sich auch als mildes Abführmittel in der Schwangerschaft bewährt. Wer unter Juckreiz leidet oder oft müde oder depressiv ist und nachts zwischen 1 und 3 Uhr (der «Leberfunktionszeit») aufwacht, könnte von der leberwirksamen Mariendistel profitieren.

▶ **Rezepte mit Mariendistel**

**Teemischung bei Leberbeschwerden.** Die Lebertätigkeit kann *vorbeugend unterstützt* werden durch folgende Tee-Mischung: Artischockenblätter (40 g), Löwenzahnblätter (20 g), Kardobenediktenkraut (20 g), Pfefferminzblätter (20 g). Dazu 100 g Mariendistelsamen gesondert bereithalten, da diese vor dem Kochen erst zerstoßen werden müssen: Pro Tasse werden je $1/2$ TL der Blättermischung und $1/2$ TL der zerstoßenen Samen mit 200 ml kochendem Wasser überbrüht. 10 Minuten ziehen lassen und abseihen. Diesen Leber-Tee 1 bis 2-mal pro Jahr 6 Wochen lang trinken, 3-mal täglich 1 Tasse.

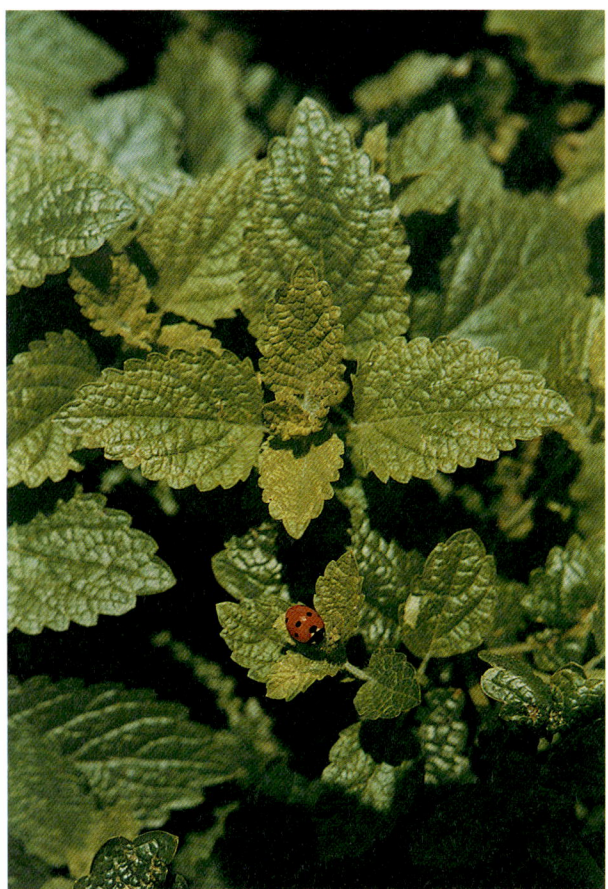

Abbildung 9-25a: Melisse. *Foto: A. Sonn.*

## 9.25 **Melisse**/Melissa officinalis L. (Abb. 9-25)

Lippenblütengewächse, Lamiaceae (Labiatae)

▶ **Arzneilich verwendete Pflanzenteile**
Die Blätter und das daraus gewonnene ätherische Öl

▶ **Drogenbezeichnung**
Melissenblätter, Melissae folium
Melissenöl, Melissae aetheroleum

▶ **Hauptinhaltsstoffe**
0,02–0,2 % ätherisches Öl (mit Citral, Citronellal und Caryophyllen), Flavonoide, Gerbstoffe, Phenylcarbonsäuren (Rosmarinsäure) und Bitterstoffe

▶ **Hauptwirkungen**
(Herz)beruhigend, krampflösend, verdauungsfördernd, aufheiternd, menstruationskrampflindernd
*Äußerlich:* antiviral, antibakteriell

▶ **Nebenwirkungen/Gegenanzeigen**
keine bekannt

▶ **Anwendungen**
*Innerlich:* als Tee, alkoholische Zubereitung oder alkoholisches Destillat bei nervösen Magen- und Darmstörungen, als mildes Beruhigungsmittel (Phyto-Tranquilizer), insbesondere bei nervösen Herzbeschwerden, Einschlafstörungen und Vegetativer Dystonie. Bei nervösen Magen- und Darmstörungen mit leichtem Darmkatarrh, Blähungskoliken, Brechreiz
*Äußerlich:* für Einreibungen mit «Melissengeist» bei Rheuma-, Nerven- und Kopfschmerzen oder Migräne; abends an den Schläfen aufgetragen zur Entspannung und bei Schlafstörungen. Entspannendes Vollbad. Melissenextrakt-Salbe gegen Lippenbläschen (Herpes labialis)
*Volksmedizin:* nervöse Herz-, Magen- und Unterleibsbeschwerden sowie bei Erbrechen in der Schwangerschaft

▶ **Anwendungsarten**
*Innerlich:* Tee, Tinktur, Destillat, Fertigpräparate
*Äußerlich:* Salbe (Lomaherpan), Melissengeist
*Teezubereitung:* 1–2 TL (1–2 g) Droge mit 1 Tasse siedendem Wasser überbrühen und 15 Minuten bedeckt ziehen lassen. 3-mal täglich 1 Tasse

▶ **Anwendungsempfehlung**
  **laut Kommission E**
*Nervös bedingte Einschlafstörungen, funktionelle Magen-Darm-Beschwerden*
*Dosierung:* *1,5–4,5 g Droge auf eine Tasse als Aufguss mehrmals täglich nach Bedarf*

«Melisse» stammt von «melissa»: honigsüß, denn die Pflanze ist eine bekannte Bienenfutterpflanze und wird von Imkern gern in der Nähe des Stocks gepflanzt, um die Bienen damit anzulocken. Bienen markieren nämlich ergiebige Futterquellen mit dem Sekret ihrer Drüsen, das dem Geruch und den Inhaltsstoffen der Melisse ähnelt. Neue Bienenstöcke werden daher mit Melisse eingerieben, damit das Volk nicht ausschwärmt.

Die Melisse, ursprünglich aus Südeuropa, wird seit langem in unseren Gärten als Zitronenmelisse kultiviert und erfreut durch ihr üppiges Wachstum. Ihre unscheinbaren kleinen weißen Lippenblütchen stehen in Scheinquirlen in den Blattachseln; die herzförmigen Blätter duften beim Zerreiben intensiv nach Zitrone. In diesen Duftblättern sitzt die Heilkraft. HILDEGARD VON BINGEN (1098–1179) schrieb über den «Herztrost», wie sie die Melisse nannte: *«Die Melisse ist warm. Ein Mensch, der sie isst, lacht gerne, weil ihre Wärme die Milz berührt und daher das Herz fröhlich macht.»* Paracelsus (1493–1541) setzte die Melisse sogar mit Gold gleich: *«Melisse ist von allen Dingen, die die Erde hervorbringt, das beste Kraut für das Herz; innerlich genossen macht sie fröhlich und erheitert das Herz. Sie erneuert alle Kräfte des Körpers. merket euch, dass … auch das Gute geschaffen ist, das unser Leben so stark beschützt wie Gold und Melisse.»* Recht hatte er, wenn man bedenkt dass 1 g Gold ungefähr so teuer ist wie 1 ml reines ätherisches Melissenöl!

Im 16. Jahrhundert nannte man die Melisse «Geistesbeschleuniger» – wie klug waren unsere Vorfahren! In neuen Untersuchungen wurde festgestellt, dass Melisse in der Tat die Gehirnleistung verstärkt, indem sie die Freisetzung von Acetylcholin fördert! 1611 führten die Karmeliterinnen den «Klosterfrau Melissengeist» in Paris ein, seitdem genießen Frauen den «geistigen Trank» bei Herzleiden jeglicher Couleur (der hochprozentige Melissengeist galt allerdings auch als der «heimliche Alkoholismus der Frauen»).

Nicht nur auf die extrem flüchtigen ätherischen Öle, sondern auf die Komposition der gesamten Inhaltsstoffe führt man die beruhigenden, krampflösenden, entblähenden, gallefördernden und antiviralen Eigenschaften zurück. Melisse

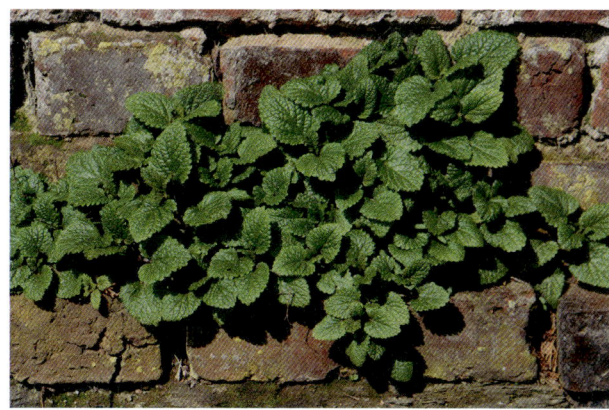

Abbildung 9-25 b: Melisse. *Foto: J. Georg.*

ist die richtige Heilpflanze für die heutige Zeit – sie hilft bei Stress, ist gut verträglich und hat sich bestens bewährt als Teemischung mit anderen unterstützenden Kräutern: bei nervösen Herzbeschwerden mit Weißdorn, Herzgespann und Rose, bei nervösem Magen mit Minze, Fenchel und Gänsefingerkraut oder bei Unruhe und Schlafstörungen mit Hopfen und Lavendel. Melisse lindert Menstruationskrämpfe, Kopfschmerzen und depressive Verstimmungen, und äußerlich angewendet beruhigt auch ein Kräuterkissen mit Melisse nervöse Beschwerden. Das Gedicht erzählt es eindrücklich:

«Wie ein sanftes Ruhekissen wirkt der Tee von den Melissen

Stärket Nerven, Herz und Magen, hilft bei vielen Frauenplagen

Fördert auch den Schlaf ganz herrlich, kurzum: macht sich unentbehrlich.»

**Äußerlich** angewendet wirken ihre antibakteriellen und antiviralen Eigenschaften vor allem bei Lippen-Herpes. Die spezifische Hemmwirkung auf das Herpes-simplex-Virus verhindert das Andocken der Viren an die Zellen bei Herpes labialis, ohne zytotoxisch zu sein oder die Replikation von Genmaterial zu hemmen, wie es die gängigen Virustatika gegen Lippenherpes tun. Gleich zu Beginn der Erkrankung eine Melissen-Extraktsalbe (Lomaherpan) oder den Pflanzenfrischsaft von zerriebenen Blättern mehrmals täglich auf die betroffene Stelle tupfen. Melisse beseitigt auch Hautunreinheiten und ist als Melissen-Dampfbad wirksam gegen fettige Haut.

Das **echte Melissenöl** ist sehr teuer. Deshalb werden viele Massageöle oder Ölbäder mit dem ähnlich riechenden Lemongras-Öl (auch als Melissae indicum bezeichnet) hergestellt, das beruhigend wirkt und erheblich preiswerter ist.

▶ **Rezepte mit Melisse**

**Melisse bei Lippen-Herpes.** Melissenblatt-Frischsaft kann man sich gut selbst herstellen: einfach die frischen Blätter zwischen den Fingern zerreiben und den austretenden Melissenfrischsaft mehrmals täglich (10 bis 30-mal) vorsichtig direkt auf die betroffene Stelle tupfen (nicht reiben!). Bei den ersten Beschwerdeanzeichen begonnen, verkürzt oder kupiert das den Krankheitsverlauf.

# 9.26 **Passionsblume**/Passiflora incarnata L. (Abb. 9-26)

Passionsblumengewächse, Passifloraceae

▶ **Arzneilich verwendete Pflanzenteile**
Kraut (die blattreichen Schlingtriebe mit Ranken, Blüten und Blättern)

▶ **Drogenbezeichnung**
Passionsblumenkraut, Passiflorae herba

▶ **Hauptinhaltsstoffe**
Flavonoide (u. a. Maltol: weißdornähnliche, beruhigende, Herz-Kreislauf unterstützende Wirkung), Cumarinderivate, Spuren von ätherischem Öl und cyanogenen Glykosiden

▶ **Hauptwirkungen**
mild beruhigend, einschlaffördernd, krampflösend und mild angstlösend (vor allem bei alkoholischen und Blattauszügen). Gilt nach neueren Studien durch synergistische Effekte als «Verstärker» für Johanniskraut. Passionsblumenextrakt weist papaverinähnliche Spasmolyseeffekte auf und senkt die motorische Aktivität, außerdem konnte eine Senkung der Herzfrequenz und erhöhter Blutdruckwerte nachgewiesen werden. Erfahrungsgemäß mildert Passiflora Entzugssymptome bei Abhängigkeit von Alkohol, Nikotin, Cannabinoiden und Morphium.

▶ **Nebenwirkungen/Gegenanzeigen**
keine bekannt

▶ **Anwendungen**
*Innerlich:* zur unterstützenden Therapie bei nervöser Unruhe, vor allem in Verbindung mit Ängsten, Einschlafstörungen, Depressionszuständen und Konzentrationsschwierigkeiten, neurovegetativer Dystonie, Kreislaufschwäche, Klimateriums- und wetterbedingten Beschwerden, nervös bedingten Beschwerden im Magen-Darm-Bereich sowie therapiebegleitend bei Bronchialasthma. Gilt als gutes Tagessedativum, auch im Kindesalter und in der Pubertät. Aufgrund ihrer (alleine) eher schwachen Wirkung fast ausschließlich in Kombination mit anderen

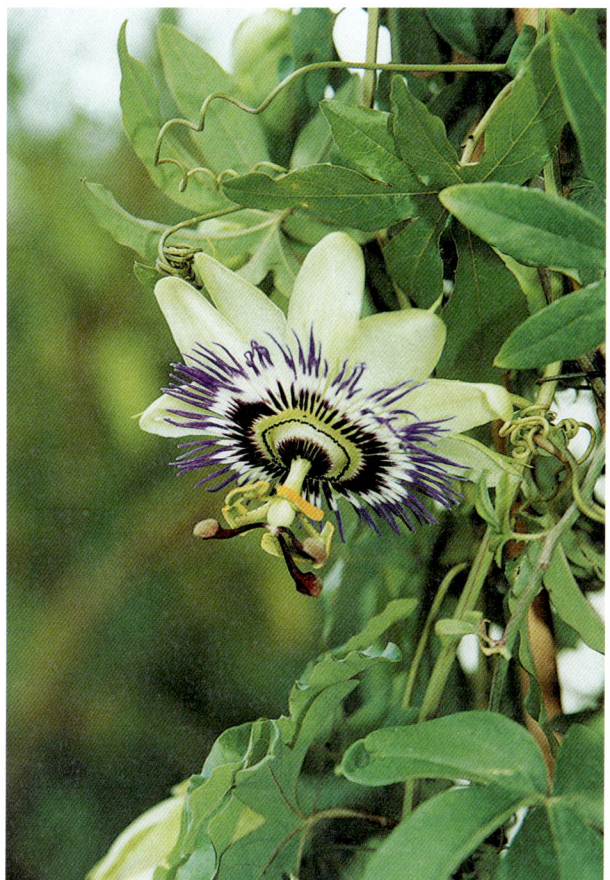

Abbildung 9-26: Passionsblume. *Foto: U. Bühring.*

beruhigenden Pflanzen, die sie synergistisch in ihrer Wirkung unterstützt; mit Weißdorn zusammen herzberuhigend.

▶ **Anwendungsarten**
*Innerlich:* Tee (teuer!), Fertigpräparate
***Teezubereitung:*** 1−2 TL (1,5−3 g) Droge mit 1 Tasse siedendem Wasser übergießen und 5 Minuten ziehen lassen. 2- bis 3-mal täglich 1 Tasse oder vor dem Schlafengehen 1−2 Tassen trinken.

▶ **Anwendungsempfehlung laut Kommission E**
*Nervöse Unruhe*
***Dosierung:*** *Tagesdosis: 4−8 g Droge (mit 60− 120 mg Trockenextrakt).*

Die Gattung der Passionsblumengewächse umfasst ungefähr 500 verschiedene Arten. 60 Arten tragen essbare Früchte (Passionsfrucht, Granadille oder Maracuja), die einen wohlschmeckenden Saft ergeben. Georg Markgraf aus Sachsen beschrieb die *Passiflora edulis* im 16. Jahrhundert unter ihrem indianischen Namen «maracuja», eine Bezeichnung, die wir für den köstlichen, medizinisch aber nicht genutzten Saft übernommen haben.

Die arzneilich verwendete *Passiflora incarnata* war eine der ersten, die den Weg von ihrer subtropischen Heimat – Südamerika, Asien, Australien, Polynesien und Ostindien – nach Europa fand. Der spanische Arzt Monardes entdeckte sie im Jahre 1569 in Peru, und 40 Jahre später wurde sie als Zierpflanze in Europa eingeführt. Wer die Pflanze mit ihrer attraktiven Blüte im heimischen Garten betrachten möchte: *Passiflora incarnata* ist mit Laubabdeckung (Winterschutz) eine winterharte Staude (besser wird sie aber im Kalthaus überwintert) und kann über Stecklinge vermehrt werden. Das Kraut der Schlingpflanze wird zur Blütezeit (Juli – September) geerntet und getrocknet oder gleich frisch verarbeitet.

Der Jesuit Ferrari, der 1633 sein Werk «De florum cultura» veröffentlichte, sah in ihrer wunderschönen, abwechselnd dunkelpurpur, weiß und hellpurpur gefärbten 4–8 cm großen Blüte sämtliche Marterinstrumente der Passion; das führte zum deutschen Namen der Pflanze: der strahlende Fadenkranz der Nebenkrone soll der Dornenkrone Christi ähnlich sein, die fünf Staubbeutel die fünf Wundmale Christi, der Stempel mit den drei Narben die drei Nägel, mit denen Christus ans Kreuz genagelt wurde, der gestielte Fruchtknoten der Leidenskelch, die zehn Blütenblätter die Zahl der zehn Apostel, die Jesus treu waren (Judas und Petrus fehlten, sie haben ihn verleugnet oder verraten). Die spitz gelappten Laubblätter die Lanzenklinge, die dem Gekreuzigten in die Lende gebohrt wurden. Nicht zuletzt die Ranken, die den Geißeln ähneln sollen, die den Leib Christi trafen. Mönche verglichen detailliert die Blütenorgane mit den Folterwerkzeugen der Peiniger Christi. Doch glücklicherweise besaß Passiflora nicht immer diesen «Leidens-Namen» – bevor die Europäer sie erkundeten, war die Passion Christi unbekannt.

Einzug in die Phytotherapie hielt die Passionsblume in der zweiten Hälfte des letzten Jahrhunderts durch die amerikanische Homöopathie, wo sich das Mittel in niederen Potenzen als Sedativum bewährt hatte. Während des Ersten Weltkrieges setzte man Passiflora als Nervenberuhigungsmittel gegen die so genannte «Kriegsangst» ein. Passionsblumenzubereitungen werden nahezu ausschließlich in Kombination mit anderen Heilpflanzen eingesetzt, bevorzugt mit Baldrian, Melisse oder Hopfen. Wegen ihrer mild beruhigenden Eigenschaften eignen sie sich besonders gut für die Kinderheilkunde und in der Pubertät bei nervöser Unruhe, Einschlafstörungen und Konzentrationsschwierigkeiten. Sie sind ein gutes Tagessedativum und werden als Antistressmittel eingesetzt. Bewährt haben sich ihre Zubereitungen auch bei wetterbedingten und Wechseljahresbeschwerden und bei Kreislaufstörungen.

Neue Forschungen der Universität Freiburg unter Dr. Bernd Fiebich ergaben, dass Passionsblume die Wirkung von Johanniskraut um den Faktor 10 erhöht, wodurch die notwendige Johanniskrautmenge um das Zehnfache reduziert werden könnte, und somit könnten auch Wechselwirkungen von hochdosierten Johanniskrautpräparaten mit anderen Medikamenten vermieden/reduziert werden. Die allein eher mild wirkende Pflanze zeigt in Kombination mit Johanniskraut und Baldrian additive und synergistische Effekte, vermag die antidepressiven Eigenschaften des Johanniskrauts deutlich zu verstärken und die angstlösende Wirkung zu erhöhen.

### Schlaf- und Nerventee (nach Dr. A. Vogel)

Je 30 g Passionsblumen- und Melissenblätter, 20 g Johanniskraut und je 10 g Lavendelblüten und Hopfenzapfen. 1 TL dieser Mischung mit 1 Tasse kochendem Wasser übergießen, 5 min ziehen lassen, abseihen. Eine halbe Stunde vor dem Abendessen und vor dem Zubettgehen 1 Tasse in kleinen Schlucken trinken.

## 9.27 **Pfefferminze**/Mentha x piperita L. (Abb. 9-27)

Lippenblütengewächs, Lamiaceae (Labiatae)

▶ **Arzneilich verwendete Pflanzenteile**
Blätter und das daraus gewonnene ätherische Öl

▶ **Drogenbezeichnung**
Pfefferminzblätter, Menthae piperitae folium
  Pfefferminzöl, Menthae piperitae aetheroleum

▶ **Hauptinhaltsstoffe**
Bis 4 % ätherisches Öl (Hauptbestandteil: Menthol 35–50 %), Flavonoide, Bitter- und Gerbstoffe.

▶ **Hauptwirkungen**
krampflösend, gallenflussfördernd, gärungswidrig, brechreizlindernd, verdauungsfördernd (beschleunigt die Magenentleerung), antiseptisch, appetitanregend. Wirkt als Karminativum, indem sie den Tonus des unteren Oesophagussphinkters senkt und somit den Abgang aufgestauter Luft erleichtert.
  Reines Menthol wirkt im Bereich der Atemwege sekretlösend, äußerlich örtlich betäubend und erfrischend.

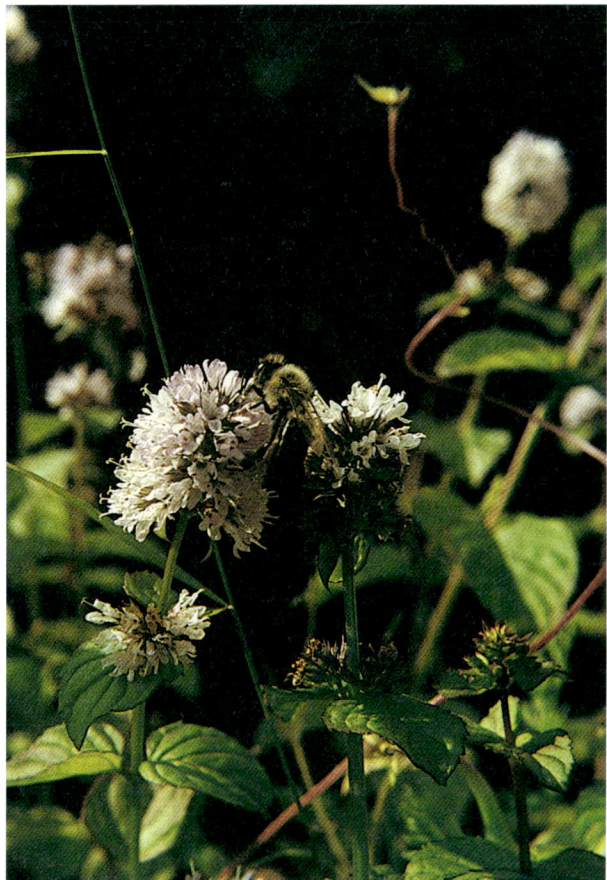

Abbildung 9-27 a: Pfefferminze. *Foto: J. Georg.*

▶ **Nebenwirkungen/Gegenanzeigen**
*Blätter:* bei Gallensteinleiden nur nach Rücksprache mit dem Arzt
*Äth. Öl (äußerlich):* nicht bei Verschluss der Gallenwege, Gallenblasenentzündungen oder schweren Leberschäden; pfefferminzölhaltige Zubereitungen nicht bei Säuglingen und Kleinkindern, vor allem nicht im Bereich des Gesichts oder der Nase
*Hinweis:* bei Anwendung des ätherischen Öls grundsätzlich nur 100 % naturreines Öl verwenden (Mentha piperita) und ausreichend verdünnen. Während homöopathischer Behandlung ätherisch-ölhaltige Zubereitungen meiden.

▶ **Anwendungen**
*Innerlich:* Tee bei krampfartigen Magenbeschwerden und Gallenleiden, «verdorbenem Magen», Übelkeit, Erbrechen, Schluckauf, funk-

tionell-spastischem Oberbauchsyndrom. Blätter und ätherisches Öl als Geruchs- und Geschmackskorrigens bei Arzneimitteln und Körperpflegemitteln (Hustenbonbons, Zahnpasta, Mundwässer)
*Äußerlich:* Öl oder alkoholische Verdünnungen für Einreibungen bei Kopf- und Nervenschmerzen, Schnupfen (trockene Inhalation: 1–2 Tropfen ätherisches Minzöl auf ein Taschentuch geben und einatmen), Husten, Juckreiz und Sportverletzungen (Alkohol-Mentholsprays)
*Volksmedizin:* bei Übelkeit und Erbrechen, Schwangerschaftserbrechen, Schluckauf, Mundgeruch sowie äußerlich bei Entzündungen.

▶ **Anwendungsarten**
*Innerlich:* Tee, Likör, Zahnpasta, Gurgellösung, Bonbons, Fertigpräparate

*Äußerlich:* Salben, Sprays, Öl, Frischblatt

*Teezubereitung:* 1–2 TL (1–2 g) Droge mit 1 Tasse siedendem Wasser übergießen, bedeckt 10 Minuten ziehen lassen. 3–4-mal täglich 1 Tasse

*Hinweis:* Bei chronischen Magenbeschwerden ist von einem Dauergebrauch von Pfefferminzzubereitungen abzuraten: Menthol stimuliert die Bildung von Magensäure und kann bei zu langer Anwendung zu Magenschmerzen führen. Als Ersatz kann Krause Minze dienen, die weniger scharf ist und anstelle von Menthol Carvon enthält.

▶ **Anwendungsempfehlung laut Kommission E**

*Pfefferminzblätter:* krampfartige Beschwerden im Magen-Darm-Bereich sowie der Gallenblase und -wege; Katarrhe der oberen Luftwege

*Dosierung:* Tagesdosis 3–6 g Droge, 5–15 g Tinktur

*Pfefferminzöl äußerlich:* Muskel- und Nervenschmerzen

*Dosierung:* in halbfesten und öligen Zubereitungen 5–20%, in wässrig-ethanolischen Zubereitungen 5–10%, in Nasensalben 1–5 % ätherisches Öl

*Innerlich:* Katarrhe der oberen Luftwege

*Dosierung:* mittlere Tagesdosis 6–12 Tropfen, zur Inhalation 3–4 Tropfen in heißem Wasser.

In alten Kräuterbüchern aus dem Mittelalter findet man die Pfefferminze nicht, denn: damals gab es sie noch nicht. Sie entstand wahrscheinlich erst im 17. Jahrhundert als eine spontane Kreuzung aus der Bachminze (Mentha aquatica) und der Ährenminze (Mentha spicata), die ihrerseits aus den Arten Mentha longifolia und Mentha rotundifolia hervorging. Der Biologe John Ray entdeckte diesen «natürlichen Dreifach-Bastard» 1696 in einem englischen Garten und nannte ihn wegen seines scharfen, pfeffrigen Geschmacks «Peppermint».

Die Pflanze ist heute neben der Kamille die beliebteste Heilpflanze. Der Studienkreis «Entwicklungsgeschichte der Arzneipflanzenkunde» an der Universität Würzburg ernannte sie zur Arzneipflanze des Jahres 2004.

Krankheiten kann die Minze bis heute gut vertreiben: so hat sich Pfefferminztee bestens bewährt bei akuten Magenverstimmungen mit Übelkeit und Brechreiz. Pfefferminzblätter lösen Krämpfe und lindern Schmerzen, fördern die Verdauung und besonders den Gallenfluss, wirken gärungswidrig und antiseptisch. Daraus ergibt sich ihr Einsatz bei krampfartigen Magenbeschwerden (Menthol blockiert die Schmerzrezeptoren der Magenschleimhaut, deshalb wirkt Pfefferminze schmerzlindernd) und Gallenleiden, bei verdorbenem Magen (Menthol desinfiziert), Übelkeit und Erbrechen und bei Schluckauf und Kopfschmerzen.

Gegen Kopfschmerzen empfahl schon Plinius der Ältere das Auflegen von Minzblättern auf die Schläfen – das war eine sensationelle Empfehlung wenn man bedenkt, dass die Menschen damals durch Aufbohren der Schädeldecke die bösen (kopfwehmachenden) Geister auszutreiben versuchten! Wer heute einmal versucht, Pfefferminzblätter zu zerreiben und den austretenden Saft auf die Haut streicht, der spürt beim darüber streichen, dass die Empfindung an dieser Stelle erheblich gemindert ist, sprich: der lokalanaesthetische Effekt ist eindeutig zu spüren, allein schon durch das Auftragen des Blattsaftes – wie klug unsere Vorfahren waren!

Das **ätherische Pfefferminzöl** wirkt schmerzlindernd bei Kopfschmerzen, Migräne, Myalgien und Nervenschmerzen. In einer Vergleichsstudie zwischen 10 %igem Minzöl und Paracetamol bei Spannungskopfschmerzen wurde eine

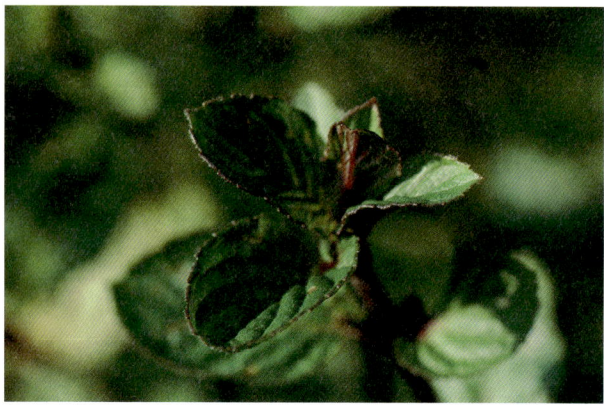

Abbildung 9-27 b: Pfefferminze. *Foto: J.Georg.*

gleich gute Wirkung belegt – aber Minzöl verursacht keine Nebenwirkungen! Der Schmerz beginnt nach 15 Minuten nachzulassen. Die Kälterezeptoren der Haut werden erregt, durch Weiterleitung des Kältereizes wird die Schmerzleitung blockiert und es kommt zum Rückgang der Schmerzwahrnehmung. Dazu das ätherische Pfefferminzöl vorsichtig an die betroffene Stelle bringen (nicht in die Augen!). Vorsicht: keineswegs Säuglinge oder Kleinkinder damit behandeln!

Eine Pfefferminzteewaschung hat sich mit ihrem kühlenden Effekt sehr gut zur Fiebersenkung bewährt (s. S. 198).

### Teemischung gegen Reiseübelkeit

Je 1 TL Pfefferminze, Ingwerwurzeln, Rosmarin- und Melissenblätter mit 1 l heißem Wasser übergießen, 7 min ziehen lassen, abgießen und in eine Thermosflasche füllen. Vor Fahrtantritt 1–2 Tassen trinken, den Rest während der Fahrt.

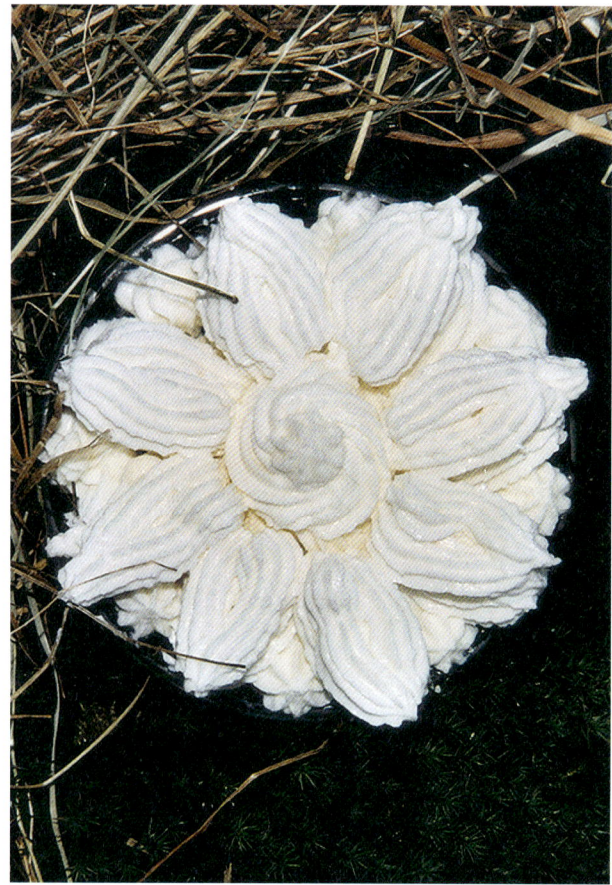

Abbildung 9-28 a: Quark. *Foto: A. Sonn.*

## 9.28 **Quark**/Massa lac bovinae ferment. et inspiss. (Abb. 9-28)

(Die ganz besondere Droge)
Frischkäsegewächs (Caseaceae)

▶ Synonyme
Topfen, Luckeleskäs, Schichtkäse, Hüttenkäse, cottage cheese (engl.), fromage blanc (franz.)

▶ Arzneilich verwendete Teile
Speisequark (-masse)

▶ Hauptinhaltsstoffe
aus Heublumen und Wildkräutern in einem Zwischenwirt konvertiertes Eiweiß, Fett (mager oder bis zu 40 %), Laktose; acidum lacticum

▶ Hauptwirkungen
*Äußerlich:* kühlend, antiphlogistisch, analgetisch, antiödematös, Hämatom reduzierend, reizlindernd
*Innerlich:* nutritiv, saturierend, lukullisch

▶ Nebenwirkungen/Gegenanzeigen
*Innerlich:* Gicht, Unverträglichkeit von tierischem Eiweiß bzw. Milcheiweiß
*Äußerlich:* nicht auf offene Wunden (Kontaminationsgefahr); nur frischen Quark verwenden (geöffnete Packung nicht länger als 1 Tag und im Kühlschrank lagern)

Verfälschte Produkte (sog. Zaziki, Frühlingskräuter- oder Früchte-Quark) sowie Speisequark-Zubereitungen sind mit Bindemittel, Konservierungsstoffen u. ä. versetzt und für die äußerliche Anwendung nicht geeignet.

Zeichen einer Überdosierung: *innerlich:* Gichtanfälle; *äußerlich:* milchsaurer Körpergeruch

▶ Indikationen
*Innerlich:* Sättigungs-Defizit-Syndrom
*Äußerlich:* kühl bei Schwellungen, stumpfen Traumen wie Quetschungen, Blutergüssen, Verstauchungen; bei akuten Gelenkschmerzen; bei entzündlichen Prozessen (Thrombophlebitis, beginnende Mastitis, Abszess); Verbrennungen 1. Grades, Sonnenbrand; Akne und Hautunreinheiten. Warme Anwendung bei Bronchitis, chronischer Gelenksentzündung.
*Traditionell angewendet:* Sonnenbrand; Venenentzündung; Brustdrüsenentzündung; bei Halsschmerzen und Husten; zur fazialen Verjüngung («Quarklifting»)

▶ Anwendungsarten
*Äußerlich:* Kompressen und Auflagen (messerrückendick in Gaze eingepackt), ein- bis mehrmals tägl. je nach Bedarf; bei akuten Indikationen nach 20 min entfernen, sonst auch längere Anwendungsdauer möglich
*Innerlich:* bewährtes Mittel mit Breitbandspektrum von der traditionellen Hausmannskost bis hin zur *nouvelle cuisine*

▶ Anwendungsempfehlung laut Kommission E
Einzige bisher überlieferte Aussage: «So'n Quark!»

Vorliegende Pflegefacharbeiten der vergangenen Jahre wurden noch nicht aufgearbeitet.

Quark wächst in Kulturen, er kommt in der Natur nicht wild vor. Er durchläuft eine Art von gesteuerter Metarmorphose: das bovine Keimstadium («Laktation») verläuft zunächst im Kuheuter. Eine Zwischenernte findet bereits im unreifen Zustand statt («Rohmilch»), am besten frühmorgens oder abends («melken»). Die weitere Verarbeitung erfolgt rasch: Die rohe, weiße Flüssigkeit wird in speziellen Gewächshäusern (auch als Molkereien bekannt) entrahmt, mit Milchsäurebakterien und Labenzym versetzt und unter konstanten klimatischen Bedingungen (subtropisch, bei 20–30 °C) gesäuert und eingedickt. Hierbei kommt es zur Gerinnung und Ausfällung der Proteine. Die festen Bestandteile (Quarkbruch) trennen sich dabei von den flüssigen (Molke). Kommerzielle Anbauer zentrifugieren die festen Bestandteile und sieben sie ultrafein. Zur optischen Aufbesserung und zum besseren Degustieren wird das ganze noch zu einer glatten Masse passiert. Für den Hausgebrauch kann man die Masse durch ein Tuch drücken.

Manche Anbauer verfremden die ursprüngliche Droge, indem sie ihr Rahm zusetzen (für 20- oder 40-prozentigen Quark), sowie Meerrettich, Frühlingskräuter und so genannte Wildfrüchte (die meist nur zu einem geringen Anteil

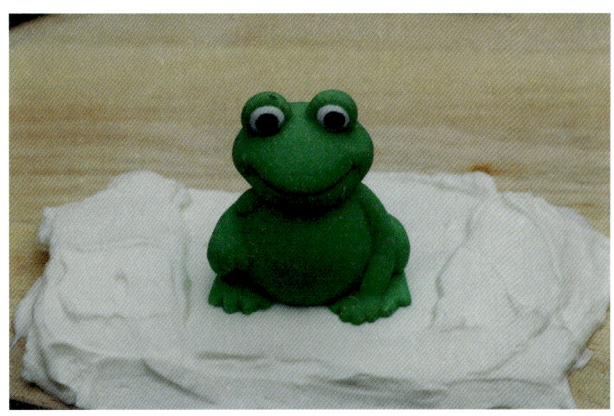

Abbildung 9-28 b: Qua(r)k. *Foto: J. Georg.*

aus Wildfrüchten und stattdessen aus Bindemitteln und künstlichen Aroma- und Farbstoffen bestehen).

Es empfiehlt sich deshalb, die unverfälschte Urdroge (Speisequark) von zuverlässigen Anbauern oder dem Naturkosthandel zu beziehen, insbesondere für arzneiliche Zwecke.

Quark ist hierzulande eine der meistgebräuchlichen Nährdrogen. Insbesondere in den 1960er und -70er Jahren steigerte sich sein Pro-Kopf-Verbrauch dramatisch. Kritiker sehen in diesem «Quarkrummel» eine wesentliche Ursache für viele Zivilisationskrankheiten und sprechen in diesem Zusammenhang von «Eiweißmast»; militante Kritiker («Gesundheitsapostel») plädieren sogar für eine Rezeptpflicht.

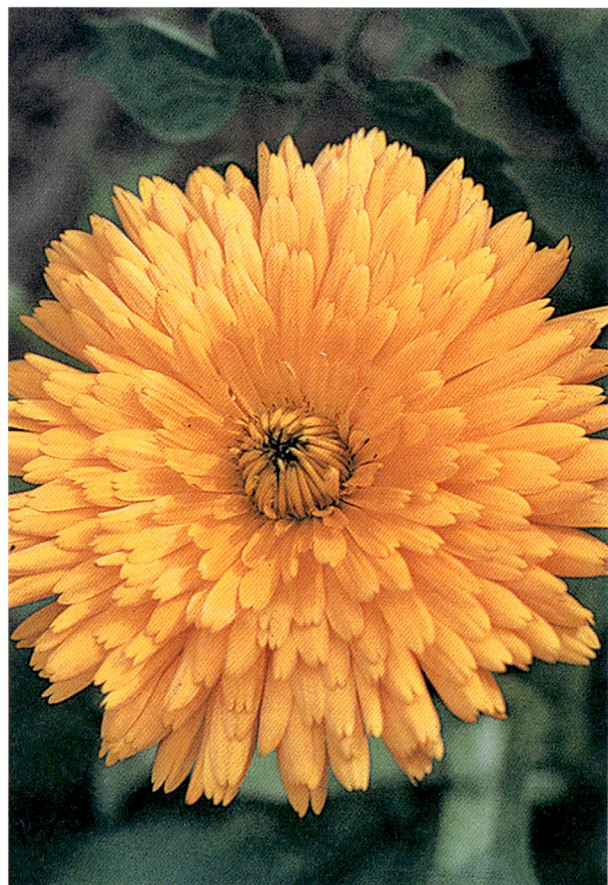

Abbildung 9-29 a: Ringelblume. *Foto: U. Bühring.*

## 9.29 Ringelblume/Calendula officinalis L. (Abb. 9-29)

Korbblütengewächse, Asteraceae (Compositae)

▶ **Arzneilich verwendete Pflanzenteile**
Blüten

▶ **Drogenbezeichnung**
Ringelblumenblüten, Calendulae flos

▶ **Hauptinhaltsstoffe**
Triterpensaponine, Flavonoide, Cumarine, Carotinoide (granulationsfördernd), Lycopin, Xanthophylle, ätherische Öle (10-mal mehr in den Röhren- als in den Zungenblüten), Allantoin (im Blütenköpfchen $1/3$ mehr als in Zungenblüten!), Phytosterin, etwas Salicylsäure, Oleanol-

säure (geschwürschützender Stoff), Bitterstoffe, Polysaccharide (Pflanzenschleime)

▶ **Hauptwirkungen**
wundheilend, entzündungshemmend, granulationsfördernd, immunstimulierend, lymphabflussfördernd, krampflösend, antimikrobiell. Calendula sorgt für einen raschen Wundverschluss, fördert die Wundheilung und die Bildung von neuem Gewebe, unterstützt den Abfluss von Lymphe und lindert Schwellungen. Die Saponine wirken u. a. gegen Herpesviren (gutes Begleitmittel bei Herpes am Auge!), Pilze (Candida monosa) und Trichomonaden. Untersuchungen bestätigten immunstimulierende Effekte der Polysaccharide

▶ **Nebenwirkungen/Gegenanzeigen**
keine bekannt

▶ **Anwendungen**
*Innerlich:* bei Gallebeschwerden
*Äußerlich:* Wundheilmittel bei Hautentzündungen, Schürfwunden, Geschwüren und Ekzemen, bei allen schlecht heilenden Wunden wie Quetsch-, Schlag-, Schnitt-, Biss- und Risswunden, in der Geburtsheilkunde, Dekubitus (vorbeugend einreiben!), Abszessen, Karbunkeln, Verbrennungen (bis 2. Grades), Erfrierungen. Wundbehandlung nach Amputationen. Ulcus cruris. Bei tiefen Wunden, zur Wundreinigung oder zum Waschen/Verbinden von Wunden verdünnte Calendulalösung (1 TL Tinktur/2 EL Wasser oder lauwarmen Ringelblumentee). Venenentzündungen oder Hämorrhoiden (Sitzbad), Windeldermatitis.

Bestrahlung nach Brustkrebs (In einer Studie half Ringelblumensalbe die durch Strahlentherapie nach Brustkrebs entzündete Haut deutlich schneller zu regenerieren als ein synthetisches Vergleichspräparat [Prof. V. Schulz/Berlin]); bei brustamputierten Frauen, die ein Handbad mit Ringelblumentee machten und anschließend die Hände dick mit Ringelblumensalbe eincremten, wurde die Wundheilung im operierten Bereich gefördert!

Bei Bindehautentzündung bewirkt Ringelblumentee als Augenlotion eine Immunstimulation und Bakteriostase.

Spülungen der Mund-Rachenschleimhaut bei Mundschleimhautentzündung, nach Zahnextraktionen, Aphthen, Paradontose, Tonsillitis.

*Volksmedizin: innerlich* bei entzündlichen Erkrankungen der Verdauungsorgane, Magen- und Darmgeschwüren, Gallenwegserkrankungen und bei Menstruationsstörungen. Als Begleitmittel in der Krebstherapie zur immunstimulierenden Umstimmungstherapie, Verbesserung des Allgemeinbefindens und Förderung von Schlaf und Appetit. *Äußerlich* zusätzlich (siehe oben) bei Bienen- oder Wespenstichen frische zerriebene Blütenköpfchen direkt auftragen, Blütenköpfchensaft (via Knoblauchpresse gewonnen) bei Fußpilz auftragen.

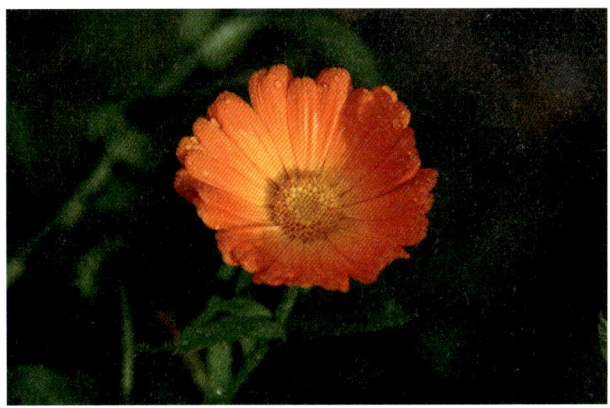

Abbildung 9-29b: Ringelblume. *Foto: J. Georg.*

▶ **Anwendungsarten:**
*Innerlich:* Tee, Fertigpräparate.
*Äußerlich:* Umschläge, Verbände, Kompressen, Gurgelmittel, Öl, Salben, Tinktur.
*Teezubereitung:* 1 TL (1 g) Droge mit 150 ml siedendem Wasser übergießen, 10–15 Minuten bedeckt stehen lassen und abgießen.
*Innerlich* als Genusstee und traditionell bei Magen-Darmgeschwüren und -entzündungen, Gallenwegserkrankungen und Menstruationsstörungen (seit dem Mittelalter auch als Begleitmittel in der Krebstherapie zur immunstimulierenden Umstimmungstherapie).
*Äußerlich* als Wundkompresse, zur Wundreinigung (lauwarm über die frische Wunde gießen) oder Teilbäder bei Quetschungen, Krampfadern und Hämorrhoiden. Als Gurgelmittel oder in der Kosmetik als Haarspülung für blondes Haar. Bei Bindehautentzündung als Augenlotion (keimwidrig und die lokale Immunabwehr aktivierend).

▶ **Anwendungsempfehlung**
  **laut Kommission E**
*Innere lokale Anwendung: entzündliche Veränderungen der Mund- und Rachenschleimhaut.*
*Äußere Anwendung: Wunden, auch mit schlechter Heilungstendenz, Ulcus cruris.*
*Dosierung: 1–2 g Droge auf 1 Tasse Wasser (150 ml) oder 1–2 g TL (2–4 ml) Tinktur auf $^1/_4$–$^1/_2$ l Wasser oder als Zubereitung in Salben entsprechend 2–5 g Droge in 100 g Salbe.*

«Sponsa solis», «Sonnenbraut» wird die Ringelblume genannt. Gelbe und orangerote kleine Sonnen leuchten den ganzen Sommer über aus Gärten und von Balkonen. Sie ist eine Zierde für jeden Garten und gedeiht mühelos, und die Ernte für die Hausapotheke ist genauso einfach: an sonnigen Tagen die voll erblühten Blütenköpfchen zwischen 11 und 12 Uhr sammeln und rasch und schattig gut durchtrocknen lassen, da die Blüten Pflanzenschleime enthalten und sonst schimmeln könnten.

Ihrer enormen Wuchs- und Regenerationskraft wegen galt sie bei den Ägyptern als ein Verjüngungsmittel. Die Ringelblume blüht umso mehr, je häufiger man sie erntet. Deshalb wird sie traditionell in einen Hochzeitsstrauß gebunden mit dem symbolischen Wunsch: je mehr geliebt wird, umso mehr blüht und gedeiht die Liebe selbst.

Ringelblumenblüten kann man auch essen. Die leuchtenden Blütenblätter dienten früher als Safranersatz, sie färbten Butter, Reis, Käse, Suppen und andere Speisen. Daher ihr poetischer Name «Safranrose».

Seit dem Mittelalter ist die Ringelblumensalbe als wundheilend berühmt. Ihre Eigenschaft, Wunden schnell und komplikationslos abheilen zu lassen, machten sie zu einer der bekanntesten Wundheilpflanzen, und weil sie praktisch nebenwirkungsfrei ist hat sie berechtigten Einzug gehalten in die Selbstmedikation. Wunde Kinderpopos oder wunde Brustwarzen stillender Mütter, entzündete Haut oder Schleimhaut, aufgeschürfte Knie oder trockene, rissige Hände und Lippen – die Ringelblume fördert die Heilung.

Außerdem macht Calendula die Haut geschmeidig, weich, elastisch und widerstandsfähig und unterstützt die Narbenabheilung, sie regt den Zellstoffwechsel der Haut an, stimuliert die Zellneubildung, verbessert die Hautdurchblutung und den Hauttonus. Deshalb bewährt sie sich auch in der Kosmetik zur **Hautpflege**, besonders für die sensible Baby- und Altershaut.

### Schnelle Heilsalbe für die Erste Hilfe

2 EL Butter (besser: Butterschmalz/Butaris) im Topf schmelzen lassen, 2 EL Ringelblumenblüten einstreuen und 10 min darin schwenken (nicht bräunen!). Abfiltern und kühl stellen (evtl. in kleinen Stücken einfrieren).

# 9.30 **Rosmarin**/Rosmarinus officinalis L. (Abb. 9-3ß)

Lippenblütengewächse, Lamiaceae (Labiatae)

▶ **Arzneilich verwendete Pflanzenteile**
Die Blätter und das daraus gewonnene ätherische Öl

▶ **Drogenbezeichnung**
Rosmarinblätter, Rosmarini folium
Rosmarinöl, Rosmarini aetheroleum

▶ **Hauptinhaltsstoffe**
1,0–2,5 % ätherisches Öl, (mit 1,8-Cineol und Campher), Lamiaceen-Gerbstoffe mit Rosmarinsäure, Flavonoide, bittere Diterpenphenole

▶ **Hauptwirkungen**
kreislaufanregend, krampflösend, sekretionsfördernd (Magen- und Gallensaft), äußerlich hautreizend, durchblutungsfördernd, wärmt kalte Hände und Füße

▶ **Nebenwirkungen/Gegenanzeigen**
Bei normaler Dosierung sind keine Nebenwirkungen zu befürchten.
    Rosmarin-Bad am Abend kann den Schlaf stören. Alkoholische Auszüge/ätherisches Öl nicht in der Schwangerschaft (Gebärmutterblutungen möglich; ab und zu eine Tasse Rosmarintee aber schadet nicht!) und nicht bei Säuglingen/Kleinkindern anwenden!
*Hinweis:* Ätherisches Öl nicht innerlich einnehmen, es verursacht Magen-, Darm- und Nierenreizungen. Nur 100 % naturreines Öl verwenden und ausreichend verdünnen. Rosmarinöl vom Chemotyp Cineol bevorzugen (marokkanisch), es ist wegen des geringeren Kampfergehaltes etwas besser verträglich.

▶ **Anwendungen**
*Innerlich:* als Tonikum bei niedrigem Blutdruck, Rekonvaleszenz und chronischen Schwächezuständen, Kreislaufschwäche (konstitutionell oder postinfektiös nach Grippe) sowie bei Kreislaufkollaps: 30 Tropfen Rosmarintinktur (alkoholische Extrakte sind zur Kreislaufanregung

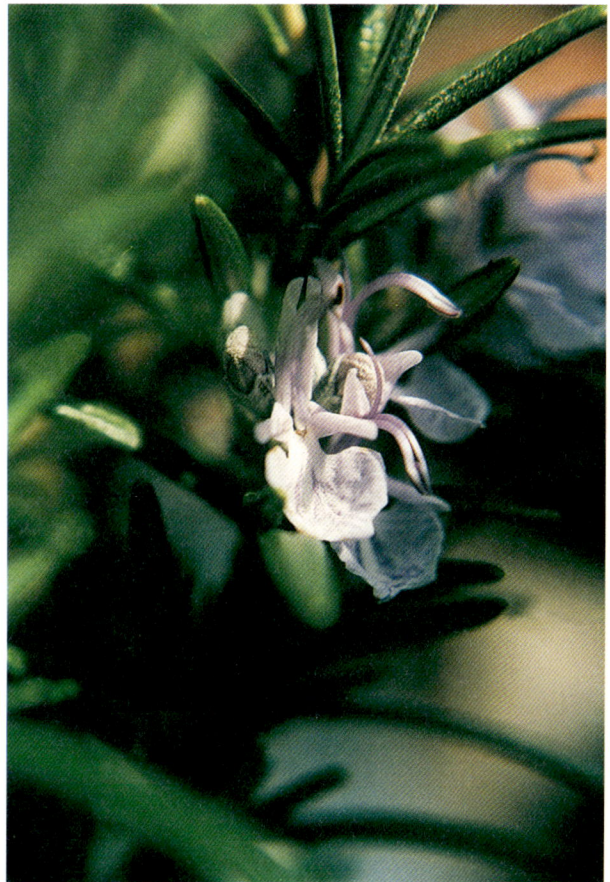

Abbildung 9-30 a: Rosmarin. *Foto: U. Bühring.*

besser geeignet, da das ätherische Öl nur zu einem geringen Teil in eine Teezubereitung übergeht). Therapiebegleitend bei koronarer Herzkrankheit.
*Äußerlich:* zur schmerzstillenden Einreibung bei Neuralgien, Rheuma und Gicht, chronischen Durchblutungsstörungen, die mit kalten Händen oder Füßen einhergehen. Als anregendes Bad bei Kreislaufbeschwerden, Müdigkeit und Erschöpfung.
*Volksmedizin:* bei Verdauungs- und Menstruationsbeschwerden, Herz- und Kreislaufbeschwerden und zur Potenzsteigerung. Äußerlich bei Rheuma, Muskel- und Nervenschmerzen. Haarspülung (Tee) bei Haarausfall, Schuppen; durch seine stimulierende Wirkung auf die Haarbälge ist Rosmarintinktur ein gutes Mittel gegen vorzeitigen Haarausfall.

*Ätherisches Öl* zur Inhalation: 1 Tropfen auf ein Taschentuch geben und tief einatmen, z. B. bei Kopfweh oder zur Kreislaufunterstützung.

▶ Anwendungsarten

*Innerlich:* Tee, Wein, Presssaft, Fertigpräparate
*Äußerlich:* alkoholische Auszüge, Ätherisches Öl, Salben, Bad
*Teezubereitung:* 1 TL (2 g) Droge mit 150 ml siedendem Wasser übergießen, 10 – 15 Min. bedeckt stehen lassen und abgießen. 3 – 4-mal täglich 1 Tasse. Alkoholische Extrakte sind intensiver wirksam; das ätherische Öl geht nur zu 25 % in eine Teezubereitung über.

▶ Anwendungsempfehlung
   laut Kommission E

*Innere Anwendung:* dyspeptische Beschwerden
*Äußere Anwendung:* Kreislaufbeschwerden, zur unterstützenden Therapie rheumatischer Erkrankungen
*Dosierung:* Tagesdosis 4 – 6 g Droge
*Äußere Anwendung:* 50 g Droge auf ein Vollbad; 6 – 10 % ätherisches Öl in halbfesten und flüssigen Zubereitungen

Rosmarin ist als Fruchtbarkeits- und Liebessymbol in vielen Hochzeitsbräuchen zu finden. Die Pflanze war der Liebesgöttin Aphrodite geweiht und galt als ein Zeichen für Treue und Aufrichtigkeit in der Liebe. Wer zu einer Trauung geladen ist, schenkt dem Brautpaar Rosma-

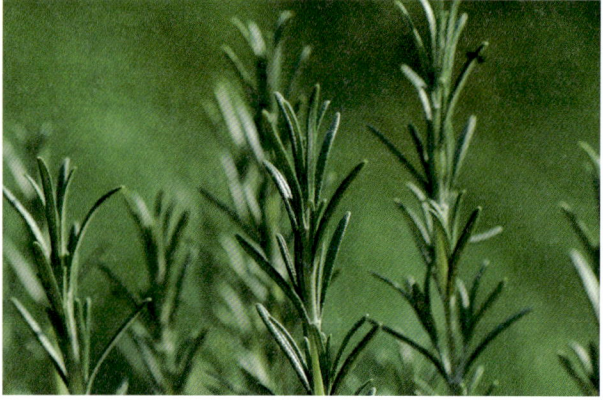

Abbildung 9-30 b: Rosmarin. *Fotos: U. Bühring.*

rin (auch heute noch), den das frisch vermählte Paar in den Garten pflanzen soll. Wächst die Pflanze an und gedeiht, so ist's ein gutes Zeichen für die Ehe und die Liebe, kümmert die Pflanze, so ist's ein Zeichen, sich vermehrt um die Liebe zu kümmern … Wird ein Kind geboren, so legt man dem Täufling Rosmarin in die Wiege, das beschützt und lässt die Herkunft nicht vergessen. Genauso gehört er zu verschiedenen Totenkulten: schon den ägyptischen Pharaonen gab man Rosmarin mit ins Jenseits.

Wer an den nadelförmigen Blättern des mediterranen Halbstrauches reibt und den intensiven, strengwürzigen Geruch einatmet, spürt schon die Wirkung: ein Duft, der wach macht, der die Sinne klärt. Die alten Kräuterkundigen beschrieben den Rosmarin so: «Rosmarin sterket die Memory, das ist die Gedächtnüsz. Erwärmet das marck in den Beinen, bringet die sprach wieder, macht keck und herzhafftig und retardieret das Alter, so man es allen Tag trinke». Noch vor 100 Jahren verordnete Kräuterpfarrer KÜNZLE Rosmarin als beliebtes Mittel gegen Ohnmacht und vor allem für ältere Menschen und Frauen von zarter Gesundheit. Man nahm ihn als Medizin gegen übermäßigen Alkoholkonsum und um den Altersprozess aufhalten, «die Dummheit im Kopf» zu lindern und gedrückte Stimmung zu heben. Rosmarin ist eine gute Regenerationshilfe für gestresste, überarbeitete Menschen. Er regt den Blutkreislauf und die Hirndurchblutung an und stärkt das Gedächtnis, die Konzentration und die geistige Leistungsfähigkeit. Rosmarintee ist eine gute Alternative zu Bohnenkaffee. Besonders bewährt aber hat er sich bei Menschen mit ewig kalten Händen und Füßen, wie sie häufig bei niedrigem Blutdruck auftreten.

### Rosmarinwein

1 Hand voll Rosmarinblätter mit 1 l trockenem Weißwein übergießen, das Glas verschlossen 7 Tage an ein Fenster stellen und täglich schütteln. Anschließend in eine saubere Flasche abgießen. 2-mal täglich 1 Likörgläschen trinken. Der Wein ist 1 – 2 Monate haltbar.

Der Straßburger Kräuterheilkundige Wilhelm Ryff schrieb in der Renaissance über den Rosmarinwein «Die Geister des Herzens und des gesamten Körpers empfinden Freude durch dieses Getränk, das Mutlosigkeit und Sorgen vertreibt». Pfarrer Kneipp, der viel von Rosmarin hielt, meinte: «Rosmarinwein, in kleinen Portionen getrunken, hat sich als vortreffliches Mittel gegen Herzgebrechen bewährt». Er fördert die Konzentration, Leistungsfähigkeit und Regeneration, regt den Blutdruck an und hilft Stimmungstiefs zu vertreiben. Bei regelmäßiger Einnahme solle er den Altersprozess aufhalten, und er soll auch die Potenz fördern. Zum Wohl!

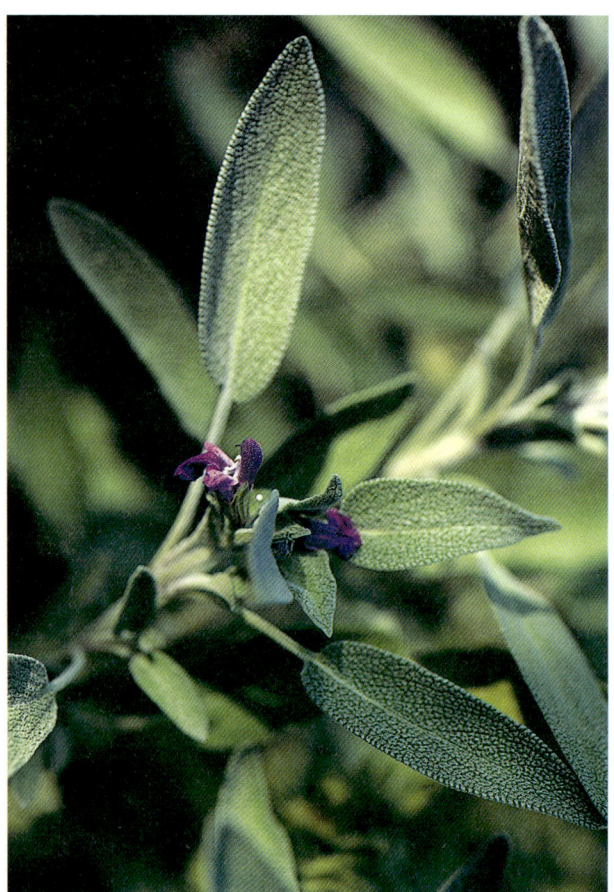

Abbildung 9-31 a: Salbei. *Foto: U. Bühring.*

## 9.31 **Salbei**/Salvia officinalis L.

(Abb. 9-31)

Lippenblütengewächse, Lamiaceae (Labiatae)

### ▶ Arzneilich verwendete Pflanzenteile
Die Blätter und das daraus gewonnene ätherische Öl

### ▶ Drogenbezeichnung
Salbeiblätter, Salviae folium
Salbeiöl, Salviae aetheroleum

### ▶ Hauptinhaltsstoffe
1–2,5 % ätherische Öle (Thujon, Cineol und Campher), 8 % Gerbstoffe, Bitterstoffe, Flavonoide, Triterpene, Steroide und ein östrogenes Prinzip (chem. noch nicht erforscht)

### ▶ Hauptwirkungen
*Innerlich* schweißhemmend, verdauungsfördernd und milchbildungshemmend, antioxidativ.
*Äußerlich* entzündungshemmend, antibakteriell, pilz- und virenhemmend, zusammenziehend, blutstillend und wundheilungsfördernd

### ▶ Nebenwirkungen/Gegenanzeigen
Bei länger andauernder Einnahme von alkoholischen Extrakten oder des reinen ätherischen Öls können epileptiforme Krämpfe auftreten. Während der Schwangerschaft das reine ätherische Öl und alkoholische Extrakte nicht einnehmen.
*Hinweis:* Alkoholische Extrakte max. 3- mal 40 Tr./Tag und nicht länger als 4 Wochen einnehmen; nicht während der Schwangerschaft. Keine Einnahme des ätherischen Öls! Bei Überdosierung (mehr als 15 g Salbeiblätter/Tag) oder längerer Einnahme alkoholischer Extrakte bzw. des ätherischen Öls können toxische Wirkungen infolge des Thujons (beschleunigter Herzschlag, epileptische Anfälle, Sehstörungen, Schwindel) auftreten. Bei Tee oder Frischpflanzenpresssaft oder bei externer Anwendung (Spülungen/Gurgeln sind während der Schwangerschaft problemlos möglich) treten keine Nebenwirkungen auf.

### ▶ Anwendungen
*Innerlich:* bei übermäßigem Schwitzen in den Wechseljahren, Nachtschweiß, psychosomatisch bedingtem Schwitzen, in der Rekonvaleszenz und bei Verdauungsbeschwerden.
*Äußerlich:* bei Halsschmerzen, Entzündungen des Zahnfleisches und der Mund- und Rachenschleimhaut; Angina/Tonsillitis, für schweißhemmende Waschungen. Bei Schnupfen: Inhalationen. Salbe bei Lippenherpes, Bonbons prophylaktisch bei Rednern oder Sängern, wenn die Stimme großen Strapazen ausgesetzt ist.
*Volksmedizin:* zur Erleichterung des Abstillens, bei Gallenleiden, Durchfall, Wechseljahresbeschwerden, Asthma und Bronchialerkrankungen und bei Hals- und Rachenentzündungen. Die frischen Blätter gegen Mundgeruch kauen oder als Ersatz für eine Zahnbürste verwenden.

▶ **Anwendungsarten**

*Innerlich:* Tee, Pastillen, Frischpflanzenpresssaft, Fertigpräparate

*Äußerlich:* Gurgelmittel, Pinselung, Spülung, Inhalation, Auflage (zum Abstillen Brustkompressen)

*Teezubereitung:* 1 TL (2 g) Droge mit 150 ml siedendem Wasser übergießen, 10–15 Min. bedeckt stehen lassen für die äußerliche Anwendung.

Für die innerliche Anwendung 3 Minuten ziehen lassen. Mehrmals täglich 1 Tasse kalt-lauwarm trinken 1–3 Wochen lang. Zur Verminderung des Nachtschweißes mit erhöhter Drogenmenge (3 g).

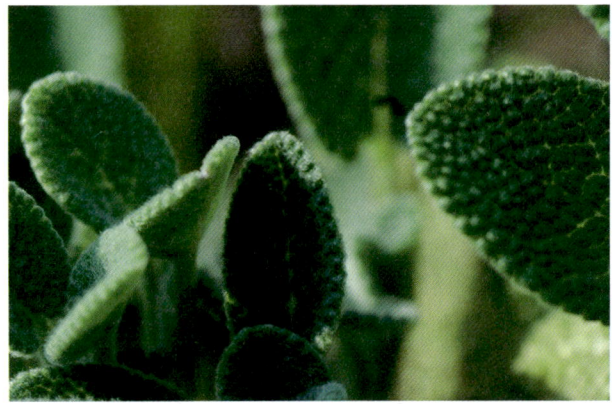

Abbildung 9-31 b: Salbei. *Foto: U. Bühring.*

▶ **Anwendungsempfehlung laut Kommission E**

*Äußerlich: Entzündungen der Mund- und Rachenschleimhaut*

*Innerlich: dyspeptische Beschwerden; vermehrte Schweißsekretion*

*Dosierung: Tagesdosis 4–6 g Droge, 0,1–0,3 g ätherisches Öl, 2,5–7,5 g Tinktur, 1,5–3 g Fluidextrakt*

*Zum Gurgeln und Spülen: 2,5 g Droge bzw. 2–3 Tropfen des ätherischen Öls auf 100 ml Wasser als Aufguss bzw. 5 g alkoholischer Auszug auf 1 Glas Wasser*

*Pinselung: unverdünnter alkoholischer Auszug (Tinktur)*

Salbei (von lat. «salvare»: heilen) ist ein bedeutsames Heilkraut. An der berühmten Schule von Salerno kursierte im 14. Jahrhundert die Aussage: «Warum soll ein Mensch sterben, wenn Salbei in seinem Garten wächst?», und noch heute heißt es in England «Du stirbst nie, wenn Du Salbei im Mai isst». Bei uns hat sich der Spruch gehalten: «wer Salbei baut, den Tod nicht schaut» – das muss ein starkes Heilkraut sein!

Salbei kann mehr als Halsweh lindern, wofür er am bekanntesten ist. Zu beachten ist allerdings, dass Salbei zwar das beste Mittel zum Gurgeln bei eitriger Angina ist, aber nicht bei trockenem oder Reizhusten: da trocknet er aufgrund seiner Gerbstoffwirkung noch mehr aus!

In der Krankenpflege haben sich schweißreduzierende und desodorierende Salbeiteewaschungen bewährt (in den Wechseljahren, der Pubertät oder bei psychosomatisch bedingtem Schwitzen, bei Tumor- und fiebrigen Erkrankungen, Morbus Hodgkin, Tbc u.a.). Untersuchungen ergaben, dass Salbei (innerlich und zugleich äußerlich angewendet) fast vollständig die Schweißsekretion unterdrückt und bei der Bekämpfung des Nachtschweißes sicher, rasch und mehrere Tage lang wirkt. Salbei hemmt nicht nur die Schweißbildung, sondern auch die Milchsekretion stillender Mütter und wird daher zum Abstillen verwendet.

Salbeiblätter gelten seit langem als «**Naturzahnbürste**»: einfach mit einem frischen Blatt Zähne und Mundschleimhaut massieren, das gibt frischen Atem, wirkt keimhemmend, blutstillend und strafft das Zahnfleisch. Salbei dämmt mit seinen Gerbstoffen auch übermäßigen Speichelfluss ein und entfaltet virustatische Eigenschaften bei Lippen-Herpes; das führte zur Entwicklung einer antiviralen Rhabarber-Salbeizubereitung.

Schüler der großen Philosophen in der Antike kauten Salbeiblätter, um ihren Geist zu erfrischen und mehr Erkenntnis zu erhalten, was die Welt zusammenhält. Später empfahlen kräuterkundige Ärzte eine Salbeikur gegen ein schlechtes Gedächtnis. Dass Salbei(Öl) in der Tat die

**Gedächtnisleistung** verbessern kann haben neue Studien britischer Neurowissenschaftler ergeben. Vermutlich hemmt es das Enzym Acetylcholinesterase, das den Botenstoff Acetylcholin abbaut, wodurch Acetylcholin länger verfügbar bleibt und das Gedächtnis besser arbeitet. Derzeit werden weitere Studien zur Langzeitwirkung durchgeführt, ob möglicherweise Salbei neue Wege zur Behandlung von Menschen mit Alzheimer Erkrankung eröffnen kann.

**Stärkungswein**

50 g Salbeiblätter und 1 Handvoll Salbeiblüten in 1 l Rotwein 1 Woche ziehen lassen. 1–3 EL nach den Mahlzeiten trinken, evtl. mit Honig süßen.

Anlässlich einer Anwendungsbeobachtung bei Patienten mit Erschöpfungszuständen wurden stärkende Eigenschaften von Salbeiblüten entdeckt; daneben war auch ein Anstieg des Serum-Eisengehaltes zu beobachten.

## 9.32 **Schafgarbe**/Achillea millefolium L. (Abb. 9-32)

Korbblütengewächse, Asteraceae (Compositae)

▶ **Arzneilich verwendete Pflanzenteile**
Blühendes Kraut oder nur die Blüten
Schafgarbenkraut, Millefolii herba
Schafgarbenblüten, Millefolii flos

▶ **Hauptinhaltsstoffe**
Ätherisches Öl (mit kamillenähnlichem Cham-Azulen, Cineol, Pinen, Campher, Eugenol, Thujon, Caryophyllen, Limonen, Sesquiterpenen), Flavonoide, Gerbstoffe, Bitterstoffe, Kalium und Kieselsäure

▶ **Hauptwirkungen**
antibakteriell, entzündungshemmend, zusammenziehend, blutstillend, menstruationsregulierend, krampflösend, appetitanregend, blähungslindernd, Magen- und Gallensekretionsfördernd

▶ **Nebenwirkungen/Gegenanzeigen**
keine bekannt; Überempfindlichkeit; Allergien gegen Schafgarbe und andere Korbblütler

▶ **Anwendungen**
*Innerlich:* zur Anregung von Appetit und Verdauungssäften, bei Krämpfen der Verdauungsorgane sowie bei Magen- und Darmschleimhautentzündungen. Menstruationsbeschwerden
*Äußerlich:* bei Mundschleimhautentzündung, Wunden und Geschwüren
*Volksmedizin:* bei Leber- und Nierenleiden, Störungen der Gallensekretion, Magen- und Darmerkrankungen, bei Wunden, Hämorrhoiden, gegen übermäßiges Schwitzen, bei Störungen der Regelblutung, Ausfluss und Krämpfen im Unterleib. In der Kosmetik bei fetter, unreiner Haut und Couperose

▶ **Anwendungsarten**
*Innerlich:* Tee, Pflanzenpresssaft, Fertigpräparate.
*Äußerlich:* Sitz-Bäder, Wickel und Auflagen, Spülungen.

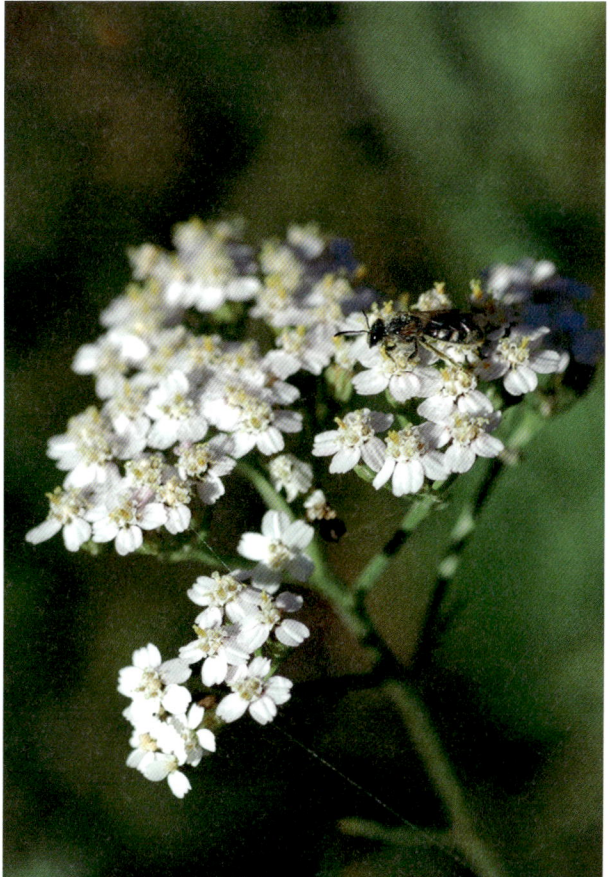

Abbildung 9-32 a: Schafgarbe. *Foto: J. Georg.*

*Teezubereitung:* 1 TL (1,5 g) Droge mit 150 ml siedendem Wasser übergießen und bedeckt 7 min ziehen lassen. 2–3 Tassen täglich trinken

▶ **Anwendungsempfehlung laut Kommission E**
*Innerlich: Appetitlosigkeit, dyspeptische Beschwerden wie leichte, krampfartige Beschwerden im Magen-Darm-Bereich.*
*Äußerlich Sitzbäder: bei Pelvipathia vegetativa (schmerzhafte Krampfzustände psychovegetativen Ursprungs im kleinen Becken der Frau).*
*Dosierung: Tagesdosis 4,5 g Schafgarbenkraut, 3 TL Frischpflanzenpresssaft, 3 g Schafgarbenblüten; Für Sitzbäder: 100 g Schafgarbenkraut mit 20 l Wasser.*

Sanft, zart geschwungen, filigran, «tausendblätt-rig» – so sieht ein junges Schafgarbenblatt aus, dem die Menschen früher den Namen: Superci-lium veneris, «Augenbraue der Venus» gaben.

Der Mythologie nach soll der griechische Held Achilles, ein Schüler des heilkundigen Centauren Chiron, mit der Schafgarbe die Ver-wundung des Königs der Myser geheilt haben. Offensichtlich wusste man damals schon um die wundheilenden und entzündungshemmenden Eigenschaften der Schafgarbe (von althoch-deutsch «garwe»: gesund machen). Der franzö-sische Phytotherapeut MAURICE MESSÉGUÉ (geb. 1921) nannte die Pflanze «Jodtinktur der Wiesen und Felder». Die keimhemmenden und blutstillenden Eigenschaften macht man sich in der Wundbehandlung mittels Auflagen oder Teilbäder zunutze. Hildegard von Bingen (1098–1179) nahm sie zur Wundheilung: «Sie nimmt der Wunde das Eitern und Geschwürig-werden und heilt sie», und der pflanzenkundige Geheimrat Goethe ließ im «Götz von Berlichin-gen» die Beschwerden des verletzten Ritters mit Schafgarbe heilen: «Sie stillt das Blut, gibt neue Kraft».

Schafgarbe gehört zu den vielseitig verwend-baren «großen Heilpflanzen» mit drei weitrei-chenden Anwendungsbereichen: als «Bauchweh-kraut» bei Verdauungsstörungen, als «Soldaten- oder Blutstillkraut» in der Wundbehandlung und in der Gynäkologie. Ein altes Sprichwort beschreibt seine Verwendung in der Frauenheil-kunde so: «Schafgarb' im Leib tut wohl jedem Weib». Schafgarbe wirkt krampflösend, keim-hemmend, menstruationsregulierend und blut-stillend. Sie fördert eine zu geringe und hemmt eine zu starke Blutung, sorgt für eine gute Durchblutung und Durchwärmung aller Or-gane des kleinen Beckens und lindert schmerz-hafte Unterleibskrämpfe. Bei schlecht heilendem Dammschnitt im Wochenbett haben sich Sitz-bäder mit Schafgarbentee bewährt. Achillea kann auch gegen übermäßiges Schwitzen in den Wechseljahren und zur unterstützenden Thera-pie bei Hämorrhoiden und Venenbeschwerden verwendet werden.

Bei *Verdauungsbeschwerden* kommen die Bitter-stoffe mit ihren krampflösenden, verdauungs- und gallefördernden Eigenschaften zur Wirkung. Bei Verdauungsstörungen mit einer Leber-Gal-lebeteiligung, bei Entgiftungs- oder Fastenkuren hat sich eine Schafgarbenauflage, auf die Leber gelegt und mit $1/2$-stündiger Ruhepause genos-sen, bestens bewährt; er fördert die Entgiftung und löst Krämpfe. Der leicht schweißtreibende bittere Tee unterstützt zusätzlich die Aus-schwemmung von Toxinen. Übrigens, ein For-schungsprojekt des Unizentrums Naturheilkun-de Freiburg konnte zeigen, dass ein feucht-warmer Leberwickel (ohne Schafgarbenzusatz) zu einer verbesserten Entgiftungsleistung der Leber führt: die durch die Wärme bedingte Ge-fäßerweiterung bewirkt eine verstärkte Durch-blutung; das entspannt, entkrampft und verbes-sert die Stoffwechselaktivität der Leber.

Als *Wundheilkraut* ist die Schafgarbe seit der Antike berühmt; die Kombination ihrer Gerb-stoffe als zusammenziehendes, blutstillendes, entzündungshemmendes Mittel und die zusätz-lich keim- und pilzwidrigen ätherischen Öle be-schleunigen die Heilung; zudem ist sie ein wirk-sames Hämostyptikum: Nasenbluten (Tee hoch schnupfen), Menstruationsblutungen (Tee trin-ken), Hämorrhoiden (Sitzbad) und Wunden (Auflagen).

Mit ihren tonisierenden Bitterstoffen gilt Achillea als mildes Venenmittel, tonisiert die Ve-nenwände, aktiviert den venösen Blutfluss und fördert den Rückfluss des venösen Blutes zum Herzen. Sie lindert dadurch venöse Stauungen

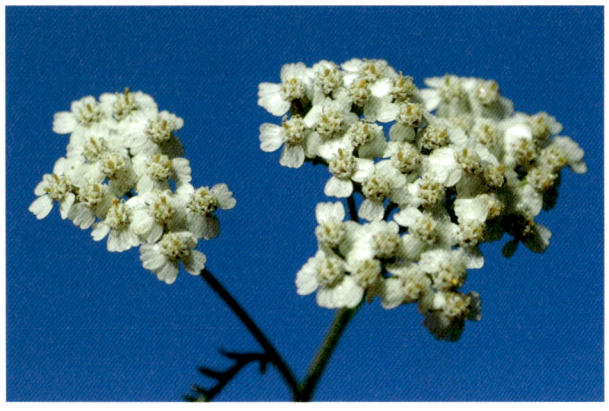

Abbildung 9-32 b: Schafgarbe. *Foto: J. Georg.*

und Gefäßkrämpfe und hat sich bei Krampf-adern, Hämorrhoiden, Kreislaufstörungen und zur unterstützenden Behandlung bei leichter Hypertonie bewährt.

Im Frühjahr bereichern die gesunden zarten kleinen Schafgarbenblätter die Wildkräuterküche.

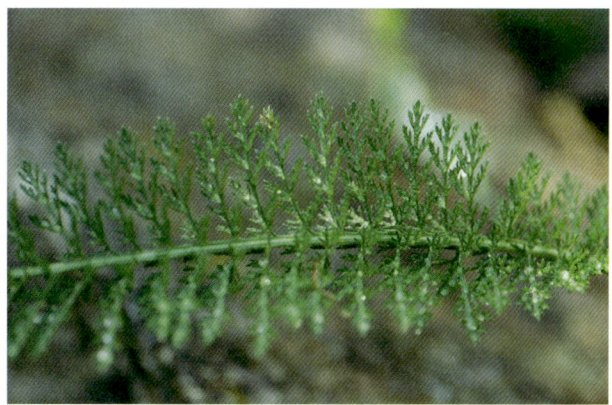

Abbildung 9-32 c: Schafgarbenblatt, «Augenbraue der Venus». *Foto: J. Georg.*

### ▶ Rezepte mit Schafgarbe

**Schafgarben-Sitzbad bei Unterleibsbeschwerden.** 100 g Schafgarbenkraut mit 2 l heißem Wasser übergießen, 20 Minuten bedeckt ziehen lassen, abgießen und dem Badewasser zugeben. 20 Minuten baden und dabei darauf achten, dass die Nierengegend unter – und das Herz über dem Wasserspiegel liegt. Danach 1 Stunde nachruhen. Das wirkt krampflösend, entzündungs- und keimhemmend, menstruationsregulierend und blutstillend.

### Schafgarbenteewickel bei Leberbeschwerden

6 EL Schafgarbenblüten mit ½ l heißem Wasser überbrühen, 10 min bedeckt ziehen lassen, abgießen in eine Schüssel und noch ½ l heißes Wasser zugießen.

Ein Innentuch, auf «Lebergröße» gefaltet, mit dem Schafgarbentee tränken, kräftig auswringen und auf die Lebergegend auflegen: je weniger nass und je heißer (aber noch verträglich!), desto besser wirksam. Mit einem langen Wollschal straff fixieren – es sollen keine Kältebrücken entstehen. Wärmflasche darüber legen, sie unterstützt den Entspannungs- und Wärmeprozess. Nach 15 – 30 min die feuchten Tücher entfernen, den Schal belassen und mindestens die gleiche Zeit nachruhen. 1 – 3 Wochen lang 1-mal tägl. anwenden.

Feuchtwarme Leberwickel, mittags nach dem Essen (mit einer halb- bis einstündigen Ruhepause!) angelegt oder abends vor dem Zubettgehen, dienen der Unterstützung des Leberstoffwechsels. Es bewirkt zunächst eine lokale periphere Gefäßerweiterung und dadurch eine verstärkte Durchblutung; das verbessert die Stoffwechselaktivität, entspannt und entkrampft. Nachfolgend kann diese intensive Wärme über die Head-Zonen auch innere Organe beeinflussen. Ein Leberwickel lindert schnell spürbar das unangenehme Völlegefühl bei chronischen Lebererkrankungen und unterstützt die Leber in ihrer Entgiftungsfunktion, auch wenn die kamillenähnlichen ätherischen Öle des Schafgarbenteewickels nur gering resorbiert werden. Deshalb begleitend dazu Schafgarbentee trinken: 3-mal 1 Tasse 3 – 4 Wochen lang.

Ein Forschungsprojekt aus dem Unizentrum Naturheilkunde Freiburg konnte zeigen, dass ein feuchtwarmer Leberwickel, ohne Schafgarbenzusatz, zu einer verbesserten Entgiftungsleistung der Leber führt.[1]

---

[1] Weisser, S. (2004): Effekte von Leberwickeln auf die exkretorische Leberfunktion bei Gesunden – eine vergleichende Cross-over-Studie. (als Inaug. Dissertation Freiburg eingereicht)

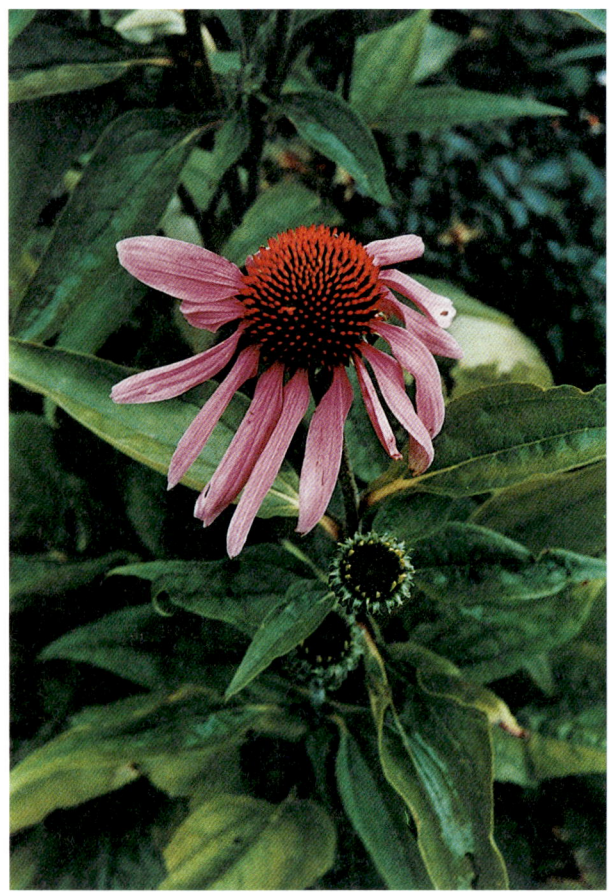

Abbildung 9-33a: Roter Sonnenhut. *Foto: A. Sonn.*

## 9.33 Sonnenhut/Echinacea

(Abb. 9-33)

Roter Sonnenhut/Purpursonnenhut/Echinacea purpurea (L.)
Blassfarbene Kegelblume/Echinacea pallida Nutt.

Korbblütengewächse, Asteraceae (Compositae)

▶ **Arzneilich verwendete Pflanzenteile**
Echinacea purpurea: das Kraut
Echinacea pallida: die Wurzeln

▶ **Drogenbezeichnung**
Purpursonnenhutkraut, Echinaceae purpureae herba
    Wurzel der Kegelblume, Echinaceae pallidae radix

▶ **Hauptinhaltsstoffe**
Ätherisches Öl, Alkylamide, Kaffeesäureester, Cichoriensäure, Polysaccharide (immunstimulierende Arabino-Galaktane), Polyacytylene

▶ **Hauptwirkungen**
Stimulierung der unspezifischen Immunabwehr, antiviral, keimhemmend

▶ **Nebenwirkungen**
*Innerliche und äußerliche Anwendung:* nicht bekannt
*Parenterale Anwendung:* (inzwischen obsolet!): dosisabhängig Schüttelfrost, kurzfristige Fieberreaktionen, Übelkeit und Erbrechen möglich. In Einzelfällen allergische Reaktionen vom Soforttyp möglich

▶ **Gegenanzeigen**
*Äußerliche Anwendung:* nicht bekannt
*Innerliche Anwendung:* progrediente Systemerkrankungen wie Tuberkulose, Leukosen, Kollagenosen, Multiple Sklerose, AIDS-Erkrankungen, HIV-Infektion und andere Autoimmunerkrankungen

▶ **Anwendungen**
**Echinaceae purpureae herba:** unterstützende Behandlung chronisch-rezidivierender Harn- und Atemwegsinfekte: Erkältungskrankheiten, Schnupfen, Nasennebenhöhlenerkrankungen und Halsentzündungen, Infektanfälligkeit. Eierstockentzündung und entzündliche Prozesse im Urogenitalbereich. Begleitmittel zur Antibiotikumtherapie. Hochleistungssport
*Äußerlich:* bei schlecht heilenden, oberflächlichen Wunden, Sonnenbrand, Herpes simplex, Abszessen, Furunkel, Nagelbettentzündungen, Brandwunden, Unterschenkelgeschwüren, Insektenstichen und Erfrierungen

**Echinaceae pallidae radix:** nur innerlich bei grippalen Infekten (s.o.)

*Hinweise*: Die Einnahme soll sofort bei dem ersten Anzeichen eines grippalen Infekts mit hoher Initialdosis (80–90 Tr.) erfolgen, anschließend 2–3 Tage lang 3-mal täglich 30–50 Tr. einnehmen, 8 Tage Pause und bei Bedarf eine nochmalige Gabe wiederholen.

Die Prophylaxe (bei geschwächtem Immunsystem) soll nur in Intervallen (2 Wochen lang 3 × 20 Tr. täglich, 2 – 3 Wochen Pause) erfolgen. Maximal insgesamt 6-8 Wochen/Jahr.

Die Aktivierung des Immunsystems beginnt über die Schleimhaut des Mund- und Rachenraumes, deshalb bei der Einnahme die Tropfen zuerst eine kleine Weile im Mund behalten.

▶ **Anwendungsarten**
*Innerlich:* Frischpflanzenpresssaft, Fertigpräparate
*Äußerlich* (nur E. purpurea): Salben, Umschläge

▶ **Anwendungsempfehlung laut Kommission E für Echinaceae purpureae herba**
*Innerlich: unterstützende Behandlung rezidivierender Infekte im Bereich der Atemwege und der ableitenden Harnwege*
*Äußerlich: schlecht heilende, oberflächliche Wunden*
*Dosierung: Tagesdosis 6 – 9 ml Presssaft*
*Äußere Anwendung: halbfeste Zubereitungen mit mindestens 15% Presssaft*

▶ **Anwendungsempfehlung laut Kommission E für Echinaceae pallidae radix**
*Zur unterstützenden Therapie grippeartiger Infekte.*

Wie ein stachelbewehrter Igel präsentiert sich der Blütenkopf des Sonnenhuts – und wehrhaft ist der «Igelkopf» (von griech. «echinos», Igel) auch wirklich, denn er steigert auf natürliche Weise die körpereigenen Abwehrkräfte.

Echinacea ist ein Korbblütler mit kräftiger Pfahlwurzel und aufrechtem, behaarten Stängel, an dessen Spitze je eine große Korbblüte sitzt. Zungenförmige lila Randblüten bilden gleichsam die Hutkrempe des Blütenbodens. Die Pflanze, dessen Blüte tatsächlich einem Sonnenhut mit breiter Krempe ähnelt, stammt aus dem «wilden Westen». Die Indianer Nordamerikas verwenden traditionell Wurzeln und Kraut dieser Pflanze bei Wunden und fieberhaften Erkrankungen.

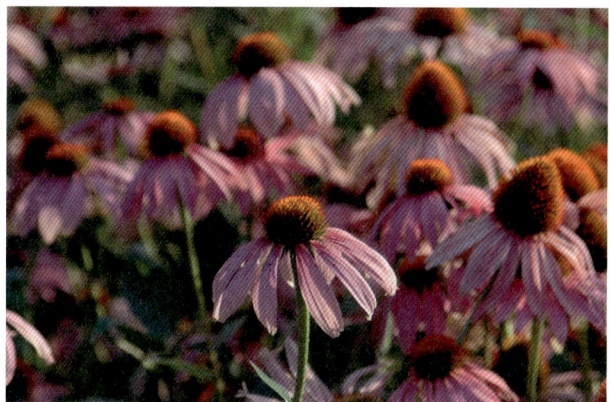

Abbildung 9-33 b: Roter Sonnenhut. *Foto: J. Georg.*

Es handelt sich beim Echinacea-Wirkstoffkomplex um so genannte Immunmodulatoren, die das unspezifische Immunsystem im Sinne einer Erhöhung der immunologischen Widerstandskraft aktivieren. Echinacea stimuliert die Interferonproduktion, aktiviert T- und B-Lymphozyten und blockiert gleichzeitig die Vermehrung von Viren, Bakterien und Protozoen. Auf diese Weise steigert der Sonnenhut unspezifisch die körpereigene Abwehr.

Bestens bewährt hat sich seine Anwendung bei Erkältungen: das Vollbild der Erkrankung wird verhütet, der Verlauf und die Behandlungsdauer werden verkürzt und die Symptome klingen rascher ab. Echinacea ist auch als Begleitmittel zur Antibiotikatherapie geeignet, denn Antibiotika weisen häufig immunsupressive Eigenschaften auf, und zur Infektionsheilung muss ein intaktes Abwehrsystem vorliegen. Echinacea ist ebenfalls gut geeignet zur Begleittherapie bei Erkrankungen der ableitenden Harnwege.

Auch für Hochleistungssportler ist der Igelkopf empfehlenswert, denn Hochleistungssport unterdrückt – im Gegensatz zur normalen sportlichen Betätigung – vorübergehend die Immunabwehr und kann daher mit einer erhöhten Infektionsanfälligkeit einhergehen.

**Äußerlich** werden Echinacea-Zubereitungen mit Erfolg eingesetzt zur Wundbehandlung von schlecht heilenden Wunden, bei Ekzemen, Verbrennungen und Herpeserkrankungen.

Übrigens: Die Wirkstoffe des Sonnenhuts werden beim Trocknen unwirksam, deshalb wird Echinacea direkt frisch verarbeitet (zu Presssaft, Tinktur oder Salbe) und steht nicht als Tee zur Verfügung - es sei denn aus dem eigenen Garten.

### ▶ Rezepte mit Sonnenhut

**Tinktur:** Da Echinacea in getrocknetem Zustand schnell an Wirksamkeit verliert, muss sie frisch angewendet oder sofort weiterverarbeitet werden. Die Cichoriensäure, die hauptsächlich in den Blüten gespeichert ist, ist an der antiviralen Wirkung beteiligt, deshalb soll der Purpursonnenhut auch zur Voll-Blütezeit geerntet werden.

Ein helles Schraubglas mit klein geschnittenem, blühendem Kraut (mit Blüte/E. purpurea) zu einem Drittel füllen und mit 60%igem Alkohol übergießen. Auf dem Fensterbrett stehen lassen, täglich schütteln und nach 3 Wochen in Tropfflaschen abfüllen.

# 9.34 **Spitzwegerich**/Plantago lanceolata L. (Abb. 9-34)

Wegerichgewächse, Plantaginaceae

▶ **Arzneilich verwendete Pflanzenteile**
Blätter

▶ **Drogenbezeichnung**
Spitzwegerichblätter, Plantaginis lanceolatae folium

▶ **Hauptinhaltsstoffe**
5 % Gerbstoffe, ca. 6 % Schleim, Kieselsäure, Flavonoide, 2 % Aucubin, Vitamine (A, C und K), Mineralstoffe (Kieselsäure, Eisen, Kalium), Phenylethanoide (Acteosid)

▶ **Hauptwirkungen**
entzündungswidrig, zusammenziehend, juckreizstillend, blutstillend, reiz- und schmerzmildernd und gewebefestigend, antibakteriell

▶ **Nebenwirkungen/Gegenanzeigen**
keine bekannt

▶ **Anwendungen**
*Innerlich:* bei Entzündungen des Mund- und Rachenraumes, Bronchitis, Reiz-Husten und Asthma. Durch den nebenwirkungsfreien Einsatz vor allem in der Kinderheilkunde bewährt als natürliche, hervorragend wirksame Alternative zu herkömmlichen Hustenblockern
*Äußerlich:* in der Volksmedizin als frischer Presssaft zur Linderung von Insektenstichen, kleineren Verletzungen, Sonnenbrand und entzündlichen Veränderungen der Haut, sowie in Salben zur Förderung der Wundheilung oder als Bronchialbalsam

▶ **Anwendungsarten**
*Innerlich:* Presssaft, Tee, Sirup, Pastillen, Tinktur, Wildkräuterküche
*Äußerlich:* Presssaft, Salben (Plantago Bronchialbalsam), Frischblatt
*Teezubereitung:* 1 TL (1,5 g Droge) mit 1 Tasse heißem Wasser überbrühen, 10 Minuten ziehen lassen und abgießen. Mehrmals täglich 1 Tasse,

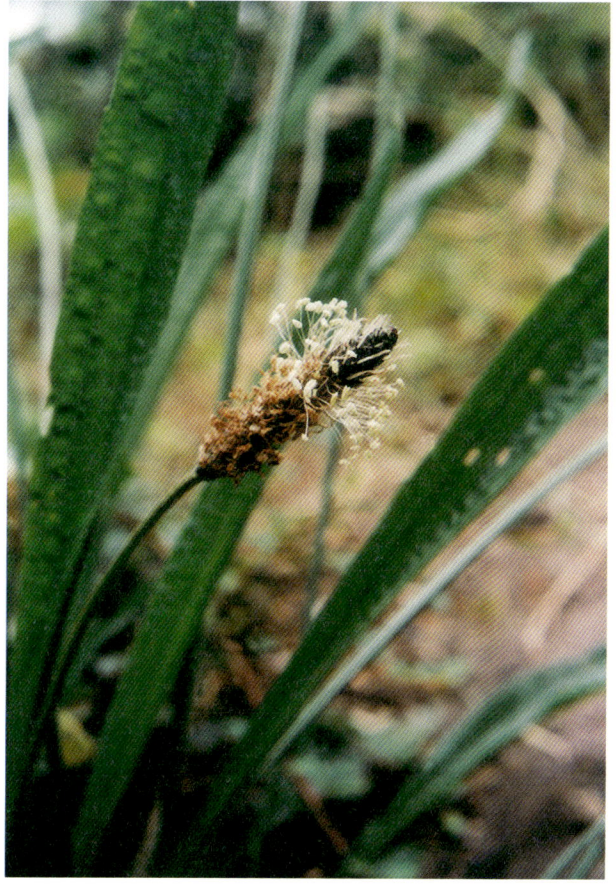

Abbildung 9-34 a: Spitzwegerich. *Foto: A. Sonn.*

schluckweise und auf Wunsch mit Honig gesüßt trinken. Dieser Tee kann bei allen Atemwegserkrankungen eingesetzt werden.

Bei Reizhusten oder zum Gurgeln bei trockenen Entzündungen des Mund- und Rachenraums Kaltmazerat herstellen, damit die Pflanzenschleime optimal gelöst werden: 2 TL Blätter mit $1/4$ l kaltem Wasser übergießen, unter gelegentlichem Umrühren 1 Std. stehen lassen, danach abgießen und in kleinen Schlückchen trinken, damit die einhüllenden Schleimstoffe die Rachenschleimhaut immer wieder benetzen.

▶ **Anwendungsempfehlung**
**laut Kommission E**
*Innere Anwendung: Katarrhe der Luftwege; entzündliche Veränderungen der Mund- und Rachenschleimhaut*

*Äußere Anwendung:* entzündliche Veränderungen der Haut
*Dosierung:* mittlere Tagesdosis 3–6 g Droge

Der Spitzwegerich ist eine Pflanze auf Weltreise. Mit den Bauernvölkern der Steinzeit kam er zu uns, und mit den weißen Siedlern zu den Indianern Nordamerikas; «Fußstapfen des weißen Mannes» nannten sie ihn. Sein Samen hat eine klebrige Außenschicht, mit der er sich an Wagenräder und Fußsohlen (plantago) geheftet hat. Er ist auf nahezu jeder Wiese anzutreffen und an seinen schmalen Blättern mit den parallelen Blattnerven gut zu erkennen. Spitzwegerich findet man heute in Nordamerika, Europa, Asien und Nordafrika.

Bis in die Steinzeit lässt sich der Einsatz von Spitzwegerich als Wundheilmittel zurückverfolgen. Bei den Assyrern finden sich erste Aufzeichnungen, wie sie die Blätter bei Schwellungen auflegten. Im Mittelalter setzte man die Blätter ähnlich wie heute ein: gegen Husten, zu Wundheilkompressen und gegen Bindehautentzündung. Heute wissen wir um die antibiotische Kraft des Frischpflanzensaftes, der Eitererreger in einer Intensität hemmt, die sogar mit Penicillin verglichen wird. Im Zweiten Weltkrieg therapierten deshalb Ärzte infizierte Wunden mangels Antibiotika mit Zubereitungen aus Spitzwegerich.

*Plantago lanceolata* wurde ausführlich untersucht und 1995 auf dem Phytotherapiekongress als «Arzneipflanze des Jahres» vorgestellt: bei Hustenerkrankungen, vor allem bei akuter Bronchitis und Reizhusten zeigen Spitzwegerichanwendungen eine besonders gute Wirksamkeit. Mit seiner gelungenen Wirkstoffkombination ist die Pflanze ein hervorragendes Heilmittel bei allen Lungen- und Bronchialleiden: Gerbstoffe festigen die Schleimhäute, Kieselsäure festigt das Lungengewebe, Schleimstoffe schützen die gereizten Schleimhäute und mildern die Schmerzen beim Husten und Durchatmen, das Aucubin wirkt (in der frischen Pflanze) keimhemmend.

Aufgrund seiner ausgezeichneten Wirksamkeit und fehlenden Nebenwirkungen wird Spitzwegerich (-sirup) in der Kinderheilkunde bevorzugt verwendet.

Neue, teilweise noch im Gang befindliche Forschungen konnten neben der antibakteriellen Wirkung des Aucubin in der frischen Pflanze auch entzündungshemmende Eigenschaften des Acteosid's (im getrockneten Kraut) nachweisen. Erwiesen sind auch antioxidative und immunstimulierende Eigenschaften (die Produktion von Interferon im Körper wird gesteigert) sowie, in experimentellen Untersuchungen, leberschützende Effekte von Aucubin und Acteosid, zum Beispiel gegenüber Vergiftungen mit Tetrachlorkohlenstoff und alpha-Amanitin (Knollenblätterpilz).

Äußerlich angewendet lindert frischer Spitzwegerichsaft Stiche, Brennnesselquaddeln, Sonnenbrand oder Schürfwunden.

Junge Spitzwegerichblätter sind außerdem ein köstliches Wildgemüse: roh als Salat oder gekocht (20 Minuten lang!) als feine, nach Champignon duftende Suppe.

▸ **Rezepte mit Wegerich**
**Wiesenapotheke mit Frischpflanzensaft.** 5–6 frische längere Spitzwegerichblätter zwischen den Fingern zerreiben (am besten einen Knoten machen und diesen zwischen den Händen durch kreisende Bewegungen ausquetschen) und den reichlich austretenden grünen Heilsaft (1–2 TL!) mehrmals hintereinander auf die be-

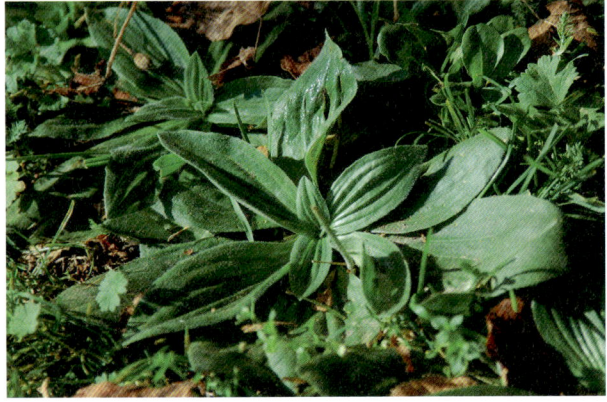

Abbildung 9-34 b: Breitwegerich. *Foto: J. Georg.*

troffene Stelle tupfen. Das ist antibiotisch wirksame, abschwellende, entzündungs-, schmerz- und juckreizlindernde sowie blutstillende Erste Hilfe als «Notpflaster» bei Insektenstichen, Brennnesselquaddeln, Hieb-, Stich- und Schnittverletzungen.

**Spitzwegerichsirup.** Zwei Hand voll frische, klein geschnittene Blätter in eine Flasche füllen und mit Rohrzucker gut bedecken. Über Nacht löst sich der Zucker mit dem Saft der Blätter auf, so dass die Blattteile zusammenfallen. Am nächsten Tag erneut eine Blätterschicht in das (gleiche) Glas geben und mit Rohrzucker bedecken. Diese Schichtung wiederholt man so lange täglich, bis das Gefäß ganz gefüllt ist. Anschließend 1 – 2 Monate verschlossen an einem warmen Ort mit gleich bleibender Wärme stehen lassen (oder 2 – 3 Monate $^1/_2$ m unter der Erde vergraben). Danach den Inhalt abpressen, kurz

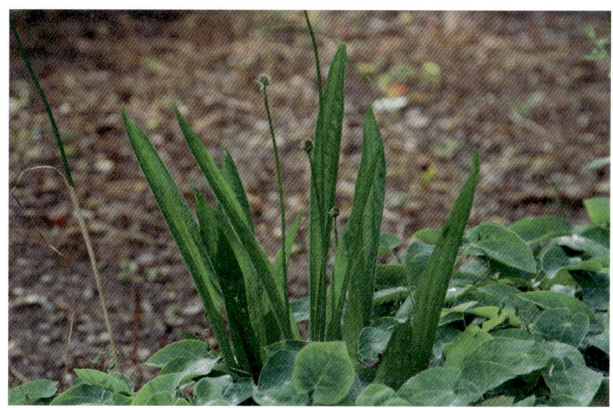

Abbildung 9-34 c: Spitzwegerich. *Foto: J. Georg.*

auf 70 °C erwärmen und in kleine Flaschen abfüllen. Bei Husten, Heiserkeit und verschleimten Bronchien mehrmals täglich teelöffelweise einnehmen.

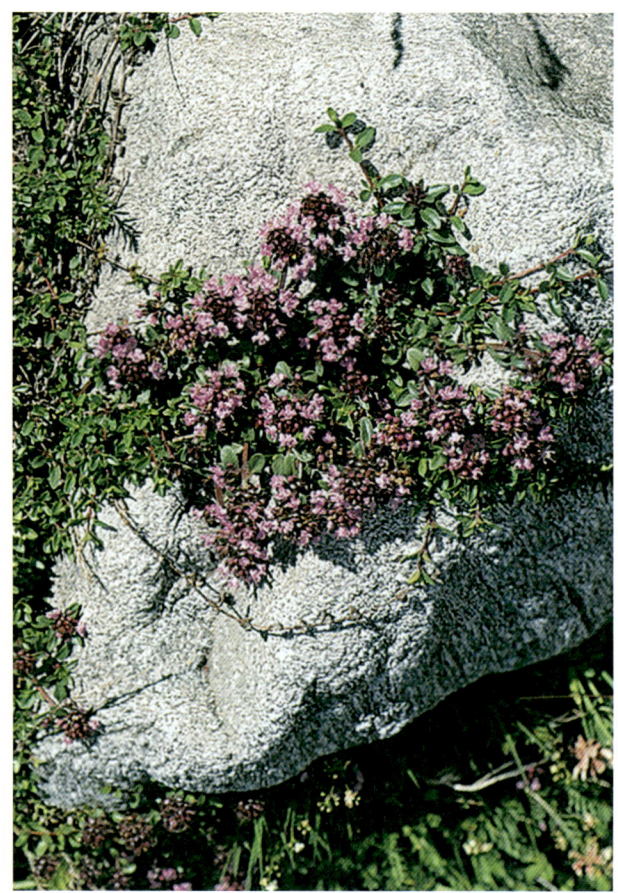

Abbildung 9-35a: Thymian. *Foto: U. Bühring.*

## 9.35 Thymian/Thymus vulgaris L.
(Abb. 9-35)

Lippenblütengewächse, Lamiaceae (Labiatae)

### ▶ Arzneilich verwendete Pflanzenteile/ Drogenbezeichnung
blühendes Thymiankraut, Thymi herba (gute Ware besteht nur aus den oberen Teilen blühender Triebe bzw. den abgerebelten Blättern)
Thymianblätter, Thymi folium
Thymianöl, Thymi aetheroleum

### ▶ Hauptinhaltsstoffe
ätherisches Öl (Thymol und Carvacrol), Harze, Flavonoide, Gerb- und Bitterstoffe, Flavonoide, Saponine, Kaffee- und Rosmarinsäure

### ▶ Hauptwirkungen
schleimlösend, krampflösend, auswurffördernd, antibakteriell und keimhemmend, verdauungsfördernd

### ▶ Nebenwirkungen/Gegenanzeigen
Keine bekannt. Vorsicht bei schweren Leberschäden oder Schilddrüsenfunktionsstörungen: Thymol und Carvacrol im ätherischen Öl können in hoher Dosierung und über längere Zeit angewendet diese Erkrankungen verschlimmern. Bei Langzeitanwendung thymolhaltiger (alkoholischer) Mundwässer kann es zu einer Beeinflussung der Schilddrüsenfunktion kommen.
*Hinweise*: Bei Anwendung des ätherischen Öls grundsätzlich nur 100 % naturreines Öl verwenden und stark verdünnen. Bevorzugt Thymianöl vom Chemotyp Linalool verwenden und die stark reizenden Chemotypen Thymol und Carvacrol eher meiden (je nach Indikationsstellung).

### ▶ Anwendungen
*Innerlich:* Erkrankungen der Atemwege: bei (spastischer!) Bronchitis (Wirkung klinisch belegt), Keuch- und Krupphusten, Erkältungen, Asthma oder Emphysem. Blähungen und Appetitlosigkeit; zur Förderung der Verdauung
*Äußerlich:* bei Entzündungen der Mund- und Rachenschleimhaut, Bäder zur unterstützenden Behandlung akuter und chronischer Erkrankungen der Luftwege, rheumatischen Beschwerden und zur Wundbehandlung
*Volksmedizin:* bei Reizhusten, Asthma und zur Infektvorbeugung, bei Kopfschmerzen, Magenkrämpfen, Appetitlosigkeit und Durchfall. Bei Menstruationsschmerzen und zur Förderung der Monatsblutung. *Äußerlich* bei Akne und unreiner Haut und zum Gurgeln bei Halsschmerzen und Heiserkeit, als Badezusatz bei rheumatischen Erkrankungen. Als Tee/Spiritus zur Wunddesinfektion.
   *Ätherisches Thymianöl* verdünnt für Aufgüsse, Umschläge, Kompressen, Salben oder Dampfbäder.

### ▶ Anwendungsarten
*Innerlich:* Tee, Sirup, Tinktur, Fertigpräparate
*Äußerlich:* Spülungen, Spiritus, Bad, Salben, In-

halation, Umschlag, Gurgelmittel, Kräuterkissen, Zahnpasta

***Teezubereitung:*** 1 TL Droge (1,5 g) mit 150 ml siedendem Wasser übergießen, 7 min bedeckt stehen lassen und abgießen. Mehrmals täglich eine Tasse trinken

▸ **Anwendungsempfehlung laut Kommission E**

*Symptome der Bronchitis und des Keuchhustens, Katarrhe der oberen Luftwege.*

***Dosierung:*** *1–2 g Droge auf eine Tasse als Aufguss mehrmals täglich nach Bedarf. 1–3-mal täglich 1–2 g Fluidextrakt. Für Umschläge 5%iger Aufguss oder Fluidextrakt: 1–2 g.*

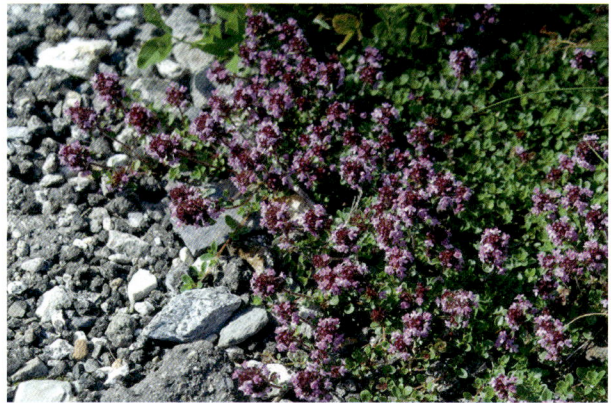

Abbildung 9-35 b: Thymian. *Foto: J. Georg.*

Seit alter Zeit wird dem Thymian, wie allen aromatischen Kräutern, große Heilkraft zugeschrieben. Der Name stammt von griechisch «thymos»: Mut, Kraft, Stärke. Den Römern soll Thymian Mut und Tapferkeit verliehen haben, deshalb mussten die römischen Soldaten in Thymian baden, bevor sie in den Krieg zogen. Zudem schützten sie mit dem keimwidrigen Thymian ihre Getreidevorräte vor Schädlingen. Mit seinen antibakteriellen Eigenschaften schützte Thymian auch die Gebärenden; so soll auch die Jungfrau Maria die Krippe ihres Kindes mit Thymian ausgepolstert haben, deshalb gehörte Thymian zum «Marienbettstroh». Im Mittelalter räucherte man mit Thymian zur Abwehr von Seuchen. 1543 beschrieb der deutsche Arzt und Botaniker Leonhart Fuchs in seinem Kräuterbuch die heute noch aktuelle Indikation: «*Thymian mit Honig gekocht und getrunken ist förderlich und nützlich denjenigen, die das Keuchen und das schwere Atmen haben*».

Für medizinische Zwecke werden die Blüten und Blätter des Echten Thymian (Thymus vulgaris) und des Spanischen Thymian (Thymus zygis) verwendet, die aber bei uns nicht wild wachsen, weil ihnen Sonne und Hitze zur wirklichen Entfaltung fehlen. Thymus serpyllum, Quendel bzw. Sandthymian genannt, gedeiht in der freien Natur auf artenreichen Magerwiesen. Er wird ebenfalls medizinisch genutzt, besitzt allerdings weniger Aroma und Heilkraft.

«Die nächste Grippe kommt bestimmt, doch nicht zu dem, der Thymian nimmt» – diese Worte rühmen zurecht das «Antibiotikum der armen Leute», denn Thymian hat sich bei Erkältungserkrankungen bestens bewährt. Vor allem seine krampflösenden, auswurffördernden und antibiotischen Eigenschaften machen ihn zu einem hervorragenden Therapeutikum bei allen krampfartigen Bronchialerkrankungen. Das ätherische Öl regt die Tätigkeit des Flimmerepithels in den Atemwegen an, verflüssigt den Schleim und fördert den Auswurf beim Husten. Thymian wirkt speziell auf die Bronchialmuskulatur krampflösend, und seine ätherischen Öle hemmen das Wachstum von Bakterien, Viren und Pilzen.

Aufgrund seiner Bitterstoffe und ätherischen Öle regt er die Sekretion von Verdauungssäften an, deshalb gilt Thymian als wohlschmeckende Verdauungshilfe und kann auch Magen-, Bauch- und Menstruationskrämpfe lindern.

Außerdem wirkt Thymian anregend und dient daher als Kaffee-Ersatz.

▸ **Rezepte mit Thymian**

**Thymianwein.** 30 g trockenes Kraut 7 Tage in einem trockenen Weißwein ziehen lassen und dann abgießen. Mittags und abends 1 Likörglas eingenommen ist eine angenehme Medizin, die hustenlösend wirkt und krampflindernd, auch bei Menstruationsbeschwerden. Thymianwein hat eine «treffliche Art, alle innerlichen Glieder zu erwärmen und zu stärken», schrieb Tabernaemontanus, Arzt im 16. Jahrhundert, und er empfiehlt ihn «allen ohnmächtigen, schwachen und traurigen Menschen».

**Thymianbad.** 100 g Thymiankraut mit 2 l kochendem Wasser übergießen, 5 min bedeckt ziehen lassen, abgießen und dem Badewasser zugeben. Das stärkt die Nerven und ist ein geniales Erkältungsbad, krampflösend und entspannend und eine Wohltat für keuchhustenkranke Kinder und Asthmatiker, Rheuma- und Gichtkranke, schwächliche Kinder und nervöse, erschöpfte Menschen. Dass solch ein Bad stark macht, das wussten eben auch schon die römischen Soldaten!

## 9.36 Eingriffeliger Weißdorn/ Crataegus monogyna Jacq.
## Zweigriffeliger Weißdorn/ Crataegus laevigata (Poir.) DC.

(Abb. 9-36)

Rosengewächse, Rosaceae

▶ **Arzneilich verwendete Pflanzenteile**
Blüten, Blätter und Früchte

▶ **Drogenbezeichnung**
Weißdornblüten, Crataegi flos
Blätter und Blüten gemischt, Crataegi folium cum flore
Weißdornbeeren, Crataegi fructus

▶ **Hauptinhaltsstoffe**
*Blätter mit Blüten:* Flavonoide, Procyanidine, Amine, Catechingerbstoffe, Chlorogen- und Kaffeesäure, Acetylcholin, Phenolcarbonsäuren, Sterole.
    *Früchte:* mehr Procyanidine und Vitamin C, aber deutlich weniger Flavonoide

▶ **Hauptwirkungen**
herzkranzgefäßerweiternd, Zunahme der Koronar- und Herzmuskeldurchblutung, Verbesserung der Sauerstoffversorgung des Herzmuskels, Steigerung der Kontraktionskraft des Herzmuskels, herzfrequenzsteigernd, rhythmusstabilisierend, blutdruckregulierend

▶ **Nebenwirkungen/Gegenanzeigen**
keine bekannt

▶ Anwendungen
*Innerlich:* Mittel der Wahl für das noch nicht digitalisbedürftige Altersherz. Bei funktionellen Herzbeschwerden, nachlassender Leistungsfähigkeit des Herzens, Druck- und Beklemmungsgefühl in der Herzgegend. Bei leichten Formen von Herzrhythmusstörungen, die mit einer Verlangsamung der Herztätigkeit einhergehen, und bei paroxysmaler Tachykardie, bei Durchblutungsstörungen der Herzkranzgefäße, therapiebegleitend bei leichter Angina pectoris und Cor pulmonale, zur Nachbehandlung von

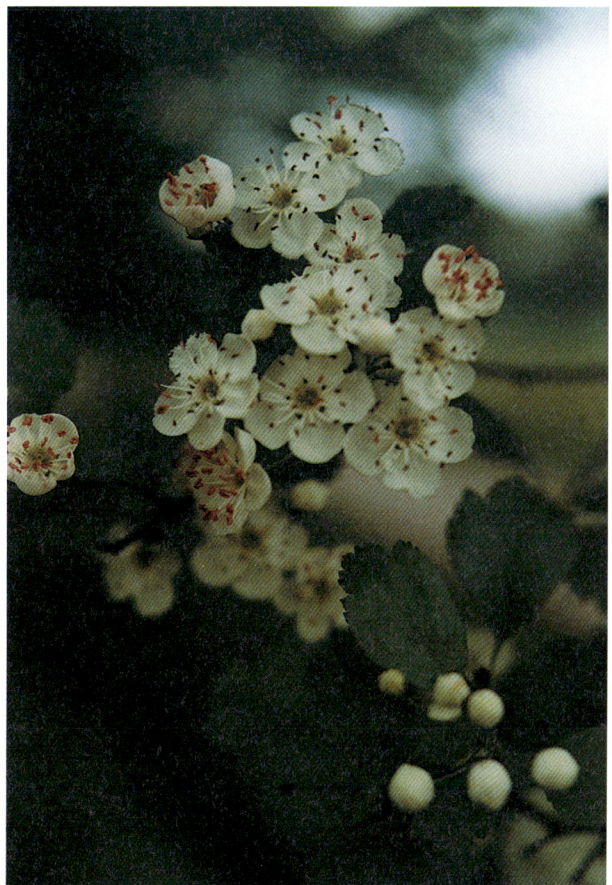

Abbildung 9-36 a: Weißdorn. *Foto: A. Sonn.*

Herzinfarkt und ergänzend zum physikalischen Ausdauertraining vor ungewohnten körperlichen Anforderungen. Je nach Stadium der Herzinsuffizienz (NYHA I-III) eignet sich Weißdorn zur Unterstützung bzw. als Kombinationspartner einer Digitalistherapie, weil Weißdorn rhythmusstabilisierend wirkt.
*Volksmedizin:* als Herzkräftigungsmittel und zur Blutdruckregulierung, therapiebegleitend bei Grippe («Herzschutz») und beim Roemheldsyndrom mit Beklemmungsgefühlen.

▶ Anwendungsarten
*Innerlich:* Tee, Tinktur, Pflanzenpresssaft, Fertigpräparate. Bei Herzinsuffizienz Fertigpräparate einnehmen, zur Stärkung und Kräftigung der Herz-Kreislauffunktion Tee, Tinktur oder Frischpflanzensaft

*Teezubereitung:* 1 TL Weißdornblüten und -blätter (1 – 1,5 g) mit 150 ml siedendem Wasser übergießen, 15 min bedeckt ziehen lassen und abgießen. 1 – 3-mal täglich 1 Tasse Tee trinken, mindestens 6 Wochen lang. (Weißdornfrüchte dienen nicht der Teezubereitung)

▶ **Anwendungsempfehlung laut Kommission E**
*Nachlassende Leistungsfähigkeit des Herzens entsprechend Stadium I–II nach NYHA (= New York Heart Association)*
**Dosierung:** *160 – 190 mg nativer, wässriger-alkoholischer Auszug (DEV: 4 – 7 : 1)*

Crataegus stammt von griechisch «krataios»: fest, sehr stark. Nicht nur das Holz des Dornbusches ist fest und stark, sondern auch seine Schutzwirkung auf das menschliche Herz. Was früher als schützender, lebender Zaun diente, hat heute einen wichtigen Platz in der modernen naturheilkundlichen Medizin: Weißdorn ist *das* pflanzliche Herzmittel schlechthin, und die erste von der Kommission E im Jahr 1984 untersuchte Droge.

Crataegus ist kein starkes, schnell wirksames Herzmedikament wie Digitalis (Fingerhut), sondern ein absolut nebenwirkungsfreies Mittel, das über einen längeren Zeitraum hinweg eingenommen werden soll. Crataegus ist deshalb für die Selbstbehandlung bestens geeignet; auch wenn es ratsam ist, zuvor ärztlich abklären zu lassen, ob die Beschwerden andere Ursachen haben. Eine Therapie mit Weißdorn ist nicht zur Akutbehandlung bedrohlicher Herzerkrankungen geeignet, sie hat ihre Stärke in der Prophylaxe.

Die Wirkungen sind bedeutsam und bemerkenswert nachhaltig: Weißdorn verbessert die Durchblutung der Herzkranzgefäße, steigert Kraft und Leistung des Herzmuskels und stabilisiert den Herzrhythmus. Das lindert Beschwerden bei arteriosklerotischen Verengungen, und durch die verbesserte Herzmuskeldurchblutung können krampfartige Beklemmungsgefühle und die Anfallsbereitschaft für Angina pectoris vermindert werden. Wenn Kraft und Leistung des Herzmuskels verbessert sind, bessern sich auch die Lebensqualität, der Energiestoffwechsel und die körperliche Belastbarkeit. Bei einer Herzinsuffizienz (und auch in der Nachbehandlung eines Herzinfarkts) kann Digitalis sehr gut mit Weißdorn kombiniert werden, weil die pharmakologischen Angriffspunkte verschieden sind: Weißdorn ist – im Gegensatz zu Digitaloid-Drogen – rhythmusstabilisierend: er steigert die Reizleitungsfähigkeit und vermindert die Erregbarkeit des Herzens).

Weil Crataegus die Gefäße entspannt, senkt das den Gefäßwiderstand und reguliert den Blutdruck im Sinne einer Harmonisierung. Untersuchungen zeigten übrigens, dass nach 10 Wochen Einnahme von Weißdorn nicht nur der Blutdruck niedriger war, sondern die Patienten auch angaben «weniger Angst» zu haben. Untersuchungen weisen darauf hin, dass sich Weißdorn bei längerer Einnahme zur Prävention der Arteriosklerose eignet.

Weitere Indikationen sind die «Nachsorge» nach Infektionskrankheiten oder Grippe, um einer Herzmuskelschwäche vorzubeugen. Zudem unterstützt Weißdorn die Herzfunktion bei Unruhe, Schlafstörungen, Angstzuständen, Nervosität oder Depressionen und steigert das körperliche wie das seelische Befinden, weil er vermutlich den Sympathikotonus reguliert und die Ausschüttung von Stresshormonen senkt. Für gesunde Hochleistungssportler ist Weißdorn wichtig, weil er zu einer verbesserte Sauerstoffversorgung führt bei Bergsteigern bzw. in großen Höhen, wo «die Luft dünn wird».

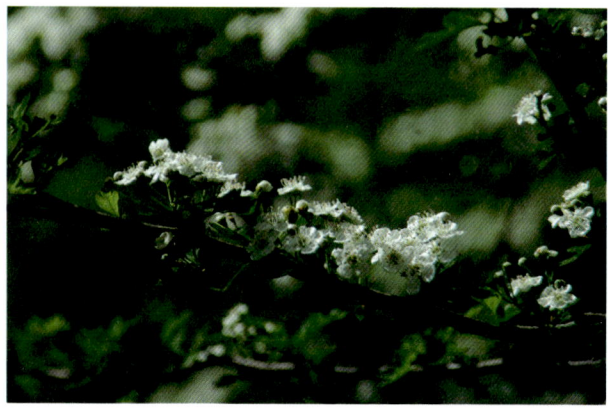

Abbildung 9-36 b: Weißdorn. *Foto: J. Georg.*

Die Früchte werden zur Teezubereitung kaum verwendet, eher traditionell zur Stärkung und Kräftigung von Herz und Kreislauffunktion, als Wein, Mus oder Fertigarzneimittel. Neuerdings wurden aber in fünf randomisierten klinischen Studien die Früchte genauer untersucht und für wirksam auf das kardiovaskuläre System befunden.

### ▶ Rezept mit Weißdorn

**Herzwein mit Weißdorn.** Eine Hand voll roter reifer Früchte zerquetschen; mit 1 Hand voll Weißdornblüten und -blättern, 5 TL Melissenblättern und 3 TL Herzgespannkraut in $3/4$ l Rotwein erhitzen, 20 min ziehen lassen und abgießen. Den abgekühlten Wein mit 2–4 EL Honig aromatisieren und likörgläschenweise einnehmen.

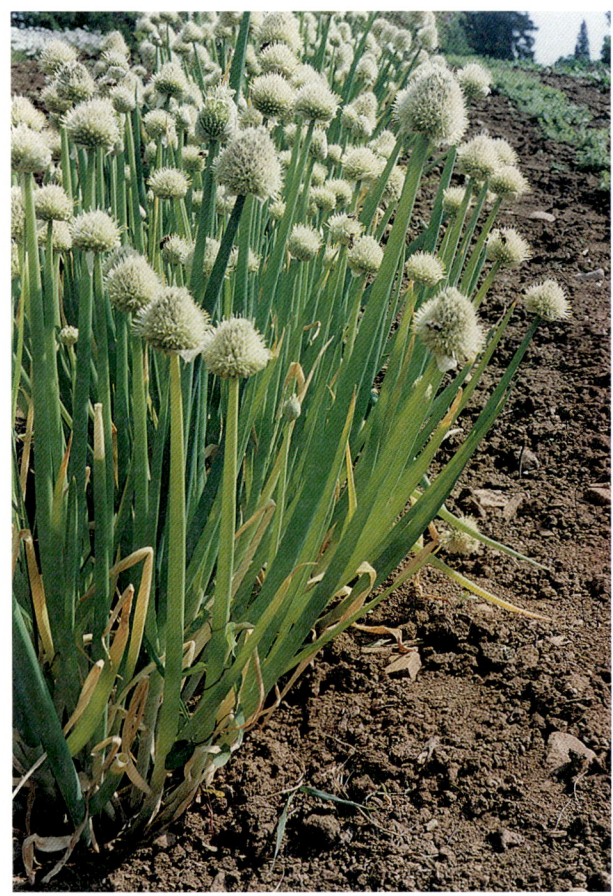

Abbildung 9-37 a: Zwiebel. *Foto: A. Sonn.*

## 9.37 **Zwiebel**/Allium cepa L.

(Abb. 9-37)

Liliengewächse, Liliaceae (Alliaceae)

▶ **Arzneilich verwendete Pflanzenteile**
Zwiebel

▶ **Drogenbezeichnung**
Zwiebel, Allii cepae bulbus

▶ **Hauptinhaltsstoffe**
Schwefelhaltige ätherische Öle, reichlich Vitamin C und B, Mineralstoffe (Kalium), Peptide, Flavonoide, Amine (Diphenylamin), Propanthialoxid (bewirkt das Augentränen beim Zwiebelschneiden)

▶ **Hauptwirkungen**
entzündungshemmend, antiseptisch, lipid- und blutdrucksenkend, antiasthmatisch, antiallergisch, Hemmung der Thrombozytenaggregation, außerdem sekretionsanregend, verdauungsfördernd, appetitsteigernd, harntreibend
*Äußerlich:* wundheilungsfördernd und eine gute Narbenheilung fördernd

▶ **Nebenwirkungen/Gegenanzeigen**
keine bekannt

▶ **Anwendungen**
*Innerlich:* ausgezeichnetes Mittel zur Vorbeugung und Behandlung gegen Katarrhe der oberen Atemwege: Grippe, Schnupfen, Halsentzündungen und krampfhaftem Husten. Zur Vorbeugung altersbedingter Gefäßerkrankungen (vergleichbar, aber schwächer als Knoblauch), bei Appetitlosigkeit und Blähungen. Eine antiallergische Wirksamkeit wird aufgrund experimenteller Studien derzeit diskutiert.
*Äußerlich:* Mittelohrentzündung (Zwiebelscheiben äußerlich als Auflage), frische Zwiebelscheibe auf Insektenstiche unterdrückt allergische Reaktionen der Haut; auch bei Nesselfieber oder Nahrungsmittelallergien. Zur Wund- und Narbenheilung.
*Volksmedizin:* warme Zwiebelscheiben als Auflage bei Furunkeln, Warzen und Blutergüssen, als Inhalat bei Schnupfen, in der Kinderheilkunde Zwiebel-Ohrenauflagen bei Mittelohrentzündung. Honig-Zwiebelsaft bei Husten. Als ableitende Fußsohlenauflage bei Kopfgrippe oder -schmerzen.

▶ **Anwendungsarten**
*Innerlich:* frischer Presssaft in Milch, Sirup, Gewürz, Präparate
*Äußerlich:* Zwiebelscheiben, Zwiebelauflage, Salbenzubereitung

▶ **Anwendungsempfehlung**
  **laut Kommission E**
*Appetitlosigkeit, zur Vorbeugung altersbedingter Gefäßveränderungen*
*Dosierung: Tagesdosis 50 g frische Zwiebel bzw. 20 g getrocknete Droge. Bei Anwendung von Zwiebelzubereitungen über mehrere Monate dürfen*

pro Tag maximal nur 35 mg des Inhaltsstoffes *Diphenylamin* aufgenommen werden.

Zwiebel, das zu Tränen reizende Gewächs, gehört zu den am längsten kultivierten Pflanzen. Überlieferungen aus der Zeit um 3400 v. Chr. berichten vom Anbau im Nildelta zur Zeit der ältesten ägyptischen Dynastie. Die Römer brachten die in Südwestasien beheimatete Allium cepa nach Mitteleuropa; dort wurde sie seit 816 in den Klöstern angebaut.

Zwiebeln sind nicht teuer – aber sehr wirksam gegen Erkältungsviren, Husten, Asthma, für jugendliche Gefäße oder eine gute Narbenheilung. Mit ihnen hat man jederzeit ein preiswertes und hochwirksames Haus- und Heilmittel aus der Küchenapotheke zur Verfügung. Die Pflanze aus der «Küchenapotheke» ist ein ideales Mittel als «Jungbrunnen», d. h. zur Vorbeugung gegen altersbedingte Gefäßveränderungen: Sie senkt das Risiko von Gefäßerkrankungen, Herzinfarkt und Schlaganfall, weil sie den Cholesterinspiegel und den Blutdruck senkt, vor Ablagerungen in den Gefäßen schützt, die Thrombozytenaggregation verzögert und die Fibrinolyse beschleunigt. Zur Vorbeugung und zur Therapie täglich eine halbe rohe Zwiebel essen oder Zwiebelfrischpresssaft von 50 g frischen Zwiebeln, 5 EL Zwiebelsirup oder 20 g getrocknete Zwiebeln (Apotheke) einnehmen. Außerdem wirkt sie leicht harntreibend, antibakteriell und verdauungsfördernd – kein Wunder gilt sie als Gesundmacher aus der Küche, auf das viele Menschen seit Jahrhunderten schwören.

Die *Volksmedizin* kennt viele Hausmittel mit Zwiebeln: bei Erkältungskrankheiten und Keuchhusten: *Zwiebelsirup* (1 gehackte Zwiebel mit 1 Tasse Wasser kurz kochen, den Sud etwas abkühlen lassen und anschließend 2 EL Honig zugeben; löffelweise einnehmen) oder *Zwiebel-Honigmilch*; bei Mittelohrentzündung *warme Zwiebelauflage* als Auflage über Ohr und Kiefernwinkel: die Schleimhäute schwellen ab, die Schmerzen lassen nach und der Druck im Ohr auch (s. S. 117). Zur schmerzlindernden Einreibung bei Insektenstichen nimmt man *frische Zwiebelscheiben. Frisch gehackte* und in ein

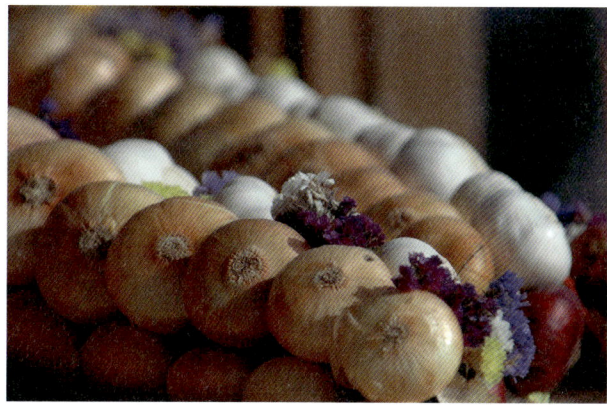

Abbildung 9-37 b: Zwiebelzopf. *Foto: J. Georg*

Tüchlein gehüllte *Zwiebelwürfel* als Zwiebelsäcklein über die Wiege gehängt, ermöglicht schnupfenkranken Säuglingen das Durch-die-Nase-Atmen beim Trinken (früher hängte man Säuglingen ein Leinensäcklein voll Zwiebeln über die Wiege, um solche «böse Dämonen» abzuwehren). Außerdem entspannt Zwiebelfrischpresssaft die Bronchien und beugt Asthmaanfällen vor, wie eine Studie, bei der Asthmatiker 2-mal täglich je 100 g Zwiebelpresssaft aus der Apotheke einnahmen belegt hatte: Frischer Zwiebelpresssaft wirkt durch seine Thiosulfinate hervorragend antiasthmatisch. Die Einnahme verminderte deutlich die allergisch bedingte Verkrampfung der Bronchien. Bei Kindern wurde diese Eigenschaft mit täglich 150 ml Zwiebelsaft ebenfalls nachgewiesen.

### ▸ Rezepte mit Zwiebel

**Zwiebelstrumpf.** Ein Zwiebelpäckchen auf der Fußsohle löst reflektorisch entzündliche Prozesse und gestaute Energie im Kopfbereich. Es ist wohltuend bei beginnender Erkältung und Kopfschmerzen. Dazu eine Zwiebel klein schneiden, in ein fußgroßes Päckchen verpacken, über Wasserdampf erwärmen und auf die Fußsohle legen.

**Zwiebel-Sirup.** Eine klein geschnittene Zwiebel mit 1 Tasse Wasser aufkochen, etwas abkühlen lassen und 2 EL Honig darin lösen. Nach $^1/_2$ Std. abgießen und teelöffelweise über den Tag verteilt einnehmen. Zwiebelsirup wirkt schleimlösend, antibakteriell, entzündungshemmend und beruhigend und schmeckt überraschend gut, auch Kindern! 6–8 TL pro Tag einnehmen.

**Frische Zwiebelauflagen.** Ein bekanntes Mittel: frisch aufgeschnittene Zwiebelscheiben zur schmerzlindernden Einreibung bei Insektenstichen einsetzen, das lindert spontan den Juckreiz, minimiert die Schwellung und die Entzündungsreaktion. Mit frischen Zwiebelauflagen oder -einreibungen behandelt man in der Volksheilkunde auch Furunkel und Frostbeulen sowie schmerzende Gelenke bei rheumatischen Erkrankungen oder Neuralgien. Zwiebelsaft unterstützt auch die Abheilung von Narbengewebe aufgrund antiproliferativer, bakterizider und regenerationsfördernder Eigenschaften.

**Literatur-Tipp:**
Weiterführende Literaturtipps zur Phytotherapie siehe ab Seite 347.

# 10 Pflanzengestützte Gesundheits- und Krankenpflege

## 10.1 Ziele des Kapitels

Nach Lektüre dieses Kapitels werden die Leser in der Lage sein:

- die Gemeinsamkeiten der Gesundheits- und Krankenpflege sowie der pflanzengestützten Pflege zu erkennen und zu benennen,
- im Rahmen des Pflegeprozesses, den Bedarf an pflanzengestützter Gesundheits- und Krankenpflege einzuschätzen, pflanzengestützte Interventionen zu planen, durchzuführen und Ziele hinsichtlich der Erreichung von Behandlungsergebnissen zu evaluieren,
- relevante Pflegediagnosen zu benennen, bei denen es angezeigt ist Pflanzen in der Gesundheits- und Krankenpflege einzusetzen,
- Ziele und Evaluationskriterien für die pflanzengestützte Gesundheits- und Krankenpflege zu benennen,
- verschiedene Aktivitäten, die sich zur pflanzengestützten Pflege eignen, zu kennen und durchzuführen,
- Unterschiede zwischen pflanzengestützter Gesundheits- und Krankenpflege sowie gartentherapeutischen Therapieeinheiten zu benennen
- Selbstpflegepotenziale von Pflegenden im Umgang mit Pflanzen zu erkennen,
- die zukünftigen Einsatzmöglichkeiten der pflanzengestützten Gesundheits- und Krankenpflege einzuschätzen.

## 10.2 Einführung

In diesem Kapitel steht die pflanzengestützte Gesundheits- und Krankenpflege im Mittelpunkt, was sie ist und wie sie durchgeführt werden kann. Dabei wird der Schwerpunkt auf Institutionen der Alten- und Langzeitpflege gelegt. Beim Einsatz der pflanzengestützten Gesundheits- und Krankenpflege in Altenpflege- und Langzeitpflegeeinrichtungen geht es im Wesentlichen darum, den Alltag und die Lebenswelt der Betagten mit Hilfe von Pflanzen zu gestalten und somit zu deren Aktivierung, Gesunderhaltung, Gesundheitsförderung, Lebensqualität und zum Wohlbefinden der Betagten beizutragen. – Die pflanzengestützte Gesundheits- und Krankenpflege wird in ein Rahmenmodell eingeordnet und prozesshaft dargestellt. Mit Hilfe der «Phytobiografie» wird eine Sammlung von Fragen vorgestellt, mit deren Hilfe man den Bedarf an pflanzengestützter Gesundheits- und Krankenpflege einschätzen kann. Die häufigsten Pflegediagnosen, bei denen sich der Einsatz von Pflanzen bei Betagten besonders eignet, werden vorgestellt und definiert. Darüber hinaus zeigt das Kapitel Möglichkeiten, wie Pflegende den Umgang mit Pflanzen nutzen können, um ihr eigenes Wohlbefinden zu steigern, Stress abzubauen und so ihre Arbeitszufriedenheit erhalten und steigern zu können. Es beschreibt und stellt dar, welche Aktivitäten mit Pflanzen und Betagten möglich sind und skizziert weitere Entwicklungspotentiale der pflanzengestützten Gesundheits- und Krankenpflege.

## 10.2.1 Pflanzengestützte Gesundheits- und Krankenpflege, was ist das?

Die pflanzengestützte Gesundheits- und Krankenpflege kann wie folgt definiert werden:

**Definition:**

> Die pflanzengestützte Gesundheits- und Krankenpflege beschreibt den Zweig der Gesundheits- und Krankenpflege, der sich mit der Anwendung und den Auswirkungen gartentherapeutischer Erkenntnisse auf die Aktivitäten, Beziehungen und existentielle Erfahrungen des Lebens (ABEDL) nach Krohwinkel (2008 S. 242) oder Gesundheitsverhaltensmuster (Gordon 2003, S. 18 ff.) von Menschen im Lauf der Lebensspanne beschäftigt. Pflanzengestützte Gesundheits- und Krankenpflege wird von weitergebildeten professionell Pflegenden im In-und Outdoorbereich eingesetzt. – Im Rahmen der pflanzengestützten Gesundheits- und Krankenpflege wenden professionell Pflegende systematisch den Pflegeprozess an (Vef-Georg 2008a, S. 35).

Im Beitrag werden die Begriffe «pflanzengestützte Gesundheits- und Krankenpflege» und «pflanzengestützte Pflege», der besseren Lesbarkeit wegen, synonym verwendet.

## 10.3 Rahmenmodelle für die pflanzengestützte Gesundheits- und Krankenpflege

Die pflanzengestützte Gesundheits- und Krankenpflege kann mit Hilfe zweier Modelle in gesundheitliche Versorgungsprozesse und einen pflegerischen Bezugsrahmen eingeordnet werden. Die Modelle sind zum einen das Versorgungsmodell der israelischen Pflegewissenschaftlerin Miriam Hirschfeld (2005) und das Rahmenmodell für die pflanzengestützte Gesundheits- und Krankenpflege, das sich an Arbeiten von Roper u.a. (2002, 92 ff.), Georg (2007a, S. 211) sowie Monika Krohwinkel (2008) oder alternativ von Marjory Gordon (2003/ 2013) orientiert. Die pflanzengestützte Gesundheits- und Krankenpflege ist wie in Abbildung 10-1 dargestellt Teil des Gesundheitsversorgungssystems, das mit Hilfe des Versorgungs-

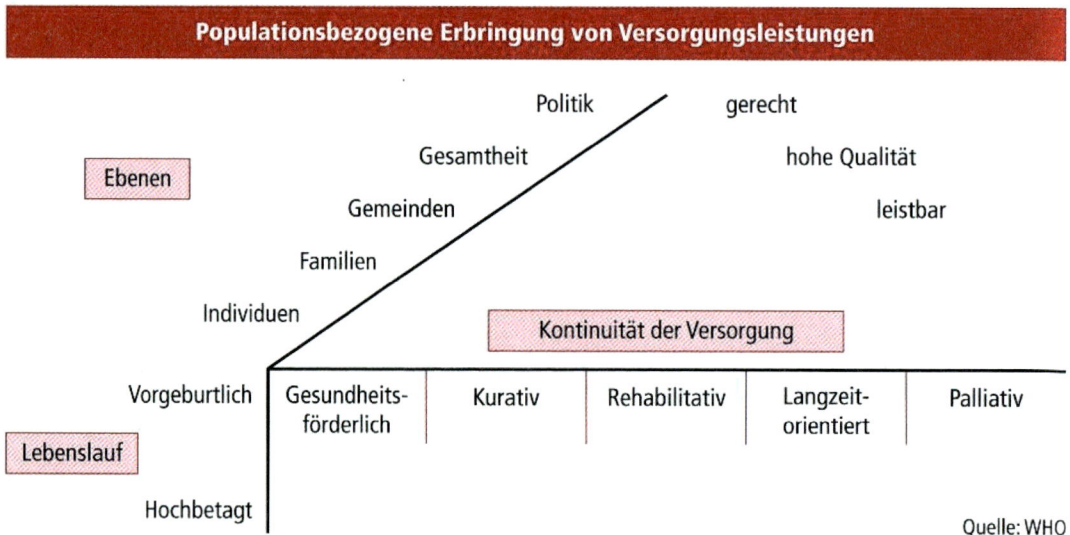

Abbildung 10-1: **Das Versorgungsmodell von Miriam Hirschfeld** (2001, S. 16 u. 2005) erlaubt es, die pflanzengestützte Gesundheits- und Krankenpflege in das System gesundheitlicher Versorgung einzuordnen. *(Abbildung aus Brobst 2007, S. 208. Abdruck genehmigt vom Verlag Hans Huber).*

modells von Hirschfeld (2001, S. 16 u. 2005) dargestellt werden kann. Es beschreibt drei Dimensionen und Rahmenbedingungen in denen pflanzengestützte Pflege stattfinden kann:

1. die Dimension der Lebensspanne
2. die Dimension des Gesundheitsversorgungskontinuums und
3. die gesellschaftlichen Ebenen.

Demnach können Angebote der pflanzengestützten Gesundheits- und Krankenpflege an Individuen entlang deren Lebensspanne in ihrem Lebenslauf gerichtet werden, wobei das bislang in erster Linie Kinder, Erwachsene und betagte Menschen sind. Das Angebot richtet sich primär an Individuen, familienbezogene Angebote sind jedoch ebenfalls denkbar. Auf kommunaler, gesellschaftlicher und politischer Ebene werden Rahmenbedingungen (Ausbildung, Infrastruktur, Gesetze, Finanzierung) gesetzt, die pflanzengestützte Gesundheits- und Krankenpflege erst ermöglichen. Die Rahmenbedingungen sollten so beschaffen sein, dass ein gerechtes, allen zugängliches Angebot geschaffen wird, mit hoher Qualität unter ökonomisch leistbaren Bedingungen. Die Dimension des Versorgungskontinuums beschreibt klinische Settings oder Handlungsorte und deren Ausrichtung, d.h. wo, wie und mit welchem Ziel die pflanzengestützte Gesundheits- und Krankenpflege stattfinden kann. Demnach kann sie gesundheitsförderlich, kurativ, rehabilitativ, langzeitorientiert oder palliativ in dementsprechenden Institutionen ausgerichtet sein und sie sollte, bei anhaltendem Bedarf, kontinuierlich ohne Versorgungsbrüche erfolgen.

Das pflegerische Rahmenmodell für die pflanzengestützte Gesundheits- und Krankenpflege setzt sich aus mehreren Elementen zusammen

- der Strukturierungshilfe der «Aktivitäten, Beziehungen und existentiellen Erfahrungen des Lebens» (ABEDL) der deutschen Pflegewissenschaftlerin Monika Krohwinkel (2008, S. 242) oder alternativ
- dem Assessmentmodell der «Funktionellen Gesundheitsverhaltensmuster» der amerikanischen Pflegewissenschaftlerin Marjory Gordon (2003/2013, S. 22 ff.) sowie Gordon und Bartholomeyczik (2001, S. 111 ff.).

- dem Element der Lebensspanne und der Einflussfaktoren (Roper et al. 2009, S. 104, 119)
- dem Abhängigkeits-/Unabhängigkeitskontinuum (Roper et al. 2009, S. 113) bzw. dem Funktions-/Dysfunktionskontinuum (Georg, 2007b) sowie
- dem pflanzengestützten Pflegeprozess von Gabriele Vef-Georg und Jürgen Georg (Vef-Georg 2008a, S. 35).

Das Modell wurde ursprünglich von Georg (2007b) nach Roper-Logan-Tierneys Pflegemodell (RLT) basierend auf Lebensaktivitäten (Roper et al. 2002, S. 92 ff.) zusammengeführt, um Krohwinkels ABEDLs und Gordons Funktionelle Gesundheitsverhaltensmuster ergänzt und von Vef-Georg für pflanzengestützte Gesundheits- und Krankenpflege erweitert. Im Mittelpunkt des in Abbildung 10-2 dargestellten Modells (vgl. Georg, 2007b) steht die Frage, ob Menschen entlang der Lebensspanne und in verschiedenen Lebensprozessen Aktivitäten des Lebens unabhängig ausführen, Beziehungen unabhängig gestalten und existenzielle Erfahrungen des Lebens unabhängig bewältigen können. Dabei werden die Menschen in der Ausführung von ABEDLs durch (patho)physiologische, behandlungsbezogene, entwicklungsbezogene, psychische, politisch-ökonomische, sozio-kulturelle, spirituelle und *umgebungsbezogene (z. B. Pflanzen*/Tiere) Faktoren beeinflusst. Für die pflanzengestützte Gesundheits- und Krankenpflege ist es im Rahmen des Assessments zentral zu erfahren, welche Rolle Pflanzen im Leben eines Menschen bislang spiel(t)en (Phytobiografie nach Vef-Georg 2008b, S. 32) und welche Bedeutung ihnen zukünftig dabei zukommt, ABEDLs zu gestalten, zu unterstützen, zu fördern oder wiederherzustellen.

Pflegebedarf entsteht dann, wenn eine Person ihre ABEDLs nicht mehr unabhängig ausführen, gestalten oder bewältigen kann. Zieht man Gordons Modell der funktionellen Gesundheitsverhaltensmuster (2003, S. 18 ff.) heran, dann steht die Frage im Mittelpunkt, ob die Gesundheitsverhaltensmuster, die eine Person zeigt, funktionell sind, um seine/ihre Gesundheit zu fördern, zu erhalten oder wiederherzustellen. Pflegebedarf entsteht im Rahmen dieses Modells wenn

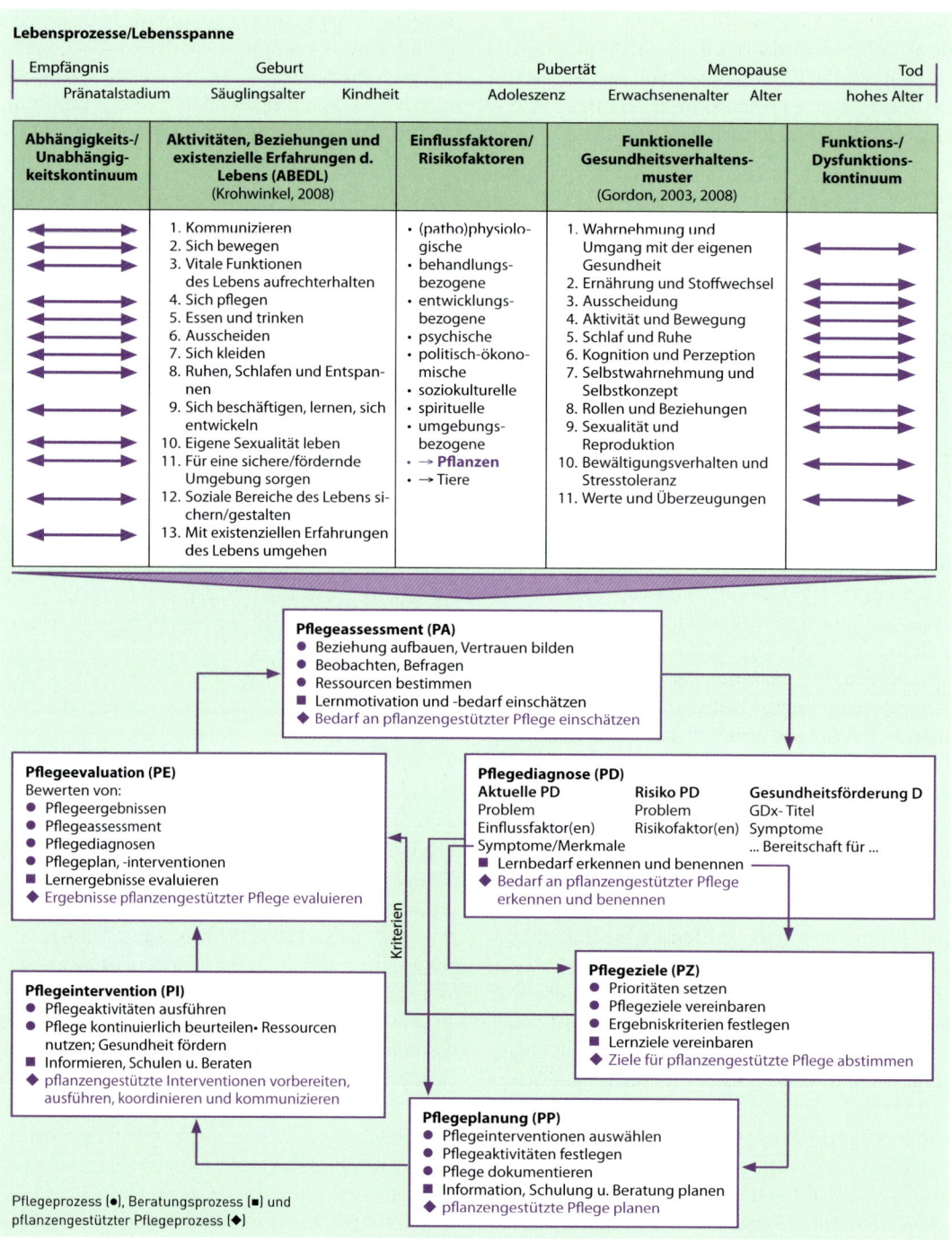

Abbildung 10-2: **Rahmenmodell für die pflanzengestützte Gesundheits- und Krankenpflege** basierend auf dem Roper-Logan-Tierney-Pflegemodell (Roper et al. 2002, S. 92), der ABEDL-Strukturierungshilfe (Krohwinkel 2008, S. 242) und/oder den Funktionellen Gesundheitsverhaltensmustern von (Gordon 2003, S. 18ff.) einschließlich den Elementen der Lebensspanne, Einflussfaktoren, dem Abhängigkeits-/Unabhängigkeitskontinuum (Roper et al. 2002, S. 72, 99, 113), dem Funktions-/Dysfunktionskontinuum (Georg, 2007b, S. 519) und dem pflanzengestützten Pflegeprozess (Vef-Georg 2008a, S. 35).

die Gesundheitsverhaltensmuster nicht funktionell (Dysfunktion) sind. Gordons Modell ist weiter gefasst als das Modell von Krohwinkel und erlaubt es insbesondere kognitive (Denken, Orientieren, Entscheiden) und perzeptive (Schmerz, Wahrnehmung) Funktionen genauer einzuschätzen und Fragen des Selbstkonzeptes (Selbstwert, Körperbild, Identität) und Bewältigungsverhaltens (Coping) genauer zu berücksichtigen.

Das pflegerische Rahmenmodell für die pflanzengestützte Gesundheits- und Krankenpflege wird in Abbildung 10-2 auf S. 314 zusammenfassend dargestellt.

## 10.3.1 Pflanzengestützte Gesundheits- und Krankenpflege im Pflegeprozess

In der pflanzengestützten Gesundheits- und Krankenpflege wird auf Grundlage des in Abbildung 10-2 beschriebenen Modells und im Rahmen des Pflegeprozesses allgemein der Pflegebedarf und speziell der Bedarf für eine pflanzengestützte Gesundheits- und Krankenpflege ermittelt. Wie im unteren Teil der Abbildung 10-2 dargestellt, wird mittels eines *Pflegeassessments* (bestehend aus Beobachtung, Interview, körperlicher Untersuchung und Ressourceneinschätzung) eingeschätzt, ob ein Mensch Aktivitäten, Beziehungen und existentielle Erfahrungen des Lebens (ABEDL) unabhängig ausführen kann oder ob dessen gesundheitsbezogenen Verhaltensmuster funktionell sind, um seine Gesundheit zu fördern, zu erhalten oder wiederherzustellen. Außerdem wird mit einer *Phytobiografie* nach Vef-Georg (2008b, S. 32) eingeschätzt, welche Rolle Pflanzen und Naturverbundenheit im bisherigen Leben eines Individuums gespielt haben. Der Pflegebedarf wird mit Pflegediagnosen (NANDA-I, 2005) erkannt und benannt. *Pflegediagnosen* benennen aktuelle und potentielle Gesundheitsprobleme und gesundheitliche Entwicklungspotentiale von Menschen, deren Unabhängigkeit bezüglich der Aktivitäten, Beziehungen und existentielle Erfahrungen des Lebens (ABEDL) beeinträchtigt oder entwicklungsfähig ist oder deren Gesundheitsverhaltensmuster gestört oder entwicklungsfä-

hig sind. Pflegediagnosen bilden den Ausgangspunkt, um pflanzengestützte (Pflege)Interventionen zu planen, auszuwählen und auszuführen, die die Unabhängigkeit, das Wohlbefinden und die Lebensqualität bezüglich der ABEDLs gezielt erhalten, fördern oder wiederherstellen oder die Funktionalität von Gesundheitsverhaltensmustern gezielt erhalten, fördern oder wiederherstellen. Die Pflegeergebnisse der eingeleiteten pflanzengestützten Pflegeinterventionen werden von professionell Pflegenden bewertet (Pflegeevaluation) und verantwortet.

**Definition:**

> Der Begriff der *Phytobiografie* beschreibt die Erfahrungen, die ein Mensch im Laufe seines Lebens mit Pflanzen gemacht hat, welche Verbindung er zu ihnen hat und in welcher beruflichen oder privaten Beziehung er zu Pflanzen steht (Vef-Georg 2008b, S. 32). Die Phytobiografie ist Teil des Pflegeassessments zur Einschätzung des Bedarfs an pflanzengestützter Pflege. Das Pflegeassessment ist der erste Schritt im pflanzengestützten Pflegeprozess nach Vef-Georg u. Georg (Vef-Georg 2008a, S. 35).

## 10.4 Einschätzen des Bedarfs an pflanzengestützter Gesundheits- und Krankenpflege

Zur Einschätzung des Bedarfs an pflanzengestützter Pflege ist die Phytobiografie eines Menschen bedeutsam. Fragen zur Phytobiografie werden im folgenden Einschätzungsbogen formuliert. Pflegende erfragen im Rahmen der Phytobiografie, ob ein betagter Mensch im Laufe seines Lebens Erfahrungen mit Pflanzen gesammelt hat. Dies kann eine ganz allgemeine Affinität zu Pflanzen gewesen sein z. B. als Hobbygärtner oder aber auch speziell, etwa beruflich z. B. als Gärtner oder Landwirt. Bezogen auf die pflanzengestützte Gesundheits- und Krankenpflege liefert die Phytobiographie wichtige Informationen im Rahmen des Pflegeassessments. Im Rahmen der Pflege von Betagten in Altersheimen lässt sich die pflanzengestützte Pflege wie schon die tiergestützte Pflege und Therapie (Bulechek et al. 2008, S. 136) gut in den Pflegeprozess integrieren. Gründe hierfür sind, dass viele der Betagten, die heute in einer Langzeiteinrichtung leben biographisch naturverbunden sind und einen Bezug zu Garten und Gärtnern haben. Sei es, dass sie früher in der Landwirtschaft gearbeitet haben, oder selbst einen Garten hatten, der häufig der Selbstversorgung der Familie diente. Nicht zuletzt da sie aus einer Generation stammen, in der Naturverbundenheit noch einen großen Wert darstellte. Falls beabsichtigt wird, Elemente der pflanzengestützten Gesundheits- und Krankenpflege im Rahmen der Basalen Stimulation in der Pflege einzusetzen, dann kann der Bedarf dafür mit Hilfe der von Schürenberg entwickelten *Sensobiografie* (Buchholz/Schürenberg 2005, S. 257 ff.) eingeschätzt werden.

### Definition:

> Die *Sensobiografie* beschreibt eine Fragensammlung, um sensorisch-sinnliche Gewohnheiten des Menschen, die sich im Laufe des Lebens in der aktiven Auseinandersetzung des menschlichen Körpers mit sich selbst, der Um- und Mitwelt entfaltet haben, zu erkennen, einzuschätzen und zu erfassen. Sie schätzt alle Kanäle der Wahrnehmung auditiver, gustatorischer, olfaktorischer, oraler, propriozeptiver, somatischer, taktil-haptischer, vestibulärer und visueller Art ein. Die sensobiografischen Informationen dienen als Grundlage, um angemessene basal stimulierende Angebote für den betroffenen Menschen auszuwählen. (vgl. Buchholz/Schürenberg 2005, S. 97 ff.)

### Erfassungsbogen zur Phytobiografie betagter Menschen

- Leben/Lebten Sie auf dem Land oder in der Stadt?
- Welche Vorerfahrungen haben Sie bislang mit Pflanzen?
- Welche Rolle haben Pflanzen bislang in Ihrem Leben gespielt?
- Haben Sie eine besondere Affinität zu Pflanzen, bzw. fühlen Sie sich zu Pflanzen oder der Arbeit mit Pflanzen besonders hingezogen?
- Haben oder hatten, pflegen oder pflegten Sie Zimmerpflanzen und/oder einen Garten?
- Haben/hatten Sie beruflich mit Pflanzen zu tun, z. B. als Gärtner, Bauer?
- Haben/hatten Sie hobbymäßig mit Pflanzen zu tun, wenn ja in welcher Form?

- Haben Sie schon einmal Pflanzen zur Bewältigung von persönlichen Krisen eingesetzt, wenn ja, mit welchem Erfolg?
- Gibt es spezielle Pflanzen, die Sie besonders gerne mögen, welche sind dies?
- Haben Sie schon einmal etwas aus Pflanzen selbst hergestellt? (z. B. Konfitüren, Tees, Gestecke oder Gebinde)
- Was würden Sie gerne wieder einmal mit oder aus Pflanzen machen?
- Haben Sie gerne Blumensträuße im Zimmer?
- Welche Schnittblumen haben Sie am liebsten?
- Welche Zimmerpflanzen hätten Sie gerne in Ihrem Zimmer?
- Verwenden Sie gerne Körperpflegemittel mit pflanzlichen Zusätzen, wenn ja welche?

(erweitert nach: Vef-Georg 2008b, S. 32 f.)

## 10.5 Pflegediagnostische Indikationen für eine pflanzengestützte Pflege

Viele Betagte sind körperlich beeinträchtigt und leiden unter gesundheitlichen Problemen, bei denen der Einsatz von pflanzengestützten Pflegeinterventionen sich gesundheitsfördernd, rehabilitativ oder gesundheiterhaltend auswirken kann. Die möglichen pflegediagnostischen Indikationen für den Einsatz der pflanzen-gestützten Gesundheits- und Krankenpflege werden im folgenden Kasten zusammengefasst:

### Pflegediagnostische Indikationen für die pflanzengestützte Gesundheits- und Krankenpflege

- beeinträchtigte körperliche Mobilität
- akute und chronische Schmerzen
- Beschäftigungsdefizit (Langeweile)
- beeinträchtigte Gedächtnisleistung
- Machtlosigkeit, niedriges Selbstwertgefühl
- Selbstversorgungsdefizit in Bezug auf Essen
- soziale Isolation/Vereinsamungsgefahr
- Schlafstörung, Schlaf-Wach-Rhythmus-Umkehr
- ruheloses Umhergehen (wandering)

Quelle: NANDA-I (2005), Zusammenstellung: Gabie Vef-Georg

Die Definitionen, Merkmale und Einflussfaktoren der einzelnen Pflegediagnosen werden en detail in den Handbüchern von Gordon (2010), NANDA-I (2005, 2007) und Doenges et al. (2003) beschrieben.

### 10.5.1 Pflegediagnose: beeinträchtigte körperliche Mobilität

Die Pflegediagnose «beeinträchtigte körperliche Mobilität» beschreibt «eine Einschränkung der unabhängigen, zielgerichteten physischen Bewegung des Körpers oder einer oder mehrerer Extremitäten» (NANDA-I 2005, S. 133). – Bei betagten Menschen mit beeinträchtigter körperlicher Mobilität zeigt sich, dass sie sich bei der Beschäftigung im Garten und mit den Pflanzen besser bewegen können, dies weil sie natürliche Bewegungsabläufe ausführen können und durch die Arbeit mit Pflanzen sehr motiviert sind, sich zu bewegen. Sie denken nicht über bestimmte Bewegungsabläufe nach, sondern führen diese meist spontan aus. Ferner kann die intensive Beschäftigung mit gärtnerischen Arbeiten von möglichen bewegungsbeeinträchtigenden Schmerzen ablenken (vgl. Berting-Hünecke et al. 2007, S. 134, Niepel/Emmerich 2005, S. 41, Georg 2002, 6 ff. sowie McCaffery et al. 1997, S. 241 ff.).

### 10.5.2 Pflegediagnose: akute und chronische Schmerzen

Pflegediagnostisch werden akute oder chronische Schmerzen beschrieben als «eine unangenehme sensorische und emotionale Erfahrung, die von aktuellen oder potenziellen Gewebeschädigungen herrührt oder mit Begriffen solcher Schädigungen beschrieben werden kann (International Association on the Study of Pain); plötzlicher oder allmählicher Beginn in einer Intensität, die von leicht bis schwer reichen kann, mit einem vorhersehbaren oder vorhersagbaren Ende und einer Dauer von weniger als sechs Monaten [im Fall von akuten Schmerzen] oder mehr als sechs Monaten» [im Fall von chronischen Schmerzen], (NANDA-I 2005, S. 173 f.). – Betagte Menschen mit akuten und chronischen Schmerzen können durch den Umgang mit Pflanzen für kurze Zeit ihren Aufmerksamkeitsfokus weg von den Schmerzen, hin zu den Pflanzen verlagern. Durch diesen Ablenkungseffekt (s. Abb. 10-3, McCaffery et al. 1997, S. 241 ff.) können sie kurzzeitig ihre meist chronischen Schmerzen in den Hintergrund drängen. Dieses Phänomen basiert auf der Gate Control Theorie wonach starke vom ZNS ausgehende Reize hemmende oder dämpfende Funktion auf eingehende periphere Schmerzreize haben können (vgl. Carr/Mann 2010, S. 29 f.).

### 10.5.3 Pflegediagnose: Beschäftigungsdefizit

Die Pflegediagnose «Beschäftigungsdefizit» beschreibt eine «verminderte Anregung durch Freizeit- und Erholungsaktivitäten (oder geringeres Interesse oder Engagement für die Gestaltung von Freizeit und Erholung)» (NANDA-I

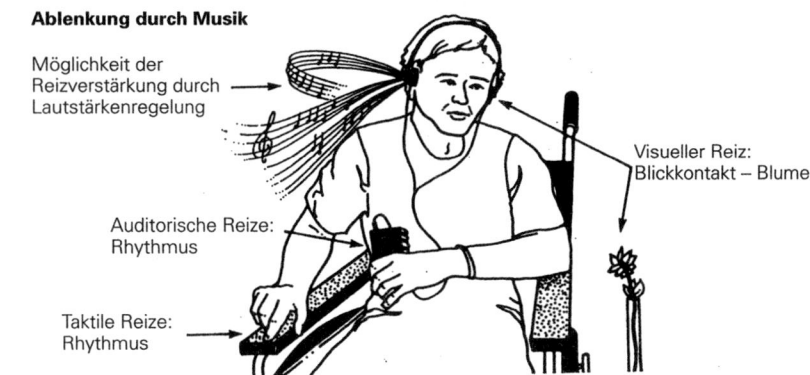

Abbildung 10-3: Ablenkungseffekt durch visuelle *(Blume)*, akustische, auditorische und taktile Reize. *Quelle: McCaffery et al. 1997, S. 487, Ullstein Medical, Wiesbaden*

2005, S. 41). – Für Menschen mit einem Beschäftigungsdefizit, das sich u. a. durch Langeweile zeigt, stellt die Beschäftigung mit Pflanzen im Garten oder im Haus eine sinnstiftende Tätigkeit dar, bei der etwas herauskommt, was als nützlich, brauchbar oder vertraut empfunden wird und ein Gefühl der Selbstwirksamkeit und der Sinnhaftigkeit vermittelt. Das Hegen und Pflegen der Pflanzen gibt ihnen eine Aufgabe über einen längeren Zeitraum, bei der sie Verantwortung für etwas Lebendiges tragen und die Zeit sinnvoll gestalten und füllen können (vgl. Vef-Georg 2009, S. 563 und Georg, 2003, S. 39).

### 10.5.4 Pflegediagnose: beeinträchtigte Gedächtnisleistung

Pflegediagnostisch wird eine «beeinträchtigte Gedächtnisleistung» beschrieben als eine «Unfähigkeit, Informationen oder verhaltensbezogene Handlungen zu erinnern oder zu behalten» (NANDA-I 2005, S. 93). – Bei betagten Menschen mit einer beeinträchtigten Gedächtnisfunktion können die Sinne dadurch angeregt werden, dass die Betagten an Pflanzen riechen oder diese berühren. Da diese Erlebnisse meist positiv empfunden werden, kann eine angenehme emotionale Färbung dieses Erlebnisses eine längerfristige Speicherung bei der Konsolidierung der Gedächtnisinhalte fördern (vgl. Georg, 2008a). Alte Menschen können sich oft noch gut an altbekannte Pflanzen und deren Geruch erinnern. Da diese Erinnerung im Langzeitgedächtnis abgelegt wird, sind sie häufig noch nicht von der Gedächtnisstörung betroffen. Pflanzen können bei diesen Betagten dazu beitragen, sich besser zu erinnern und bei Personen mit gering beeinträchtigter Gedächtnisleistung kann das positiv erlebte Arbeiten mit Pflanzen die längerfristige Speicherung von Gedächtnisinhalten fördern (vgl. Parkin 2000).

Wie bei der Beschäftigung mit Pflanzen ein beinträchtigstes Gedächtnis von alten Menschen verringert werden kann beschreibt der Beitrag von Ursula Bertsch in Kapitel 10.7.11.

### 10.5.5 Pflegediagnose: Machtlosigkeit

Die Pflegediagnose «Machtlosigkeit» beschreibt «die Wahrnehmung, dass das eigene Handeln keinen wesentlichen Einfluss auf den Ausgang einer Sache haben wird [sowie einen] wahrgenommenen Kontrollverlust über eine momentane Situation oder ein unmittelbares Ereignis» (NANDA-I 2005, S. 131 f.). – Betagte Menschen, die unter Machtlosigkeit leiden haben oft das Empfinden, ihre aktuelle Lebenssituation nicht verstehen, nicht wählen und nicht handelnd beeinflussen zu können. Häufig bestimmen tiefe Resignation, Apathie und negative Selbstbewertungen ihr Leben. – Sie können beim Setzen, Wachsen und Ernten von Pflanzen neu erleben, dass sie doch noch etwas bewirken können, dass ihnen etwas gelingt, dass sie Einfluss und Kontrolle haben und die neue Aufgabe sinnstiftend ist. Das Gefühl der Kontrolle wiederum stärkt das Selbstwertgefühl einer Person (vgl. Fitzgerald Miller, 2003). Das Konzept der Kontrollüberzeugung oder -orientierung oder auch der *locus of control* (Müller 2003 S. 31 ff.) unterscheidet zwischen interner und externer Kontrollorientierung, wobei Menschen mit interner Kontrollorientierung stärker intrinsisch motiviert sind.

**Definition:**

*«locus of control»*
Wörtlich übersetzt bedeutet der Begriff: «Ort der Kontrolle» oder «Kontrollort». Der Begriff beschreibt Kontrollüberzeugungen, d. h. ob ein Mensch der Überzeugung ist, seine Lebenssituation zu verstehen, darüber entscheiden zu können oder diese handelnd beeinflussen kann. Ist dies der Fall, dann spricht man von interner Kontrollorientierung. Intern kontrollorientierte Personen sind stärker aus sich selbst heraus (intrinsisch) motiviert und versuchen ihre Geschicke selbst in die Hand zu nehmen. Personen die extern kontrollorientiert sind haben nicht die Wahrnehmung, ihre Situation beeinflussen oder kontrollieren zu können. Sie sind daher nur wenig interessiert an ihrer Situation etwas zu verändern und müssen daher stark und wiederholt von ihrer sozialen Umgebung motiviert und angeleitet werden (vgl. Müller 2003; Häcker/Stapf 2009, S. 599).

## 10.5.6 Pflegediagnose: Selbstversorgungsdefizit bezüglich Essen

Pflegediagnostisch bezeichnet ein «Selbstversorgungsdefizit bezüglich Essen» eine «beeinträchtigte Fähigkeit, Aktivitäten zur Nahrungsaufnahme durchzuführen oder zu Ende zu bringen» (NANDA-I 2005, S.182). – Betagte Menschen mit einem entsprechenden Selbstversorgungsdefizit können durch die Mithilfe beim Anbau und der Ernte von eigenem Obst und Gemüse zur eigenen Selbstversorgung beitragen und sind möglicherweise, durch den Genuss von selbst angebauten Lebensmitteln, leichter zu motivieren wieder oder mehr Nahrung aufzunehmen, was neben der Selbstversorgung auch dazu beitragen kann Mangelernährungszustände zu verhindern.

## 10.5.7 Pflegediagnosen: soziale Isolation/Vereinsamungsgefahr

Die Pflegediagnose «soziale Isolation» bezeichnet einen «Zustand des Alleinseins, den ein Mensch als von anderen auferlegt empfindet und negativ oder bedrohlich erlebt» (NANDA-I 2005, S. 115). – Menschen, die sich sozial isoliert oder vereinsamt fühlen, können z.B. in einer Gartengruppe, oder bei einer gemeinsamen Aktivität mit Pflanzen, wie dem Säen, Pflücken oder Verarbeiten von Pflanzen ihre soziale Isolation aufbrechen und wieder die Gemeinschaft mit anderen erleben sowie Sinn gebende Beziehungen. Sie können ihre spezifischen Erfahrungen mit Pflanzen der Gemeinschaft mitteilen und mit dieser teilen und können so das Gefühl der Vereinsamung verringern. Vereinsamungsgefahr beschreibt «einen Zustand, bei dem ein Mensch gefährdet ist, ein Gefühl unbestimmter Verstimmung zu erleben» (NANDA-I 2005, S. 223). Schwab (1997, S. 22) beschreibt Einsamkeit genauer als «das quälende Bewusstsein eines inneren Abstandes zu den anderen Menschen und die damit einhergehende Sehnsucht nach Verbundenheit in befriedigenden, Sinn gebenden Beziehungen».

## 10.5.8 Pflegediagnose: Schlafstörung mit Schlaf-Wach-Rhythmusumkehr

Pflegediagnostisch beschreibt eine «Schlaf-Wach-Rhythmus-Umkehr» eine «Veränderung des Schlaf-Wach-Zyklus, mit überwiegendem Tagesschlaf» (Gordon 2003, S. 178). – Menschen, deren Schlaf oder Tag-Nacht-Rhythmus gestört ist, bietet ein Therapiegarten die Möglichkeit den Tages- und Jahresablauf im Garten zu verfolgen und zu beobachten. Das kann ihnen helfen ihrem Tag wieder eine natürliche, *zirkadiane* Struktur zu verleihen. Licht, Bewegung und Sozialkontakte bilden dabei wichtige Zeitgeber und Wecksignale. Ein abendlicher Spaziergang durch den Garten kann einen guten Tagesabschluss darstellen und schlafhygienisch Distanz zum Alltag schaffen. Bewegung an der frischen Luft und Aktivität steigern den Schlafdruck im Rahmen der homöostatischen Schlafregulation (Borbély 2004, S. 20f.). Sie machen müde und erleichtern Menschen einzuschlafen. Der Lichteinfall am späten Abend auf die Retina kann bei einer vorverlagerten Schlafphasenstörung den Einschlafzeitpunkt nach hinten verschieben (vgl. Georg, 2009).

**Definition:**

> *Zirkadianer Rhythmus*
> Bezeichnung für einen annähernd 24 Stunden dauernden, dem physikalischen Tag-Nacht-Rhythmus angepassten biologischen Rhythmus mit meist monophasischem Verlauf. Der zirkadiane Rhythmus wird von der «inneren Uhr» gesteuert (vgl. Georg 2008b; Borbély 2004, S. 125).

## 10.5.9 Pflegediagnose: ruheloses Umhergehen

Die Pflegediagnose «ruheloses Umhergehen» (engl. wandering) beschreibt ein «zielloses oder sich wiederholendes Hin- und Hergehen und Fortbewegen, das die betreffende Person einem Verletzungsrisiko aussetzt; häufig im Widerspruch zu Barrieren, Abgrenzungen oder Hindernissen.» NANDA-I 2005, S. 218). – Bei betagten Menschen, die einen starken Bewegungsdrang haben, hat sich gezeigt, dass sie sich beim

Laufen in einem Garten beruhigen können (vgl. Marshall/Allan, 2010). Die Farben und Düfte der Pflanzen können sich wohltuend und harmonisierend auf sie auswirken. Die Ruhelosigkeit kann dadurch gemildert werden und das Umhergehen im Garten stellt eine natürliche Bewegungsform dar (vgl. Georg, 2007c).

## 10.6 Pflegeziele der pflanzengestützten Pflege

Der dritte Schritt des pflanzengestützten Pflegeprozesses beinhaltet, ausgehend von den erkannten Pflegediagnosen, Prioritäten zu setzen und anzustrebende *Pflegeziele* und Ergebnisindikatoren, mit dem Betagten und/oder Angehörigen gemeinsam festzulegen, um die durch pflegerisches und kooperatives Handeln des Betagten erreichten Ergebnisse bewerten zu können (Georg, 2007b). Pflegeziele liefern dabei die Kriterien, um während der Pflegeevaluation mit Hilfe der Ergebnisindikatoren die erreichten Pflegeergebnisse zu bewerten.

Eine standardisierte Terminologie und eine Klassifikation der pflegerisch beeinflussbaren Pflegeergebnisse bietet die von Johnson und Maas (2005) herausgegebene Pflegeergebnisklassifikation (NOC). Jedes pflegerisch beeinflussbare Pflegeergebnis besteht aus einem Titel, einer Definition, Indikatoren/Kriterien und einer 5-Punkte-Messskala. Die folgende Tabelle 10-1 ordnet einzelnen Pflegediagnosen mögliche NOC-Pflegeergebnisse und Indikatoren zur Ergebnisevaluation zu. Die Messskalen, um zu bewerten wie gut oder schlecht ein bestimmtes Ergebnis erreicht wurde, werden ausführlich in der Pflegeergebnisklassifikation tabellarisch dargestellt.

## 10.7 Planen und Durchführen von pflanzengestützter Pflege

Im folgenden Kapitel wird eingehender beschrieben wie, wo, wann und mit welchen Mitteln Pflegende Pflanzen als therapeutisches Medium in ihre Arbeit mit Menschen integrie-

ren können. Der Schwerpunkt wird dabei auf die Arbeit mit alten Menschen in Innenräumen gesetzt. Die einzelnen Maßnahmen lassen sich jedoch in modifizierter Form auch auf die Arbeit mit Menschen über die gesamte Lebensspanne übertragen und können teilweise auch in Außenräumen ausgeführt werden. Wie im Gegensatz zu den hier dargestellten Maßnahmen der pflanzengestützen Pflege «gartentherapeutische Therapieeinheiten» geplant, gestaltet und evaluiert werden, beschreibt ausführlich und anschaulich das von Renata Schneiter (2010) herausgegebene Lehrbuch der Gartentherapie.

### 10.7.1 Von der allmählichen Ortsfixierung zur Bettlägerigkeit

Gartentherapeutische Therapieeinheiten im Außenbereich sind bei Betagten mit einer Sonderform der im Kapitel 10.5.1 beschriebenen Mobilitätsbeeinträchtigung kaum möglich. Bei ortsfixierten oder bettlägerigen Betagten empfehlen sich daher unter anderem Aktivitäten der pflanzengestützten Gesundheits- und Krankenpflege im Innenbereich. Das Phänomen der Ortsfixierung und der Prozess des Bettlägerigwerdens wurden ausführlich von Zegelin (2005) erforscht und beschrieben. Dabei sind die meisten sogenannten bettlägerigen Menschen nicht von heute auf morgen bettlägerig, sondern dies ist oft ein langsamer in verschiedenen aufeinander folgenden Phasen verlaufender Prozess, der ausführlich von Zegelin (2005, S. 148 f.) als «Prozess des Bettlägerigwerdens» beschrieben wurde. Am Anfang dieses Prozesses steht häufig eine gewisse körperliche Instabilität. Hierbei wird es oft erforderlich, dass Menschen eine stabilisierende Mobilitätshilfe erhalten. Diese kann aus einem Gehstock, einem Rollator oder einem Rollstuhl bestehen. Bei der Fortbewegung mit diesen Hilfsmitteln kann es in der Folge zu einem Schlüsselereignis, wie etwa einem Sturz kommen. Ein Sturz kann eine Spitaleinweisung nötig machen, wenn der Sturz einen Knochenbruch oder eine schwere Weichteilverletzung zur Folge hatte. Nach einem solchen Ereignis sind die Betroffenen meist langfristig auf Mobilitätshilfen angewiesen. Das Sturzereignis kann Be-

Tabelle 10-1: Zuordnung von NOC-Pflegeergebnissen zu NANDA-Pflegediagnosen

| Pflegediagnosen (NANDA-I) (NANDA-I 2005) | Pflegeergebnisse (NOC) (Johnson/Maas 2005)<br>● Indikatoren |
|---|---|
| ● beeinträchtigte körperliche Mobilität | **Mobilitätsgrad**<br>● Halten des Gleichgewichts<br>● Ausführung von Körperpositionierungen<br>● Muskel-, Gelenkbewegung<br>● Transferausführung<br>● Fortbewegung: Gehen<br>● Fortbewegung: Rollstuhl |
| ● akute und chronische Schmerzen | **Schmerzkontrolle**<br>● wendet Vorsorgemaßnahmen an<br>● wendet nicht analgetische Erleichterungsmaßnahmen an<br>**Ausmaß von Schmerzen**<br>● berichteter Schmerz<br>● Häufigkeit der Schmerzen<br>● Länge der Schmerzphasen |
| ● Beschäftigungsdefizit | **Freizeitgestaltung (*miAa)**<br>● *Teilnahme an Aktivitäten der pflanzengestützten Pflege (pgP)<br>● *Ausdruck von Zufriedenheit mit den Aktivitäten der pgP<br>● *berichtet von Erholsamkeit der Aktivitäten der pgP<br>**Spielgestaltung (*miAa)**<br>●*Ausdruck von Spaß an der pflanzengestützten Pflege (pgP)<br>●*Anwendung von physischen Fähigkeiten während der pgP<br>●*Ausdruck von Emotionen während der pgP<br>**Andere**<br>● Beschwerden, dass die Zeit endlos erscheint |
| ● beeinträchtigte Gedächtnisleistung | **Gedächtnisleistung**<br>● erinnert sich exakt an unmittelbare Informationen<br>● erinnert sich exakt an vergangene Informationen |
| ● Machtlosigkeit | **Gesundheitsüberzeugungen**<br>● wahrgenommene Kontrolle der Gesundheitsergebnisse<br>● wahrgenommene Fähigkeit, die Handlungen durchzuführen |
| ● Selbstversorgungsdefizit in Bezug auf Essen | **Selbstversorgung: Essen**<br>● führt die Nahrung [Obst, Gemüse] mit den Fingern zum Mund<br>● isst eine Mahlzeit auf |
| ● Soziale Isolation/Vereinsamungsgefahr | **Soziale Interaktionsfähigkeit**<br>● Mitteilung<br>● Aufnahmebereitschaft<br>● Kooperation<br>● Wahrnehmungsfähigkeit<br>● Echtheit<br>● Engagement<br>● Vertrauen<br>**Einsamkeit**<br>● Ausdruck von Mangel an Zugehörigkeitsgefühl<br>● Ausdruck von soziale Isolation<br>● Schwierigkeit, Kontakte mit anderen Menschen zu knüpfen<br>**Andere**<br>● *Anwendung von sozialen Fähigkeiten während der pgP |
| ● Schlafstörungen mit<br>Schlaf-Wach-Rhythmus-Umkehr | **Schlaf**<br>● Schlafmuster, -qualität<br>● Schlafeffizienz<br>● ununterbrochener Schlaf<br>● Gefühl der Regeneration nach dem Schlaf |

*miAa = modifiziert von Vef-Georg in Anlehnung an (Johnson/Maas 2005)
pgP = pflanzengestützte Pflege

troffene verunsichern und zu einer Sturzfurcht führen (vgl. Georg, 2005), was wiederum ihren Aktionsradius weiter begrenzt und sie allmählich ortsfixiert auf Haus, Zimmer oder Bett werden lässt. Jeder Transfer fällt dann schwer und ist nur mit Hilfe von unterstützenden Personen möglich. Am Ende dieses Prozesses steht die Bettlägerigkeit. Bettlägerigkeit und allmähliche Ortsfixierung sind keine unabänderlichen Schicksale und müssen keineswegs notwendigerweise so sein und bleiben, sondern mit den entsprechenden Hilfsangeboten und personeller Unterstützung sind viele vermeintlich «bettlägerige» Menschen durchaus noch mobilisierbar (vgl. Zegelin 2005).

## 10.7.2 «Indoor-gardening»

«Indoor-gardening» ist ein Begriff aus dem Englischen und bedeutet so viel wie drinnen gärtnern, oder im Haus zu gärtnern. In verschiedenen Einrichtungen werden heute schon zum Teil bei der Bauplanung fest installierte Pflanzbereiche im Inneren der Gebäude in Form von gemauerten Blumenkästen mit eingeplant. Diese können dann gemeinsam mit den Betagten gestaltet und bepflanzt werden. Darüber hinaus umfasst «indoor-gardening» das Pflegen von Blumensträußen, Zimmerpflanzen und das Bepflanzen zimmernaher Balkone und Terrassen. Viele alte Menschen sind aufgrund ihrer gesundheitlichen Einschränkungen nicht mehr in der Lage an gartentherapeutischen Programmen im *Therapiegarten* teilzunehmen. Um diesen Betagten die Möglichkeit zu geben, sich dennoch mit Pflanzen zu beschäftigen kann dies auch im Zimmer oder sogar im Bett durchgeführt werden. Im Folgenden wird beschrieben, wie diese Aktivitäten auch mit ortsfixierten oder bettlägerigen Betagten durchgeführt werden können.

Definition *«Therapiegarten»* nach Schneiter-Ulmann

«Ein Therapiegarten ist eine Anlage im Freien, welche Raum und Ausstattung bietet für Gartentherapien und andere Aktivitäten mit Pflanzen sowie Therapieformen ohne direkten Bezug zu Pflanzen» (Schneiter-Ulmann, 2010).

### 10.7.2.1 Aktivitäten mit Pflanzen bei bettlägerigen Betagten

Um mit bettlägerigen betagten Menschen Aktivitäten mit Pflanzen ausführen zu können, werden folgende Maßnahmen empfohlen:

### 10.7.2.2 Täglich wiederkehrende Rituale mit Pflanzen

So können etwa im Anschluss an die Körperpflege des Betagten gemeinsam die Pflanzen im Zimmer des Betagten gepflegt werden. Dies können kleine Pflanzenpflegeeinheiten, die 5–15 min dauern, sein. Sie umfassen das Gießen, das Düngen von Pflanzen im Zimmer des Betagten und auch Blumensträuße frisch zu machen. Wichtig ist hierbei, dass diese Pflanzen auch von der Pflegenden versorgt werden, falls der Betagte einmal nicht dazu in der Lage ist. Es wäre sehr schlimm für einen bettlägerigen Betagten mit ansehen zu müssen, dass eine Pflanze in seinem Zimmer mangels Versorgung eingeht. Darüber hinaus beschreibt Müller (2003, S. 34), dass positive Auswirkungen einer Pflanzenpflege für Bewohner auf Kontrollüberzeugung und Selbstwirksamkeit zunichte gemacht werden, wenn diese nicht nachhaltig fortgeführt werden.

### 10.7.2.3 Das gemeinsame Sprechen über Pflanzen

Die im Zimmer befindlichen Pflanzen können gut zum Anlass für ein Gespräch mit dem Betagten genommen werden: so z.B. wie es den Pflanzen geht ob sie gut gedeihen, schon gewachsen sind, oder Blüten angesetzt haben.

### 10.7.2.4 Das gemeinsame Anschauen von Pflanzen

Bei Menschen, die sich nicht mehr alleine im Bett umdrehen können, ist es sinnvoll die Pflanzen in deren Sichtweite aufzustellen. Es können in diesem Fall auch Blumenampeln verwendet werden, die an die entsprechenden Stellen im Zimmer aufgehängt werden können. So haben Betagte und Pflegende während Pflegemaßnahmen, wie Rückenwäsche, -einreibungen oder Umlagerungen, einen positiven Bezugspunkt.

### 10.7.2.5 Einen Ausblick schaffen

Bei ortsfixierten, bettlägerigen Betagten spielt der Ausblick eine zentrale Rolle. Dies kann der Blick aus dem Fenster, in den Garten oder auf einen Balkon/Terrasse sein. Der Betagte kann mit dem Bett ans Fenster oder auf den Balkon/Terrasse geschoben werden. Bepflanzte Balkonkästen sollten in diesem Falle immer innen am Balkongeländer angebracht sein, so dass der Betagte die Pflanzen auch gut sehen kann. Pflanzenkübel auf Balkonen/Terrassen sollten erhöht stehen, so dass sie gut vom Bett des Betagten aus sichtbar sind. Je nach Bepflanzung der Kästen und Kübel, z.B. Sonnenblumen *Helianthus annuus*, können davon auch Vögel und Insekten angezogen werden. Dies bietet dann eine weitere schöne Möglichkeit der Tierbeobachtung für den Betagten.

### 10.7.2.6 Gemeinsam Topfen

Kleine Töpfe mit Blumenzwiebeln, Samen und/oder schnell wachsenden Pflanzen können mit dem Betagten gemeinsam im Zimmer bepflanzt werden. Hierbei empfiehlt es sich das dazu nötige Material, wie Töpfe, Blumenerde, Gießkanne, Pflanzenmaterial und Pflanzwanne auf einem Rollwägelchen ins Zimmer zu transportieren. Zur Auswahl der für diesen Zweck geeigneten Pflanzen, sollte immer ein Gartentherapeut/Gärtner befragt werden. Die Vorlieben des Betagten sollten, so weit möglich, dabei immer berücksichtigt werden.

## 10.7.3 Zimmerpflanzen pflegen

Im Folgenden wird beschrieben, welche indoorgardening Aktivitäten von betagten Menschen, die ortsfixiert sind, sich aber noch mit Gehilfen oder dem Rollstuhl auf der Station fortbewegen können, ausgeführt werden können. Auch diese Betagten können aufgrund ihrer Gesundheitseinschränkungen oft nicht mehr an gartentherapeutischen Therapieeinheiten im Garten teilnehmen. Für diese Menschen stellt die Pflege von Zimmerpflanzen eine Bereicherung ihres Tagesablaufes, eine Verschönerung ihrer Umgebung und eine sinnvolle Beschäftigung dar. Es ist für die Betagten sowohl eine den Alltag gestaltende als auch eine gesundheitsfördernde Aufgabe, sich um etwas Lebendiges zu kümmern. Die Zimmerpflanzen müssen regelmäßig gegossen, gedüngt und umgetopft werden. Die Betagten können durch die wachsenden, gedeihenden und blühenden Pflanzen persönliche Erfolgserlebnisse erfahren, sowie ein Gefühl der Kontrolle, Selbstwirksamkeit und Hoffnung erleben (Müller, 2003, S. 34 ff.).

## 10.7.4 Büropflanzen umsorgen

In nahezu jeder Einrichtung gibt es Zimmerpflanzen, in Büros oder auf den Fluren und in den Gemeinschaftsräumen. Häufig sind diese aus Zeitmangel oder auch aus ungenügender Kenntnis der Bedürfnisse dieser Pflanzen oder aus unklaren Zuständigkeiten sehr vernachlässigt. Es ist traurig, sterbende Pflanzen in einem Gebäude zu sehen. Hier ermöglicht ein fester wöchentlicher, einstündiger Turnus, gemeinsam mit den Betagten, eben diese Pflanzen zu hegen und zu pflegen. Denkbar wäre auch eine «Patenschaft» für die Pflanzen eines Angestellten oder des Gemeinschaftsraums, die ein betagter Mensch übernimmt. Der Betagte könnte dann gemeinsam mit einer Pflegenden zusammen mit Hilfe von Pflanzenbestimmungsbüchern sich über die jeweilige Pflanze kundig machen, sie sodann mit all dem versorgen was ihr angemessen ist und sie mit kleinen Schildern ausstatten, auf denen Pflegehinweise vermerkt sind. Diese Form des «drinnen Gärtnerns» kann auch eine sinnvolle Beschäftigung für Betagte darstellen. Es hat aber auch noch einen weiteren wichtigen Effekt. Betagte sind Pflegeempfänger, d.h. sie sind auf die Hilfe anderer angewiesen. Mit der Pflege der Pflanzen für die Angestellten oder die Gemeinschaft können Betagte auch selbst etwas für andere tun. Sie können auf diese Weise etwas zurückgeben. Dies stellt eine wichtige Funktion im Bezug auf das Abhängigkeits-/Unabhängigkeitskontinuum eines Menschen und den Entwicklungsschritt der Generativität dar. Für andere etwas tun und dafür gelobt zu werden schafft Erfolgserlebnisse und steigert das Selbstwertgefühl (vgl. Ernst, 2008).

## 10.7.5 Kistchen und Töpfe im Haus bepflanzen

Viele Pflanzen, wie Küchenkräuter, aber auch Blumenzwiebeln lassen sich gut in Töpfen und Kistchen auf der Fensterbank kultivieren. Das kann sehr gut mit und von Betagten ausgeführt werden (s. Abb. 10-4). Die Küchenkräuter können vor Ort geerntet werden und ihre Verwendung kann direkt mit in den Speiseplan einfließen, z.B. für Salate, Fleisch- oder Gemüsegerichte. Blumenzwiebeln, die im Topf in Räumen gepflanzt werden, haben den Vorteil, dass man ihnen fast beim Wachsen zusehen kann. Durch die Wärme in den Räumen und bei Versorgung mit genügend Wasser treiben sie schnell aus und kommen auch oft schon früher als zur norma-

len Vegetationszeit zur Blüte. Hier eignen sich besonders gut Narzissen *Narcissus poeticus* und Hyazinthen *Hyacinthus orientalis*. Mit dem Pflanzen von Frühlingsblumenzwiebeln kann man für die Betagten ein Stück Frühling ins Haus holen. Die Farben und der Duft von Frühlingsblühern regen die Sinne an und wirken sich wohltuend auf das Gemüt aus (vgl. Niepel/Emmerich 2005, S. 110 f.).

## 10.7.6 Kräuter verarbeiten – Kräutersalze

Im Garten oder aus Töpfen geerntete Kräuter lassen sich gut zu einem Kräutersalz verarbeiten. – Eine Tätigkeit, die gut drinnen durchgeführt werden kann. Kräuter zu verarbeiten stellt eine beliebte Tätigkeit dar, die gleichzeitig noch ein gerne verwendetes Produkt ergibt. Ein Kräutersalz kann auf drei verschiedene Arten hergestellt werden.

- aus getrockneten Kräutern und Salz (s. Abb. 10-5a)
- aus frischen Kräutern und Salz (feucht)
- aus frischen Kräutern und Salz im Backofen getrocknet (s. Abb. 10-5).

### 10.7.6.1 Kräutersalze aus getrockneten Kräutern und Salz

Dabei werden die getrockneten Kräuter in einem Mörser grob zerkleinert und mit der glei-

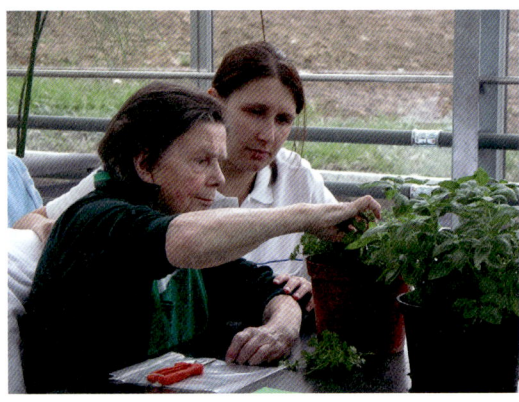

Abbildung 10-4: Bepflanzen und Pflege einer Topfpflanze. *Foto: René Ruis 2008, Abdruck genehmigt: Huber, Bern*

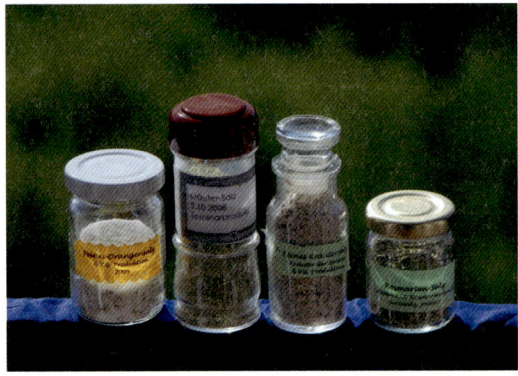

Abbildung 10-5: Kräutersalze. *Herstellung: Gabie Vef-Georg; Foto: Jürgen Georg 2009*

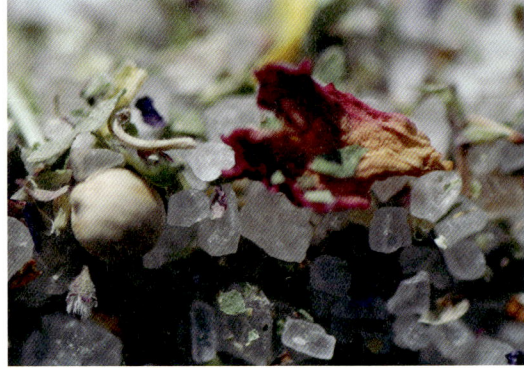

Abbildung 10-5 a: Kräuterblütensalz mit Blüten und Gewürzen. *Herstellung: Gabie Vef-Georg; Foto: Jürgen Georg 2009*

chen Menge Salz vermischt. Anschließend wird das Gemisch in einem Mixer oder Cutter nochmals zerkleinert und es entsteht daraus ein sehr feinkörniges Kräutersalz.

### 10.7.6.2 Kräutersalze aus frischen Kräutern und Salz (feucht)

Dabei werden frische Kräuter auf einem Brettchen sehr fein geschnitten und mit Salz vermischt. Alles wird in ein Glas abgefüllt und gut geschüttelt. Die in den Kräutern befindliche Feuchtigkeit wird vom Salz aufgesogen, da Salz eine hygroskopische Wirkung hat. Bei diesem Vorgang wird das Salz feucht, aber gleichzeitig nimmt es die Aromastoffe der Pflanzen auf. Das Glas sollte von Zeit zu Zeit geöffnet werden, damit die restliche Feuchtigkeit entweichen kann. Dieses Salz wird nach einer längeren Zeit auch trocknen, bleibt aber für eine Weile feucht. Es kann dann auch noch im Mixer oder Cutter zerkleinert oder unbehandelt verwendet werden.

### 10.7.6.3 Kräutersalze aus frischen Kräutern und Salz im Backofen getrocknet

Bei dieser Variante werden die Kräuter auf einem Brettchen fein geschnitten und mit der gleichen Menge Salz gut vermischt. Alles wird auf ein Backblech verteilt und im Backofen auf niedrigster Temperaturstufe (nicht höher als 50 °C) für einige Stunden getrocknet. Während des Trockenvorgangs sollte die Backofentür einen Spalt offen stehen, damit die Feuchtigkeit entweichen kann. Nachdem das Salz-Kräutergemisch getrocknet ist kann es ebenfalls im Mixer oder Cutter nochmals zerkleinert werden. Ebenso können sehr aromatische Pflanzen, wie die Engelwurz Angelica archangelica L., zerkleinert und an der Luft getrocknet werden. (s. Abb. 10-6 u. 10-6a).

Aus diätetischen Gründen ist beim Verzehr von Kräutersalzen zu berücksichtigen, ob bei Betagten mit kochsalzsensitiver Hypertonie oder einer Herzinsuffizienz eine Beschränkung der Kochsalzzufuhr erforderlich ist.

## 10.7.7 Brotaufstriche mit frischen Kräutern und Blüten

Eine weitere, beliebte Möglichkeit Kräuter zu verarbeiten, ist das Herstellen von pikanten oder süßen Brotaufstrichen. Hierzu werden frische Kräuter, aus dem Garten oder aus Töpfen geerntet, gewaschen, gut trocken getupft und sehr fein geschnitten. Die fein gehackten Kräuter, werden danach je nach Vorliebe in Butter, Frischkäse, Avocado- oder Nusscreme eingearbeitet. Eine Fülle von Brotaufstrich-Varianten finden sich im Buch «Mehr Streicheleinheiten» von Ilse Gutjahr und Erika Richter (2007). Alle Tätigkeiten rund um die Kräuterverarbeitung haben für die Betagten mehrere positive Effekte. Ihre taktilen Fähigkeiten und Fertigkeiten wer-

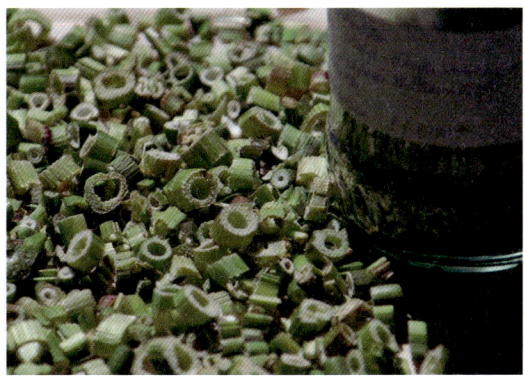

Abbildung 10-6: Engelwurz *Angelica archangelica L.* zerkleinert und zur Trocknung ausgelegt. *Herstellung: Gabie Vef-Georg; Foto: Jürgen Georg 2007*

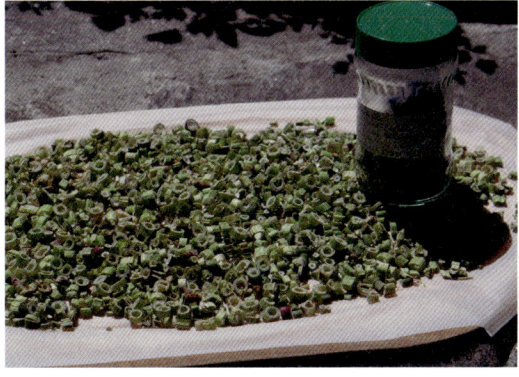

Abbildung 10-6a: Getrocknete Engelwurzstängel *Angelica archangelica L.* als Gewürz. *Herstellung: Gabie Vef-Georg; Foto: Jürgen Georg 2007*

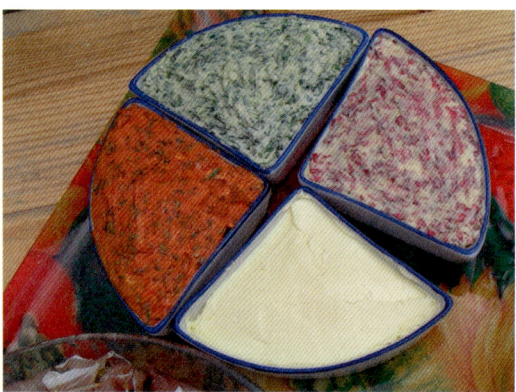

Abbildung 10-7: Rosmarienbutter, Kräuterbutter, Rosenbutter, Zitronenbutter (von links nach rechts)
*Herstellung: Gabie Vef-Georg, Foto: Jürgen Georg*

den angeregt und gefördert, der Geruchssinn wird durch den Duft der Kräuter angeregt (vgl. Niepel/Emmerich 2005, S. 110 f.) und somit auch häufig die Erinnerung. Selbst bei Menschen mit demenzbedingten Erkrankungen und noch erhaltenem Geruchssinn, kann durch Gerüche die Erinnerung gefördert werden, da der Geruchssinn einer der frühesten Sinne des Menschen ist und oftmals selbst bei einer Demenz nicht verloren geht. Ist der Geruchssinn bei einem Menschen mit einer Demenz bereits beeinträchtigt, dann kann der zusätzliche optische und gustatorische Reiz, den eine Kräuterbutter bietet (s. Abb. 10-7) genutzt werden, um bei dieser Person den Appetit zu steigern und die Aufmerksamkeit auf eine Mahlzeit zu lenken (Bowlby-Sifton 2008, S. 238 f.). Es ist selbstverständlich, dass die Betagten von den Pflegenden beim Umgang mit Messern zum Kräuter schneiden beaufsichtigt, unterstützt und damit vor Verletzungen geschützt werden.

### 10.7.7.1 Kräuteressige und Kräuteröle

Mit Kräutern, Gewürzen und essbaren Blüten können Essige und Öle verfeinert werden. Dies ist eine weitere gut geeignete Aktivität, die sich mit Betagten im Haus durchführen lässt. Dazu gibt man einige Zweige von Kräutern mit eher holzigen Stielen und niedrigem Wasseranteil in den Blättern in saubere Flaschen. Geeignet sind dazu Kräuter wie Thymian *Thymus vulgaris* L.,

Rosmarin *Rosmarinus officinalis*, Salbei *Salvia officinalis*, aber auch Lorbeer *Laurus nobilis* L., Estragon *Artemisia dracunculus* und Bohnenkraut *Satureja hortensis*. Es können noch Blüten von Kapuzinerkresse *Tropaeolum majus*, Borretsch *Borago officinalis*, Gänseblümchen *Bellis perennis*, Löwenzahn *Taraxacum officinale* L. oder Malven *Malva sylvestris* L., je nach Jahreszeit, hinzugefügt werden. Die Flaschen werden dann mit einem guten Essig (z. B. Apfelessig) oder einem guten Öl (z. B. kalt gepresstes Oliven- oder Rapsöl) aufgegossen. Diese Essige und Öle lassen sich ebenfalls sehr gut noch mit Gewürzen anreichern. Knoblauch *Allium sativum* L., Pfefferkörner *Piper nigrum*, Wacholderbeeren *Juniperus communis*, Senfsaat *Sinapis nigra*, Nelken (Gewürznelken) *Syzygium aromaticum*, Kardamom *Elettaria cardamomum* L., Schwarzkümmel *Nigella Sativa* L. um nur einige zu nennen, sind dazu möglich. Die Auswahl der Gewürze und Kräuter, die man zugibt, richtet sich natürlich nach den Vorlieben der Betagten. Hierbei ist es wichtig solche auszuwählen, die den Betagten bekannt und vertraut sind, um die Erinnerung anzuregen, an Bekanntes anzuknüpfen und Geschmacksvorlieben zu berücksichtigen. Im Verlauf von etwa drei Wochen haben die Gewürze und Kräuter ihren feinen Geschmack an den Essig, bzw. das Öl abgegeben und können verwendet werden. In dieser Zeit, sollten die Flaschen an einem hellen, warmen Ort aufgestellt werden. Dort sind sie, wenn sie von Licht durchflutet werden, nebenbei noch eine Augenweide für den Betrachter (s. Abb. 10-8, 10-8a, 10-8b). Für die Betagten stellt es ein Erfolgserlebnis dar, sich ihre selbst hergestellten Produkte anschauen und später auch verwenden zu können.

### 10.7.8 Teekräuter

In Kistchen und/oder Töpfen gezogene Kräuter und Heilpflanzen eignen sich sehr gut zur Teeherstellung. Viele der Kräuter sind gleichzeitig Gewürz- und Heilkraut (vgl. Wichtl 2009), den Unterschied dabei macht die Dosierung aus. An dieser Stelle geht es vor allem darum, mit den Betagten, Genusstees herzustellen. Diese kann man sowohl aus frischen, als auch aus getrock-

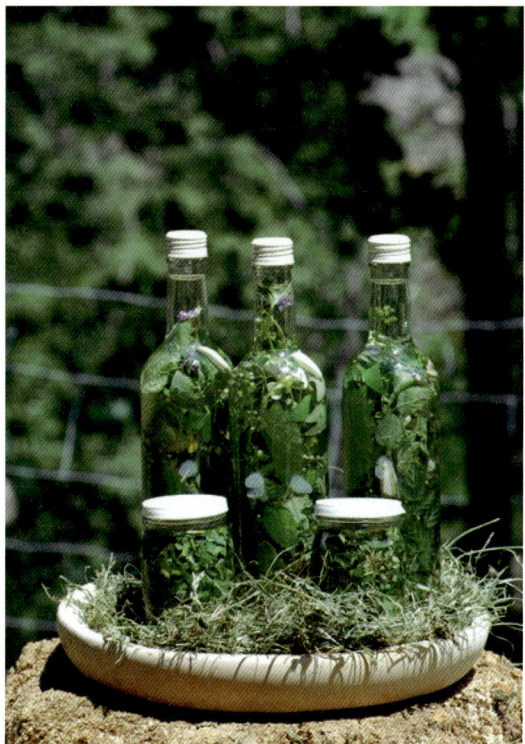

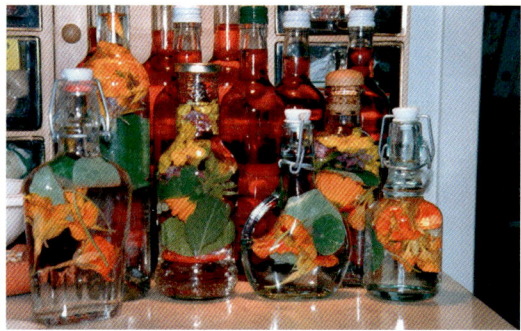

Abbildung 10-8a: Kräuteressig mit Blüten von der Kapuzinerkresse *Tropaeolum majus* L., Himbeeressig
*Herstellung: Gabie Vef-Georg; Foto: Jürgen Georg, 2007*

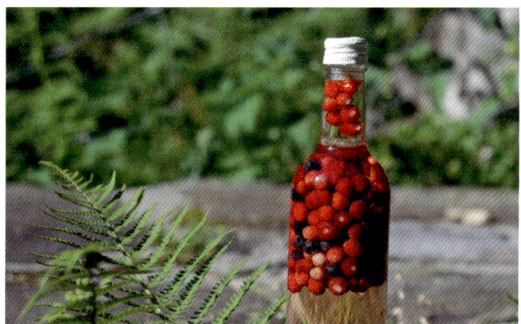

Abbildung 10-8: Wildkräuteressig mit Veilchenblüten *Viola odorata* L., Engelwurzblättern *Angelica archangelica* L., Frauenmantel *Alchemilla vulgaris* L., Walderdbeerblättern *Fragaria vesca*, Dost *Origanum vulgare* L. u. a. *Herstellung: Gabie Vef-Georg; Foto: Jürgen Georg, 2007*

Abbildung 10-8b: Beerenessig mit Walderdbeeren *Fragaria vesca* und Heidelbeeren *Vaccinium myrtillus* L. *Herstellung: Gabie Vef-Georg; Foto: Jürgen Georg, 2007*

neten Pflanzen herstellen. Ein oft beobachtetes Problem bei alten Menschen ist es, dass sie zu wenig trinken und zu dehydrieren drohen. Baut man nun mit ihnen gemeinsam Teekräuter, wie Pfefferminze *Mentha piperita*, oder Zitronenmelisse *Melissa officinalis* an (s. Abb. 10-9, 10-9a, 10-9b) erntet diese und gießt sie direkt zu einem Teegetränk aus frischen Blättern auf, so sind die Betagten viel stärker dazu motiviert, diese Getränke auch gerne zu trinken. Dies kann man den ganzen Sommer hindurch so machen. Im Herbst, wenn die Pflanzen beginnen sich langsam zurückzuziehen, kann man sie gemeinsam mit den Betagten ernten, trocknen und für den Winter aufbewahren. Es gibt jedoch einiges zu beachten, wenn man Tee-Kräuter herstellt und verwendet: die geernteten Pflanzen sollten immer als Ganzblattware geerntet und getrocknet

werden. So behalten sie am besten ihre Inhaltsstoffe. Sie sollten an einem trockenen, gut durchlüfteten, dunklen Ort auf leichten Tüchern oder Sieben liegend getrocknet werden. Anschließend sollten die Tees in saubere, dunkle Gläser an einen kühlen Ort gestellt werden. Die Teeware wird erst kurz vor dem Aufbrühen zerkleinert und kann dann ihre Inhaltsstoffe z. B. ätherische Öle an das Teewasser abgeben. Pflanzen, die auf diese Weise zu Tee verarbeitet werden, überzeugen durch ihr lang anhaltendes Aroma und ihren sehr guten Geschmack (siehe Kap. 8.1).

## 10.7.9 Obst und Beeren – ernten und verarbeiten

Viele der Betagten, die heute in Altenheimen und Langzeiteinrichtungen leben, stammen aus

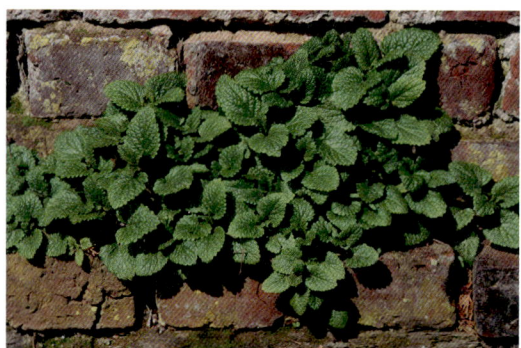

**Abb. 10-9: Zitronenmelisse** *Melissa officinalis* L.
*Foto: Jürgen Georg 2008*

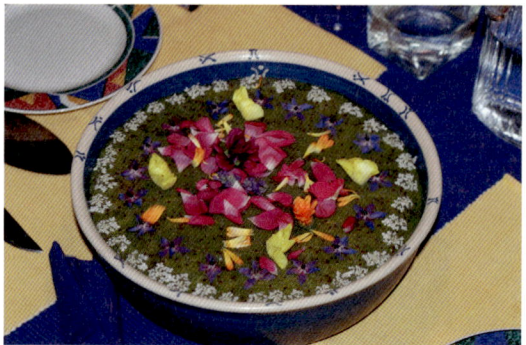

**Abb. 10-10:** Waldmeister *Galium odoratum* L. Tiramisu mit essbaren Blüten.
*Herstellung: Gabie Vef-Georg, Foto: Jürgen Georg 2008*

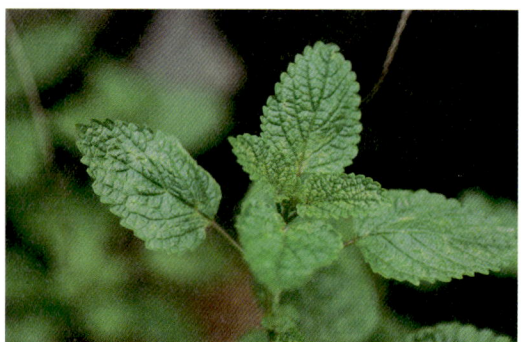

**Abbildung 10-9 a:** Zitronenmelisse *Melissa officinalis* L.
*Foto: Jürgen Georg 2008*

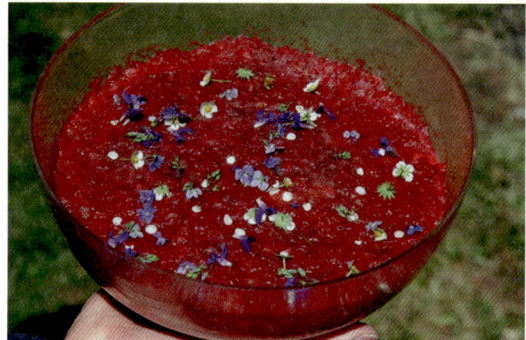

**Abbildung 10-10 a:** Rote Beeren-Grütze mit essbaren Blüten.
*Herstellung: Gabie Vef-Georg, Foto: Jürgen Georg*

und waren damit vertraut, es zu kultivieren, zu ernten und zu konservieren. Anknüpfend daran, ist es eine schöne, für viele Betagte bekannte und beliebte Tätigkeit, Beeren zu pflücken und z. B. zu Grütze oder Tiramisu zu verarbeiten wie in Abbildung 10-10, 10-10a dargestellt.

### 10.7.9.1 Marmelade und Fruchtaufstriche herstellen

Erdbeeren *Fragaria*, Himbeeren *Rubus idaeus* L. und Johannisbeeren, schwarze/rote *Ribes nigrum var./domesticum*, *Ribes rubrum var. domesticum* lassen sich gut als Kübelpflanzen auf Balkonen und Terrassen kultivieren. Diese können dann gemeinsam mit den Betagten genascht, geerntet und zu Marmeladen oder frischen Fruchtaufstrichen verarbeitet werden (s. Abb. 10–11, 10-11a–c). Selbst gemachte Marmeladen sind bei alten Menschen sehr beliebt, weil altbekannt und wohl-

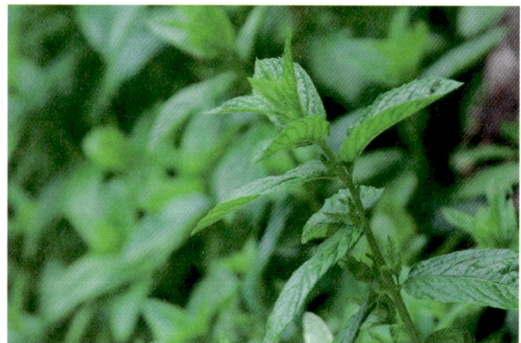

**Abbildung 10-9 b:** Pfefferminze *Mentha piperita* L.
*Foto: Jürgen Georg 2007*

einer Zeit, in der es noch üblich war, vieles selbst herzustellen und für den Winter einzulagern. So gab es in dieser Zeit nicht alles fertig in Supermärkten oder Lebensmittelgeschäften. Oft hatten diese Menschen eigenes Ost und Gemüse

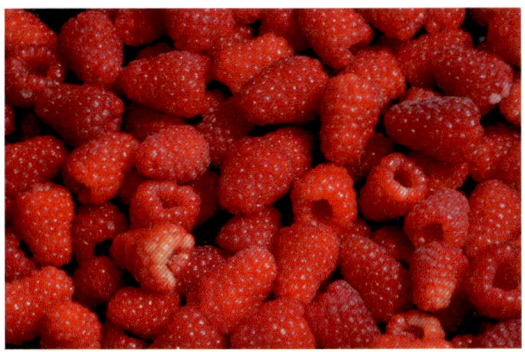

Abbildung 10-11: Himbeeren *Rubus idaeus* L.
*Foto: Jürgen Georg, 2008*

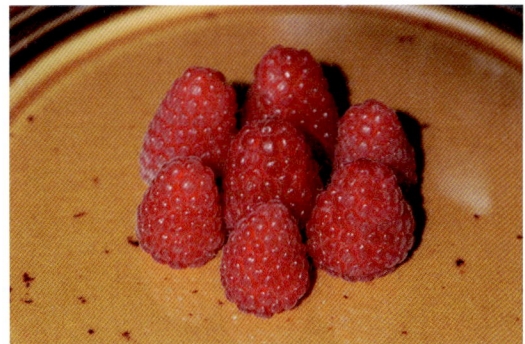

Abbildung 10-11a: Himbeeren *Rubus idaeus* L.
*Foto: Jürgen Georg, 2008*

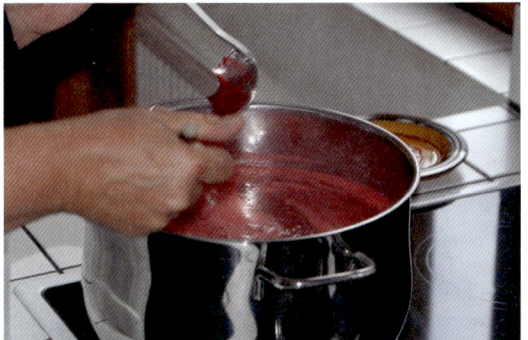

Abbildung 10-11b: Herstellung von Himbeermarmelade.
*Herstellung: Gabie Vef-Georg; Foto: Jürgen Georg, 2008*

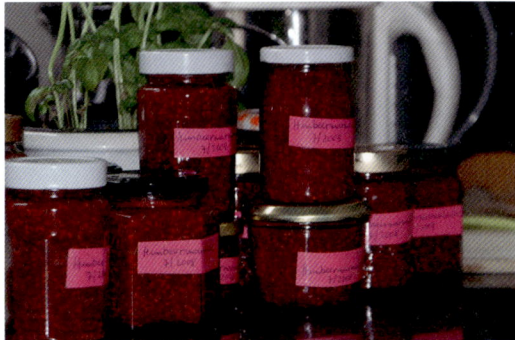

Abbildung 10-11c: Fertige Himbeermarmelade.
*Herstellung: Gabie Vef-Georg; Foto: Jürgen Georg, 2008*

schmeckend. Diese Marmeladen oder Konfitüren sind häufig sehr viel aromatischer, sie enthalten außer Gelierzucker keine weiteren Konservierungsstoffe und können in den täglichen Speiseplan (Frühstück) integriert werden (vgl. Hauswirtschaftlicher Beratungsdienst, ohne Jahr, a). Betagte Menschen mit einem Diabetes mellitus können anstelle von Marmeladen Fruchtaufstriche aus frisch zubereiteten Früchten herstellen und genießen. Diese werden ohne Zusatz von Zucker gekocht. Sie sind deshalb nur einige Tage haltbar und ihr natürlicher Gehalt an Fruchtzucker muss diätetisch berücksichtigt werden.

### 10.7.9.2 Liköre und Sirupe herstellen

Aus Beeren lassen sich ebenfalls gut Liköre und Sirupe herstellen. Für die Liköre befüllt man saubere Flaschen zu einem Drittel mit Beeren (oder anderem Obst), gibt ca. 100 g Kandiszu-cker dazu und gießt diese mit klarem Kornschnaps auf. Ab und zu werden diese Flaschen gut geschüttelt und man lässt den Likör für 2–3 Monate reifen/ziehen. Danach können sie verwendet werden, etwa als Beigabe zu Desserts. Für die Sirupherstellung werden entweder Beeren entsaftet und der Saft mit Zucker eingekocht oder Blüten mit Wasser aufgekocht, abgesiebt und ebenfalls mit Zucker eingekocht (s. Abb. 10-12, 10-12a). Sie werden in saubere Flaschen abgefüllt und können dann mit Mineralwasser aufgespritzt im Verhältnis 1 : 3 als Erfrischungsgetränke gereicht werden (vgl. Hauswirtschaftlicher Beratungsdienst, ohne Jahr, b). Bei alkoholischen Getränken, wie den Likören, sollte immer zunächst abgeklärt werden, ob die Betagten überhaupt Alkohol trinken dürfen. Viele Betagte müssen Medikamente einnehmen, bei denen es kontraindiziert ist, gleichzeitig Alkohol zu trinken.

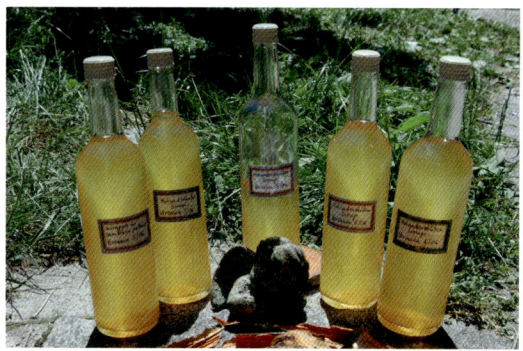

Abbildung 10-12: Holunderblütensirup. *Sambucus nigra* L. *Herstellung Gabie Vef-Georg; Foto: Jürgen Georg, 2007*

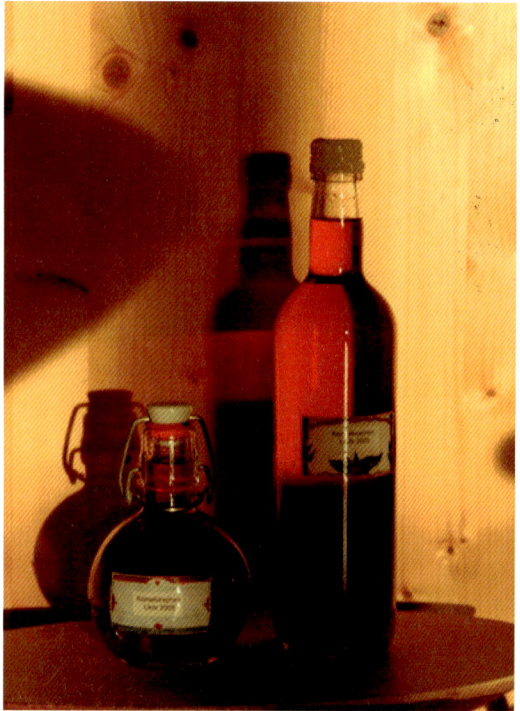

Abbildung 10-12a: Kornelkirschen-Likör. *Herstellung Gabie Vef-Georg; Foto: Jürgen Georg, 2007*

## 10.7.10 Umgebungen jahreszeitlich kreativ gestalten und bepflanzen

Kreatives Arbeiten mit Pflanzen ist ebenfalls eine Tätigkeit, die gut drinnen durchgeführt werden kann. Beim kreativen Gestalten mit Pflanzen können der Jahreszeit entsprechend viele verschiedene Objekte mit Pflanzen gestal-

tet werden. Sie dienen dann anschließend der Innenraumverschönerung. Die kreative Arbeit mit Pflanzen vermittelt Orientierung im Verlauf des Jahres, da durch sie auch auf bestimmte Feiertage, wie Ostern, Weihnachten und auf die Jahreszeiten, Frühling, Sommer, Herbst und Winter hingewiesen werden kann. Im Folgenden werden kreative Objekte, die mit Pflanzen gestaltet werden können, beschrieben.

### 10.7.10.1 Kränze

Zu fast jeder Jahreszeit ist es möglich, mit den Betagten Kränze herzustellen. Die beliebtesten sind sicher die Adventskränze in der Vorweihnachtszeit (s. Abb. 10-13, 10-13c). Aber auch Osterkränze, Frühlings- und Herbstkränze sind denkbar und geeignet, da man durch sie eine Orientierung innerhalb der Jahreszeit vermitteln kann (s. Abb. 10-13a, 10-13b). Die dazu benötigten Pflanzen, können im Garten geschnitten, direkt in der Natur gesammelt oder in der Gärtnerei besorgt werden. Grundsätzlich eignen sich zum Herstellen von Kränzen, Pflanzen, die sehr biegsam sind und rankig wachsen. Auch verschiedene Arten von Moosen sind dafür gut geeignet. Eine genaue Anleitung in einzelnen Arbeitsschritten, wie man einen Kranz herstellt und welches Material dazu benötigt wird, befindet sich in Vef-Georg und Vef (2008c).

### 10.7.10.2 Gebinde und Gestecke

Blumengebinde und Gestecke verschönern die Wohn- und Aufenthaltsräume der Betagten. Auf den Tischen platziert sorgen sie bei den gemeinsamen Mahlzeiten für eine gute Atmosphäre, sind mit ihren Farben und Formen eine willkommene Abwechslung in den Räumen und geben immer auch Anlass zu einem Gespräch über die verwendeten Pflanzen (s. Abb. 10-14, 10-14a). Sie lassen sich gemeinsam mit den Betagten gestalten, regen die Kreativität, Phantasie und die Fingerfertigkeit an und lenken von Schmerzen ab (McCaffery et al.1997, S. 241 ff.). In der Herstellung sind sie relativ einfach und können auch von Betagten gestaltet werden, die beispielsweise nach einem Schlaganfall nur noch eine Hand bewegen können.

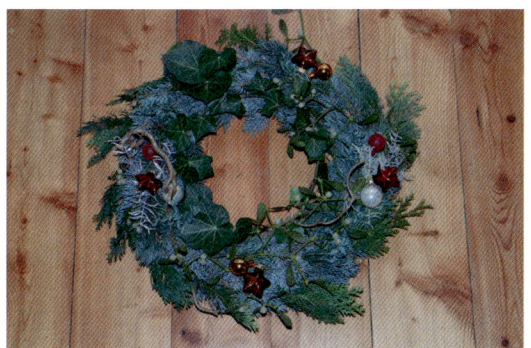

**Abbildung 10-13:** Adventskranz.
*Herstellung: Gabie Vef-Georg; Foto: Jürgen Georg, 2007*

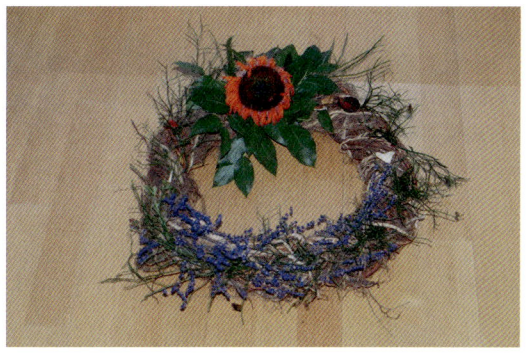

**Abbildung 10-13a:** Wurzelkranz mit Sonnenblume *Helianthus annuus* und Lavendel *Lavandula angustifolia*.
*Herstellung: Gabie Vef-Georg; Foto: Jürgen Georg, 2007*

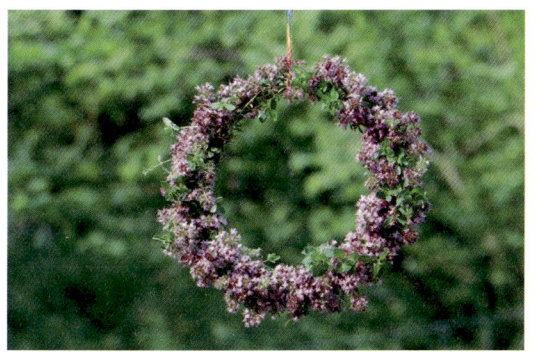

**Abbildung 10-13b:** Thymiankranz *Thymus vulgaris* L.
*Herstellung: Gabie Vef-Georg; Foto: Jürgen Georg, 2008*

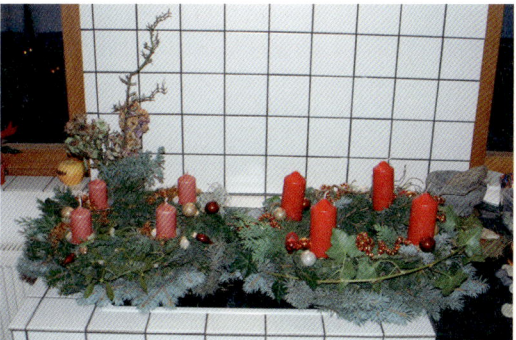

**Abbildung 10-13c:** Adventskränze.
*Herstellung: Gabie Vef-Georg; Foto: Jürgen Georg, 2007*

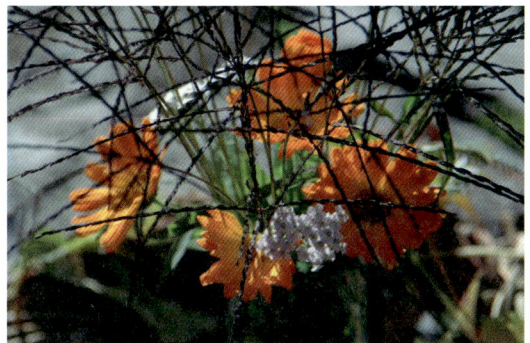

**Abbildung 10-14:** Ringelblumen *Calendula officinalis* L. mit Gräsern.
*Herstellung: Gabie Vef-Georg; Foto: Jürgen Georg, 2007*

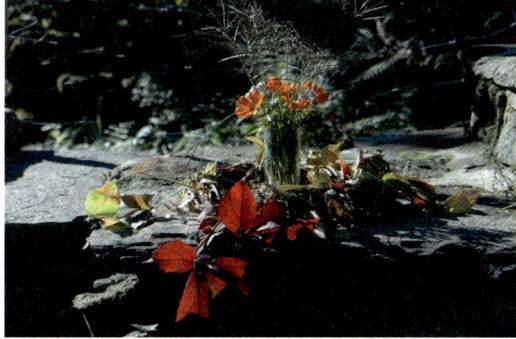

**Abbildung 10-14a:** Ringelblumen *Calendula officinais* L. mit Gräsern und Kranz aus wildem Wein.
*Herstellung: Gabie Vef-Georg; Foto: Jürgen Georg, 2007*

### 10.7.10.3 Sträuße

Im Sommer gibt es Blumen in Hülle und Fülle, es ist schön diese im Garten zu bewundern und zu pflegen. Für Menschen, die das Haus nicht mehr (oft) verlassen können, stellen Blumensträuße eine geeignete Möglichkeit dar, auf diese Weise an der Vegetation, die gerade im Freien gedeiht, teilzuhaben (s. Abb. 10-15, 10-15a). Blumensträuße zu binden, erfordert eine gewisse Geschicklichkeit, bei der beide Hände gebraucht werden. Zunächst müssen geeignete Blumen ausgesucht werden, sie sollten in Farben, Größen und Formen zueinander passen. Auch dabei ist es wichtig, vertraute, den Betagten bekannte Pflanzen zu verwenden. Hierbei haben die Wünsche, Vorlieben und Vorstellungen der Betagten natürlich erste Priorität. (vgl. Niepel 2007, S. 186 f.). Beim gemeinsamen Binden der Sträuße können sich Gespräche ergeben, über diese Pflanzen, woher man sie kennt, was man besonders an ihnen mag, an was sie einen erinnern, zu welchen Anlässen man sie verwendet hat. Oft erfährt man in solchen Gesprächen vieles aus dem bisherigen Leben der Betagten. Alte Menschen erzählen gerne aus ihrem vergangenen Leben. Pflegende können bei solchen Gesprächen häufig wichtige Informationen erhalten, die für die Pflege und Betreuung der Betagten wesentlich sind, ohne diese direkt «abfragen» zu müssen (vgl. Vef-Georg 2009, S. 567).

### 10.7.10.4 Blüten und Blätterarrangements

Für Betagte, die aufgrund ihrer gesundheitlichen Einschränkungen nicht mehr in der Lage sind Gestecke oder Blumensträuße herzustellen ist es möglich, Blüten und Blätterarrangements zu gestalten (s. Abb. 10-16). Dazu werden einzelne Blütenköpfe und Blätter in Schalen, Körbchen oder andere flache Gefäße gelegt. Diese können farblich sehr ansprechend gestaltet werden. Besonders im Herbst, wenn die Blätter von Bäumen eine Fülle an Farben bieten. Die Betagten können diese Pflanzenteile berühren und über die unterschiedliche Beschaffenheit der verschiedenen Oberflächen ihr taktiles System anregen (vgl. Niepel/Emmerich 2005).

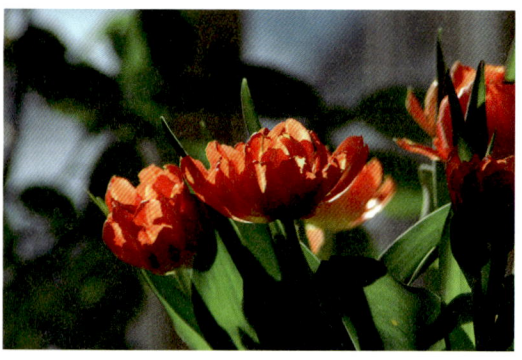

Abbildung 10-15: Tulpenstrauß.
*Foto: Jürgen Georg, 2007*

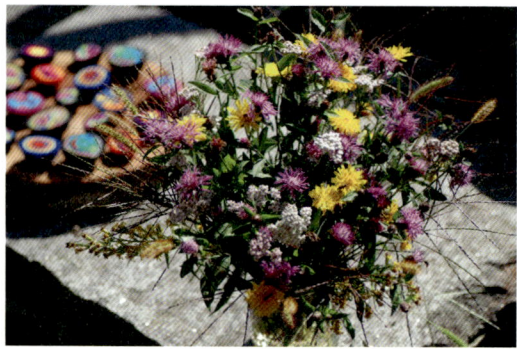

Abbildung 10-15a: Wiesenstrauß.
*Foto: Jürgen Georg, 2007*

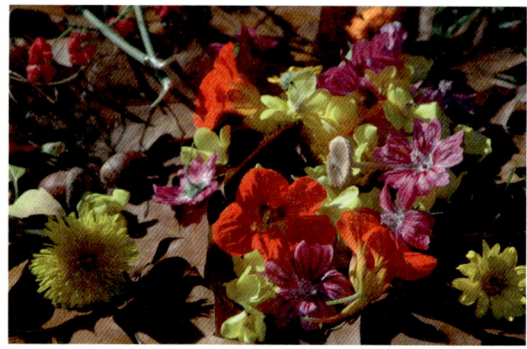

Abbildung 10-16: Essbare Blüten (Kapuzinerkresse *Tropaeolum majus*, Malve *Malva sylvestris ssp. mauritiana*, Königskerze *Verbascum densiflorum*, Löwenzahn *Taraxacum officinale*) auf Eichenlaub
*Herstellung: Gabie Vef-Georg; Foto: Jürgen Georg, 2007*

### 10.7.10.5 Arrangements mit Früchten

In Schalen und Körben aufgestellte Früchte im Raum, sind ansprechend und appetitanregend. Sie «verführen» die Betagten dazu auch außerhalb der normalen Essenszeiten etwas Gesundes zu sich zu nehmen. Sind diese Früchte eventuell aus dem eigenen Garten, in dem sie kultiviert, gepflegt und geerntet wurden, so kann der Anreiz diese zu genießen noch größer sein (s. Abb. 10-17, 10-17a). Dies ist besonders für Betagte, die ein Selbstversorgungsdefizit bezüglich des Essens haben, oder gefährdet sind eine Mangelernährung zu erfahren, wichtig. Das selbstständige Schälen der Früchte fördert ebenfalls die Beweglichkeit der Hände.

### 10.7.10.6 Duftpotpourris

Viele Pflanzen enthalten ätherische Öle, über die sie ihren Duft verbreiten. Diese Pflanzen eignen sich gut, um Duftpotpourris aus ihnen herzustellen. Besonders geeignet sind dazu unter anderen Kamille *Chamomilla recutita L.*, Lavendel *Lavandula angustifolia L.*, Engelwurz *Angelica archangelica L.*, Thymian *Thymus vulgaris L.*, Rosen und Ringelblumen *Calendula officinale L.* (s. Abb. 10-18, 10-18a–e). Sie können geerntet, gemeinsam mit den Betagten abgezupft und dann in flachen Schalen in den Innenräumen aufgestellt werden. Duftpotpourris verbessern die Raumluft, sehen mit ihren verschiedenen Farben sehr ansprechend aus. Bei Berührung geben solche Pflanzen verstärkt ätherische Öle ab. Die Betagten können dazu angeregt werden, diese Pflanzen zu berühren und daran zu riechen.

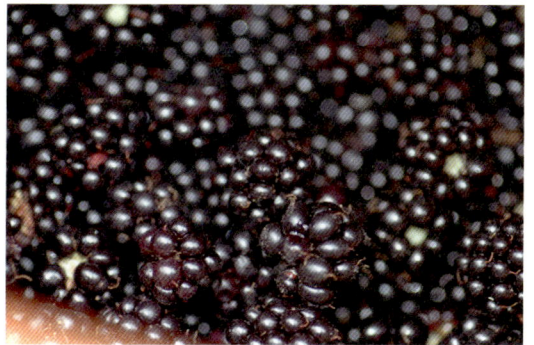

Abbildung 10-17: Brombeeren *Rubus fructicosus* AGG.
*Foto: Jürgen Georg, 2007*

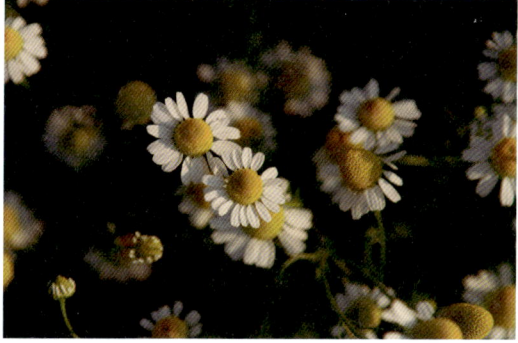

Abbildung 10-18: Kamillenblüten *Chamomilla Recutita* L.
*Foto: Jürgen Georg, 2008*

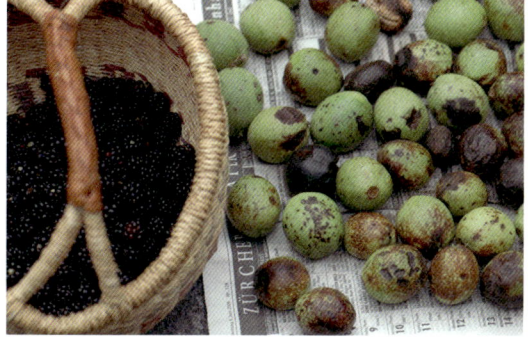

Abbildung 10-17a: Brombeeren *Rubus fructicosus* AGG. und Wal-/Baumnüsse *Juglans regia* L.
*Foto: Jürgen Georg, 2007*

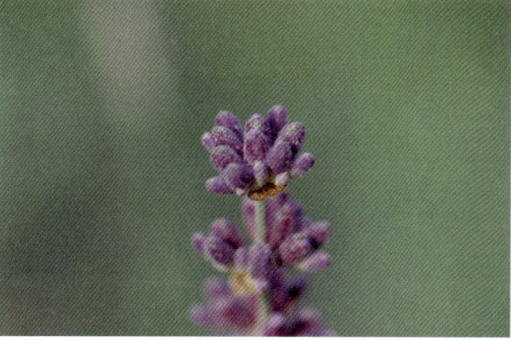

Abbildung 10-18a: Lavendel *Lavandula angustifolia* L.
*Foto: Jürgen Georg, 2006*

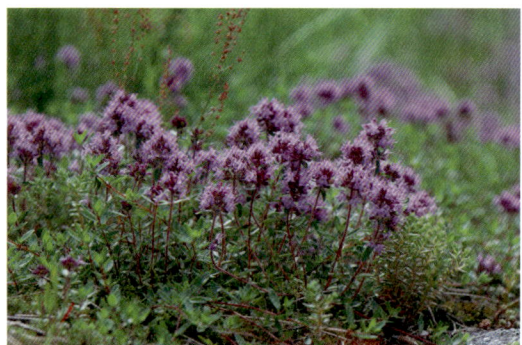

**Abbildung 10-18 b:** Thymian *Thymus vulgaris* L.
*Foto: Jürgen Georg, 2006*

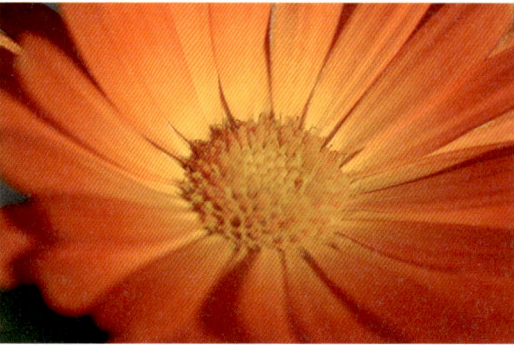

**Abbildung 10-18 c:** Ringelblume *Calendula officinale* L.
*Foto: Jürgen Georg, 2007*

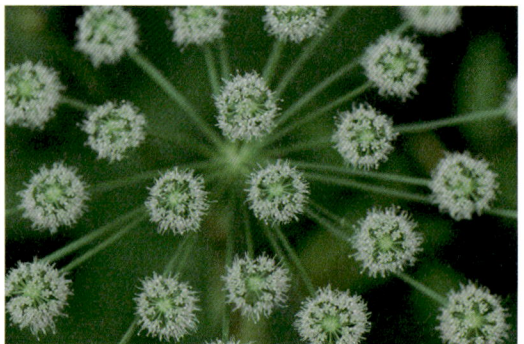

**Abbildung 10-18 d:** Engelwurz *Angelica archangelica* L.
*Foto: Jürgen Georg, 2006*

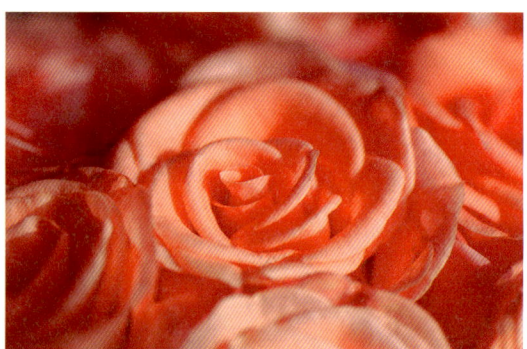

**Abbildung 10-18 e:** Rose.
*Foto: Jürgen Georg, 2006*

### 10.7.10.7 Samenstände und getrocknete Pflanzen

Viele Pflanzen lassen sich gut trocknen und können dann im Winter zu dekorativen Objekten verarbeitet werden. Man bündelt sie, macht kleine Sträuße daraus, und hängt sie zum Trocknen an einem luftigen Ort auf. Samenstände von Pflanzen, wie Samenkapseln oder -schoten (s. Abb. 10-19, 10-19a) sehen ebenfalls sehr schön aus und können mit in Gestecke oder Sträuße verarbeitet werden. Mit getrockneten Samenständen lassen sich oft auch Geräusche erzeugen. Sie rasseln, wenn man sie bewegt. Diese Eigenschaft lässt sich auch spielerisch einsetzen, etwa bei einem Pflanzenmemory. Im Rahmen von einem Gedächtnistraining kann man die Betagten solche Pflanzen sehen, riechen und hören lassen.

### 10.7.10.8 Bilder aus Pflanzen

Blüten und Blätter von Pflanzen können in Büchern gepresst werden, um später aus ihnen ein Herbarium herzustellen. Auch lassen sich mit gepressten Pflanzen gut Bilder oder Postkarten gestalten. Die Bilder können dann in den Zimmern der Betagten oder in den Gemeinschaftsräumen aufgehängt werden. Postkarten, die auf diese Weise hergestellt wurden, können gemeinsam geschrieben und verschickt werden.

### 10.7.11 Pflanzengestützte Erinnerungsarbeit bei Menschen mit Demenz
*Ursula Bertsch*

Menschen, die an einer Demenz erkrankt sind, «verlieren» ihre Erinnerungen nach und nach.

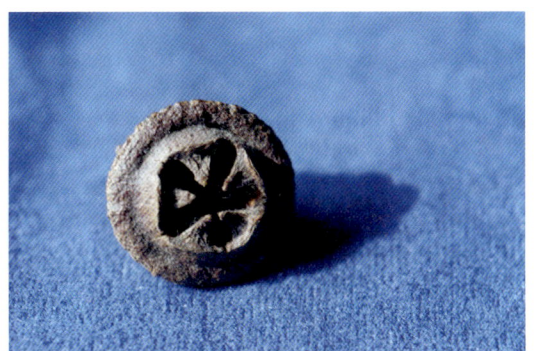

Abbildung 10-19: Eukalyptus-Samenkapsel *Eucalyptus globulus labill*. Foto: Jürgen Georg, 2008

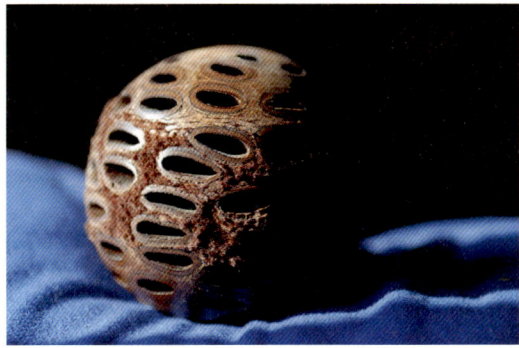

Abbildung 10-19a: Samenkapsel
Foto: Jürgen Georg, 2008

Das Kurzzeitgedächtnis geht zuerst verloren. Erinnerungen, die im Langzeitgedächtnis gespeichert sind, bleiben am längsten erhalten. Häufig gibt es auch Erinnerungsfragmente, die wie «Inseln im Meer des Vergessens» stehen bleiben. Erinnerungsarbeit heißt, Menschen mit einer Demenz zu helfen, das, was sie an Erlebtem und Gelerntem noch gespeichert haben, zugänglich zu machen (vgl. Schweitzer/Bruce, 2010). Angehörige und professionell Pflegende oder Betreuende vermitteln diesen Zugang häufig ganz selbstverständlich und unbewusst. Darüber hinaus gibt es Möglichkeiten, gezielt diese noch vorhandenen «Inseln» sichtbar zu machen. Dabei geht es nicht nur um den Austausch von «netten Geschichtchen». Erinnerungen sind ein Stück eigener Identität, verbunden mit einem Gefühl für sich selbst und die eigenen Erfahrungen und Fähigkeiten oder wie es Beate Lakotta (2010) in einem SPIEGEL-Interview mit dem an Demenz erkrankten Richard Taylor ausdrückte: «Unser Ich-Gefühl ist davon abhängig, dass wir uns als Kontinuum verstehen. Wir sind unsere Erinnerungen». Diesen Teil von sich selbst (wieder) zu entdecken und ausdrücken zu können, ist in aller Regel mit einer Steigerung des Selbstwertgefühls und des aktuellen Wohlbefindens verbunden. Ausgangspunkt ist immer die Wahrnehmung, die «innere Welt» des Menschen mit Demenz (Wojnar, 2007). Die Grundhaltungen desjenigen, der bei der Erinnerungssuche hilft, sind Akzeptanz, Wertschätzung, einfühlsame Beobachtung. So entsteht zugleich Kontakt und Beziehung, je nach Grad und Art der demenziellen Erkrankung in Form von Gesprächen und Austausch oder aber vielleicht auch als Blickkontakt, Lächeln oder sichtbar entspanntere Körperhaltung. Für diese Art der Erinnerungsarbeit werden bekannte und vertraute Gegenstände wie alte Küchengeräte oder Werkzeuge, dazu thematisch passende Gedichte, Lieder, Sprichworte usw. verwendet.

Alles wird gemeinsam angeschaut, betastet, gefühlt, vielleicht beschrieben oder eine Geschichte dazu erzählt … Lieder können gesungen oder gehört, Gedichte und Sprichwörter vorgelesen werden.

Möglichst unterschiedliche Sinne sollten angesprochen werden, da Erinnerung häufig an eine bestimmte Sinneswahrnehmung gekoppelt ist und jeder Mensch unterschiedlich wahrnimmt und sich erinnert. – Ganz wichtig ist dabei, dass sich der Betroffene jetzt in diesem Augenblick wohl fühlt. Es geht nicht darum, dass etwas Neues gelernt wird! Die Erinnerungsarbeit soll Vergnügen bereiten, sowohl dem Menschen mit Demenz als auch demjenigen, der ihn betreut und begleitet! Für den sich Erinnernden kann es ein Erfolgserlebnis sein, eigenes Wissen und eigene Fähigkeiten zu aktivieren und für den Betreuenden, daran teilhaben zu dürfen.

### 10.7.11.1 Warum Erinnerungsarbeit mit Pflanzen?

Persönliche Erfahrungen und entsprechende Untersuchungen (Chalfont, 2010) zeigen immer wieder, dass Natur und Naturerleben gerade für alte Menschen einen sehr hohen Stellenwert haben. Erinnerungsarbeit mit Pflanzen kann ein Stück Natur «ins Haus bringen», und damit gerade für alle diejenigen, die aufgrund krankheitsbedingter Einschränkungen selten oder gar nicht mehr ihre Räume oder ihr Bett verlassen können, die eigene Welt wieder größer und weiter werden lassen.

Mit Pflanzen können sehr viele (frühere) Lebensbereiche angesprochen werden, wie Landwirtschaft und Garten, Kochen, Einkochen und Backen, Hausmittel und Hausapotheke, wandern und Urlaub, «Blumensprache» und das erste Rendezvous. – Über Pflanzen gibt es unzählige Bilder, Lieder, Gedichte, Sprichwörter, Redewendungen aller Art, wie z.B.

*«Sei wie das Veilchen im Moose, bescheiden, sittsam und rein, und nicht wie die stolze Rose, die immer bewundert will sein.»*

Pflanzen sind über alle Sinne erfahrbar, den Seh- und Hörsinn (das Rauschen der Blätter …), sowie den Geruchs-, Geschmacks- und Tastsinn. Sie eignen sich besonders gut für kleinere Aktivitäten wie Tee kochen, Obstsalat machen, einen Blumenstrauß schneiden, eine Zimmerpflanze umtopfen u.a.

### 10.7.11.2 Erinnerungsarbeit mit Kräutern

Mitgebracht, oder im Garten gepflückt, wird ein Strauß frischer Heilkräuter und Duftkräuter, der je jahreszeitlich variiert. Alternativ kann auch ein «Kräutertöpfchen» aus der Gärtnerei genutzt werden.

Gut geeignet sind gut bekannte natürliche Pflanzen oder deren verarbeitete Form, z.B. als Johanniskrautöl, Ringelblumensalbe oder Kräuterlikör. Wichtig ist nicht primär die Menge, sondern die vielfältigen Möglichkeiten der sinnlichen Wahrnehmung, Assoziationen, Geschichten, die sich mit Hilfe der Pflanzen als Medium entwickeln lassen. – Die Pflanzen werden einzeln gezeigt, angeschaut, ertastet und probiert, es wird daran gerochen und man lässt sie über die Haut streichen. Vielleicht ergeben sich daraus erste Geschichten, Lieder, Gedichte und

altes Wissen, das wieder aufkeimt. Wie zum Beispiel:

- unentbehrlich für die Küche: *Petersilie, Liebstöckl, Schnittlauch.* Sie kennzeichnet ein eindeutiger Geruch, häufig verbunden mit Erinnerungen an ganz bestimmte Gerichte – Liebstöckl für Kartoffel- und Fleischsuppen, Schnittlauch über Spargel und Blumenkohl, Petersilie über Suppen, an Salate und als wichtige Dekoration für kalte Platten.

- im Garten: Liebstöckl wird riesengroß, Schnittlauch muss im Frühling vor der Blüte geschnitten werden, dann kommt er nochmals, und Petersilie ist ganz «spät dran». Wenn man sie aussät, braucht sie sehr lange – es heißt, die Petersiliensamen «fliegen» zuerst einmal nach Rom und wollen den Papst sehen, dann erst können sie keimen.

- im Frühling: der *Löwenzahn.* Viele «Volksnamen» wie Pusteblume, Bettsaicher, Bettschisser, Pissblumen können abgerufen werden. Die Namen weisen auf die harntreibende und verdauungsfördernde Wirkung des Löwenzahns hin. Bekannt ist der Löwenzahnsalat aus den jungen Blättern, lange bevor der erste Kopfsalat im Garten grünt.

- Im Frühsommer ganz wichtig: der *Holunder* blüht! Das häufig aus der Küche bekannte «Hollerküchle», das aus in Teig getauchten und in Fett ausgebackenen Holunderblüten besteht. Seine Blüten werden weiterverarbeitet zu Holundersekt, -sirup, -limonade, die Beeren als Sirup, Marmelade und «Fliederbeersuppe» genutzt. Früher galt der Holunder als die Apotheke des Bauern «*Rinden, Beeren, Blatt und Blüte, jeder Teil ist voller Güte, jeder Teil ist segensvoll».* Heute werden vor allem die Blüten als fiebersenkendes Mittel verwendet. – Beeren und Blüten des Holunders sollten nicht roh gegessen werden.

- ein blühender *Lindenzweig* im Juni. Lindenblütentee wurde bei fiebrigen Erkältungen, für kranke Kinder häufig genutzt. Das Lied «*Am Brunnen vor dem Tore, da steht ein Lindenbaum …»* kennen die meisten alten Menschen und dass «*… seine Zweige rauschen …»* kann ein mitgebrachter Lindenzweig verdeutlichen. In vielen Dörfern und Gehöften war/ ist die Linde der Mittelpunkt des Dorfplatzes;

vermutlich ist die Linde Deutschlands meistbesungener Baum, um den sich viele Gedichte ranken:

*«Siehst Du das Blatt des Lindenbaums, Du wirst es wie ein Herz gestaltet finden.*

*Darum sitzen die Verliebten auch am liebsten unter Linden»* (Heinrich Heine)

- die an die Kriegs- und Nachkriegszeiten erinnernden *Brennnesseln*, die den meisten älteren Menschen als «Notnahrung» in Form von Brennnesselsuppe oder -spinat noch bekannt sein dürfte und heute wieder in der Wildkräuterküche verwendet werden. Die heute in Nieren- und Blasentees genutzten Brennnesseln wurden früher auch bei Gelenkschmerzen oder Rheuma zur «Urtikation» genutzt, indem man mit Brennnesseln auf die betroffenen Körperstellen schlug. Heute würde sich niemand mehr damit «in die Nesseln setzen».

*Erinnerungen an Urlaube und Reisen durch ätherische Düfte von Lavendel, Rosmarin, und Thymian.*

*«Guten Tag, Frau Gärtnerin, haben sie Lavendel,*

*Rosmarin und Thymian und ein wenig Quendel?*

*Ja, Madam, das haben wir, drauß' in uns'rem Garten.*

*Will Madam so gütig sein und ein wenig warten?»*

- Quendel ist die heimische Wildform des Thymian, heute nur noch wenig bekannt. Lavendel hat beruhigende Wirkung, wirkt aber auch desinfizierend und wird häufig in Putz- und Waschmitteln genutzt. Lavendelsäckchen werden im Wäscheschrank gegen Motten genutzt. Rosmarin wird wegen seiner stark anregenden Wirkung auch als «Wachkraut» bezeichnet und wurde früher oft in Brautsträußen verwendet. Rosmarin gilt als Pflanze der Liebe und der Treue, viele Geschichten gibt es dazu, z. B. steckt die Ehefrau ihrem Mann Rosmarin ins Hutfutter, dann bleibt er ihr treu. Thymian wird als Küchenkraut genutzt und wegen seiner schleimlösenden Wirkung als Hustentee oder -sirup verwendet. Thymian soll gemäß alter Überlieferungen «mutig und tapfer» machen.

- Die *Ringelblume*, die früher häufig in der Hausapotheke als Salbe genutzt und selbst aus Schweineschmalz hergestellt wurde, um damit rissige, trockene Haut zu behandeln und die Haut von Säuglingen zu pflegen.

Diese Beispiel zeigen exemplarisch, welche Pflanzen in der Erinnerungsarbeit wozu eingesetzt werden können, und dem Lesenden selbst mögen schon einige Assoziationen gekommen sein und sei es «nur» die Erinnerung an die mit Liebstöckl gewürzte Suppe, die die Großmutter immer gekocht hatte. – Es macht große Freude mit alten Menschen, solche Erinnerungen und Erlebnisse auszutauschen und wieder zu wecken. Erinnerungsarbeit mit Pflanzen schafft ein Stück mehr Lebensqualität für die Menschen mit einer Demenz und ihre Angehörigen, Freunde und Betreuer.

## 10.7.12 Gemeinsamkeiten von gärtnerischem Handeln und Pflegehandeln

Was haben Pflegen und Gärtnern eigentlich gemeinsam? – Viel! Beide haben etwas mit hegen, pflegen, gut beobachten, sich kümmern, für jemanden/etwas sorgen zu tun. Beiden ist gemeinsam, dass sie sich mit «Lebendigem» beschäftigen. Bei beiden hängt der Erfolg des Tuns von der Sach- und Fachkenntnis ab sowie davon Maßnahmen genau zu planen, dabei gezielt vorzugehen und diese geschickt durchzuführen. Beide brauchen sehr viel Empathie und müssen sich gut in ihr Gegenüber, ob Mensch oder Pflanze, «einfühlen» können. Sie müssen aktuelle Bedürfnisse erkennen und ihr Handeln diesen anpassen. Beide müssen ihre Maßnahmen immer wieder überprüfen und entscheiden ob diese zum gewünschten Erfolg führen. Bei beiden spielt die Geduld eine zentrale Rolle. Hierbei kann nichts erzwungen werden, sondern Veränderungen finden häufig nur ganz allmählich und sehr langsam statt. Die Abbildungen 10-20, 10-20a, sollen dies symbolisch zeigen und verdeutlichen.

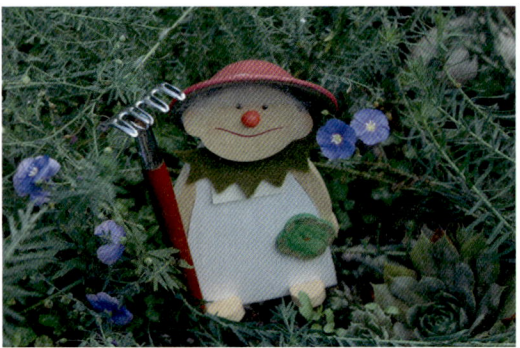

**Abbildung 10-20:** «Gärtner» im Grünen.
*Foto: Jürgen Georg, 2007*

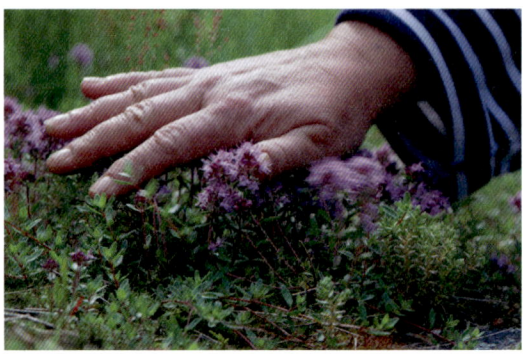

**Abbildung 10-20 a:** Fürsorglich über Thymian streichende Hand *Thymus vulgaris L. Foto: Jürgen Georg, 2008*

## 10.8 Evaluation

Der sechste Schritt des pflanzengestützten Pflegeprozesses beinhaltet, ausgehend von den formulierten *Pflegezielen* zu bewerten, in welchem Maß, die in Tabelle 10-1 formulierten Ergebnisindikatoren erreicht wurden. Abhängig vom Grad der Zielerreichung müssen der allgemeine Pflegebedarf und der spezielle Bedarf an pflanzengestützter Pflege neu eingeschätzt werden, Pflegediagnosen neu formuliert und Pflegeinterventionen und Aktivitäten der pflanzengestützten Pflege neu geplant und ausgeführt werden (s. Abb. 10-2). Vorlagen zur Evaluation und Dokumentation von pflanzengestützten Pflegeprozessen finden sich auf einer dem «Lehrbuch Gartentherapie» (Schneiter, 2010) beiliegenden CD.

## 10.9 Selbstpflege fördern im Garten

Auch für Pflegende, die insbesondere Menschen mit einer Demenz betreuen, kann der Aufenthalt in einem Therapiegarten, gärtnerisches Arbeiten oder die Arbeit mit Pflanzen Stress reduzierend wirken. Der Aufenthalt im Freien vermittelt die physikalischen Zeitgeber Licht und Bewegung und fördert die Synchronisation zirkadianer Rhythmen (vgl. Schneiter, 2010, S. 44), die bei Schichtdienst leistenden Pflegenden häufig aus dem Takt geraten sind. Sie können ihre

Pausen im Garten verbringen, sich entspannen und «abschalten». In diesem Sinne kann der Therapiegarten auf die Pflegenden chronobiologisch und sozial stabilisierend wirken und ihre Arbeitszufriedenheit steigern.

## 10.10 Pflanzengestützte Pflege – Settings und Zielgruppen

Pflanzengestützte Gesundheits- und Krankenpflege birgt große Entwicklungsmöglichkeiten. Zum einen, weil viele Pflegende selbst sehr an der Natur und an Pflanzen interessiert sind und zum anderen, weil es vielen Langzeitpflegeinstitutionen wichtig ist, ihre betagten Menschen Sinn gebend zu beschäftigen und Beschäftigungsdefizite zu vermeiden. Über das hier dargestellte Angebot der pflanzengestützten Pflege bei alten Menschen hinaus, sind Programme pflanzengestützter Gesundheits- und Krankenpflege sowohl stationär als auch ambulant denkbar. Darüber hinaus bietet das Versorgungsmodell von Hirschfeld (Abb. 10-1, S. 310) eine gute Orientierung, um weitergehende Angebote entlang des Lebenslaufs und Versorgungskontinuums zu entwickeln. Demnach kann über Angebote für Kinder, Jugendliche und Erwachsene nachgedacht werden. Die Angebote können gesundheitsförderlich, kurativ, rehabilitativ, langzeitorientiert oder palliativ ausgerichtet sein.

Dass diese konzeptionellen Überlegungen zumindest in einzelnen Bereichen schon in konkrete Angebote umgemünzt werden, zeigen Publikationen und Projekte über den Einsatz von Pflanzen bei Schmerzpatienten nach der Rehabilitation von Blöchlinger (2007) und ein umfangreicher Evaluationsbericht von Schneiter (2007, S. 7 u. 2009) über den Aufbau eines Therapie- und Erlebnisgartens an einer Rehaklinik in CH-Zurzach mit Angeboten für Menschen mit chronischen Schmerzen und Schlaganfällen.

## 10.11 Pflegeforschung

Die pflanzengestützte Gesundheits- und Krankenpflege lässt sich als Pflegeintervention beschreiben. Ähnlich der tiergestützten Therapie setzt sie natürliche Mittel (Pflanzen) ein, um Gesundheit, Wohlbefinden und Lebensqualität von Menschen zu fördern, zu erhalten oder zu

besseren Pflegeergebnissen zu führen. Pflegerische Interventionen werden in der Pflegeinterventionsklassifikation (NIC) (Bulechek, 2008) versammelt, geordnet und klassifiziert. Zukünftige Forschungsaktivitäten könnten u. a. darauf ausgerichtet sein, die pflanzengestützte Gesundheits- und Krankenpflege und die dazugehörigen Aktivitäten für diese Klassifikation zu definieren und zu identifizieren und in die Pflegeinterventionsklassifikation zu integrieren. Darüber hinaus könnten Untersuchungen erfolgen, die erforschen, wie wirksam diese Intervention und einzelne ihrer Aktivitäten bei verschiedenen Pflegediagnosen sind, um eine evidenzbasierte Grundlage für pflegerische Entscheidungen im Rahmen der pflanzengestützten Gesundheits- und Krankenpflege zu liefern. Diese möglichen Entwicklungen können mit Hilfe des in der Abbildung 10-21 dargestellten Pflegewissens- und Entscheidungsfindungsmodells von Bulechek et al. (2008, S. 62) veranschaulicht werden.

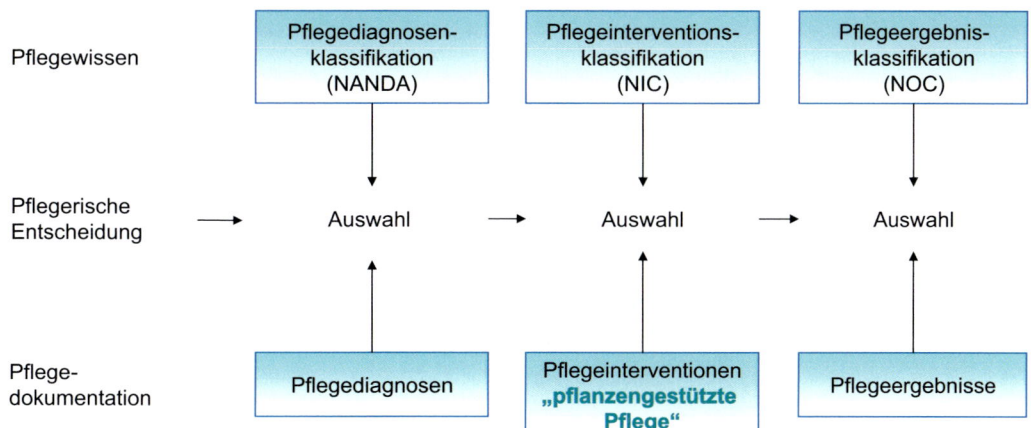

Abbildung 10-21: Pflegewissens- u. Entscheidungsfindungsmodell n. Bulechek et al. (2013), Verlag Hans Huber, Bern.

## 10.12 Schlussfolgerungen

Die pflanzengestützte Pflege kann den Pflegealltag sowohl für die Betreuenden, als auch für die Betagten um einen wesentlichen umgebungs- und naturbezogenen Teil des täglichen Lebens bereichern. Beide erfahren ein Stück Normalität und Natürlichkeit in Verbindung mit einer sinnvollen und nicht für die Betagten konstruierten Beschäftigung. Begegnungen mit Angehörigen können mit mobilen Betagten im Therapiegarten, mit bettlägerigen Betagten auch auf Balkonen und Terrassen stattfinden, Jahreszeitenfeste können dort gefeiert werden und viele Aktivitäten, die sonst ausschließlich in den Innenräumen der Pflegeheime stattfinden, können bei gutem Wetter nach draußen verlegt werden. Der Therapiegarten und das Gärtnern im Haus bieten viele Möglichkeiten zum einen zur therapeutischen Nutzung, aber auch um die Lebenswelt der Betagten zu vergrößern und zu bereichern.

## 10.13 Literaturtipps zum Weiterlesen und Vertiefen

Berting-Hüneke, C. et al.: Gartentherapie. Schulz-Kirchner Verlag. Idstein, 2007.

Berting-Hüneke, C. et al.: Gartentherapie. Schulz-Kirchner Verlag. Idstein, 2. Auflage 2010.

Bertsch, U.; Duffner, M.: Erinnerungsarbeit mit dementiell erkrankten Menschen mit der Hilfe von Pflanzen. Altenpflege 12 (2007) 2: 28 – 31.

Blöchlinger, S.: Pflanzen als Begleiter im Alltag – Ratgeber für Schmerzpatienten nach der Rehabilitation. Semesterarbeit Zürcher Hochschule für Angewandte Wissenschaften, Departement N, Wädenswil, (unveröffentlicht) (2007).

Borbély, A.: Schlaf. S. Fischer Verlag, Frankfurt 2004.

Bowlby Sifton, C.: Das Demenz-Buch. Huber, Bern, 2008.

Brobst, R.A. et al.: Der Pflegeprozess in der Praxis. Huber, Bern, 2. Auflage, 2007; 3. Auflage, 2013.
*Aktuelle Einführung in den Pflegeprozess, die anschaulich und verständlich vermittelt wie Pflegediagnosen, -interventionen und -ergebnissen systematisch einzuschätzen, zu diagnostizieren, zu planen, durchzuführen und zu bewerten sind.*

Buchholz, T.; Schürenberg, A.: Lebensbegleitung alter Menschen. Basale Stimulation mit alten Menschen. Huber, Bern 2005.

Buchholz, T.; Schürenberg, A.: Lebensbegleitung alter Menschen. Basale Stimulation mit alten Menschen. Huber, Bern, 2. Auflage, 2009.

Bulechek, G.M.; Butcher, H.K.; McCloskey Dochterman, J.: Nursing Interventions Classification (NIC). St. Louis: Elsevier/Mosby, 5. Auflage, 2008 (dt. 2013).

Carr, E.C.; Mann, E.: Schmerz und Schmerzmanagement. Huber, Bern 2010.

Chalfont, G.: Naturgestützte Therapie – Tier- und pflanzengestützte Therapien für Menschen mit einer Demenz planen, gestalten und ausführen. Huber, Bern 2010

Doenges, M.; Moorhouse M.F.; Geissler-Murr, A.C.: Pflegediagnosen und Maßnahmen. Huber, Bern, 3. Auflage, 2003; 4. Auflage, 2013.
*Umfassendes Praxishandbuch mit den wichtigsten 170/ 200 Pflegediagnosen und den entsprechenden Pflegemaßnahmen.*

Ernst, H.: Weitergeben! Anstiftung zum generativen Leben. Hoffmann und Campe, Hamburg 2008.

Fitzgerald-Miller, J.: Coping fördern – Machtlosigkeit überwinden. Hilfen zur Bewältigung chronischen Krankseins. Huber, Bern 2003.

Georg, J.; Frowein, M. (Hg.): PflegeLexikon. Huber, Bern 1999.

Georg, J.: Mobilität und beeinträchtigte körperlichen Mobilität. – Pflegeassessment, -diagnose und -interventionen. NOVA, 33 (2002) 5: 6 – 9.

Georg, J.: Beschäftigungsdefizit – Pflegeassessment, -diagnose und -interventionen. NOVA, 34. (2003) 4: 36 – 39.

Georg, J.: Alte Menschen, die das Stürzen fürchten. NOVA, 36 (2005) 9: 11 – 13.

Georg, J.: Pflegeprozess, Beratungsprozess und die Schritte des Entlassungsprozesses. 2007a. In: Brobst, R.A. et al.: Der Pflegeprozess in der Praxis. Huber, Bern, 2. Auflage, 2007

Georg, J.: Prozessgestaltung in der Pflege. 2007b. In: Haubrock, M.; Schär, W. (Hg.): Betriebswirtschaft und Management im Krankenhaus. Huber, Bern 2007, S. 514 – 530.

Georg, J.: Zum Weglaufen? Ruheloses Umhergehen bei alten Menschen. NOVA, 38 (2007c) 11: S. 12 – 14.

Georg, J.: Der Dingsda aus Dingenskirchen – Beeinträchtigte Gedächtnisleistung im Alter. NOVAcura, 39 (2008a) 11: S. 14 – 17.

Georg, J.: Chronopflege und zirkadiane Systeme. Die Schwester/Der Pfleger, 47 (2008b) 7/8: S. 639 – 641.

Georg, J.: Aus dem Takt. NOVAcura, 40 (2009) 1: S. 18 – 21.

Gordon, M.; Bartholomeyczik, S.: Pflegediagnosen – Theoretische Grundlagen. Elsevier, München 2001.

Gordon, M.: Handbuch Pflegediagnosen. Huber, Bern, 5. Auflage, 2013.

Gottschalck, T.: Mundhygiene und spezielle Mundpflege. Huber, Bern 2007.
*Erstes evidenzbasiertes Praxishandbuch, um Gesundheitsprobleme der Mundhöhle systematisch einschätzen, erkennen und behandeln zu können. Ausführliche Evaluation der Einsatzmöglichkeiten von Pflanzen zur Mundhygiene und -pflege.*

Gutjahr, I.; Richter, E.: Mehr Streicheleinheiten. emu, Lahnstein 2007.

Hauswirtschaftlicher Beratungsdienst (Hg.): Handbuch für die Einmachzeit. Pfeiffer & Langen, Köln, 2. Auflage, ohne Jahr, a.

Hauswirtschaftlicher Beratungsdienst (Hg.): Liköre und Früchte in Alkohol. Pfeiffer & Langen, Köln, 3. Auflage, ohne Jahr, b.

Häcker, H.O.; Stapf, K.-H. (Hg.): Dorsch Psychologisches Wörterbuch. Huber, Bern, 15. Auflage, 2009.

Hegedusch, E.; Hegedusch, L.: Tiergestützte Therapie bei Demenz. Schlütersche, Hannover 2007.
*Studie über die Einsatzmöglichkeiten der tiergestützten Therapie bei Menschen mit einer Demenz. Liefert einen wichtigen Baustein für eine auf Pflanzen und Tieren basierende naturgestützte Therapie.*

Hill Rice, V. (Hg.): Stress und Coping. – Lehrbuch für Pflegepraxis und -wissenschaft. Huber, Bern 2005.
*Das umfassendste Handbuch zur Stress- und Copingforschung aus pflege- und gesundheitswissenschaftlicher Sicht. Es fasst essenzielles Wissen zusammen, um mit gesundheitlichen Belastungen systematisch umzugehen und diese effektiv zu bewältigen.*

Hirschfeld, M.: Populationsbezogene Erbringung von Versorgungsleistungen aus Sicht der WHO. 2000. In: Schaeffer, D.; Ewers, M. Ambulantisierung – Konsequenzen für die Pflege. G+G – Gesellschaft und Gesundheit Wissenschaft 1 (2001) 1: S. 13–20. (Übersetzung: Schaeffer; Ewers).

Hirschfeld, M.: Pflegekontinuum nach Hirschfeld. Vortrag gehalten am 7. Münsterlinger Pflegesymposium: «Pflegekontinuum nach Hirschfeld» – Bedeutung für die Pflege und Ausbildungslandschaft in der Schweiz. Münsterlingen (unveröffentlichte Präsentation; 2005). [http://www.bfg.tg.ch/documents/Symposium_05_Hirschfeld_Referat_2..pdf] (Zugriff: 26.04.2009).

Hurrelmann, K.; Klotz, T.; Haisch, J. (Hg.): Lehrbuch Prävention und Gesundheitsförderung. Huber, Bern 2007.
*Grundlagenwerk zur Förderung von Gesundheit und Vorbeugung von Gesundheitsstörungen und Krankheiten aus gesundheitswissenschaftlicher Perspektive.*

Johnson, M.; Maas, M.; Moorhead, S.: Pflegeergebnisklassifikation (NOC). Huber, Bern 2005.

Kleinod, B.: Gärten für Senioren pflegeleicht gestalten. Ulmer, Stuttgart 2003.
*Das Werk gibt viele praktische Anregungen, um einen Garten seniorengerecht zu gestalten.*

Krohwinkel, M.: Rehabilitierende Prozesspflege am Beispiel von Apoplexiekranken – Fördernde Prozesspflege als System. Huber, Bern (3. Auflage) 2008.

Lakotta, B.: «Ein Leben wie im Fegefeuer» – Der an Alzheimer erkrankte Psychologieprofessor Richard Taylor über seinen langen Weg ins Vergessen. DER SPIEGEL (2010) 9: 110–115.

Marshall, K.; Allan, K.: Ich muss nach Hause. – Ruhelos umhergehende Menschen mit einer Demenz verstehen. Huber, Bern 2010.

McCaffery, M.; Beebe, A.; Latham, J.: Schmerz – Ein Handbuch für die Pflegepraxis. Ullstein Mosby, Berlin/Wiesbaden 1997.

Morgan, K.; Closs, J.: Schlaf, Schlafstörungen, Schlafförderung. Huber, Bern 2000.

Müller, R.: Die Pflegekraft als Schokolade. Huber, Bern, 2. Auflage, 2003.

NANDA international: Pflegediagnosen – Klassifikation 2005–2006. Huber, Bern 2005.

NANDA international: Pflegediagnosen – Klassifikation 2007–2008. Recom, Baunatal 2008.

Niepel, A.; Emmerich, S.: Garten und Therapie. Wege zur Barrierefreiheit. Ulmer, Stuttgart 2005.

Niepel, A.: Grundwissen des Gärtnerns. In: Berting-Hüneke, C. et al.: Gartentherapie. Schulz-Kirchner Verlag, Idstein 2007.

Nikolaus, T.; Pientka, L: Funktionelle Diagnostik.: Quelle & Meyer, Wiebelsheim 1999.

Parkin, A.J.: Erinnern und Vergessen. Huber, Bern 2000.

Peter, H.; Penzel, T.; Peter, J. (Hg.): Enzyklopädie der Schlafmedizin. Springer, Heidelberg 2007.

Roper, N.; Logan, W.; Tierney, A.: Das Roper-Logan-Tierney-Modell – Basierend auf Lebensaktivitäten. Huber, Bern 2002.

Roper, N.; Logan, W.; Tierney, A.: Das Roper-Logan-Tierney-Modell – Basierend auf Lebensaktivitäten. Huber, Bern, 2. Auflage, 2009.

Schneiter-Ulmann, R. et al.: Therapie- und Erlebnisgarten RehaClinic Bad Zurzach. Newsletter Transfer, o. Jg. (2007) 3: S. 7.

Schneiter-Ulmann, R. et al.: Schlussbericht KTI-Projekt «Therapie- und Erlebnisgarten RehaClinic Bad Zurzach». ZHAW, Wädenswil 2009.

Schneiter-Ulmann, R.: Definition von Therapiegärten. Persönliche Kommunikation mit Prof. Renata Schneiter, ZHAW, Wädenswil 2009.

Schwab, R.: Einsamkeit. Huber, Bern 1997.

Schweitzer, P.; Bruce, E.: Das Reminiszenz-Buch – Praxisleitfaden zur Biografie- und Erinnerungsarbeit mit alten Menschen. Huber, Bern 2010.

Sonn, A.; Bühring. U.: Heilpflanzen in der Pflege. Huber, Bern 2004.

Taylor, R.: Alzheimer und Ich. Leben mit Dr. Alzheimer im Kopf. Huber, Bern 2008.

Vef-Georg, G.: Lasst Blumen sprechen. NOVA, 39 (2006) 4: S. 38–39.

Vef-Georg, G.: Gärtnern die Therapie mit Entwicklungspotential. NOVAcura, 39 (2008a) 5: S. 34–35.

Vef-Georg, G.: Der Garten im Haus. NOVAcura, 39 (2008b) 12: S. 32–33.

Vef-Georg, G.; Vef, I.: Kränze in Gänze. NOVA, 39 (2008c) 2: S. 28–29.

Vef-Georg, G.: Gärten der Orientierung. NOVA 39 (2008d) 4: S. 18–19.

Vef-Georg, G.: Gartentherapie was ist das? In: Georg, J. (Hg.) Pflege 2009. Huber, Bern 2008e, S. 98–99.
*Artikelsammlung der Kapitelautorin zur Klärung des Gartentherapiebegriffs und zur Ausführung gartentherapeutischer Interventionen.*

Vef-Georg, G.: ATL Raum und Zeit gestalten – arbeiten und spielen 2009. In: Schewior-Popp, S.; Sitzmann, F.; Ullrich, L. (Hrsg.): Thiemes Pflege. Thieme, Stuttgart 2009. S. 556–571.

Vef-Georg, G.: Pflanzengestützte Gesundheits- und Krankenpflege in der Langzeit- und Spitexpflege Betagter. In: Schneiter, R. (Hrsg.): Lehrbuch Gartentherapie. Huber, Bern 2010: S. 70–87.

Wichtl, M.: Teedrogen und Phytopharmaka. WVG, Stuttgart, 5. Auflage, 2009.

Wojnar, J.: Die Welt der Demenzkranken – Leben im Augenblick. Vincentz Network, Hannover, 2007.

Zegelin, A.: «Festgenagelt sein» – Der Prozess des Bettlägerigwerdens. Huber, Bern 2005.

## Anmerkung

Der Text zur pflanzengestützten Erinnerungsarbeit bei Menschen mit Demenz von Ursula Bertsch beruht auf einem vollständig überarbeiteten Beitrag in der Zeitschrift Altenpflege von Bertsch und Duffner aus dem Jahr 2007.

Der Text zur pflanzengestützten Gesundheits- und Krankenpflege von Gabie Vef-Georg beruht auf einer Abschlussarbeit im Rahmen ihres Studiums zur Gartentherapeutin, das sie im Sommer 2009 abgeschlossen hat.

# Anhang

## Teetabellen

Tee-Zubereitungstabelle zum Herauskopieren und Ausfüllen.

| Tee-Sorte | Pflanzenteil | Wirkung | Dosierung pro Tasse (150 ml) | Zubereitung* | Ziehzeit |
|-----------|--------------|---------|------------------------------|--------------|----------|
|           |              |         |                              |              |          |
|           |              |         |                              |              |          |
|           |              |         |                              |              |          |
|           |              |         |                              |              |          |
|           |              |         |                              |              |          |
|           |              |         |                              |              |          |
|           |              |         |                              |              |          |
|           |              |         |                              |              |          |
|           |              |         |                              |              |          |
|           |              |         |                              |              |          |
|           |              |         |                              |              |          |

*Zubereitungsarten:
Aufguss (Infus):       mit kochendem Wasser übergießen, wie angegeben zugedeckt ziehen lassen, abseihen
Abkochung (Dekokt):    mit kaltem Wasser aufsetzen, zum Kochen bringen, wie angegeben zugedeckt köcheln/ ziehen lassen, abseihen
Kaltauszug (Mazerat):  mit kaltem Wasser aufsetzen, zudecken, wie angegeben ziehen lassen, abseihen

Verordnungsliste zum Herauskopieren und Ausfüllen.

| Zimmer | Patientin | Tee | Menge | Beachte |
|--------|-----------|-----|-------|---------|
|        |           |     |       |         |
|        |           |     |       |         |
|        |           |     |       |         |
|        |           |     |       |         |
|        |           |     |       |         |
|        |           |     |       |         |
|        |           |     |       |         |
|        |           |     |       |         |
|        |           |     |       |         |
|        |           |     |       |         |
|        |           |     |       |         |
|        |           |     |       |         |

# Literaturverzeichnis

*Zusammenstellung: Jürgen Georg, Gabie Vef-Georg (Stand: Jan. 2013)*

## Aktivierung, kognitive Anregung

Tschan, Elvira: Integrative Aktivierende Alltagsgestaltung. Konzept und Anwendung, Huber, Bern 2010.

Schweitzer, Pam; Bruce, Errollyn: Das Reminiszenz-Buch. Praxisleitfaden zur Biografie- und Erinnerungsarbeit mit alten Menschen. Huber, Bern 2010.

Spector, Aimee; Thorgrimsen, Lene; Woods, Bob; Orrell, Martin: Kognitive Anregung (CST) für Menschen mit Demenz. Evidenzbasiertes Praxis- und Gruppenhandbuch. Bern, Huber 2012.

## Anthroposophische Medizin

Emde, Birgit et al: Komplementärmedizin für Kinder. WVG, Stuttgart 2012.

Glaser, Hermann: Alte und neue Hausmittel zur äußeren Anwendung. Gesundheitspflege iniativ. 2007.

Glöckler, Michaela; Schürholz, Jürgen; Walker, Martin: Anthroposophische Medizin. Freies Geistesleben, Stuttgart 2013.

Heine, Rolf; Bay, Frances: Anthroposophische Pflegepraxis. Hippokrates, Stuttgart 2001 [vgr.].

Wolf, Otto: Anthroposophisch orientierte Medizin und ihre Heilmittel. Freies Geistesleben, Stuttgart 1996.

## Aromatherapie

Price, Shirley; Price, Len: Aromatherapie. Huber, Bern 2009.

Werner, Monika, von Braunschweig: Praxis Aromatherapie, Haug, Stuttgart, 2012

Zimmermann, Eliane: Aromatherapie für Pflege- und Heilberufe. Haug, Stuttgart 2011.

## Basale Stimulation

Bienstein, Christel; Fröhlich, Andreas: Basale Stimulation® in der Pflege. – Die Grundlagen. Huber, Bern 2012.

Buchholz, Thomas; Schürenberg, Ansgar: Basale Stimulation in der Pflege alter Menschen. Huber, Bern 2012.

Fröhlich, Andreas: Basale Stimulation® in der Pflege – Das Arbeitsbuch. Huber, Bern 2010.

Hatz-Casparis, Margrit; Roth Sigrist, Monika: Basale Stimulation® in der Akutpflege. Huber, Bern 2012.

Mathys, Rosemarie; Straub Jan: Spastizität – Pflegerische Interventionen aus der Sicht der Basalen Stimulation® und Ortho-Bionomy®. Huber, Bern 2011.

## Einreibungen

Fingado, Monika: Rhythmische Einreibungen – Handbuch aus der Ita Wegman Klinik. Verlag am Goetheanum, Dornheim 2008.

Layer, Monika: Praxishandbuch. Rhythmische Einreibungen nach Wegman/Hauschka. Huber, Bern 2003.

## Ethnomedizin

Curare. Zeitschrift für Ethnomedizin und transkulturelle Psychiatrie. VWB-Verlag, Berlin.

Domenig, Dagmar. Transkulturelle Kompetenz. Huber. Bern 2007.

Fischer-Rizzi, Susanne: Botschaft an den Himmel. AT, Aarau 2001.

Greifeld, Katarina: Ritual und Heilung. Eine Einführung in die Medizinethnologie. Reimer, Berlin 2003.

Lux, Thomas: Kulturelle Dimension von Medizin. Ethnomedizin – Medizinethnologie. VWB-Verlag, Berlin 2003.

Rätsch, Christian: Weihrauch und Copal. AT, Aarau 2004.

## Gartentherapie

Niepel, Andreas; Pfister, Thomas: Praxisbuch Garten-therapie. Schulz-Kirchner Verlag, Idstein 2010.

Schneiter-Ulmann, Renata (Hrsg.): Lehrbuch Garten-therapie. Huber, Bern 2010.

## Homöopathie/Bach-Blüten

Emde, Birgit et al.: Komplementarmedizin für Kinder. WVG, Stuttgart 2012.

Grätz, Joachim F.: Klassische Homöopathie für die junge Familie. Tisani, Oberhausen 2003.

Hertweck, Judith: Bachblütentherapie bei Kindern. Die Schwester/Der Pfleger, 41 (2002) 2: 108-112.

Köhler, Rose: Lehrbuch der Homöopathie. Hippokrates, Stuttgart 2007.

Scheffer, Mechthild: Bach-Blütentherapie. Elsevier, München 2008.

Scheffer, Mechthild: Die Original Bach-Blüten. Kosmos, Stuttgart 2011.

Stübler, Martin: Was ist Homöopathie. Gesundheit aktiv. 1995.

Vonarburg, Bruno: Homöotanik. Arzneipflanzen der Homöopathie. Haug, Heidelberg. 2009.

## Hebammenarbeit/ Kinderkrankenpflege

Bühring, Ursel; Ell-Beiser, Helga; Gisch, Michaela: Heil-pflanzen in der Kinderheilkunde. Haug, Stuttgart 2013.

Fischer, Heide: Frauenheilpflanzen. Nymphenburger, München 2006.

Gerhard, Ingrid; Feige, Axel (Hrsg.): Geburtshilfe inte-grativ. Elsevier, München 2005.

Laue, Birgit; Salomon, Angelika: Kinder natürlich heilen. Rowohlt, Reinbek 2003.

Schmidt, Gitta: Sonnenwirbel für den König. Kräuter-märchen. Stadelmann, Ermengerst 2010.

Soldner, Georg; Stellmann, Hermann Michael: Indivi-duelle Pädiatrie. WVG, Stuttgart 2011.

Stadelmann, Ingeborg: Hebammensprechstunde. Stadel-mann, Ermengerst 2005.

Stadelmann, Ingeborg; Wolz, Dietmar: Ganzheitliche Therapien in Schwangerschaft, Wochenbett und Still-zeit. DAV, Stuttgart 2010.

Stellmann, Michael: Kinderkrankheiten natürlich be-handeln. G&U, München 2009.

Stiefel, Andrea; Geist, Christine; Harder, Ulrike: Hebam-menkunde. Hippokrates, Stuttgart 2012.

## Hausmittel

Bachmann, Sandra; Längler, Alfred: Hausmittel in der modernen Medizin. Tees, Wickel, Bäder & Co. Else-vier, München 2005.

Bellersen Quirini, Cosima: Hausmittel für die ganze Fa-milie. Ulmer, Stuttgart 2012.

Glaser, Hermann: Alte und neue Hausmittel zur äußeren Anwendung. Gesundheitspflege iniativ. 2007.

Lange, Petra: Hausmittel für Kinder. Natürlich vorbeu-gen und heilen. Rowohlt, Reinbek 2012.

Laue, Birgit; Salomon, Angelika: Kinder natürlich hei-len – Die besten Hausmittel. Rowohlt, Reinbek 2003.

Lennecke, Kirsten; Hagel, Kirsten; Przondziono, Klaus: Selbstmedikation für die Kitteltasche. WVG, Stuttgart 2011.

## Hildegard-Medizin

Hertzka, Gottfried: So heilt Gott. Die Medizin der hl. Hildegard von Bingen als neues Naturheilverfahren. Christiana, Stein am Rhein 2010.

Hertzka, Gottfried; Strehlow, Wighard: Große Hilde-gard-Apotheke. Christiana, Stein am Rhein 2012.

Mayer-Nicolai, Christine: Arzneipflanzenindikationen gestern und heute – Hildegard von Bingen, Leonhart Fuchs und Hagers Handbuch im Vergleich. Deutscher Wissenschaftsverlag, Kappelrodeck 2010.

Müller, Irmgard: Die pflanzlichen Heilmittel bei Hilde-gard von Bingen. Herder, Freiburg 2008.

## Körperpflegekunde/Naturkosmetik

Bellersen Quirini, Cosima: Naturkosmetik einfach selbst gemacht. Ulmer, Stuttgart 2012.

Bender, Sabine: Körperpflegekunde. WVG, Stuttgart 2009.

Bodenstein, Katharina; Schneider, Jutta: Naturkosmetik aus meinem Garten. Jan Thorbecke Verlag, Ostfildern 2012.

Ellsässer, Sabine: Körperpflegekunde und Kosmetik. Springer, Berlin 2008.

Hess, Pia: Naturkosmetik, 2011. Zu bestellen über Pia Hess, Falkenriedweg 5, CH 3032, Hinterkappelen.

Monsberger, Christine: Naturkosmetik ganz leicht selber machen. Löwenzahn Verlag, Insbruck 2012.

Raab, Wolfgang; Kindl, Ursula: Pflegekosmetik. WVG, Stuttgart 2012.

## Naturgestützte Therapie

Chalfont, Garuth: Naturgestützte Therapie. Huber, Bern 2010.

## Palliative Care

Huber, Gudrun; Casagrande, Christina; Bühring, Ursel: Komplementäre Sterbebegleitung. Haug, Stuttgart 2012.

Knipping, Cornelia (Hrsg.). Lehrbuch Palliative Care. Huber, Bern 2007.

Kostrzewa, Stephan; Kutzner, Marion: Was wir noch tun können. Basale Stimulation in der Sterbebegleitung. Huber, Bern 2013.

Kränzle, Susanne; Schmid, Ulrike; Seeger, Christa: Palliative Care – Handbuch für Pflege und Begleitung. Springer, Berlin 2011.

Nagele, Susanne; Feichtner, Angelika: Palliativpflege. Facultas, Wien 2012.

Walper, Heike: Basale Stimulation in der Palliativpflege. Ernst Reinhardt, München 2012.

## Pflegepraxis, -prozess, -phänomene, -interventionen

Bienstein, Christel; Fröhlich, Andreas: Basale Stimulation® in der Pflege. Huber, Bern 2012.

Brandt, Ina: Pflegetechniken heute. Elsevier, München 2010.

Brooker, Dawn: Person-zentriert pflegen. Huber, Bern 2008.

Buchholz, Thomas; Schürenberg, Ansgar: Basale Stimulation in der Pflege alter Menschen. Huber, Bern 2012.

Carr, Eloise C. J.; Mann, Eileen M.: Schmerz und Schmerzmanagement. Huber, Bern 2010.

Fitzgerald Miller, Judith: Coping fördern – Machtlosigkeit überwinden. Hilfen zur Bewältigung chronischen Krankseins, Huber, Bern 2003.

Gottschalck, Thomas: Mundhygiene und spezielle Mundpflege. Huber, Bern 2007.

Haas, Ute (Hrsg.): Pflege von Menschen mit Querschnittlähmung – Probleme, Bedürfnisse, Ressourcen und Interventionen. Huber, Bern 2012.

Hayder, Daniela; Kuno, Elke; Müller, Margrit: Kontinenz – Inkontinenz – Kontinenzförderung. Huber, Bern 2012.

Kerr, Diana; Wilkinson, Heather: Gute Nacht! – Alte Menschen in der Nacht pflegen und begleiten. Bern, Huber 2013.

Kirschnik, Olaf: Pflegetechniken von A – Z. Thieme, Stuttgart 2010.

Lindesay, James; MacDonald, Alistair; Rockwood, Kenneth: Akute Verwirrtheit – Delir im Alter. Praxishandbuch für Pflegende und Mediziner. Huber, Bern 2009.

Nauck, Friedmann; Klaschik, Eberhard: Schmerztherapie – Kompendium für Ausbildung und Praxis. WVG, Stuttgart 2002.

Panfil, Eva-M.; Schröder, G. (Hrsg.). Pflege von Menschen mit chronischen Wunden. Huber, Bern 2013.

Reif, Karl; de Vries, Ulrike; Petermann, Franz; Görres, Stefan: Wege aus der Erschöpfung – Ratgeber zur tumorbedingten Fatigue. Huber, Bern 2011.

Sauter, Doro; Abderhalden, Chris; Needham, Ian; Wolff, Stephan (Hrsg.). Lehrbuch Psychiatrische Pflege. Huber, Bern 2011.

Schewior-Popp, Susanne; Sitzmann, Franz; Ullrich, Lothar: THIEMEs Pflege. Thieme, Stuttgart 2012.

Schröder, G.; Kottner J. (Hrsg.). Dekubitus und Dekubitusprophylaxe. Huber, Bern 2012.

Schürer, N.; Kresken, J.: Die trockene Haut. WVG, Stuttgart 2000

Sitzmann, Franz: Hygiene daheim. Professionelle Hygiene in der stationären und häuslichen Alten- und Langzeitpflege. Huber, Bern 2007.

Sitzmann, Franz: Hygiene kompakt. Huber, Bern 2012.

Spork, Peter: Das Schlafbuch. Warum wir schlafen und wie es uns am besten gelingt. Rowohlt, Reinbek 2008.

Thio, Bing et al.: Praxishandbuch Pruritus. Hautjucken einschätzen, erkennen und behandeln. Huber, Bern 2013.

Thomm, Monika (Hrsg.). Schmerzmanagement in der Pflege. Springer, Berlin 2011.

Van den Berg, Frans: Angewandte Physiologie 4 – Schmerzen verstehen und beeinflussen. Thieme, Stuttgart 2003.

Zylicz, Zbingniew; Twycross, Robert; Jones, Anthony: Pruritus. Huber, Bern 2009.

## Pflegewissenschaft, -forschung

Behrens, Johann; Langer, Gero: Evidence-based Nursing and Caring – Methoden und Ethik der Pflegepraxis und Versorgungsforschung. Huber, Bern 2010.

Brandenburg, Herrmann; Panfil, Eva-Maria; Mayer, Herbert (Hrsg.): Pflegewissenschaft 2. Lehr- und Arbeitsbuch zur Einführung in die Methoden der Pflegeforschung. Huber, Bern 2013.

Fintelmann, Volker: Lehrbuch der Phytotherapie. Hippokrates, Stuttgart 2009.

Polit, Denise F.; Tatano Beck, Cheryl; Hungler, Bernadette P.: Lehrbuch Pflegeforschung. Methodik, Beurteilung und Anwendung. Huber, Bern 2004.

Schaeffer, Doris; Müller-Mundt, Gabriele (Hrsg.): Qualitative Gesundheits- und Pflegeforschung. Huber, Bern 2002.

## Phytotherapie

Beiser, Rudi: Mein Heilpflanzengarten. Ulmer, Stuttgart, 2012.

Brinkmann, Helmut; Gehrmann, Beatrice; Koch, Wolf-Gerald; Tschirch, Claus O.: Phytotherapie für die Kitteltasche. WVG, Stuttgart 2004.

Bühring, Ursel: Praxis-Lehrbuch der modernen Heilpflanzenkunde. Haug, Stuttgart 2011.

Bühring, Ursel: Mit Ursel Bühring durchs Heilpflanzenjahr. Ulmer, Stuttgart 2011.

Bühring, Ursel: Alles über Heilpflanzen. Ulmer, Stuttgart 2011.

Bühring, Ursel: Kuren für Körper und Seele. Ulmer 2012.

Bühring, Ursel; Ell-Beiser, Helga; Gisch, Michaela: Heilpflanzen in der Kinderheilkunde. Sonntag, Stuttgart 2007.

Bühring, Ursel: Meine Heilpflanzenschule. Kosmos, Stuttgart 2009.

Bühring, Ursel: Blütenküche. Ulmer, Stuttgart 2012.

Emde, Birgit et al.: Komplementärmedizin für Kinder. WVG, Stuttgart 2012.

Fintelmann, Volker: Lehrbuch der Phytotherapie. Hippokrates, Stuttgart 2009.

Fintelmann, Volker: Praktische Tee-Therapie. WVG, Stuttgart 2005.

Fintelmann, Volker: Kompendium Phytopharmaka. MMI, München 2008.

Frohne, Dietrich: Heilpflanzenlexikon. WVG, Stuttgart 2006.

Grünwald, Jörg; Jänicke, Christof: Grüne Apotheke – Selbstbehandlung mit pflanzlichen Heilmittel und -tees. G&U, München 2005.

Jänicke, Christof; Grünwald, Jörg; Brendler, Thomas: Handbuch Phytotherapie. Stuttgart, WVG 2005 [vgr.].

Kalbermatten, Roger; Kalbermatten, Hildegard: Pflanzliche Urtinkturen. AT, Aarau 2005.

Kraft, Karin: Checkliste Phytotherapie. Thieme, Stuttgart 2011.

Lennecke, Kirsten; Hagel, Kirsten; Przondziono, Klaus: Selbstmedikation für die Kitteltasche. WVG, Stuttgart 2011.

Pahlow, Manfred: Heilpflanzen. Hirzel, Stuttgart 2009.

Pelt, Jean-Marie: Geheimnisse der Heilpflanzen. Knesebeck, München 2005.

Pschyrembel Naturheilkunde und alternative Heilverfahren. de Gruyter, Berlin 2011.

Scherf, Gertrud: Wildkräuter & Wildfrüchte für die Küche. Erkennen, sammeln, genießen. BLV, München 2009.

Schilcher, Heinz; Kammerer, Susanne; Wegener, Tankred: Leitfaden Phytotherapie. Elsevier, München 2010.

Schilcher, Heinz; Dorsch, Walter: Phytotherapie in der Kinderheilkunde. WVG, Stuttgart 2006.

Schilcher, Heinz; Frank, Bruno: Kleines Heilkräuter-Lexikon. Hädecke, Weil der Stadt 2008.

Schilcher, Heinz; Hiener, Ralf: Ingwer – Gesundheit und Genuss. Hädecke, Weil der Stadt 2008.

Schulz, Volker; Hensel, Rudolf: Rationale Phytotherapie. Springer, Heidelberg 2005.

Schunk, Rainer: Heilkraft aus Heilpflanzen. Kuhfuß Verlag, Abtswind 2002.

Vonarburg, Bruno: Natürlich gesund mit Heilpflanzen. AT, Aarau 2001.

Wagner, Hildebert; Wiesenauer, Markus: Phytotherapie. WVG, Stuttgart 2003.

Wichtl, Max: Handbuch der Teedrogen, WVG, Stuttgart 2009.

## Spagyrik

Casagrande, Christina: Praxis Spagyrik. Haug, Stuttgart 2011.

## Traditionelle chinesische Medizin (TCM)

Bißwanger-Heim, Thomas; Ernst, Edzard: Asiatische Heilkunde. Tradition, Anwendung, Heilversprechen. Stiftung Warentest, Berlin 2011.

## Toxikologie/Giftpflanzen

Dreyer, Eva M.: Wildkräuter und ihre giftigen Doppelgänger. Kosmos, Stuttgart 2011.

Frohne, Dietrich; Pfänder, Hans Jürgen: Giftpflanzen. Ein Handbuch für Apotheker, Ärzte, Toxikologen und Biologen. WVG, Stuttgart 2004.

Kremer, Bruno P.: Essbare und giftige Wildpflanzen. Ulmer, Stuttgart 2010.

Lüllmann, Heinz; Mohr, Klaus; Hein, Lutz: Pharmakologie und Toxikologie. Thieme, Stuttgart 2010.

Reichl, Franz X.: Taschenatlas Toxikologie. Thieme Stuttgart 2009.

## Wickel und Auflagen

Bächle-Helde, Bernadette; Bühring, Ursel: Heilsame Wickel und Auflagen. Ulmer, Stuttgart 2013 (Plan).

Bachmann, Robert; Schleinkofer, German M.: Natürlich gesund mit Kneipp. Trias, Stuttgart 2012.

Brumm, Vreni; Ducommun-Capponi, Madeleine: Wickel und Kompressen. AT, Aarau 2011.

Eichler, Els: Wickel und Auflagen. Gesundheitspflege iniativ, Esslingen 1991.

Fingado, Monika: Therapeutische Wickel und Kompressen. Handbuch aus der Ita Wegman Klinik. Verlag am Goetheanum, Dornach 2011.

Fialka-Moser, Veronika: Hydrotherapie und Balneotherapie in Theorie und Praxis. Pflaum, München 2009.

Glaser, Hermann: Alte und neue Hausmittel zur äußeren Anwendung. Gesundheitspflege iniativ, Esslingen 2007.

Mayer, Monika: Natürlich gesund mit Heilerde. AT, Aarau 2008.

Schmiederl, Volker; Augustin, Matthias: Leitfaden Naturheilkunde. Elsevier, München 2012.

Sonn, Annegret; Baumgärtner, Ute; Merk, Brigitte: Wickel und Auflagen. Thieme, Stuttgart 2010.

Thüler, Maya: Wohltuende Wickel und Kompressen in der Kranken- und Gesundheitspflege. Eigenverlag, Worb 2003.

Uehleke, Bernhard; Hentschel, Hans-Dieter: Das große Kneipp-Gesundheitsbuch. Trias, Stuttgart, 2006.

Uhlemayr, Ursula: Bärenstarke Wickel. Urs-Verlag, München 2011.

## Fachzeitschriften

Der Heilpraktiker. Verlag Volksheilkunde, Bonn.

DHZ Deutsche Heilpraktikerzeitschrift, Sonntag Verlag in MVS Medizinverlage Stuttgart GmbH & Co. KG, Oswald Hesse-Straße 50, D-70469 Stuttgart. Erscheint monatlich. www.medizinverlage.de

Gesundheitsnachrichten A. Vogel AG, Hätschen, Postfach 63, CH-9053 Teufen.

Kraut und Rüben Deutscher Landwirtschaftsverlag GmbH, Lothstr. 29, 80797 München. 12 Ausgaben jährlich. www.krautundrueben.de

Natürlich AZ Fachverlage AG, Neumattstr. 1, CH-5001 Aarau. 12 Ausgaben jährlich; mit regelmäßiger Heilpflanzen-Rubrik. www.natuerlich-online.ch

Natur und Medizin Mitgliederbrief der Fördergemeinschaft für Erfahrungsheilkunde NATUR UND MEDIZIN e.V., Carstens-Stiftung. 6 Ausgaben jährlich. www.naturundmedizin.de

Naturarzt AccessMarketing GmbH, Alt Falkenstein 37 a, 61462 Königstein. Erscheint monatlich. www.naturarzt-access.de

Naturheilpraxis und Naturmedizin. Pflaum Verlag, München.

Natur und Heilen Verlag Natur und Heilen, Nikolaistr. 5, 80805 München. Erscheint monatlich. www.naturundheilen.de

NOVAcura – Zeitschrift für Alters- und Langzeitpflege. Huber, Bern http://www.verlag-hanshuber.com/zeitschriften.

Zeitschrift für Phytotherapie Hippokrates Verlag, Postfach 300504, 70445 Stuttgart. 10 Ausgaben jährlich. www.hippokrates.de

## Publikumszeitschriften

Landlust – Die schönsten Seiten des Landlebens. Landwirtschaftsverlag, 48084 Münster (6-mal jährlich). Kontakt: Service@landlust.de

Landidee – Land erleben und genießen. Landideee Verlag, Münchnerstr. 101, 85737 Ismaning, 6-mal jährlich, Kontakt: leserservice@landidee-magazin.de

Liebes Land – Die beste Art zu leben. Leserservice Liebes Land. Erich-Kästner-Str. 2, 56379 Singenhofen. (12-mal jährlich). Kontakt: service@liebes-land.de

Mein schönes Land – M.I.G. Medien Innovation GmbH, Hubert-Burda-Platz 1, 77652 Offenburg. Kontakt: msg@burdadirect.de

Schweizer Landliebe. Dufourstr. 23, 8008 Zürich, 4-mal jährlich. Kontakt: redaktion@schweizer-landliebe.ch

Stand: Jan. 2013

# Bezugsquellen

## Pflanzen und/oder Samen

Viele Heil- und Gewürzkräuter sind in örtlichen (Stauden-) Gärtnereien erhältlich.

### Artemisia Allgäuer Kräutergarten
Heilkräuter u. Teemischungen, Bücher, Seminare
Tillmann Schlosser
Hopfen 29
DE-88167 Stiefenhofen im Allgäu
Tel.: 0 83 86-96 05 10
Fax: 0 83 86-96 15 20
E-Mail: info@artemisia.de
Internet: www.artemisia.de

### Bingenheimer Saatgut
Ökologische Saaten, Bioland, Demeter
Kronstr. 24
DE-61209 Echzell
Tel.: 0 60 35-1 89 90
E-Mail: info@oekoseeds.de
Internet: www.oekoseeds.de

### Die Blumenschule
Demonstrationsbetrieb ökologischer Landbau,
Naturland-Betrieb, Seminare
Augsburgerstr. 62
DE-86956 Schongau
Tel.: 0 88 61-73 73
Fax: 0 88 61-12 72
E-Mail: info@blumenschule.de
Internet: www.blumenschule.de

### Hof Berg-Garten
Wilde Blumen für lebendige Gärten,
Bioland Betrieb
Großherrischwand, Lindenweg 17
DE-79737 Herrischried
Tel.: 0 77 64-2 39
Fax: 0 77 64-2 15
E-Mail: info@hof-berggarten.de
Internet: www.hof-berggarten.de

### Kräuterei in Lützel
Bioland Betrieb
Im Stillen Winkel 5
DE-57271 Hilchenbach-Lützel
E-Mail: Kraeuterey@aol.de
Internet: www.kraeuterey.de

### Pharmasaat
Saatgutproduktion für Arzneipflanzen und
Gewürzpflanzen, Saatgut aus kontrolliert
ökologischem Anbau
Strasse am Westbahnhof 4
DE-06556 Artern
Tel.: 0 34 66-32 45 99
Fax: 0 34 66-32 45 99
E-Mail: info@pharmasaat.de
Internet: www.pharmasaat.de

### Staudengärtnerei Gaissmayer
Förderpreis Ökologischer Landbau 2006,
Bioland Betrieb
Jungviehweide 3

DE-89257 Illertissen
Tel.: 0 73 03-72 58
Fax: 0 73 03-4 21 81
E-Mail: info@staudengaissmayer.de
Internet: www.gaissmayer.de

## Syringa

Duftpflanzen und Kräuter
Bachstraße 7 (nur Büroanschrift)
DE-78247 Hilzingen-Binningen
Tel.: 0 77 39-14 52
Fax: 0 77 39-6 77
E-Mail: info@syringa-samen.de
Internet: www.syringa-samen.de

# Naturkosmetika, Massageöle usw.

## WALA Arzneimittel und Dr. HAUSCHKA Naturkosmetik

WALA Heilmittel GmbH
Bosslerweg 2
DE-73087 Bad Boll/Eckwälden
Tel.: 0 71 64-93 01 81
Fax: 0 71 64-93 02 97
E-Mail: info@wala.de
Internet: www.wala.de
www.walaarzneimittel.de
www.dr.hauschka.com

## WELEDA AG

Möhlerstr. 3
DE-73525 Schwäbisch Gmünd
Tel.: 0 71 71-91 91 79
Fax: 0 71 71-91 95 07
E-Mail: dialog@weleda.de
Internet: www.weleda.de

## Tautropfen Naturkosmetik

Silvia & Rainer Plum GmbH & Co. KG
Bahnhofstr. 5
DE-83119 Obing
Tel.: 0 86 24-8 78 50
Fax: 0 86 24-87 85 32
E-Mail: TAUTROPFEN.
Naturkosmetik@t-online.de
Internet: www.tautropfen.de

## Pia Hess Heer

Naturkosmetik und Kurse in Naturkosmetik
Falkenriedweg 5
CH-3032 Hinterkappelen
Tel.: 00 41 (0)3 19 01 22 21
Internet: www.pianaturkosmetik.ch

Natürliche Pflegelinie aus der
Schweizer Landwirtschaft
Internet: www.suissessences.ch

# Medizinal- und Kräutertees

Medizinaltees: über Apotheken erhältlich
(lose oder als Teebeutel)

## Alfred Galke

kontrolliert biologischer Anbau und
konventionelle Ware, DAB-geprüft
Großhändler, der Naturkostläden und
Apotheken beliefert
Am Bahnhof 1
DE-37534 Gittelde/Harz
Tel.: 0 53 27-8 68 10
Fax: 0 53 27-54 20
E-Mail: info@galke.com
Internet: www.galke.com

## Alfred Stüber

Biologische Arzneimittel
Ältestes Auslieferungslager der
A. Vogel-Produkte Deutschland
Postfach 7050
DE-72734 Reutlingen
Tel.: 0 71 21-5 20 21
Fax: 0 71 21-58 04 99
E-Mail: info@stuebers.de
Internet: www.stuebers.de

## Bahnhofapotheke

Apotheker e. K. Dietmar Wolz
Teekräuter (u. a. Teemischungen von
U. Bühring), ätherische Öle (Original
Aromamischungen), Seminare
Bahnhofstr. 12
DE-87435 Kempten
Tel.: 0 83 15-22 66 11
Fax: 0 83 15-22 66 26
Internet: www.bahnhof-apotheke.de

## Berglandkräuter

Teemischungen und Gewürzkräuter, Bioland
Am Molkenborn 14
DE-36279 Bebra
Tel.: 0 66 22-91 98 46
Fax: 0 66 22-91 98 47
E-Mail: Berglandkraeuter@berglandkraeuter.de
Internet: www.berglandkraeuter.de

## Heuschrecke Naturkost

Bio-Gewürze, -Kräuter, -Tee und
-Ätherische Öle
Redcarstr. 50a
DE-53842 Troisdorf-Spich
Tel.: 0 22 41-39 72 60
Fax: 0 22 41-3 97 26 99
E-Mail: bio@heuschrecke.com
Internet: www.heuschrecke.com

## Kneipp-Werke (Medizinaltees)

Steinbachtal 43
DE-97082 Würzburg
Tel.: 09 31-8 00 20
Fax: 09 31-8 00 21 97
E-Mail: info@kneipp.de
Internet: www.kneipp.de
kostenlose Kneipp-Infoline 0 08 00-56 34 77 46 36
Fabrikverkauf: (Di, Mi, Fr 10 – 16 Uhr,
Do 12 – 18 Uhr; Mo geschlossen)
Johannes-Gutenberg-Str. 8
97199 Ochsenfurt-Hohestadt

## La Luna Kräutermanufaktur

Demeter- und Biolandqualität
Rudi Beiser
Herrenstr. 12
DE-77948 Friesenheim
Tel.: 0 78 21-99 77 61
Fax: 0 78 21-9 97 61
E-Mail: info@lalunakraeuter.de
Internet: www.lalunakraeuter.de

## Lebensbaum

Ulrich Walter GmbH, Demeter-Betrieb,
TransFair e. V., DAB-geprüft
Produkte über Naturkosthandel zu beziehen
Dr.-Jürgen-Ulderup-Strasse 12
DE-49356 Diepholz

Tel.: 0 54 41-9 85 60
Fax: 0 54 41-9 85 61 01
E-Mail: info@lebensbaum.de
Internet: www.lebensbaum.de

## Sidroga

Medizinaltees
Mumpferfährstr. 68
DE-79713 Bad Säckingen
Tel.: 0 77 61-93 97 60
Fax: 0 77 61-9 39 76 48
E-Mail: administration@sidroga.com
Internet: www.sidroga.com

## Sonnentor

Biotees in Demeterqualität,
über Naturkosthandel zu beziehen
Sprögnitz 10
A-3910 Zwettl
Tel.: 0 28 75-72 56
Fax: 0 28 75-72 57
E-Mail: office@sonnentor.at
Internet: www.sonnentor.com

## Kräuter Schulte

kontrolliert biologischer Anbau
und konventionelle Ware
Kräuter der Welt, Biokräuter, Tees, Tinkturen,
Flüssigextrakte, Öle
Schlossstr. 7
DE-76593 Gernsbach/Schwarzwald
Tel.: 0 72 24-38 76
Fax: 0 72 24-6 84 34
E-Mail: kraeuterschulte@aol.com
Internet: www.oekoplant-ev.de
(Unter Ökoplant e.V., dem Förderverein
ökologischer Heil- und Gewürzpflanzenanbau,
sind weitere Adressen aufgelistet.)

## Wickel-Zubehör

Komplette Wickelsets für Erwachsene und
für Kinder, Rohwolle usw.:
Bärbl Buchmayr
Kirchenstr. 14
DE-83454 Anger
Tel.: 0 86 56-98 54 41
Fax: 0 86 56-98 54 42
Internet: www.baerbl-buchmayr.com

## Wickelgeistlein

Constance Wittmann
Schauenburgstrasse 4
DE-79234 Grenzach Wyhlen
Tel.: 0 76 24-98 09 21
Fax: 0 76 24-98 39 42
E-Mail: constance@wickelgeistlein.de
Internet: www.wickelgeistlein.de/

## Wickel- und Bienenwachsset

Vreni Brumm
Bildung und Beratung in der
Gesundheitsförderung
Dorfstr. 7
CH-8703 Erlenbach
Tel.: 00 41 (0)4 49 10 07 88
Internet: www.vrenibrumm.ch

## Wickelsets, Bienenwachslappen

GAP Geschützte Arbeitsplätze
Hauptstrasse 37
CH-4562 Biberist
Tel.: 00 41 (0)3 26 72 12 70
E-Mail: info-gap@bluewin.ch

## Rohwolle/Wickelwolle

### Spycher Handwerk

Familie Grädel
CH-4953 Schwarzenbach
E-Mail: info@spycher-handwerk.ch
Internet: www.spycher-handwerk.ch

### Bärbl Buchmayr

Unterhausnberg 10a
A-5142 Eggelsberg
Tel.: 0 04 37-74 83 23 76
Email: office@baerbl-buchmayr.com
Internet: www.baerbl-buchmayr.com

### Retterspitz GmbH

Laufer Str. 17 – 19
DE-90571 Schwaig
Tel.: 9 11 50-70 00
Fax: 9 11 50-70 08 45
E-Mail: info@retterspitz.de
Internet: www.retterspitz.de

## Kirschkernsäckchen

Udo Bierfreund
Gabrielenstr. 3
DE-66798 Wallerfangen
Tel.: 0 68 31-6 93 25
Fax: 0 68 31-6 94 25

## Ätherische Öle

### Bahnhofapotheke Kempten

Auch Original Aromamischungen von
Apotheker Dietmar Wolz in Zusammenarbeit
mit der Hebamme Ingeborg Stadelmann.
Bahnhofstr. 12
DE-87435 Kempten
Tel.: 0 83 15-22 66 11
Fax: 0 83 15-22 66 26
Internet: www.bahnhof-apotheke.de

### Iarome Aromatherapie

Dorothea Hamm
Karlstr. 97
DE-76137 Karlsruhe
Tel.: 0 72 13-5 75 21
Fax: 0 72 13-54 19 03
E-Mail: info@larome.de
Internet: www.larome.de

### Primavera life

kontrolliert biologischer Anbau,
Demeter und konventioneller Anbau
Herstellung und Vertrieb von 100% naturreinen
ätherischen Ölen
Am Fichtenholz 5
DE-87477 Sulzberg
Tel.: 0 83 76-80 80
Fax: 0 83 76-8 08 39
E-Mail: info@primavera-life.de
Internet: www.primavera.de

### WADI GmbH

Etherische Öle für Aroma-Pflege, -Kosmetik
und -Kultur eine Abteilung der WADI GmbH
Erfurter Str. 4
DE-85368 Eching
Tel.: 08989-052550
Fax: 08989-0525525
E-Mail: Prof.Wabner@EtherischeOele.de
Internet: www.etherischeoele.de

## Schweiz

**Farfalla Essentials AG**
Florastrasse 18b
CH-8610 Uster
Tel.: 0041 (0)4 49 05 99 00
Fax: 0041 (0)4 49 05 99 09
E-Mail: info@farfalla.ch
Internet: www.farfalla.ch

## Bezugsquellen für Wickelmateralien

| | | |
|---|---|---|
| Aßmus | Gröninger Weg 1<br>74379 Ingersheim<br>Tel. 0 71 42-9 74 60, Fax 97 46 22<br>www.assmus-natur.de | Merinowollstoff aus 100% Schafschur-<br>wolle als Meterware, Seide, Baumwoll-<br>nesselstoff |
| Avalon Naturtextil | Raiffeisenstr. 44<br>58093 Hagen<br>Tel. 02 33 31-35 02 50, Fax 3 50 25 49<br>www.avalon-naturtextil.de | Wollplüsch, Woll-Strickstoff |
| Bahnhofapotheke | Bahnhofstr. 12<br>87435 Kempten<br>Tel. 08 31-5 22 66 11, Fax 5 22 66 26<br>www.bahnhof-apotheke.de | Bienenwachskompressen, Öle,<br>Heilwolle |
| Bärbl Buchmayr | Unterhaunsberg 10a<br>A-5142 Eggelsberg<br>Tel. 00 43-7 74 83 23 76, Fax 7 74 83 23 98<br>www.baerbl-buchmayr.com | Wickelsets, Dinkelkissen etc. |
| Bierfreund Udo | Gabrielenstr. 3<br>66798 Wallerfangen<br>Tel. 0 68 31-6 93 25, Fax 6 94 25<br>email: Kirschkernkissen@t-online.de | Kirschkernkissen, Kirschkerne lose,<br>Preisliste für Heilberufe! |
| Feige Naturproduktehaus | Altenkirchenerstr. 27<br>53567 Asbach<br>Tel. 0 26 83/64 55 11, Fax 94 55 22<br>www.naturproduktehausfeige.de | Kirschkerne, Hirseschalen,<br>Dinkelspelz |
| Finkhof<br>Schäfereigenossenschaft | St.-Ulrich-Str. 1<br>88410 Bad Wurzach<br>Tel. 0 75 64-93 17 11, Fax 93 17 12<br>www.finkhof.de | Wollvlies, Fettvlies |
| Irmgard Haag-Dietz | Untere Mühle<br>72172 Sulz-Mühlheim<br>Tel. 0 74 54-8512, Fax 8 73 08<br>www.frauwolle.de | Rohwolle, Wickelsets |
| KICKELS Cordula Paar | Vogelsangerstr. 47<br>50823 Köln<br>Tel. 02 21-5 10 62 72<br>www.kickels.de | Kinderwickelsets |
| Kneipp Verlag | Adolf-Scholz-Allee 6–8<br>86825 Bad Wörishofen<br>Tel. 08 247-3 00 22 12, Fax 3 00 21 99<br>www.kneippverlag.de | Kneippwickel, Wassergießrohr,<br>Wannen, Kräuterkissen, Literatur |

| | | |
|---|---|---|
| Laluna Kräutermanufaktur Rudi Beiser | Herrenstr. 12 77948 Friesenheim-Schuttern Tel. 07821-997761 www.lalunakraeuter.de | Teemischungen, Kräuter |
| Retterspitz GmbH | Laufer Str. 17–19 90571 Schwaig Tel. 0911-507000-47 www.retterspitz.de | Retterspitz Heilmittel, Wickeltextilien |
| Wachswerk Dirk-Hinrich Otto | Schmachtenbergstr. 172 45129 Essen Tel. 02054-124726, Fax 124727 www.wachswerk.de | Bienenwachsfolien, Salzsäckchen |

Quelle der Tabelle: Bernadette Bächle-Helde

# Heilpflanzengärten

*Unter der **Bad Heilbrunner Gesundheitsdaten-bank** sind zahlreiche Heilpflanzengärten in Deutschland mit den wichtigsten Angaben (Öffnungszeiten, Anreise, Kontaktpersonen etc.) beschrieben (nach Bundesländern aufgelistet): http://www.tee.org/kgarten/uebersicht.html*

## Heilkräutergarten im Merian Park
Botanischer Garten in Brüglingen bei Basel
Heilpflanzen nach Indikationen geordnet
Vorder Brüglingen 5
CH-4052 Basel
Tel.: 00 41-(0)61-3 19 97 80
Fax: 00 41-(0)61-3 11 87 84
E-Mail: info@bogabrueglingen.ch
Internet: www.bogabrueglingen.ch

## Heilkräuterlehrpfad Löffingen
Raum Titisee-Neustadt an der B 31
Heilkräuter in ihrer natürlichen Umgebung
Initiator Heilpraktiker Peter Spiegel
Am Maienländer Tor
DE-79843 Löffingen
Tel.: 0 76 54-6 60
Internet: www.loeffingen.de

## Heilpflanzengarten der Firma WALA
Dorfstr. 1
DE-73087 Bad Boll/Eckwälden
(bei Göppingen)
Anmeldung zu Führungen:
Tel.: 0 71 64-93 01 81
Fax: 0 71 64-93 03 90
E-Mail: info@wala.de
Internet: www.wala.de

## Heilpflanzengarten der Firma WELEDA
Schwäbisch Gmünd-Wetzgau
Tel.: 0 71 71-8 74 88 11
E-Mail: fuehrungen@weleda-naturals.de
Internet: www.weleda.de

## Naturlehrpfad Heilpflanzengarten Liemberg
Bio-Betrieb Hans Zaugg Liemberg
CH-4938 Rohrbachgraben
Tel.: 00 41-(0)62-9 65 29 61
Internet: www.myoberaargau.com

## Schweizerisches Freilichtmuseum Ballenberg
Großer Heilkräutergarten mit Führungen
Museumsstraße 131
CH-3858 Hofstetten
Internet: www.ballenberg.ch

# Aus- und Fortbildungsmöglichkeiten

## Heilpflanzen

### Artemisia Allgäuer Heilpflanzenseminare
Hopfen 29
DE-88167 Stiefenhofen im Allgäu
Tel.: 0 83 86-96 05 10
E-Mail: info@artemisia.de
Internet: www.artemisia.de

### Freiburger Heilpflanzenschule gbR Ursel Bühring
Zechenweg 6
DE-79111 Freiburg
Tel.: 0 76 15-65 59 05
Fax: 0 76 15-65 59 06
E-Mail: info@heilpflanzenschule.de
Internet: www.heilpflanzenschule.de

### Heilpflanzenschule Verden
Dipl. Biol. Margitta Paprotka-Kühne
Schafwinkeler Dorfstr. 1 A
DE-27308 Kirchlinteln
Tel.: 0 42 37-94 22 82
Fax: 0 42 37-9 44 01 12
E-Mail: mpk@heilpflanzenschule-verden.de
Internet: www.heilpflanzenschule-verden.de

## Österreich
### Komplementäre Pflege
Weiterbildung nach Paragraph 64 des GuKG
Evelin Habicher
Lärchenstrasse 39a/4
A-6063 Rum
Tel.: 6 50 50-57 57
E-Mail: evelin.habicher@calendula.at
Internet: www.calendula.at

## Wickel

### LINUM – Schule für naturheilkundliche Methoden der Gesundheits- und Krankenpflege
Informationen über Linum e. V.
Elke Heilmann-Wagner
Im Pflänzer 30
DE-67273 Bobenheim am Berg
Tel.: 0 63 53-50 77 40
Fax: 0 63 53-50 89 52
E-Mail: elke.heilmann-wagner@web.de
Internet: www.linum-schule.de
www.wickel.biz

### Verband anthroposophisch orientierter Pflegeberufe e. V.
Roggenstr. 82
DE-70794 Filderstadt
Tel.: 07 11-7 35 92 19
E-Mail: mail@anthro-pflegeberufe.de
Internet: www.vfap.de

Weiterbildung komplementäre Pflege
www.wickel.biz
www.calendula.at
Leitung: DGKS Evelin Habicher,
DGKS Brigitta Poppeller
Haus Marillac
Sennstr. 3
A-6020 Innsbruck
Tel.: 05 12-57 23 13
Information und Anmeldung:
Landesverband Tirol
Tel.: 0 52 23-5 59 91
E-Mail: bildung.tirol@oegkv.at

PRIMULAVERIS
Madeleine Ducommun-Capponi
(Wickel-Fachausbildung, Kurse zu Wickel
u. Heilpflanzen)
Niklaus-Konrad-Str. 18
CH-4500 Solothurn
Tel.: 00 41 (0)32-6 21 19 05
E-Mail: info@primulaveris.ch
Internet: www.primulaveris.ch; www.wickel.biz
Leitung: Vrenni Brumm,
Madeleine Ducommum-Capponi
Kontaktadresse (2)
Vreni Brumm, Bildung und Beratung in der
Gesundheitsförderung Dorfstr. 7
CH-8703 Erlenbach
Tel.: 00 41 (0) 4 49 10 07 88
E-Mail: vreni@brumm.ch
Internet: www.vrenibrumm.ch,

Susanna Anderegg-Rhyner
(Wickelfachfrau und Fachfrau für ganzheitliche
Aromatherapie und Heilpflanzenkunde)
Lentulusstr. 48
CH-3007 Bern
Tel.: 00 41 (0)31-3 72 16 09
E-Mail: anderegg48@bluewin.ch
Internet: www.wickel.biz

Pia Hess Naturkosmetik und
Heilpflanzenkurse
(Drogistin, Fachfrau für ganzheitliche
Aromatherapie und Pflanzenheilkunde)
Falkenriedweg 5
CH-3032 Hinterkappelen
Tel.: 00 41 (0)31-9 01 22 21
Fax: 00 41 (0)31-9 01 24 06
Internet: www.pianaturkosmetik.ch

ARVEN Schule für ganzheitliche
Aromatherapie und Pflanzen-
heilkunde
Susanne Fischer-Rizzi
Postfach 24
DE-87477 Sulzberg
Fax: 0 83 76-12 95
Internet: www.arven.de

AiDA INTERNATIONAL
Institut für Aromapraxis in Therapie und Pflege
Eliane Zimmermann
Ardaturrish Beg
IRL-Glengarriff,
County Cork (Republik Irland)
Tel.: 0 89 89-62 32 90
E-Mail: zimmermann@aromapraxis.de
Internet: www.aromapraxis.de

Primavera Life
Am Fichtenholz 5
DE-87477 Sulzberg
Tel.: 0 83 76-80 80
Fax: 0 83 76-8 08 39
E-Mail: info@primavera-life.de
Internet: www.primavera-life.de

# Autorinnen

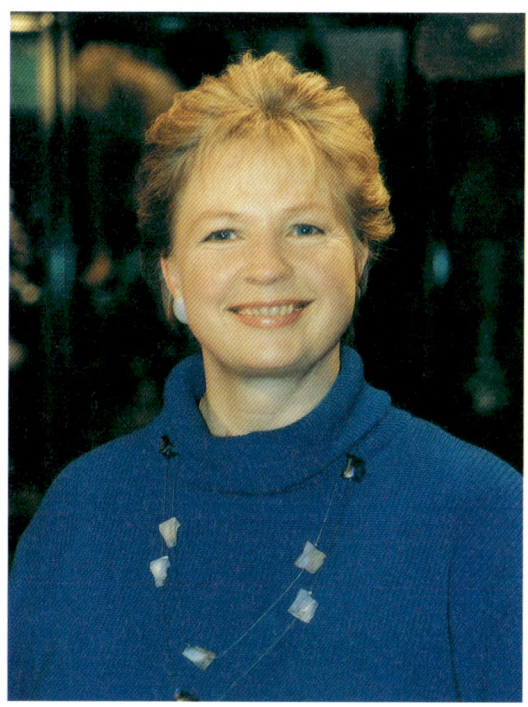

**Ursel Bühring,** Jahrgang 1950, ist Heilpraktikerin, Krankenschwester, Natur- und Umweltpädagogin und Phytotherapeutin. Ihre Arbeit ist geprägt durch eine tiefe Verbundenheit mit den Pflanzen – ihre innere Triebfeder für die intensive Beschäftigung mit Heilpflanzen. Seit 25 Jahren ist sie als **Dozentin** für Pflanzenheilkunde an verschiedenen Institutionen im In- und Ausland tätig.

Frau Bühring veröffentlichte mehrere Pflanzenbücher und sog. «Heilpflanzen-Blätter» im Selbstverlag (über www.ursel-buehring.de erhältlich). Daneben ist sie seit 20 Jahren als **Autorin** von Fachbüchern und Heilpflanzenartikeln im In- und Ausland bekannt und wirkt regelmäßig bei Radio- und Fernsehsendungen mit. Im August 2001 wurde Frau Bühring für ihr Engagement in der Pflanzenheilkunde der «**Regiopreis** für Gesundheit und Ernährung» (Freiburg) vom Kulturförderkreis der Wirtschaft verliehen.

1997 gründete sie die **Freiburger Heilpflanzenschule** mit dem Ziel, das traditionelle Wissen über Kräuterheilkunde wieder aufzugreifen und mit den neuesten Erkenntnissen der Phytomedizin zu verbinden. Die Schule hat ein eigenes Konzept und völlig neues Lehrmaterial für Heilpflanzenkunde entwickelt. 2002 wurde ihr kompetentes, praxisnahes Unterrichtskonzept durch den FVDH (Freier Verband Deutscher Heilpraktiker) zertifiziert.

Neben einjährigen berufsbegleitenden Phytotherapie-Aus- und Weiterbildungen werden an der Schule auch Fachausbildungen in Phytotherapie, Kinder- und Frauen-Naturheilkunde mit Schwerpunkt Phytotherapie angeboten sowie in Aromatherapie, Heilkräutergarten-Praxis und Kräuterwerkstatt, Heilpflanzen-Studienreisen, Fachseminare und Exkursionen.

Die Angebote richten sich an Angehörige und Lernende aus Heil- und Pflegeberufen (Heilpraktiker, Pflegende, Ärzte, Apotheker, Physiotherapeuten, Hebammen, Medizinstudenten usw.), ebenso an interessierte medizinische Laien, die sich einen alternativen Umgang mit der Medizin aneignen wollen und mehr Eigenverantwortlichkeit für ihre Gesundheit übernehmen möchten.

2013 hat Ursel Bühring die Schule an Nachfolger weitergegeben, bleibt jedoch an der Schule – und anderen Institutionen – als Dozentin, Beraterin und Autorin.

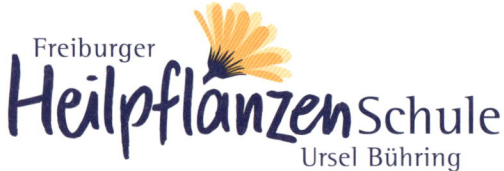

Zechenweg 6, 79111 Freiburg
Tel. 0761-556 559 05
Fax 0761-556 559 06
info@heilpflanzenschule.de
www.heilpflanzenschule.de

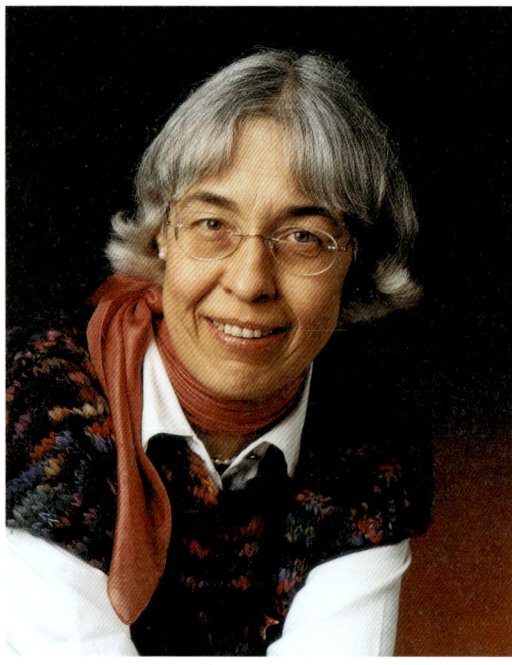

**Annegret Sonn** (geb. 14. 10. 1950, gest. 21. 7. 2003) war Kranken- und Kinderkrankenschwester, Hebamme und Fachschwester für Gemeinde-

krankenpflege. Während ihrer über 25-jährigen Berufspraxis in der stationären und ambulanten Pflege beschäftigte sie sich intensiv mit naturheilkundlichen Methoden der Gesundheits- und Krankenpflege. Seit 1988 war sie als freiberufliche Dozentin im Rahmen von innerbetrieblichen Fortbildungen und zusammen mit Berufsverbänden und Einrichtungen der Fort- und Weiterbildung für Pflegeberufe tätig.

Dabei war es ihr ein besonderes Anliegen, KollegInnen in der Pflege Mut zu machen, äußere Anwendungen als eigene pflegetherapeutische Möglichkeit wieder zu entdecken und professionell anzuwenden.

Im Rahmen der Erwachsenenbildung wurde sie zu Vorträgen und Führungen eingeladen und vermittelte Fertigkeiten und Kenntnisse über Möglichkeiten und Grenzen von naturheilkundlich orientierten Methoden (Hausmittel, Wickel, Heilpflanzen usw.) für die Familie und zur Selbstpflege.

Sie veröffentlichte regelmäßig Beiträge in der Fachpresse und war (Ko-) Autorin von Fachbüchern. Sie liebte die Begegnung mit Heilpflanzen über das Fotografieren, woraus schließlich Farbfotokarten mit Textbeiblatt entstanden (zu über 80 Heilpflanzen). Zum Wickelthema brachte sie einen Satz von zwölf großformatigen Farbpostern mit einzelnen Handlungsschritten zu Wickel-Anwendungen heraus.

1999 gründete sie die LINUM Schule für naturheilkundliche Methoden der Gesundheits- und Krankenpflege und führte die erste Wickel-Fachausbildung durch. Die inzwischen mehr als 100 zertifizierten Wickel-Fachleute, die in verschiedensten Bereichen der Pflege arbeiten, haben sich zum Wickel-Fachforum zusammengeschlossen, dessen Anliegen es ist, Professionalität und Qualität von Wickel-Anwendungen zu sichern. Annegret Sonn war darüber hinaus eine der beiden Initiatorinnen der jährlichen Dreiländertreffen der Wickelfachleute aus der Schweiz, Österreich und Deutschland.

Bereits 1994 erwarb sie die Zulassung als Heilpraktikerin und eröffnete schließlich nach einer intensiven, dreijährigen Ausbildung in der Klassischen Homöopathie 2001 eine eigene Praxis in Sonnenbühl.

**Gabie Vef-Georg**
Gabie Vef-Georg ist Pflegefachfrau, Lehrerin für Pflegeberufe, Heilpflanzenfachfrau und Gartentherapeutin. Sie ist tätig als Beraterin, Dozentin und Autorin.
Kontakt: gabie.vef@bluewin.ch

**Bernadette Bächle-Helde**
Bernadette Bächle-Helde ist Kinderkrankenschwester, Fachschwester für onkologische Pflege, Dipl. Pflegepädagogin, MScN, Wickel- und Heilpflanzenfachfrau, Kursleiterin,
Kontakt: bernadettebaechle@web.de

**Ursula Bertsch**
Ursula Bertsch ist Sozialarbeiterin und Heilpflanzenfachfrau. Sie ist tätig in einem Pflegeheim mit einem eigenen Lebensbereich für Menschen mit einer Demenz und als Dozentin.
Kontakt: info@ursula.bertsch.de
Internet: www.ursula-bertsch.de

# Leben wie der Lein

## Zum Tod von Annegret Sonn

Fast schien es, als offenbare Annegret Sonn auf ihrem letzten Weg all die Begabungen, die ihr Leben und ihre Arbeit geprägt haben. Die Menschen, die sie gekannt und geliebt haben, die mit ihr gearbeitet und von ihr gelernt haben, ließen auf der Trauerfeier die vielen Talente dieser ungewöhnlichen Krankenschwester noch einmal lebendig werden.

Annegret Sonn, 1950 geboren, ist eine Pionierin nicht nur der naturheilkundlichen Pflege. In der Fachwelt bekannt wird sie, die unter anderem auch Kinderkrankenschwester, Hebamme und Heilpraktikerin für Klassische Homöopathie war, bereits Ende der siebziger Jahre. Als eine der ersten Pflegenden setzt sie sich für die damals in der ambulanten Pflege noch weitgehend unbekannte Dokumentation des Pflegeprozesses ein. Sie gehört außerdem zu einer Gruppe von Berliner Experten, die in der Krankenwohnung eine ideale Ergänzung zur ambulanten Pflege sehen. Annegret Sonns Publikationen in der Fachpresse und ihr berufspolitisches Engagement zeugen von ihrem hohen Anspruch an die professionelle Pflege, ihrem fundierten Wissen und ihrer internationalen Praxiserfahrung.

Ihre Liebe gilt den Heilpflanzen und deren medizinisch-pflegerische Anwendung in Wickeln und Auflagen zum Wohlfühlen und Gesundwerden. Nach ihrer Zeit in der Gemeindekrankenpflege in Plieningen bei Stuttgart, arbeitet Annegret Sonn seit 1988 als freiberufliche Dozentin und entwickelt ein vielseitiges Seminarprogramm. 1999 gründet sie die LINUM-Schule für naturheilkundliche Methoden der Gesundheits- und Krankenpflege. Mehr als 60 beruflich Pflegende absolvieren hier eine Wickel-Fachausbildung.

LINUM zum Logo ihrer Schule zu machen, ist typisch für Annegret Sonns Bodenständigkeit und für ihre Liebe zum Detail. Linum ist der botanische Name für Lein. Die vielseitig genutzte Heil- und Kulturpflanze war auf der Schwäbischen Alb bis weit ins 19. Jahrhundert hinein für viele Menschen Lebensgrundlage. Und: Lein und Wickel gehören zusammen – als Leinsamenauflage und als Leinenstoff für Wickeltücher. Mit dem LINUM-Curriculum erfüllt Annegret Sonn ihren Anspruch, Pflegende darin zu unterstützen, eigenständig und eigenverantwortlich handeln zu können. Sie sucht dazu auch den kollegialen Austausch mit KollegInnen in Österreich und der Schweiz. Auf dem Programm von LINUM stehen außerdem Heilpflanzenseminare, Kräuterwanderungen auf der Alb und die eigene Herstellung von Salben und Ölen.

Zusammen mit FORUM SOZIALSTATION startet Annegret Sonn 1988 die Kolumne «Heilkunderbunt» mit Informationen über natürliche Methoden der Gesundheits- und Krankenpflege, deren Autorin sie bis Ende 2002 bleibt. In über 70 Beiträgen beschreibt sie detailliert in Wort und Bild erprobte Anwendungen von Wickeln und Auflagen. Zeit ihres Lebens kämpft sie dafür, natürlichen Hausmitteln einen Platz in der professionellen Pflege einzuräumen. In einem Interview mit FORUM SOZIALSTATION sagt sie 1996: «Wir brauchen mehr Vergleichsstudien, damit Pflege mit natürlichen Heilmitteln nicht belächelt wird.»

Ihr Vorhaben, ihre LINUM-Schule einer Stiftung zuzuführen, hat Annegret Sonn nicht mehr zu Ende bringen können. Ihren Wunsch, auf diese Weise naturheilkundliche Pflege erforschen und ihre Wirkung wissenschaftlich nachweisen zu lassen, verfolgt jetzt eine Gruppe von LINUM-Absolventinnen. Auch ihr Buch «Heilpflanzen in der Pflege», das sie zusammen mit der Freiburger Expertin Ursel Bühring verfasst hat, konnte sie nicht mehr vollendet sehen.

Ausgestattet mit schwäbischem Humor, offen und dialogfähig, eigensinnig und einfallsreich, professionell und beharrlich – mit dieser Mischung hat Annegret Sonn ihr Wissen an Pflegende weitergegeben. Viele von ihnen haben sich auf dem Friedhof in Plieningen mit Sonnenblumen und Leinsamen von ihr verabschiedet. Menschen, die verstanden haben, was Annegret Sonn mit Pflanzen und besonders mit dem Lein verband: sehr zart und äußerst robust zugleich zu sein.

*Uschi Grieshaber*

Der Nachruf ist erschienen in FORUM SOZIALSTATION, Magazin für ambulante Pflege, Bonn, Nr. 124/Oktober 2003

# Sachwortverzeichnis

## Pflanzen – Deutsche Namen

## Pflanzen – Lateinische Namen